临床医学专业"十三五"规划教材/多媒体融合创新教材

供临床医学类、护理学类、相关医学技术类等专业使用

康复医学

KANGFU YIXUE

主编 ⊙ 王左生　冯晓东

郑州大学出版社

郑　州

图书在版编目(CIP)数据

康复医学/王左生,冯晓东主编.—郑州:郑州大学出版社,2020.3(2022.8 重印)
ISBN 978-7-5645-6475-9

Ⅰ.①康…　Ⅱ.①王…②冯…　Ⅲ.①康复医学-医学院校-教材
Ⅳ.①R49

中国版本图书馆 CIP 数据核字（2019）第 131178 号

郑州大学出版社出版发行
郑州市大学路 40 号　　邮政编码:450052
出版人:孙保营　　发行电话:0371-66966070
全国新华书店经销
河南理想印刷有限公司印制
开本:850 mm×1 168 mm　1/16
印张:19.25
字数:468 千字
版次:2020 年 3 月第 1 版　　印次:2022 年 8 月第 2 次印刷

书号:ISBN 978-7-5645-6475-9　　定价:49.00 元

作者名单

主　　编　王左生　冯晓东

副 主 编　郭学军　何予工　马莉娜　薛秀琍

编　　委　（按姓氏笔画排序）

马莉娜　河南医学高等专科学校

马曼华　商丘医学高等专科学校

王正辉　新乡医学院第一附属医院

王左生　郑州澍青医学高等专科学校

石春健　信阳职业技术学院

付　平　河南护理职业学院

冯晓东　河南中医药大学第一附属医院

李贻能　郑州澍青医学高等专科学校

何予工　郑州大学第一附属医院

禹　方　河南医学高等专科学校

娄书伟　郑州澍青医学高等专科学校

姚　斌　南阳医学高等专科学校

袁志垚　新乡医学院第一附属医院

郭学军　新乡医学院第一附属医院

薛秀琍　郑州澍青医学高等专科学校

编写秘书　薛秀琍

前言

康复医学是一门新兴的学科，是一门以消除和减轻人的功能障碍，弥补和重建人的功能缺失，设法改善和提高人的各方面功能的医学学科，也就是功能障碍的预防、评估、治疗、训练和处理的医学学科。运动疗法、作业疗法、言语治疗、康复工程、传统治疗等是现代康复医学的重要内容和手段。

康复的目标是回归生活，回归社会。康复的手段包括：医学康复，用医学手段促进康复；教育康复，通过特殊教育和培训以促进康复；职业康复，恢复就业能力，取得就业机会；社会康复，在社会层面上采取与社会生活有关的措施，促进残疾人能重返社会；实现以上四个领域的康复也就是全面康复。

康复医学是临床医学对康复治疗学指导的临床医学分支，相当于内科、外科。康复医学就是给临床医生（学生）增加一些康复治疗的观点和知识。其培养目的是：让临床医生了解康复的理念，应用于各种临床疾病的治疗；让临床医生了解康复的治疗方法并去指导康复治疗；让临床医生学习康复治疗方法即康复治疗技术去参与康复治疗，进一步成为具有康复治疗能力的康复医师。因此，康复医学的重点是康复概念，其次是了解康复治疗技术。本书共分五章，第一章绪论，是对康复医学的宏观介绍，也是康复医学的核心。第二章介绍了一些与康复相关的基础理论。第三、四章介绍了康复治疗学中的基本技术，即康复评定和康复治疗技术，这部分内容一是介绍康复治疗中的一些操作方法，让读者了解康复的手段；二是让读者学会一些技术。第五章是临床康复，其目的是让读者知道康复技术在临床疾病中的应用。全书前后贯通，为培养一名康复医师奠定了学习基础，但是要成为一名康复医师，还要进一步深入学习康复治疗技术，才能指导康复治疗工作。

感谢各位编者在编写工作中给予的大力支持，但是由于我们的水平有限，难免出现许多不尽如人意之处，希望读者给予斧正，以便今后得以补充更正。

王左生　冯晓东

2020 年 1 月

目录

第一章 绪论

近年来,随着早期康复和专科康复的不断发展,使得康复医学(rehabilitation medicine)和临床医学的关系更加密切。从医疗时间上看,康复医学不再仅是临床医疗的延续,而是应尽早和临床医疗同时进行。从医疗空间和范围上看,康复医学已深入到临床治疗的各专科领域,形成了诸如神经康复学、骨科康复学、运动康复学、老年康复学、儿童康复学、心肺康复学等专科康复学,为临床急性期、恢复早期的病、伤、残患者提供专业的康复医学诊疗服务。目前,世界卫生组织(World Health Organination,WHO)已将全面医学定位为保健医学、预防医学、临床医学和康复医学四个领域。康复医学是全面医学不可缺少的组成部分。

第一节 康复与康复医学

学习目标

1. 掌握康复、康复医学的概念。
2. 了解康复医学的发展史。

康复作为一个与人类功能障碍相关的概念,最初是伴随着骨科医师的临床工作出现的。尽管"康复"作为一个词早在 1864 年已由 Torro 在其著作中应用,但骨科医师 Law 首先将此概念应用于有关截肢处理的医学论文中,首次提出"战伤患者的康复问题"。从此,"康复"作为医学概念逐步推广应用于医学领域之中。

一、康复与康复医学的概念

1. 康复(rehabilitation) 康复一词最早来源于中世纪的拉丁语,具有"重新""恢复""恢复原来的良好状态"和"恢复原来的地位、权利、身份、财产、名誉、健康及正常生活"之意。我国内地将此翻译为"康复",中国香港则翻译为"复康",中国台湾翻译为"复健"。从 20 世纪 40 年代以来,康复的定义和内涵不断地在延伸,世界卫生组织于 1969 年对康复做出如下定义:"康复是指综合地、协调地应用医学的、社会的、教育

笔记栏

的和职业的措施，对患者进行训练和再训练，使其活动能力达到尽可能高的水平。”随后，世界卫生组织医疗康复专家委员会于 1981 年对康复又做出了新的补充：“康复是指应用各种有用的措施以减轻残疾的影响和使残疾人重返社会。康复不仅是指训练残疾人使其能适应周围的环境，而且也包括调整残疾人周围的环境和社会条件以利于他们重返社会。”我国康复学者认为“康复是综合、协调地应用各种措施，减少病伤残者身、心、社会功能障碍，以发挥其身体、解剖的最高潜能，使病伤残者能重返社会，提高生活质量”。

从以上的康复定义中可以明确康复的领域包括：医学康复（medical－rehabilitation），即利用医学手段促进康复；教育康复（educational－rehabilitation），即通过特殊教育和培训促进康复；职业康复（vocational－rehabilitation），即通过职业培训恢复适当的就业能力；社会康复（social－rehabilitation），即在社会层次上，采取与社会生活相关的包括法律的措施，为残疾人重返社会创造必要的条件。上述四个方面体现了全面康复的基本概念。

2. 康复医学　《康复医学辞典》（1983 年，美国）解释：“康复医学是涉及医疗康复所有方面的医疗专业。”缪鸿石教授依据国际传统观点认为，康复医学主要是利用医学的措施，治疗因外伤或疾病而遗留功能障碍致独立生活有困难的躯体性残疾者，使其功能达到可能达到的最大限度，为他们重返社会创造条件的医学分支。

世界卫生组织将康复医学定义为：“康复医学是对身残者和精神障碍者，在身体上、精神上和经济上使其尽快恢复所采取的全部措施。”康复医学贯穿于疾病康复治疗的全过程，如此大范围的康复在实际工作中要完成常常是不现实的。因此，目前国际上通常所指的康复医学是指狭义的概念，即康复医学是以功能为导向，为了达到全面康复的目的，主要应用医学和康复工程的技术，研究有关功能障碍的预防、评定和处理的一门医学学科，其服务对象主要是躯体残疾者和各种有功能障碍的慢性病人及老年病人，改善其生理和心理的整体功能，在精神和职业上得到康复，为其重返社会创造条件。

康复医学源自于医疗康复，是临床医学的一个重要分支。虽然临床上常常将康复医学简称为康复，但二者不能等同。从学术上来看，康复是一个事业，医学或医疗康复是一个领域，而康复医学则是一个具体的专业或专科，它有其自己的学科特点。简而言之，康复医学是以研究病、伤、残者功能障碍的预防、评定和治疗为主要任务，以改善躯体功能、提高生活自理能力、改善生存质量为目的的一个医学专科。

二、康复医学的发展史

1. 我国古代康复医学的形成与发展　我国两千多年前的中医学中就已经出现了功能康复的概念，已有使用针灸、导引、热、磁等治疗的历史。我国现存最早的医学著作《黄帝内经》对经络、腧穴、针灸方法以及适应证、禁忌证等，都做了比较详细的论述，其中尤以《灵枢经》记载针灸理论更为丰富和系统。《黄帝内经·素问》在论述瘫痪、肌肉萎缩的治疗中，就已十分重视针灸、导引、按摩等方法进行功能的康复。康复医学在我国古代作为一个治疗体系已相当成熟和完善，并在百姓疾患的医治上做出了杰出贡献。

新中国成立后，我国的康复医学得到了迅速发展，起初康复医学大多是在疗养院、中医院、综合医院的中医科、针灸科、按摩科、理疗科、体疗科、创伤骨科等发展起来的。这样不仅发展了祖国传统医学的成就,还吸收了国外现代的先进技术,已经形成了具有中国特色的康复医学体系。

2. 世界古代康复医学的形成与发展　古希腊时期,希波克拉底箴言中就有康复的萌芽,文艺复兴时期的古代矫形外科,就是从假肢、支具开始的。古希腊、罗马也早就有采用电、光、运动、海水等治疗方法的记录。16 世纪,Fuchs 提出的"两种运动法",就是最初的作业疗法雏形。18 世纪我国"Kong Fou"(译为"功夫")一书传入西方,书中的主要内容就是讲用姿势治疗和呼吸训练来进行康复治疗和康复训练的。19 世纪直流电疗,感应电疗和人工光疗开始应用于神经、肌肉、关节等疾病的治疗和诊断,加上体疗和按摩,构成了朴素的物理疗法。公元后至 1910 年以前的阶段,初期的运动疗法、作业疗法、电疗法和光疗法已逐渐形成,教育康复、职业康复、社会康复亦已开始。

3. 现代康复医学的形成与发展　现代康复医学是相对年轻的一门学科,但其形成与发展却经历了漫长的历史阶段。康复医学在近一百年来的发展过程中,大体经历了 7 个历史时期。如 20 世纪的 20 年代为探索期,30 年代为组建期,40 年代为发展期,50 年代为建设期,60 年代为涌动期,70 年代为扩展期,80 年代为成熟壮大期。

我国分别于 1983 年成立了中国康复医学会;1984 年 12 月召开全国首届康复医学学术讨论会;1984 年 8 月出版了我国第 1 部康复医学专著《康复医学》;1985 年中华理疗学会更名为中华物理医学与康复学会;1986 年成立了中国残疾人康复学会等学术组织。学术期刊《中国康复医学杂志》于 1986 年 2 月也公开发行面世了,随即《中华理疗杂志》《中华物理医学与康复杂志》《中国康复》《中国康复理论与实践》和《中国临床康复杂志》也相继开办,大大加强了我国康复医学与国内、外的学术交流与来往。

近 20 年来,由于社会和患者的迫切需要、经济发展和生活水平的提高、应付巨大自然灾害和战争的需要、老龄化人口的比例增加、残疾人数量的急剧增多等现象,这些庞大的群体渴望得到治疗,改善生活质量,参与社会。同时,随着现代电子技术和新材料的广泛应用,又促进了康复功能检查和治疗器械与方法的不断增加,再加上康复专业技术人员的增多,康复医学得到了飞速发展。

小　结

康复是一个反复的、主动的、有教育性的、能够解决患者残疾问题的过程,可使患者最大程度地参与和重返社会。康复医学则是一门具有独立理论基础、功能评测方法、治疗技能和规范的医学应用性学科,旨在加速人体伤病后的恢复进程,预防或减轻其后遗功能障碍程度,帮助病伤残者回归社会,提高其生存质量。康复医学从世界范围来看,其发展历程大致可以分为萌芽期、形成期、确立期和发展期 4 个时期。

练习题

1. 康复医学是一门(　　)

A. 研究残疾人和患者的行为学　　B. 研究残疾人和患者的社会心理学

C. 语言矫治学　　D. 促进残疾人恢复的特殊教育学

E. 有关促进病、伤、残者恢复身体、精神和社会生活功能为目标的学科

笔记栏

2. 康复医学是以下列哪方面内容为主导(　　)
   A. 功能障碍恢复　B. 心理疏导　C. 疾病
   D. 人体完整　E. 辅助矫形器应用
3. 康复的对象为(　　)
   A. 截瘫、偏瘫患者　B. 智力低下、语言障碍患者　C. 各种功能障碍患者
   D. 心肺功能障碍患者　E. 小儿麻痹症、精神病患者
4. 全面康复包括(　　)
   A. 医疗康复　B. 教育康复　C. 职业康复
   D. 社会康复　E. 以上都是
5. 现代医学模式是(　　)
   A. 生物学模式　B. 心理学模式　C. 社会学模式
   D. 生物-心理-社会模式　E. 经济学模式
6. 现代医学体系包括以下哪项内容(　　)
   A. 预防医学　B. 保健医学　C. 临床医学
   D. 康复医学　E. 以上都是

（王左生）

第二节　康复医师的任务

学习目标

1. 掌握康复医师的工作任务。
2. 熟悉康复病历的书写内容与格式。
3. 了解康复医师的知识构成内容。

我国康复治疗医师队伍建立时间还不长，它是由医疗队伍的各个相关或不相关的专业人士转入逐渐形成并不断扩大的，在发展过程中，各个系列队伍的责任分工也在不断地完善和规范。由于发展的历史不够长，沉积不够厚，所以许多方面仍在调整和改革中。康复治疗的队伍逐渐分离出了康复医师、康复治疗师、康复护师、辅具治疗师、特殊残疾的治疗师及社会康复治疗师等，但这些都有待进一步的规范和提高。

一、我国康复医师队伍的成长

20 世纪 80 年代，我国现代康复的兴起少不了一批康复医师的出现，他们中很少一部分来自于康复的运动治疗和物理因子治疗专业，或中医骨伤、针推专业的医师，更多的是骨科、神经科或其他相关专业的临床医师，他们不仅在自己的临床基础上转向了康复治疗，而且对现代康复治疗技术进行了较系统的学习，成为我国新兴的康复医疗主力军。与此同时也有大批的护理人员、理疗师和其他医务人员转入了康复治疗大军。接下来国内与中国香港、中国台湾以及国外合作培训了我国早期的专业康复治疗人员。当时我国医师和治疗师的界限不十分清晰。

笔记栏

2002年以后，我国的康复教育全部规范为治疗师教育，本科称康复治疗专业，发理科学士证，专科称康复治疗技术专业，中专称康复技术专业。随着我国各专业的教学标准出台，康复治疗的培养方向、课程设置、教学标准、核心课程及教材也逐一完善，使康复专业有了一个明确的教育方向，但这是治疗师的教育，而不是康复医师的培养途径，因为治疗师行列是不能转入康复医师行列的。现在康复医师只能是由临床医学毕业的学生考取医师资格，再转入康复行业，因此限制了康复医师队伍的发展。因为康复医师不仅需要临床医师的基础，还需要许多临床医师未涉及的知识，因此，从临床医师转为康复医师需要再学习，而且康复和临床对疾病和恢复的认识还有不一致的地方，就形成康复知识的特殊性，成为康复医师队伍成长的阻力。国内是否能形成康复医师培养的途径，关系到康复医师队伍成长的前途。

二、康复医师的知识构成

由于康复医师的任务是要全面把控患者的基本情况，要组织患者的治疗并参与治疗，所以康复医师的知识构成，既包括了临床医师的需求，又要全面掌握康复治疗的全过程。

1. 临床医师的基本理论、基本知识和基本技能　在康复临床中对患者的全盘了解，制订治疗计划，处理治疗中的不良效果，这都是康复医师的主要责任，所以具有一个临床医师，至少具有一个内科临床医师的功底是必需的。首先是症状学知识，因为我们需要与病人交流的是症状，医生通过症状去判断病情的原委并做出诊断，提出治疗方案，所以症状是病人与医生沟通的重要环节，应予以重视。

2. 急救知识是康复医师必不可少的知识内容　现代康复治疗越来越早的进入到疾病的急性期，所以治疗中的病情变化也就越来越多。在平时康复治疗中患者的病情变化和治疗中的不良反应也是常常可见的，这些变化的处理是康复医师的责任，对病情的突然加重、休克、意识障碍、心慌、闷气、呼吸困难、窒息、急性疼痛等都是需要立即判断并给予及时处理的，这些知识是不可缺少的。

3. 各专科的临床知识　现代康复所涉及的疾病范畴越来越宽，所以康复工作也在逐渐地形成各种疾病的康复专业，如神经康复学、骨科康复学、儿童康复学、心肺康复学、产科康复学等，因此康复医师也要随着专业的细分而深入学习相关疾病的临床知识，这样才能主导和研究相关疾病康复临床和研究。

4. 精通康复的理论基础　康复的主要任务是损伤功能的恢复和重建，康复的目标是重返生活和重返社会。受损的组织和器官能否恢复是一个基本理论问题。以往认为神经损伤是不可逆的，神经细胞是不能再生的，现代研究认为神经的不完全损伤是可以自身修复的，已损伤的组织和器官是可以重建和被代偿的。现代对神经细胞的再生和代偿、干细胞的培养和植入等都有了很深入的研究，这些都是康复功能再建的基本理论。在这些理论的指导下，形成康复各阶段治疗的基本理论，为康复的早期介入、早期治疗奠定了理论基础。

5. 要了解人体功能恢复的规律和治疗方法　人体发育学是康复的重要基础，它是人体发育和修复的规律。人体的生理反射、共同运动、联带运动是发育中的原始动力，在运动训练中可以利用它进行早期的运动训练。运动发育的顺序也是康复的顺序，如躯干恢复早于肢体，粗大运动先于精细运动，分离运动是康复的目标。我们利用这种

笔记栏

规律去指导康复过程,即可收到事半功倍的效果。

6. 运动学基础是指导运动损伤的治疗基础,也是康复中的重要内容 临床医学中解剖学仅是运动的形态学基础,而更重要的是通过运动生理学研究去指导运动康复,这将会更精准地认识运动损伤的机制和康复中的规律,使运动治疗变得更加客观、灵活和有意义。

7. 认识康复过程中的特殊机制是康复的特殊内容,也是重要内容 比如偏瘫的痉挛模式,过去都认为它是偏瘫的后遗症,现在清楚的认识它是偏瘫恢复中由于肌张力恢复的不平衡而形成的痉挛模式,而康复中抗痉挛模式的使用则是重要的康复手段。又如肢体功能恢复过程中,关节挛缩是一重要阻碍机制,如不松动挛缩的关节,恢复其关节活动度,肌力是无法恢复的。因此,在康复治疗中形成了一些特殊的治疗方法,如Bobath、PNF 等治疗方法,这些都是需要单独学习的内容。

8. 康复评定是康复工作的基础 它是进行功能评定和制订治疗方案的基础,所以康复评定又构成了一门专门的且必不可少的知识,它涉及了所有的运动功能、言语功能、智力障碍、心理障碍、进入家庭和社会的能力等,所以又是一门特殊的课程。

9. 康复医师学会一些康复治疗手段也是必需的 因为康复医师要全面掌握和帮助制订治疗方案,那么他就必须真正了解各种治疗方法,并应亲身去体会或掌握一些治疗手段,才能成为一个真正的康复医师。康复的治疗方法主要有运动治疗、物理因子治疗、作业治疗、言语治疗、康复工程以及传统康复等。康复的临床也面临许多疾病,如脑卒中病、脑外伤、脊髓病变、周围神经疾病、各种骨科疾病等,所以康复医师应该是一个知识面广,基础知识扎实,富有临床经验且又会实施治疗的多面手。

三、康复医师的任务

康复临床常常是以工作组的形式开展工作,它是一个团队,由康复医师、康复治疗师、康复护师及其他相关治疗师组成,在这个团队中康复医师是核心,它的主要任务包含以下几方面:了解患者,制订治疗方案,短期治疗计划的制订及研究康复治疗方法的改进和创新等。

1. 了解病人 任何治疗者都必须全面了解病人,这是治疗基础,所以要询问病情,对患者做出全面检查,做出整体健康评价和疾病诊断,同时应写出病历,记载病情。

2. 制订治疗方案 首先是判断患者各阶段的重要康复目标,对预后有所分析。康复的结果并非都能完全恢复功能,但每一阶段都希望能尽快恢复,不遗留不良后果,比如偏瘫的痉挛模式,骨折后的关节强直,卧床导致的心肺功能障碍。对远期的疗效要有预测,如假肢的配置,辅具的设计。

3. 短期治疗计划的制订 康复是个长期的方案,往往是以阶段性计划来逐步完成的,所以在短期康复治疗计划中,康复医师要参与计划制订,参与康复评定,修订康复计划,指导康复治疗和处理治疗中的不良反应,还要及时地调整阶段性计划。

4. 研究康复治疗方法的改进和创新 作为医师,应该有更深厚的理论功底,在实践工作中,各种治疗原理、手法的更新、创新,应该是医师的重要任务之一。

四、康复病历的书写

康复医学是一个临床学科,所以在临床工作中就必须有病历,它不仅是重要的医疗文书之一，而且是重要的临床治疗依据，还是依法行医的重要依据。所以必须写好病历、写好病程记录，这些文件的书写者主要是康复医生。

1. 康复病历的内容　康复病历的书写同时也规范了临床上的问诊和检查的操作程序。病历书写应该是以临床内科病历为范例，书写内容包括：一般项目、主诉、现病史、既往史等，附以体格检查、辅助检查、诊断和诊断依据、治疗方案等。

临床病历是对整个病史中疾病的发生、发展、主要症状、伴随症状、查体发现及重要检查结果的记录，其目的是为诊断和治疗提供依据，也包括病情变化和治疗经过，包括症状、体征、辅助检查的变化和治疗的效果。病历不仅是全面的描述，而且内容指向又明确，字字句句都是为最后的诊断和治疗提供依据。用词简单明了、规范准确，而不是记流水账，也不是患者或其家属叙述的全面记录。

现阶段各专科病历也逐渐被一一规范，但是康复病历国内还未见统一规范。与临床病历的目标不一样，康复的重点是功能损害，康复治疗病历是为康复评价和治疗提供依据的。

在康复病历中临床诊断是康复治疗的根本，是不可缺少的，但临床诊断主要是来自临床医生的工作结果，康复医师既要遵循，又要复审定夺。所以病历的书写内容就与临床专科有所不同。

2. 康复病历的特点

（1）以临床病历为模板作为整体规范，大体格式是一致的。

（2）临床诊断是康复治疗的依据，所以是离不开病历的。但康复病历中临床诊断以临床结论为依据，可以不做重点描述，仅选主要症状、体征、辅助检查做依据以证实临床诊断，保持临床与康复的一致性。前期如无临床诊断过程则需以临床标准去询问和记录病史。

（3）康复病历是针对受损功能的描述，应结合治疗所需要的关键损害进行描述，为评估提供依据，为制订康复计划提供依据。

（4）康复的目标不仅是局部功能的损害，更重要的是整体功能的恢复，所以对病人功能的损害不仅要描述局部，还要评价日常生活的总体能力和社会活动的参与能力。这是康复病历的特点。

病历既能全面反映患者情况，又很有侧重提供损伤功能的评定、治疗依据，所以病历要有明确的功能障碍指向。

（5）体格检查中应加入专项评定。既有内科的全面体检，又有针对功能损害的评定及 ADL 评定。

（6）诊断应包括临床诊断和功能损害两部分。

（7）治疗计划中应包括疾病的治疗计划和康复的治疗计划两部分。

3. 康复病历的书写注意事项

（1）一般项目　应该注意工作和工作方式，因为这常常是慢性损害的原因。

（2）主诉　主要症状+经历时间。

1）主要症状　以临床诊断下的功能损害为主要症状，举例如下：

临床病历：头痛呕吐、左侧肢体无力 3 个月。

康复病历：脑出血致左侧偏瘫 3 个月。

2）经历时间　用倒叙时间，如几天前、几个月前，如果发病日有特殊意义可以辅

笔记栏

以说明，但是不用某年某月某日。

(3)现病史

1)时间　起始时间如主诉，后续事件用正述。病程中每个新的阶段开始用倒叙时间，后续事件用正述。

2)起病原因　直接诱因、导致功能损害的疾病。

3)疾病与功能损害的表现　疾病诊断的主要依据(症状、体征、辅助检查与伴随出现的功能障碍)；功能障碍的主要症状(运动、感觉、语言、认知、精神、生活能力、社会参与)。

4)疾病的发展与功能损害的变化及治疗经过　现在症状及功能损害，ADL评价，参与社会活动情况。

5)康复目的　即康复的目标和阶段性目标。

(4)诊断　①临床诊断：疾病名称，充分的依据。②功能损害：临床诊断疾病所导致的功能障碍名称。

4. 简要康复病历示例　举例如下：

张某某，男，46岁，3个月前因突发脑梗死出现左侧肢体活动障碍，检查见左侧中枢性面瘫，伸舌左偏，左侧上肢肌力Ⅱ级，下肢肌力Ⅲ级，无言语障碍及吞咽障碍。经临床和康复治疗，现病情稳定，左侧肢体肌力有所恢复。下肢可以行走，上肢可以辅助梳洗、进食、穿脱衣裤，为进一步康复而就诊。

检查：左侧肢体肌张力稍高，肌力上肢Ⅲ级，下肢Ⅳ级，站立平衡Ⅲ级。左半身痛觉稍差。

诊断：脑卒中左侧偏瘫，肌力Ⅲ级至Ⅳ级，生活自理能力差。

治疗：防止病情复发，左侧肢体康复治疗。

小　结

康复医学是一门以解决各种功能障碍为主的综合性学科，所诊治的对象大多来自于神经内、外科与骨科等临床专科。因此，康复医师需具备扎实的基础医学、临床医学、康复治疗学、残疾学、心理学和老年学等知识。一份合格的康复病历书写既要符合规范化管理的要求，又要重点反映出康复医学功能性的特点和体现出临床相关专科疾病的特征，以使康复工作人员从中获取一些对康复治疗有用的相关信息，为制订或修改临床康复治疗方案提供客观依据。

练习题

1. 临床医师的地位，在全面康复中应当是(　　)

A. 康复二级预防的组织者和执行者　B. 康复医疗的执行者

C. 康复二级预防的组织者　D. 负责住院患者的医疗康复者

E. 全面康复的执行者

2. 康复医师的工作职责，哪项除外(　　)

A. 收集病史　B. 体格检查　C. 制订计划

D. 康复治疗　E. 指导治疗

3. 通过以下哪项考试可以获得康复医师资格(　　)

A. 康复医学与治疗技术资格考试　　B. 假肢、矫形器制作师考试
C. 医师资格考试　　D. 临床医学检验师考试
E. 心理治疗师考试

4. 康复病历与临床病历内容的主要区别点是(　　)
A. 一般项目　　B. 主诉　　C. 现病史
D. 功能障碍史　　E. 临床诊断

(王左生)

第三节　现代康复治疗技术

学习目标

1. 掌握康复评定技术、物理治疗技术、作业治疗技术、言语治疗技术和康复工程技术的概念、服务对象和常用治疗技术。
2. 熟悉心理康复技术的意义和服务对象。
3. 了解针灸、推拿、按摩、刮痧和拔罐等传统康复治疗技术。

康复治疗(rehabilitation treatment)是康复医学的重要内容,是使病、伤、残者身心健康与功能恢复的重要手段,也是病、伤、残者综合治疗的重要组成部分,它常与药物疗法、手术疗法等临床治疗综合进行。康复治疗的内容丰富,包括运动疗法、作业疗法、言语疗法、物理因子疗法、中医疗法、康复工程等多种疗法。

一、康复评定技术

康复评定(rehabilitation evaluation)是康复目标得以实现和康复治疗得以实施的基础,确定康复目标既要充分发掘病、伤、残者的潜能,又要切实可行。为了能正确确定这一目标,首先需要正确把握病、伤、残者的基本情况,如障碍的部位、性质、程度及其所造成的功能损害与预后,进而确定其可能和应当返回的社会生活环境。这种为确定康复目标而对各种资料进行收集、检查、分析及对残疾进行测定和分级的过程称为康复评定,又称功能评价或功能评估。主要包括对运动、感觉、知觉、言语、认知、职业、生活等方面的功能评定。评定是康复医学的重要组成部分,是康复医学流程的重要环节,没有评定就无法制订康复治疗计划,评价康复治疗效果。评定不同于诊断,但远比诊断细致而详尽。康复治疗始于评定,也止于评定。康复评定技术是康复医学众多治疗技术中最基础、最重要的一项专业基本操作技术。

由于康复的范畴涉及医疗、职业、教育和社会等领域,因此,临床中常对病、伤和残者的躯体功能、精神(心理)功能、言语功能、社会功能四个方面及损伤、活动受限、参与限制障碍的三个层次进行评定。常采用访谈、问卷调查、观察、量表评定和设备检测等方法,对病、伤、残者进行人体发育评定、肌力评定、关节活动度评定、平衡与协调功能的评定、感觉评定、反射的评定、言语评定、日常生活活动能力的评定、步态分析、生

笔记栏

活质量和社会功能评定。判断患者功能障碍的程度、分析患者的代偿能力、制订康复治疗计划、决定承担各种功能训练任务的专业人员、选择合适的康复治疗措施、指出康复服务过程中的注意事项等。

康复评定是康复治疗的基础,也为康复治疗提供安全保障,功能评定是临床诊断的延续和深入,是取得良好康复治疗效果的前提。

二、物理治疗技术

物理治疗技术是现代康复医学中的一类重要治疗技术,它和作业治疗技术、言语治疗技术并称为康复医学中三大治疗技术。

临床上,以利用声、光、电磁、水、温度和力等物理学因素来治疗患者疾病的方法叫作物理治疗(physical therapy,PT)。在物理疗法中利用声、光、电磁、水和温度等各种物理学因素治疗疾病,促进患者康复的疗法,我们通常称其为物理因子治疗。以徒手及应用器械进行运动训练来治疗病、伤、残患者,恢复或改善功能障碍的方法(主要利用物理学中的力学因素)称为运动疗法(exercise therapy),是物理治疗中的主要部分。

(一)物理因子治疗技术

物理治疗是指利用各种物理因子的物理能,如电能、光能、热能、机械能等,通过神经、体液、内分泌等生理调节机制作用于机体,引起人体各种反应,借以促进、调节、维持或恢复各种生理功能,影响病理过程或克制病因,从而达到防治疾病的目的,也称理疗。理疗是一种非特异性的刺激疗法,为被动性的康复治疗技术,是由治疗师施加声、光、电、磁、热、冷等的一种治疗技术。

物理因子分为自然的物理因子和人工的物理因子两大类:自然的物理因子有日光、空气、海水、矿泉、香花、泥土、热沙、高山、森林等,人工的物理因子有电、光、热、声、磁等。

1. 物理治疗的分类

(1)电疗法　直流电疗法(直流电离子导入法、电水浴疗法等)、中频电疗法、高频电疗法(共鸣火花电疗法、短波电疗法、超短波电疗法、微波、射频疗法)等。

(2)光疗法　红外线疗法、紫外线疗法、可见光疗法、激光疗法、电光浴疗法等。

(3)超声波疗法　低频超声波疗法、高频超声波疗法、超声复合疗法等。

(4)磁疗法　静磁场疗法、动磁场疗法、交变磁场疗法、脉动磁场疗法等。

(5)水疗法　淡水浴、药物浴、淋浴、涡流浴、槽浴、步行浴和水中运动等。

(6)冷疗法　寒冷低温疗法、冷冻疗法等。

(7)温热疗法　石蜡疗法、泥疗法、泥沙疗法、拔罐疗法、灸法等。

2. 物理疗法的作用

(1)消炎作用　如各种化脓性炎症可以选用紫外线和抗生素离子导入治疗;各种慢性炎症可以选用磁疗和低、中频治疗。

(2)镇痛作用　各种原因引起的疼痛,如损伤、炎症、缺血、痉挛等。

(3)杀菌作用　如紫外线对金黄色葡萄球菌、铜绿假单胞菌、炭疽杆菌、溶血性链球菌等均有杀菌作用。

(4)兴奋神经-肌肉　如低、中频电流,神经肌肉损伤治疗等。

(5)缓解痉挛　热能缓解痉挛,降低肌张力。如作用于浅部组织的可见光、红外线;作用于深部组织的短波、超短波、微波等。

(6)软化瘢痕、消散粘连　如石蜡疗法、碘离子导入疗法、超声波疗法、各种温热疗法等。

(7)加速伤口的愈合　如应用小剂量紫外线照射,在防止和控制伤口感染的同时,还能刺激肉芽组织生长,加速上皮搭桥和创口的愈合。

(8)加速骨痂形成　如脉冲磁场、干扰电疗法、超短波等。

(9)增强机体免疫机制　如紫外线、红外线、磁场、短波、超短波等。

(10)脱敏作用　如紫外线照射。

3. 物理疗法的应用范围　物理疗法以其收效快、无痛苦、不良反应小、疗效持久等特点而应用广泛,如外科、内科、儿科、五官科、神经科、妇科和皮肤科等方面。可治疗炎症性疾病、创伤性疾病、功能性疾病、疼痛性疾病、血管痉挛及末梢循环障碍性疾病、变态反应性疾病、多种皮肤病等。

(二)运动疗法技术

运动疗法主要是采用“运动”这一机械性的物理因子,来缓解患者症状或改善功能而进行的全身或局部的运动以达到治疗目的的一类方法,是物理疗法的主要方法之一。在通常的物理治疗康复工作中,运动疗法占绝大比重。运动疗法技术多为主动性的康复治疗技术,即在治疗师的指导和监督下,由患者主动的进行运动治疗活动,如各种运动训练、行走功能训练、轮椅使用训练等。

1. 运动疗法的分类

(1)常规运动疗法　如在治疗师的帮助和指导下利用运动来维持关节活动度、增强肌力、增强肌肉耐力、增强肌肉协调能力、恢复平衡功能和增强心肺功能的运动疗法技术等。

(2)神经生理学疗法(neurophysiological therapy,NPT)

1)Bobath 疗法　Bobath 疗法是当前世界各国治疗脑瘫及一切肢体不自由者的主要方法,它是由英国学者 KaIel Bobath 和 BedaBobath 夫妇在 20 世纪 50 年代时共同创造的治疗方法。

运动发育的未成熟性和运动发育的异常性,是 Bobath 认识脑瘫的两个基本观点,Bobath 认为尽管脑瘫定义为“脑瘫是非进行的”,但是如果异常姿势、异常运动不被中断,病情仍然是进展的。所以 Bobath 指出:“脑瘫的临床症状至少在早期是进行的。”Bobath 强调,应抓住有利时机,进行早期治疗,尽早切断恶性循环,激活中枢神经系统的功能。

Bobath 疗法的这种观点,改变了神经组织不能再生,损坏了就不能恢复,脑瘫是不治之症的陈旧观念。Bobath 主要采用抑制异常姿势、促进正常姿势的方法治疗脑瘫,取得了显著的治疗效果。在英、美、日、德等发达国家被广泛采用。

2)Brunnstrom 疗法　Brunnstrom 疗法是由 20 世纪 70 年代的瑞典物理治疗师 Signe Brunnstrom 创立的一套中枢神经系统损伤后针对运动障碍的治疗方法。主要依据患者运动功能恢复的各个不同阶段,提出了“恢复六阶段”理论:即肌张力由低逐渐增高,联合反应、共同运动、痉挛状态逐渐显著,随着共同运动的完成,出现分离运动、精细运动等,直至完全恢复正常。此疗法利用各种运动模式诱发运动反应,再从异常

笔记栏

运动模式中引导、分离出正常运动的成分，达到恢复患者运动功能的目的。

Brunnstrom 疗法主要包括：体位摆放及床上训练，坐位训练，引导联合反应和共同运动、分离运动，行走训练，日常生活练习。

3）PNF 技术　PNF 技术是 20 世纪 40 年代由美国内科医生和神经生理学家 Hermankabat 医生发明的。PNF 技术是以人体发育学和神经生理学原理为基础，根据人类正常状态下日常生活的功能活动中常见的动作模式创立的。它强调多关节、多肌群参与的整体运动而不是单一肌肉的活动，增强了关节的运动性、稳定性、控制能力及如何完成复合动作的技巧，同时利用了运动觉，姿势感觉等刺激增强有关神经肌肉反应和促进相应肌肉收缩的锻炼方法。其特征是肢体和躯干的对角线和螺旋形主动、被动、抗阻力运动，并主张通过手的接触、语言口令，视觉引导来影响运动模式。它的治疗原则是按照正常的运动发展顺序，运用适当的感觉信息刺激本体感受器，使某些特定的运动模式中的肌群发生收缩，促进功能性运动产生。

4）Rood 技术　Rood 技术又叫多种感觉刺激治疗法或皮肤感觉输入促通技术，由美国人 Margaret Rood 提出。此技术的主要特征是在特定皮肤区域内利用轻微的机械刺激或表皮温度刺激，影响该区的皮肤感受器，来获得局部促通作用。Rood 技术适合于任何有运动控制障碍的患者。

Rood 技术治疗时通常依照一定的顺序进行：如由颈部开始至尾部结束；由近端开始向远端进行；由反射运动开始过渡到随意运动；先利用外感受器，后利用本体感受器；先进行两侧运动，后做一侧运动；颈部和躯干先进行难度较高的运动，后进行难度较低的运动。四肢是先进行难度较低的运动，后做难度较高的运动；两侧运动之后进行旋转运动。

Rood 技术常用的诱发刺激的手段主要有：快速接触、刷擦、振动、冰、快速伸张、轻轻地持续伸张、嗅、痛、快速摇动、关节挤压等；抑制刺激的手段主要有：冰、冰袋、温水浴、持续伸张、轻轻地伴随改变运动方向的伸张、挤压、骨扣击、压迫、轻轻地摇动、振动等。本治疗技术主要应用皮肤、本体等刺激来诱发肌肉反应和利用感觉刺激来抑制肌肉反应。

（3）运动再学习疗法（MRP）　运动再学习是由澳大利亚物理治疗师 Carr 和 Shepherd 提出的一种运动疗法，MRP 的基本观点是脑卒中后患者丧失了在发病前已掌握并能熟练运用的日常生活活动的能力，此方法重点强调要对患者进行早期康复，并鼓励患者主动参与反复训练，尤其是在早期尽可能开始训练患者重新学习丧失了的运动功能，并掌握这些运动的技巧。Carr 等把中枢神经系统损伤后运动功能的恢复训练看作一种再学习或再训练的过程。这个理论是依运动科学、生物力学、神经科学、认识心理学等为基础，并把作业和功能动作看成是它的向导，按照科学的运动学习方法对患者进行再教育、再训练，让患者尽早恢复运动功能。此法主要用于脑卒中患者，也可用于其他运动障碍的患者。

（4）麦肯基力学疗法　McKenzie 技术是由澳大利亚 Robin McKenzie 先生独创的一种专门治疗颈、肩、腰、腿痛的技术。是目前治疗颈、肩、腰、腿痛的最新非手术疗法。具有安全、见效快、疗程短、容易预防复发的特点。McKenzie 先生认为坐姿不良和反复低头弯腰是造成颈、肩、腰、腿痛的重要因素。因此，正确姿势的维持和有针对性的运动会消除患者颈、肩、腰、腿痛的症状。为此他设计了一套完整的评估量表，通过详细的体格检查和运动试验，以确定适合患者的姿势、运动手段或适宜的手法，并施以治疗，健康运动指导。患者的疼痛、麻木、发胀等症状会在数天之内缓解甚至消失，其间不需要服用任何药物或是手术治疗。

McKenzie 认为在患者掌握了适合自己的运动方式后，即使以后因为劳累而导致颈腰痛，也不必马上来医院找医生，自己在家做特定的运动就可以缓解症状。

（5）引导式教育（Peto）　引导式教育是由匈牙利学者 András Peto 通过不断的探索，于 20 世纪 20 年代所创建。该疗法的理论基础是指通过他人对患者进行引导、诱发和教育，并采用综合的康复手段，调动患者的自主运动等各方面的潜力，以娱乐性和节律性意向来激发患者的兴趣和参与意识，以此来促进功能障碍者的改善。引导式教育不是单纯的康复技巧或治疗方法，而是一个以教与学互动为本，从而达到功能康复的一个复杂而完整的体系。该法适合于不同年龄段的脑瘫患儿，尤其是对 3 岁以上小儿脑瘫效果最好，是国际公认最有效的方法之一。

有些国家也常用 Peto 法来治疗成人的偏瘫、帕金森病、多发性硬化症、认知障碍症（即老年痴呆症）和各种神经系统疾病的后遗症等，均取得了显著的效果。

在发达国家，他们将 Peto 法融合在幼儿园、中小学文化课教育和康复训练当中，取得了明显的疗效，深受家长及社会欢迎。此法在欧美、日本及香港等地非常盛行，近年来，在我国也取得了长足发展。

（6）其他　如医疗体操、按摩疗法、水中运动、牵引疗法等。

2. 运动疗法的应用范围　作为运动疗法技术服务对象，适用疾病的范围大致可包括以下几个方面。

（1）神经系统疾病　如脑卒中、颅脑外伤、脊髓损伤、脑性瘫痪、周围神经疾患、帕金森病、多发性硬化症等。

（2）骨科疾病　如骨折、截肢、肩周炎、颈椎病、关节炎、腰椎间盘突出症、人工髋（膝）关节置换等。

（3）内脏器官疾病　急性心肌梗死、慢性阻塞性肺疾病、糖尿病、高血压病、胸腔疾病术后等。

（4）肌肉系统疾病　如肌营养不良、重症肌无力等。

（5）其他　如外伤后功能障碍、烧伤后关节挛缩等。

康复医学是功能医学，运动疗法是康复医学重要的治疗技术之一。为了达到治疗目的，运动治疗师在工作过程中需与患者建立良好的交流和信赖关系，在训练中鼓励患者，提高其训练欲望和主动训练的积极性，以提高治疗效果。

三、作业治疗技术

作业疗法（occupational therapy，OT）是在 1914 年由美国医生 George Edward Barton 提出的。Occupation 一词所表达的意义就是人们为了生存所要进行的诸多方面的活动，作业即是作业活动的总称。这里所进行的劳动、运动和娱乐是治疗的主要手段，早期主要用于精神病患者的综合治疗，它构成了作业疗法的基础。

但回顾作业疗法的演变过程，可以看出作业疗法的定义是在第 2 次世界大战以后，随着医学知识的进步、新药的出现、医学护理的改善，伤残者的需求被社会所广泛认识。特别是随着康复医学的兴起和发展，全面康复概念的提出，作业疗法不论是在

笔记栏

治疗观念、技术还是知识上，逐渐将重点转移到功能障碍的康复上来，并着眼于躯体功能的恢复及日常生活活动和职业能力的恢复。并分别于1986年、1989年和1994年由美国治疗师协会、英国《作业疗法》杂志和世界作业疗法师联合会对作业疗法不断进行补充和完善，最终定义为："作业疗法是让人们通过具有某种目的性的作业和活动，来促进其健康生活的一种保健专业。"其目的是，通过促进患者必需的日常生活能力的恢复、维持其功能，预防残疾。作业疗法最重要的一点是，在作业治疗的过程中使患者积极地参与活动。不能促进功能恢复的活动不能算是作业治疗。但该定义包含的范围较为广泛，是广义的作业疗法。

由此可见，作业疗法的内涵包括：作业疗法应以患者为中心，选择和设计有目的性的作业活动，并随着治疗对象的不同阶段的需求而改变；作业疗法应是一种创造性作业活动，需协调、综合地发挥躯体、心理、情绪及认知等因素的作用，并且每种作业活动应符合患者的需求，并能被患者所接受，使患者能积极主动地参加；作业疗法应以治疗患者躯体和精神疾患为主，其目的是着眼于帮助患者恢复或取得正常、健康、独立而又有意义的生活方式和生活能力。所以说作业疗法是一座桥梁，是一座使患者从医院回归家庭正常生活，重返社会的桥梁。

作业疗法和物理治疗同属康复治疗技术，都遵循相同的生物力学和神经生理学原理，但治疗目标、范围、手段、重点、介入时机和患者参与等都有所区别。伤病早期患者尚无自主活动能力时，即可开始物理治疗，此时物理治疗的工作量大。当患者基本功能逐渐恢复到一定程度时，即逐渐减少，而作业治疗的工作量逐渐增大，成为治疗的主要手段。

作业疗法近年来发展迅速，在作业疗法的基础理论、作业分析和选择、新的治疗性作业的理论和计划的开拓，作业疗法的纵向分科以及作业疗法在保健和康复中的应用等方面，都有了显著的进展，已成为康复治疗的重要手段之一。

1. 作业疗法的分类　作业疗法的种类很多，过去一些国家主要将其分为木工、编织和黏土三大类。但随着社会的发展及康复医学的不断完善，一些新的内容不断地被引进到作业活动中来。根据其目的、内容、性质、对象和实际要求的不同，有以下分类：

（1）按作业名称分类　如木工作业、黏土作业、编织作业、手工艺作业、制陶作业、书法、绘画和园艺、认知作业、日常生活活动、电器装配与维修、治疗性游戏等。

（2）按作业活动对象和性质分类　如功能性作业疗法、心理性作业疗法、精神疾患作业疗法、儿童作业疗法、老年人作业疗法等。

（3）按治疗目的和作用分类　减轻疼痛作业疗法、增强肌力作业疗法、增强耐力作业疗法、增强协调能力作业疗法、改善关节活动范围作业疗法、调节精神和转移注意力作业疗法、用于改善整体功能的作业疗法等。

（4）按实际要求分类　如维持日常生活所必需的基本能力作业疗法、能创造价值的作业疗法、消遣性作业活动或文娱活动作业疗法、教育性作业活动、矫形器和假肢的训练活动等。

2. 作业疗法的应用范围　作业疗法是康复医学的一个组成部分，广义上说，只要患者存在功能障碍就是康复治疗对象。但根据作业疗法本身的特点，又决定了它对一些疾患的康复有着特殊重要的意义。因此，狭义上它又具有一些特殊的或主要的服务对象。

(1)神经科疾病　如脑卒中、脊髓损伤、脑外伤、周围神经病变、肌肉病变、帕金森病和老年性痴呆患者等。

(2)骨科疾病　如骨折、截肢、关节疾患、手外伤患者等。

(3)外科疾病　如手术后瘢痕、烧伤后瘢痕及关节挛缩、变形和功能受累患者等。

(4)儿科疾病　如脑性瘫痪、发育迟缓、小儿麻痹后遗症患者等。

(5)内科疾病　如冠心病、心肌梗死、慢性阻塞性肺气肿、糖尿病患者等。

作业疗法的核心是源于生活,并在生活中创造性应用的“活动”。使患者最终达到维持现有功能、最大限度发挥残存的功能,提高其日常生活活动的自理能力。同时,为患者设计及制作与日常生活活动相关的各种辅助用具,提供患者职业前技能训练和强化患者的自信心并辅助心理治疗。

四、言语治疗技术

言语治疗技术是康复医学治疗的重要组成部分,是针对有言语障碍和交流障碍患者进行评定、治疗和研究的一类治疗技术。临床上,常将构成言语的各个环节受损或发生功能障碍(如听、说、读、写)时称为言语障碍。除言语障碍之外,还伴随有不同程度的书面语和手势语等交流的缺陷。

常见的言语障碍如下:①由大脑损伤引起的言语功能受损或丧失(如脑出血、脑梗死、颅脑外伤等),表现为听、说、读、写、计算等方面障碍的失语症。失语症是由后天性脑损伤引起的,是言语获得后的一种言语障碍。②由神经肌肉病变、先天或后天原因所致构音器官的形态结构异常或心理、环境、社会等因素导致的,用词正确但发音不清楚的构音障碍。③由大脑功能发育不全、脑瘫、自闭症等原因导致的言语发育落后于实际年龄的儿童语言发育迟缓。④由呼吸或喉头调节存在器质或功能异常(如声带或喉部的炎症)导致的发声障碍。⑤在言语发育过程中不慎模仿或与遗传和心理因素等有关,导致的口吃。⑥患者由于存在听力障碍所致不能感受和学习语言而引起的言语障碍。

言语治疗的方法是言语治疗师依据行为疗法“刺激-反射”原理,应用一定的技术手段,促进患者言语交流能力的获得和再获得的过程。就是言语治疗师给患者施以某种刺激,患者反应正确时,给以正强化,反应错误时给以负强化,这样反复进行的一个过程。

常用的治疗技术有训练与指导(如对有听觉、理解、表达、构音功能障碍的患者)、手法介入(如对运动性构音障碍或重度神经性吞咽障碍的患者进行的针灸和按摩等)、使用辅助具(如戴腭托以改善鼻音化构音)和替代(如使用手势、交流板、言语交流器等)等。

在使用以上治疗技术时,除充分调动患者的主观能动性,还必须遵循以下治疗原则:设定训练课题、制订训练程序和及时强化与反馈三大原则,方能达到满意的治疗效果,另外,需要强调的是在平常的人际交往中,人们往往将言语和语言等同起来,而忽略其真正的含义。但在言语治疗中,尤其是言语治疗师,却不能忽略它们之间的区别。因为,从言语病理学的角度看,言语和语言具有各自的含义。言语一词泛指说话,而定义上“言语”一词偏重在“言”,即“说”,为口语交流的机械部分,需要相应的神经肌肉的协调活动;“语言”一词强调的是“语”,即“话”是通过应用符号达到交流的能力,除

笔记栏

包括口头的、书面的符号(文字)外,还应包括姿势语言(手势、手语或哑语)。万不可混淆,贻误治疗。

五、康复工程技术

康复工程技术是指工程技术人员在康复医学临床中,运用工程技术的原理和各种工艺技术手段,对人体的功能障碍进行全面评定后,通过代偿、替代或辅助和重建等方法来矫治畸形,弥补功能缺陷,预防和改善功能障碍,使有功能障碍的患者最大限度地实现生活自理和改善生活质量,重返社会的一项技术。对由于脑血管意外和脊髓损伤,以及意外损伤造成的肢体伤残者,借助工程手段是主要的,有时甚至是唯一的康复方法。如对各种原因造成的截肢的患者,他们肢体功能的恢复和代偿将只能依靠康复工程的方法来实现。因此,康复工程在康复医学中占有重要地位,起着不可代替的作用。从这层意义上来说,一个国家康复医学水平的高低与康复工程技术的发展水平有着密切的关系。

康复工程技术的主要手段是提供能帮助残疾人独立生活、学习、工作、回归社会、参与社会的产品,即康复工程产品或称残疾人用具,如假肢、矫形器、轮椅、自助具、助行器及其他康复器具。康复工程技术产品的应用是从残疾人实际康复中提出问题,界定问题,提出设计,进行试制,临床试用,使用效果信息反馈,产品鉴定到批量投产,产品咨询,产品使用指导,是一个系统连贯性工作。

1. 康复工程技术产品的功能

(1)代偿失去的功能　如截肢者装配假肢后,可以像健全人一样行走、骑车和负重劳动。

(2)补偿减弱的功能　如佩戴助听器能够使具有残余听力的耳聋患者重新听到外界的声音。

(3)恢复和改善功能　如足下垂者配置足托矫形器能够有效地改善步态,偏瘫患者能够通过平行杠、助行器等康复训练器具的训练恢复其行走功能。

2. 康复工程技术产品的作用

(1)自理生活的依靠　辅助器具涉及起居、洗漱、进食、行动、如厕、家务、交流等生活的各个层面,是发挥功能障碍者潜能、辅助自理生活的重要工具。

(2)全面康复的工具　辅助器具涉及医疗康复、教育康复、职业康复和社会康复的各个领域,是康复必不可少的工具。

(3)回归社会的桥梁　个人因素和环境因素对残疾的发生和发展,以及对功能的恢复和重建都有密切关系,其中环境因素对残疾人康复和参与社会生活具有重要作用。如社会给截瘫者提供了轮椅,他们可以走出家门;当他们走出家门面对一个出行有坡道,上下楼梯有升降装置的无障碍环境,才能实现正常参与社会生活的愿望,因此辅助器具是构建无障碍环境的通道和桥梁。

3. 康复工程技术产品的分类

(1)按国家标准规定分类　个人医疗辅助器具;技能训练辅助器具;矫形器和假肢;生活自理和防护辅助器具;个人移动辅助器具;家务辅助器具;家庭和其他场所使用的家具及其配件;通信、信息和讯号辅助器具;产品和物品管理辅助器具;用于环境改善的辅助器具和设备、工具、机器和休闲娱乐辅助器具。

(2)按使用人群分类　肢体残疾人辅助器具;听力残疾人辅助器具;言语残疾人辅助器具;视力残疾人辅助器具;精神残疾人辅助器具;智力残疾人辅助器具。

(3)按使用用途分类　移动类辅助器具;生活类辅助器具;信息类辅助器具;训练类辅助器具;教育类辅助器具;就业类辅助器具和娱乐类辅助器具。

电子产品的出现使许多训练方法和辅助器具变得更科学了,比如电脑对智能和语言的训练,遥控器对残疾人控制各类开关,机器人调控患者肢体训练的强度和频率,机器人甚至改变了残疾人的生活环境,使他们的康复和重返生活、重返社会变得更容易了。

康复工程技术与康复医学有着密切的联系,两者的共同目标都是帮助功能障碍者消除功能障碍,回归社会和生活。康复医学为康复工程技术提供了目标和方向指导,并能直接观察康复工程产品的效果。康复工程技术为康复医学提供了技术和工程方法,解决了一些原来康复医学范围内无法解决的问题。在实际临床过程中,落实医工结合的理念是康复工程技术取得康复疗效的关键之一。

六、心理康复技术

康复几乎是与残疾的发生同时进行的,而心理干预也应该贯穿于康复的全过程,康复不仅要改善残疾者的躯体功能,还应重视其心理及行为方面的康复。

针对患者在康复治疗过程中出现的各种心理变化及心理问题,心理治疗师(或心理咨询师)运用系统的心理学理论与方法,从生物-心理-社会角度出发,对患者的损伤、残疾和残障问题进行心理干预。患者在遭受残疾的过程中,多伴有不同程度的心理障碍,如错误认知、不良情绪、不良行为和不健全人格等。看问题容易走向极端,往往把残疾的影响和范围扩大化,而忽视自己尚存的功能,从而影响康复治疗。如何理解残疾、对待残疾及在心理上积极地克服残疾,重新保持其心理与环境、社会之间的平衡等,则是残疾人康复过程中的一个关键问题。所以应及时地给予处理,以保证康复治疗的顺利进行。心理治疗师(或心理咨询师)在治疗的过程中所采取的干预措施,我们将其称为心理康复技术,主要有心理测验、认知疗法、行为疗法、人本主义疗法、心灵重塑疗法、家庭治疗、团体心理治疗和生物反馈疗法等。

在心理康复治疗中,要着重调整残疾人的价值观和思想方法,帮助他们冷静、全面地看问题。使他们认识到残疾的局限性和自己尚存的功能、能力和内在价值,认识到尽管外表遗留下不正常,但功能通过训练是可以改善的,从而找到自己努力的方向,尽快地投入到康复训练中去。应帮助他们认识到通过康复训练以后,可学到科学的克服残疾的方法,达到生活自理、重返社会的目的。在患者康复的整个过程中,心理测验是不可缺少的手段,它不仅能为临床诊断、治疗和康复技能训练提供科学的依据,还可以对康复的效果予以客观地评估。在病人康复后,心理治疗师还要从心理学角度,对其职业选择提出恰当的建议。

目前,随着社会的发展,心理康复技术服务正逐步从医疗机构走向社区和家庭,为各类残疾人、临床常见病症(如疼痛、压疮、睡眠障碍等)患者、神经系统疾病(如脑血管意外、脊髓损伤、周围神经损伤、帕金森病等)患者、运动系统疾病(如截肢后、骨折后等)患者、心血管系统疾病(如高血压、冠心病等)患者、代谢和营养疾病(如糖尿病、肥胖症等)患者和其他疾病(如烧伤、恶性肿瘤等)患者提供心理康复咨询和治疗

笔记栏

服务。

总之,要达到全面康复、回归社会的目的,在积极进行躯体康复治疗的同时,还要考虑其文化背景、教育修养、经济状况、社会职业地位等因素的作用,考虑其所处的社会环境的影响,建立起行之有效的心理预防——治疗体系,才能促进心理社会功能的康复,达到全面康复。

七、其他康复治疗技术

自 20 世纪 80 年代以来,在我国有计划地引进和发展现代康复医学的时候,凭借其治疗手段与康复医学手段,同样为力、运动、针、热、火、冷等物理因子,中国传统康复治疗技术就与现代康复紧密地结合在一起,成为我国康复医学的重要组成部分,构建了有中国特色的康复医学体系。在临床上用于疾病治疗时称为中医治疗技术,用于疾病康复时则称为传统康复治疗技术。

中国传统康复治疗技术历史悠久,内容丰富,许多传统疗法对康复治疗有着良好的效果。如我国的推拿、针灸、太极拳、气功等在康复领域上的显著作用和特色已为世界康复医学界所瞩目。中药、刮痧、导引、吐纳、足部按摩等其他传统康复保健方法在常见疾病康复中也表现不俗。而介于现代康复治疗和传统康复治疗两种方法之间,在中西医领域具有较悠久历史的一些方法,如文体疗法、药物疗法、饮食疗法等,在康复临床上也得到了广泛的应用。

鉴于以上疗法与现代康复治疗技术有较强的互补性,正逐步被世界人民所接受,已引起国际医学界的重视,并对其开展了研究工作,中国传统康复治疗技术正在为人类的康复事业做出新的贡献。

康复不仅是医学问题,也是社会问题,社会要为残疾人提供生活和社会活动的环境,为他们提供政策、法律、就业、社交、生活、心理的条件,让他们有一个相对平等的身份进入社会,这就是社会康复。

社会康复是社会工作者从社会的角度,运用社会工作方法帮助残疾人补偿自身缺陷,克服环境障碍,采取各种有效的措施为残疾人创造一种适合其生存、创造性发展、实现自身价值的环境,使他们平等地参与社会生活、分享社会发展成果的专业活动。社会康复的最终实现,一方面要依靠障碍人自己的努力,另一方面更要依靠社会的大力帮助。

我国的医务社会工作,是在社会学和专业社会工作重新恢复和开展之后兴起的。1988 年 10 月,中国康复研究中心的建立标志着残疾人康复事业进入了全面发展的新里程。改革开放后我国第一批医务社会工作者开始探讨全面康复工作在现代医学模式转变过程中的意义与作用,他们从帮助解决病人的家庭问题和社会问题入手,与心理医生密切配合,同时与康复医师、护士、运动治疗师、作业治疗师、康复工程技术人员等共同组成治疗小组,使患者得到全面康复的医疗服务,取得了很大成效,经过十几年的探索与发展,进入 21 世纪之后,北京、上海、广州等地的一些大型医疗康复机构逐渐开展了对患者的社会服务工作;一些非政府机构也开始尝试进行专业化的社会康复服务。

社会康复能调动社会各个方面的力量,包括患者家属积极参与康复工作,很适合中国的国情,在家庭伦理、社会意识和经济等方面都有积极的意义。同时,社会康复工作在改善医患关系方面也起着非常大的作用,从而可以有力地推动现代医学的发展,体现医学人文精神,促进了社会的精神文明建设和人类的进步。

所以,在康复社会学的理论指导下,从致残原因的社会因素来考虑,从解决社会问题入手,大力开展社会康复工作,是今后康复工作的重要内容。

小　　结

康复治疗是康复医学的重要内容,是使病、伤、残者身心健康与功能恢复的重要手段。在实施康复治疗的过程中,根据康复评定结果,适时设计和调整康复治疗方案,使康复治疗最大程度地提高患者的功能,将残疾与残障程度降到最低程度,从而促进活动能力和参与能力。

练习题

1. 康复评定与临床检查的不同之处,在于(　　)
   A. 以下都是　　B. 对象不同　　C. 目的不同
   D. 检查手段不同　　E. 处理原则不同
2. 以下哪项不属于运动疗法的内容(　　)
   A. ROM 训练　　B. 肌力训练　　C. 平衡训练
   D. 日常生活动作训练　　E. 步行训练
3. 肌力训练时肌力几级时可采用抗阻练习(　　)
   A. 1 级肌力　　B. 2 级肌力　　C. 3 级肌力
   D. 4 级和 5 级肌力　　E. 0 级肌力
4. 神经易化技术主要方法有(　　)
   A. Brunnstrm 技术　　B. Rood 技术　　C. Bobath 技术
   D. PNF　　E. 以上都是
5. 作业治疗的基本思想是(　　)
   A. 指导患者参与选择性活动的科学与艺术
   B. 通过各种活动对患者进行训练,使患者能恢复一定的生活、工作能力
   C. 训练患者劳动技能
   D. 教育患者学习一技之长
   E. 训练患者参加职业技能竞赛
6. 下列哪项不是作业治疗的特点(　　)
   A. 作业和活动作为治疗手段使用　　B. 重视利用患者自身的能力
   C. 作业治疗师对患者采取朋友之间的态度、施行"态度疗法"　　D. 重视患者身心的需求
   E. 作业治疗师听从患者安排
7. 作业疗法的常用方法有(　　)
   A. 日常生活活动训练、制作自助器、黏土、编织等
   B. 日常生活活动训练、木工、黏土、编织等
   C. 日常生活活动训练、矫形器、黏土、编织等
   D. 日常生活活动训练、木工、制作自助器、编织等
   E. 日常生活活动训练、木工、黏土、矫形器等
8. 除了治疗疼痛、继续活动范围练习、牵张练习外,挛缩的重要治疗是(　　)
   A. 手术　　B. 物理因子　　C. 神经阻断或运动点阻断

笔记栏

D. 药物治疗　　E. 连续石膏造形

9. 吞咽障碍的既定治疗不包括(　　)

A. 口、咽、喉部肌肉肌力练习　　B. 基础疾病的药物治疗　　C. 改变饮食、体位、姿势

D. 食管狭窄者扩张　　E. 气管、食管切开术

10. 矫形器的使用目的主要是(　　)

A. 防止骨折和扭伤　　B. 预防矫正畸形,补偿功能　　C. 加强肌力训练

D. 各种手术的保护　　E. 纠正足下垂

11. 选择轮椅应注意(　　)

A. 轮椅高度　　B. 坐垫与靠背　　C. 手闸

D. 脚踏板　　E. 以上均应注意

12. 牵拉技术主要应用于(　　)

A. 由于软组织粘连或瘢痕形成,引起肌肉结缔组织和皮肤缩短,关节活动范围降低

B. 骨折未愈合

C. 严重骨质疏松

D. 肌肉韧带等软组织急性损伤,神经损伤或神经吻合术早期

E. 关节内或关节周围组织有特异性炎症

13. 颈椎病牵引治疗时,影响牵引力作用部位的主要因素是(　　)

A. 重量　　B. 体位　　C. 牵引时间

D. 颈屈曲角度　　E. 牵引绳的角度

14. 腰椎牵引常取仰卧位,此时卧姿宜为(　　)

A. 仰卧,屈曲双髋、双膝　　B. 仰卧,屈曲单侧髋、膝关节　　C. 仰卧,腰下垫物

D. 仰卧,双腿抬高 20°　　E. 以上均可

(王左生)

笔记栏

第二章 康复医学基础

第一节 人体发育学基础

学习目标

1. 掌握人体发育学的规律并学会用这些理论去指导学习康复医学。
2. 熟悉人体发育学的概念。
3. 了解人体发育学的理论。

人体发育的过程也是疾病康复的规律，掌握人体发育的先后顺序，是指导康复过程的重要依据。

一、发育学的概念

1. 发育　发育是一种固有的变化过程，是身体、认知、情绪、社会等各种功能有机地统合，并伴随着时间而变化的过程。发育包括成长和成熟两个过程。

（1）成长（growth）　成长指体格的增大，反映了量的变化，而质的变化称之为发育。因此，发育也是指包含成长在内的到达成熟的过程，是量变和质变的过程。

（2）成熟（maturation）　成熟有两层含义。生物学意义上的成熟是指生命体的结构和功能在有机结合成长的过程中成为完全发育状态，即机体具有相对稳定的结构和功能状态。心理学上的成熟是指内在自我调节机制的完成和完善状态，自我调节机制决定个体发育方向、发育顺序、显露时期等一系列过程的完成状态。

（3）人体发育学　人体发育学是研究人生的发育全过程的科学，包括发育成长各阶段人体的运动功能、智能、心理功能、社会功能、人格等特征变化的规律。

2. 研究人体发育学的意义

（1）人体发育学能促进各相关学科如历史、教育、哲学、经济学和卫生科学从传统的非人体发育研究转到对人的行为的总体全面研究上，对个人在整个生命周期中的差异和稳定性提出了新的深刻见解。

（2）人体发育学能把与年龄相关的人生阶段和事件结合起来，使之成为一个更富

笔记栏

于意义的整体。

(3)形成人体发育科学的新观点,立足于生物、心理、社会三个层面上分析整个人体结构和功能,不能局限于某一两个发育阶段,或局限于某一个层面,这也是康复医学的基本理念,是人体发育科学的新观点和传统的机械观点在生物、心理、社会发展认识上的基本差别。

(4)人体发育学能促进运动疗法、作业疗法及言语治疗等康复治疗技术的发展。

二、发育理论

1. 发育模式

(1)主效应模式(main-effect model)　孤立地强调单一因素决定人体的死亡或发育。强调遗传因素决定的学说有生得说、前成说、预定说;强调环境因素的学说有养育说、后成说等。

(2)相互作用模式(interactional model)　人体的发育取决于遗传因素和环境因素的比例关系,是两者加减的结果。这一模式不认为个体或环境随着时间的推移而发生变化,是一种静止的模式。

(3)相互渗透模式(transactional model)　人体的发育是遗传因素和环境因素相互作用的结果,个体离不开环境,与环境相互作用,两者同时发生变化。在这一模式中,个体和环境都是可塑的,个体的行为不只是单纯的对环境做出反应,而是个体的主观世界对环境具有能动作用。

2. 发育理论　对发育研究有重大贡献的理论主要有成熟理论、精神分析理论、心理社会理论、认知发育理论。

三、正常发育规律

1. 视感知发育　新生儿出生时即有瞳孔对光反射,已能看见明暗和颜色,视觉已相当敏锐。出生1个月以内的婴儿还不能根据物体的不同距离做视觉的调节,2个月婴儿开始按物体不同距离调节眼睛,4个月时眼的调节能力接近成人。新生儿对红色与蓝色表现出不同的反应,出生2个月时已能对某些波长的不同做出分辨,3个月时视觉的基本功能已接近成人,随后在辨别颜色的准确性上继续发展。婴儿目光较易被运动的物体和物体的轮廓所吸引,比较偏爱轮廓线较多的图像,对轮廓少的区域做广泛扫视,对轮廓多的区域则做仔细地扫视。2~3个月以后,由于扩大了扫视的范围,婴儿就能根据形状的不同来分辨图案了,6~7个月的婴儿能辨别场景的深度。

2. 听感知发育　新生儿已具备听觉能力,出生后3~7 d听觉敏锐度有很大提高,2个月已能区别出笛声和铃声,3个月可将头转向声源,4个月以后能按类别区分不同的声音,6个月时对母亲的语言有明显的反应,这种感知不同语音的能力有助于以后语言的学习。

3. 粗大运动发育　指姿势或全身的活动,如抬头、翻身、坐、爬、站、走、跑、跳跃等的发育。

4. 精细运动发育　指手和手指的运动及手眼协调操作物体能力的发育。

5. 语言发育　语言的发育是从啼哭、牙牙学语声、模仿成人发音,到理解简单的词的含义、分辨成人说话时的语调,分得出严厉和温柔等逐渐发展起来的。1 岁至 1 岁半是语言发育的迅速时期,2 ~3 岁是语言发育的关键时期。

6. 心理社会功能发育

(1)注意的发育　有意注意和无意注意是注意的两种基本形式。3 岁以前的儿童基本上属于无意注意。3 岁以后有意注意开始发展起来,大概经过 3 个阶段:①通过成人的言语指令引起的有意注意。②通过自己扩展了的外部语言调节控制行为。③通过内部语言的指令来调节和控制自己的行为。

(2)记忆的发育　记忆分为运动性记忆、情绪性记忆、形象记忆和语词记忆 4 种类型。

(3)思维的发育　幼儿的思维发展过程是有层次、有规律的,呈现出从直觉行动→具体行象→抽象逻辑思维的一般趋势,并且在概念、判断、推理等不同思维形式和分析、综合、比较、分类、概括、抽象、理解等不同的思维活动过程等方面都随着年龄而增长,不断地由低级向高级发展。

(4)情绪和情感的发育　人的高兴、悲伤、焦虑、恐惧、喜欢等心理现象都是各种形式的情感和情绪,它是人对客观事物的态度的一种反映。儿童情绪和情感的发育是随年龄的增长而逐渐分化、丰富起来的,并逐渐出现与社会需要相联系的情感,情绪反应的表达方式也从简单到复杂。

(5)个性的发育　个性指一个人的整体心理面貌,是人经常表现的、比较稳定的心理特征,如自我意识、能力、气质及性格等。幼儿期是个性开始形成的时期。

小　结

人体发育学是康复的基本理论,要清楚人体发育学的基本概念,学会利用人体发育学的理论去指导学习康复的过程。人的康复过程就是一种再发育,尽管还有一些是异常的恢复模式,那就需要恢复正常的康复模式,才能达到真正的康复。

练习题

1. 人体发育学是在(　　)
   A. 发育心理学与发育行为学的基础上发展而来
   B. 发育心理学与儿童保健医学的基础上发展而来
   C. 发育心理学与儿童精神医学的基础上发展而来
   D. 发育行为学与儿童保健医学的基础上发展而来
   E. 发育行为学与儿童神经病学的基础上发展而来
2. 生长发育的一般规律应包含(　　)
   A. 由上到下　B. 由近到远　C. 由粗到细
   D. 由低级到高级　E. 以上都是
3. 视觉发育的关键期被认为是生后(　　)
   A. 3 个月内最敏感　B. 5 个月内最敏感　C. 半年内最敏感
   D. 9 个月内最敏感　E. 1 年内最敏感
4. 小儿视力大致可达到成人水平的时间为(　　)
   A. 5 岁　B. 6 岁　C. 7 岁
   D. 8 岁　E. 9 岁

笔记栏

5. 握持反射在生后即出现，以后逐渐被有意识的握物所替代，其存在的时期为（　　）

A. 2~3个月　　B. 3~4个月　　C. 0~4个月

D. 4~5个月　　E. 0~6个月

6. 对称性紧张性颈反射头前屈的反应为（　　）

A. 上肢屈曲、下肢伸展　　B. 上肢伸展、下肢屈曲　　C. 上肢伸展、下肢伸展

D. 上肢屈曲、下肢屈曲　　E. 上肢外旋外展、下肢内旋内收

7. 阳性支持反射存在时期为（　　）

A. 0~1个月　　B. 0~2个月　　C. 0~3个月

D. 0~4个月　　E. 0~5个月

8. 降落伞反射的意义等同于（　　）

A. 平衡反应　　B. 握持反射　　C. 立直反射

D. 紧张性迷路反射　　E. 上肢移位反射

9. 精细抓握不包括（　　）

A. 指尖捏　　B. 约束　　C. 三指捏

D. 侧捏　　E. 指腹捏

10. 人类语言学习的关键期一般在（　　）

A. 1~2岁以前　　B. 2~3岁以前　　C. 3~4岁以前

D. 4~5岁以前　　E. 5~6岁以前

11. 人类建立和保持正常姿势运动的基础是（　　）

A. 原始反射的发育　　B. 生理反射的发育　　C. 立直反射的发育

D. 平衡反应的发育　　E. 立直反射与平衡反应的发育

12. 平衡反应中枢位于（　　）

A. 脊髓　　B. 延髓　　C. 皮质

D. 中脑　　E. 脑桥

13. 正常儿可以独坐，但需双手在前支撑，脊柱略弯曲，呈拱背坐的月龄为（　　）

A. 3个月　　B. 4~5个月　　C. 6个月

D. 7个月　　E. 8个月

（冯晓东）

第二节　神经学基础

学习目标

1. 掌握神经系统对躯体运动功能的调节。
2. 熟悉人体神经系统解剖知识。
3. 了解神经功能重塑的理论。

神经系统的康复是功能损伤恢复的重要内容，甚至是关键内容，所以学习神经系统的解剖和生理是康复医学的重要内容。

一、中枢神经解剖

1. 脑重量　成人脑的重量平均为身体重量的2%左右。

2. 脑耗氧量　占全身总耗氧量的20%。

3. 脑血流量　约占心脏排血量的17%。

4. 大脑动脉　左右颈内动脉和椎动脉,分别供应小脑幕上部分(包括半球和基底节)及幕下部分(小脑和脑干)。

5. 大脑分层　表层为大脑皮质,由神经元胞体高度密集的灰质层组成;中间层为白质,主要由上、下行传导纤维和联络皮质的联合纤维构成,其中内囊是上、下行纤维最集中的区域;里层为白质的深处,有一组集中的灰质核团,称为基底节神经节。在大脑半球内还有一对空腔即侧脑室。

6. 大脑半球　大脑由矢状位的半球间裂分成左、右大脑。每个大脑半球的外部形态可以概括为“三个面、四个极、五个叶”。

(1)三个面　①背外侧面:是大脑半球的凸面,此面与颅顶内面相平行。②内侧面:是位于半球间裂之内,两半球相对的一面。③底面:为凹陷面。

(2)四个极　①额极:是额叶的最前端。②颞极:是颞叶的最前端。③岛极:岛叶的前端。④枕极:枕叶的最后端。

(3)五个叶　额叶、枕叶、顶叶、颞叶、岛叶。此外,大脑还分出一个边缘叶,由海马、齿状回、海马沟、海马回、扣带回等组成。

7. 脑叶

(1)额叶　位于大脑的前部,约占大脑皮质的1/3。额叶外侧面有4个主要的脑回:垂直的中央前回、额上回、额中回、额下回。中央前回为皮质脊髓束和皮质延桥束的起点。此区域发出的神经冲动支配对侧骨骼肌的运动,同时接受骨骼肌、关节运动时的感觉。中央前回支配身体器官的功能定位,似一倒置人体在中央前回的投影,其上部支配下肢肌,中间支配上肢肌,下部支配面肌的功能。额下回的后部(在优势半球的三角部和岛盖部)存在运动性言语中枢即Broca区。电刺激Broca区时,产生言语中断;切除Broca区时,产生运动性失语。

(2)顶叶　位于额叶之后,枕叶之前。顶叶有两条主沟:中央沟和顶间沟,两沟互相垂直,顶叶的中央后回接受丘脑腹侧后内、外核来的纤维,主管人体的一般感觉。中央后回的中部主要为辨别物体的异同;缘上回和顶上小叶主要为区分刺激强度的部位。当顶叶这些区域受损伤后,患者对物体不能定位,不能顾及被动运动的方向和范围,不能辨别物体的轻重、温度、不能命名,以上统称为无实体感觉。顶叶接受来自丘脑枕的纤维。顶叶发出皮质丘脑束,还发出短、长纤维至其他诸叶。

(3)颞叶　位于颅中窝与小脑幕上方,可分为颞上回、颞中回和颞下回。颞叶接受来自内侧膝状体至颞横回的冲动,并自听觉中枢通过皮质膝状体束发出下行纤维。额叶对人类的情绪、记忆与心理活动起着重要作用。

二、神经传导系统的结构与功能

(一)基本结构

1. 突触　突触是神经传导系统中最基本的单位。由突触前膜、突触间隙、突触后

笔记栏

膜组成突触小结。

2. 突触的传导　神经元受到刺激后产生动作电位，即神经元的兴奋过程，神经元可以将自身的兴奋传至其他神经元或外周肌细胞。兴奋传导是通过突触来完成的，突触传递信息是通过化学递质转变为电化学实现的。神经元兴奋后产生的动作电位向神经末梢传递，使神经末梢突触前膜释放神经化学递质。这些神经递质的释放影响邻近神经和肌细胞膜（突触后膜）的膜通透性和膜电位，当突触神经元释放了足够的神经递质，使突触后细胞去极化达到足以引发细胞动作电位的阈值时，一个电化学信号（动作电位）就由一个细胞传播到下一个细胞，导致了兴奋的传递和扩散。但一个神经元产生的动作电位在通过突触时，可能会引起突触后神经元兴奋性下降，这是神经传导系统的抑制作用，是通过抑制突触传递过程实现的。

3. 运动终板（神经肌肉接头）　运动终板是指神经元轴突末梢与肌肉接头部位形成的突触。它是将神经兴奋性传递到肌肉的重要部位。

4. 运动终板的传递作用　神经元兴奋引起的外周肌细胞兴奋是通过运动终板的兴奋传递实现的。神经肌肉接头兴奋传递具有化学传递（乙酰胆碱）、单向性传递（兴奋只从神经末梢传向肌纤维）、突触延搁（兴奋传导速度在接头处比同一细胞中慢，易受化学和其他环境因素的影响）的特点。

（二）兴奋在中枢传导的特征

1. 单向传导　中枢内兴奋传导只能由感觉神经元经中间神经元传至运动神经元。

2. 中枢延搁　兴奋在神经纤维中的传导速度较快，而经过突触传递时速度较慢，需要的时间较长。

3. 兴奋的总和　连续给予数次阈下刺激或同时在不同感受区域内分别给予阈下刺激可以引起反射，称为中枢兴奋的总和，前者为时间总和，后者为空间总和。

4. 兴奋的后作用　在反射活动中，当刺激停止后，传出神经元还可以继续发放冲动，使反射活动延续一段时间。

5. 兴奋的扩散　刺激某一种感受器，常引起某一种反射，如果刺激部位不变，刺激强度增加，可以引起广泛的反射活动。

6. 兴奋的节律转化　单一刺激由传入纤维传至中枢后，中枢可以改变传入冲动节律，产生高频率冲动传至肌肉，引起肌肉强直性收缩。神经中枢具有把作用于传入冲动的节律变为另一种中枢节律的能力。

（三）抑制在中枢的传导

1. 突触后抑制　在中枢神经系统内存在相当数量的抑制性神经元，一般为中间神经元。抑制性神经元兴奋后，其轴突后神经元细胞膜超极化，兴奋性降低，形成了突触后抑制。

2. 突触前抑制　当神经冲动传至某一兴奋性突触时，靠近突触联接处的突触前末梢所释放的递质减少，不易甚至不能引起突触后的神经元兴奋而呈现抑制性效应，这种现象称为突触前抑制。

三、感觉神经系统的结构与功能

（一）浅感觉及传导

浅感觉主要包括痛、温、触觉。头部以下躯体浅感觉→脊神经后跟→脊髓后角换神经元→神经交叉到脊髓对侧→脊髓丘脑侧束（痛、温觉）及脊髓丘脑前束（轻触觉）→丘脑。

（二）深感觉及传导

深感觉主要包括本体感觉，本体感受器是接受身体活动刺激的末梢感受器，主要分布在骨骼肌（肌梭）、肌腱（高尔基腱器官）、关节。内耳迷路、上位颈椎及皮肤等处，挤压、触压、牵拉、振动、拍打、摩擦及活动中肢体位置的改变等刺激均可以引起本体感受器兴奋。通过反射弧在中枢神经的调控下出现反射性活动，调整肌张力、感觉肢体和身体在空间的位置，以实现维持姿势和调整运动的目的。深部感觉传导路径：肌肉本体感觉、深部压觉、辨别觉→脊髓同侧后索上行→延髓（薄束、楔束核）换神经元→神经交叉到对侧→内侧丘系→丘脑。

（三）丘脑投射系统

1. 特异性传入系统及其作用　机体各种感受器传入的神经冲动，进入中枢神经系统后，需通过丘脑交换神经元，然后由丘脑发出特异性投射纤维，投射到大脑中央后回的感觉皮质区，引起机体特异感觉（皮肤感觉、本体感觉、特殊感觉），故称特异性传入系统。其作用除引起特异性感觉外，还能将这些感觉传至大脑皮质的其他区域，激发大脑皮质发出传出冲动，使机体做出相应的反应。

2. 非特异性传入系统及其作用　特异性传入系统传至脑干时，发出侧支与脑干网状结构联系，网状结构神经元通过其短轴突触多次更换神经元后到达丘脑内侧弥漫投射至大脑皮质广泛区域，不产生特异性感觉，称为非特异性传入系统。其作用是传入冲动增加，维持大脑皮质的兴奋状态，保持机体的醒觉—清醒状态。传入冲动减少时，大脑皮质由兴奋转入抑制状态，机体处于安静和睡眠状态。这一系统损伤可导致昏睡不醒。

（四）大脑皮质的感觉分布区

所有感觉传入冲动最后汇集到大脑皮质，通过大脑皮质中枢的整合。分析做出各种感觉应答，大脑皮质是感觉分析的最高部位。大脑皮质不同区域的感觉功能支配区为：体表感觉在中央后回；肌肉本体感觉在中央前回；视觉在大脑枕叶；前庭感觉在中央后回；嗅觉在大脑皮质边缘叶的前底部，味觉在中央后回。

四、反射协调活动生理学基础

1. 交互抑制　某一中枢兴奋时，在功能上与其相对抗的中枢便发生抑制现象。如主缩肌与拮抗肌的关系。本质为突触后抑制。

2. 扩散　一个中枢的兴奋引起协同中枢的兴奋，称为兴奋扩散。一个中枢抑制引起协同中枢抑制，称为抑制扩散。如一侧肢体兴奋可以扩散到对侧肢体。

3. 优势现象　在中枢神经系统内，当某一中枢受到较强刺激时，其兴奋水平不断提高，这个提高兴奋水平的中枢，称兴奋优势灶。它能综合其他中枢扩散而来的兴奋，提高自身的兴奋水平，对其邻近中枢产生抑制作用。

4. 反馈　反馈是中枢神经系统高位和低位中枢之间的一种相互联系、促进、制约的方式。神经元之间的环路联系是反馈作用的结构基础。反馈活动有两种：使原有活动加强和持久的正反馈及使原有活动减弱或终止的负反馈，起到促进活动出现、保持

笔记栏

活动适度、防止活动过度的作用。

五、神经系统对躯体运动功能的调节

（一）脊髓对躯体运动的调节

躯体运动最基本的反射中枢在脊髓，脊髓前角灰质有大量运动神经元，其中 α、γ 运动神经元既接受来自皮肤、关节、肌肉等外周传入的感觉信息，又同时接受从脑干到大脑皮质各高级中枢下传的信息，参与反射活动过程。

1. 运动单位及作用　运动单位是指一个 α 运动神经元和它全部神经末梢所支配的梭外肌纤维。这些肌纤维都有相同的生化和生理特征，完成相同的功能活动，是神经肌肉活动的基本功能单位。运动神经元的动作电位通过其神经纤维末端的运动终板传至所有与其相关的肌纤维，引起肌纤维兴奋收缩。

2. γ 环路的反射调节

（1）肌梭　存在肌腱上或梭外肌肌纤维并行排列，感受梭外肌长度的变化。肌梭内有核袋纤维、核链纤维两种梭内肌纤维，当其收缩时，肌梭对牵拉刺激的敏感性增高；当梭外肌收缩时，肌梭对牵拉刺激的敏感性降低。

（2）肌梭的神经支配　梭内肌的核袋纤维受 γ1 传出神经纤维的支配，其传入神经为 Ⅰa 类纤维，共同组成初级感觉末梢，其对快速牵拉比较敏感。核链纤维接受 γ2 传出神经纤维支配，其传入神经为 Ⅰa 类纤维、Ⅱ类纤维，它们组成了次级感受末梢，对缓慢持续的牵拉比较敏感。

（3）γ 运动神经元　分散在 α 运动神经元之间，其兴奋性较高，常以较高频率持续放电。它发出的传出神经支配肌梭的梭内肌纤维，调节梭内肌肌纤维的长度，使肌梭感受器经常处于敏感状态。

（4）γ 环路　γ 运动神经元、γ 传出纤维、肌梭、Ⅰ和Ⅱ类传入纤维等构成了 γ 环路。γ 运动神经元的兴奋性阈值比 α 运动神经元低，易被来自脊髓上水平复杂的多突触通路易化或抑制。当 γ 传出纤维活动加强时，梭内肌肌纤维收缩，提高肌梭内感受器的敏感性，所产生的冲动由 Ⅰa、Ⅱ类传入神经纤维返回脊髓。Ⅰ类传入神经单突触引起支配同一块肌肉的 α 运动神经元兴奋，引起肌肉收缩。γ 环路持续性冲动释放的高低，决定肌梭内感受器的敏感性，对肌肉的紧张性（肌张力）起调控作用。因此，γ 环路在脊髓反射中起重要的作用。

3. 腱器官在反射中的作用　腱器官呈串联分布在肌肉与腱的结合部，称为肌紧张感受器的反馈系统。当肌收缩时，肌梭的兴奋性降低，而腱器官对肌肉主动收缩十分敏感，它的兴奋性增加，冲动通过 Ⅰb 纤维传入，而抑制 α 和 γ 运动神经元，调整肌张力令不至于过高。

4. 脊髓反射　脊髓平面有自己的反射中枢，称脊髓反射。

（1）牵张反射　当骨骼肌受到外力牵拉时，周围的肌梭受牵拉后将兴奋传入脊髓，引起受牵拉肌肉的反射性收缩，这种反射称为牵张反射（表 2-1）。

（2）屈肌反射与对侧伸肌反射　皮肤感受器受到刺激时可以引起关节屈肌收缩及伸肌松弛称为屈肌反射。当对皮肤的刺激达到一定程度时，则在屈肌反射的基础上出现对侧伸肌反射。屈肌反射的作用是保护肢体，避免伤害性刺激的损害；对侧伸肌反射是姿势反射中的一种，在行走、跑步时有支撑体重的作用。

表 2-1　牵张反射的反射路径

反射名称	刺激	感受器	传入神经与中枢	传出神经与效应器
初级感觉	纤维牵张反应			
腱反射	快速牵拉肌腱	核袋纤维感受装置兴奋（γ 1 运动神经元放电）	Ⅰa 类感觉纤维与脊髓前角 α 神经元单突触联系	α 传出神经引起快肌纤维快速收缩
紧张性牵张反射	缓慢持续牵拉肌腱	核链纤维感受装置兴奋（γ 2 运动神经元放电）	Ⅰa 类感觉纤维与脊髓前角 α 神经元多突触联系	α 传出神经引起慢肌纤维持续、交替性收缩，维持肌张力
次级感觉纤维	牵张反射			
长脊髓反射，交叉伸屈反射，屈曲反射，挺伸反射	牵拉梭外肌时挤压肌梭囊	核链纤维受牵拉兴奋收缩（γ 2 运动神经元放电）	Ⅱ类感觉纤维通过多突触到 α，γ 神经元，传导缓慢，持久，范围广，经脊髓上行到脑干	α 传出神经引起受牵拉的肌肉及相应的肌肉收缩

（二）脑干在人体运动中的作用

1. 脑干对姿势反射的调节　直立是人体经常保持的姿势，一旦日常姿势受到破坏后，身体肌肉张力立即发生重新调整，以维持身体的平衡或恢复正常姿势，这种保持或调整身体在空间位置的反射称姿势反射。脊髓水平的牵张反射、对侧伸肌反射是最简单的姿势反射。脑干部位的翻正反射是姿势反射的重要部分。此外，大脑的平衡反应也参与姿势反射的调节。常见的姿势反射见表 2-2 和表 2-3。

表 2-2　人体反射与调控水平（脊髓和脑干）

反射	体位	阳性反应	阳性意义
脊髓水平			
腱反射	坐位或仰卧	快速叩击肌腱产生该肌快速收缩	正常/异常（亢进）
长脊髓反射	坐位或仰卧	牵拉一侧肢体近端伸肌或屈肌，引起该肌和同侧另一肢体伸肌或屈肌收缩	正常/异常（亢进）
屈肌收缩反射	仰卧下肢伸展	刺激伸侧足底，刺激侧下肢屈肌收缩	正常/异常（亢进）
对侧伸肌反射	仰卧，一侧下肢伸展	强刺激足底，刺激侧下肢屈曲，同时对侧伸肌收缩反射	正常/异常（亢进）
交叉性伸展 1	仰卧，一侧下肢屈曲	伸侧下肢屈曲，屈侧下肢内收，内旋，屈趾	异常

笔记栏

续表 2-2

反射	体位	阳性反应	阳性意义
交叉性伸展 2	仰卧下肢伸展	大腿内侧轻叩，对侧下肢内收，内旋，屈趾	异常
屈曲反射	仰卧下肢伸展	牵拉足趾背部肌群，反射性引起趾踝背屈，膝、髋屈曲，外展，外旋	异常
挺伸反射	仰卧，一侧下肢屈曲	牵拉足趾底部肌群，引起趾、膝、髋伸，髋内旋，内收	异常
延髓脑桥水平（姿势反射）			
阳性支撑反射	立位	足底着地时，下肢伸肌张力过高	异常
非对称性紧张性颈反射	仰卧，头中位，四肢伸展	头转向一侧的肢体伸展，对侧肢体屈曲，张力过高	异常
对称性紧张性颈反射	膝手位	头前屈时上肢屈肌，下肢伸肌张力过高，头后伸时上肢伸肌、下肢屈肌张力过高	异常
紧张性迷路反射	侧卧位	体内屈肌张力过高，伸肌张力过低	异常
中脑水平（翻正反射）			
迷路翻正反射	坐位，遮住双眼	切断颈髓后根后，头部调整到中立位	6 个月内正常
颈调整反射	仰卧，头中间位	头转向一侧时，身体随着同向转动	6 个月内正常
躯干调整反射	俯卧，上肢伸展，下肢伸展	抬起骨盆一侧，该侧上、下肢自动屈曲	6～12 个月内正常

表 2-3　人体反射与调控水平（大脑皮质）

反射	体位	阳性反应	阳性意义
视觉翻正反射	坐位	两侧迷路破坏后扔保持头中立位，双眼遮住不易保持头部正常位置	正常
仰卧倾斜反射	仰卧于平板，四肢伸展	向一侧倾斜，抬高侧肢体外展伸直	正常
俯卧倾斜反射	俯卧于平板，四肢伸展	向一侧倾斜，抬高侧肢体外展伸直	正常
降落伞反射	头垂直朝下	身体垂直急剧下落，引起四肢外展，伸展	正常
膝手位反射	膝手位	推身体向一侧倾时，受力侧肢体外展伸直	正常
坐位反射	坐位	将上肢向一侧牵拉时，对侧肢体伸直外展	正常
跪位反射	跪位	将上肢向一侧牵拉时，对侧肢体伸直外展	正常
迈步反射	立位	不同方向推身体，向不同方向迈步	正常
足背屈反射	立位	向后牵拉时，踝关节背屈	正常

2. 脑干网状结构对肌紧张的调节　从延髓、脑桥、中脑，甚至丘脑底部这一脑干中央部分的广泛区域中，神经元和神经纤维交织在一起呈网状。网状结构上行系统形成非特异性传入系统，接受来自全身各部位的传入冲动，通过许多突触由丘脑的非特异性投射系统传至大脑皮质。网状结构下行结构下行易化系统，对肌紧张起到抑制作用。脑干网状结构还接受来自小脑、基底神经节、丘脑和大脑皮质的传入纤维。因此，脑干网状结构是大脑高位中枢和脊髓低位中枢的中间联络枢纽。

（三）小脑和基底神经节在运动控制中的作用

1. 小脑在运动控制中的作用　小脑是重要的运动控制调节中枢，其本身不引发动作，但对动作起共济协调作用，可以调节肌紧张，控制躯体姿势和平衡，协调感觉运动并参与运动学习过程。在学习精细运动过程中，大脑皮质和小脑之间不断进行环路联系，同时小脑不断接受感觉传入冲动信息，逐步纠正运动中的偏差，达到精细运动的协调。

2. 基底神经节在运动控制中的作用　基底神经节位于大脑皮质下，紧靠丘脑背外侧，是由尾状核、壳核、苍白球、丘脑底核、中脑黑质核红核组成。它接受来自感觉运动皮质的信号，并将信号加工后传送到脑干网状结构，再下行到脊髓。调节运动的主要是皮质下结构，有调节运动功能的重要作用，与随意运动的稳定性、肌紧张的控制、运动程序和本体感觉传入冲动信息的处理有关。它为一切运动提供必要的“配合活动”。

（四）大脑皮质在运动控制中的作用

1. 皮质运动区的功能特征

（1）有精细的运动功能定位，刺激大脑运动皮质的相应区域，可引起身体相应部位肌肉的收缩。运动区的定位分布从上到下大体相当于身体的倒影。

（2）对躯体运动的调节呈现交叉支配，即同侧皮质运动区支配对侧肢体的运动功能。

皮质代表区的大小与运动的精细复杂程度有关，运动越精细复杂，该动作运动代表区的范围就越大。

皮质细胞的代偿能力很强，部分皮质运动神经元坏死后，其周围神经元，甚至不同系统、不同部位的神经元可以代偿其功能，这是脑功能重塑的基础。

刺激某运动代表区，仅产生该代表区所支配的肌肉收缩。如果刺激强度超过该肌肉的收缩阈值，延长刺激时间可引起邻近协同肌的收缩。

2. 椎体束的功能　椎体束是由皮质运动区椎细胞发出的神经，经内囊处汇聚成束下行，止于脑干神经核运动神经元（皮质脑干束）、脊髓运动神经元及中间神经元（皮质脊髓束），在锥体束下行过程中一部分交叉到对侧。锥体束的主要功能是调节脊髓前角运动神经元和中间神经元的兴奋性，易化或抑制由其他途径引起的活动，特别是在快速随意控制肌肉的精细运动中起基本作用。

3. 锥体外系　锥体外系是除椎体束以外主管控制躯体运动功能的所有运动纤维通路。锥体外系起源于大脑皮质，下行终止于皮质下纹状体、小脑、丘脑、脑桥和网状结构等部位，由这些部位分别发出的红核脊髓束、顶盖脊髓束、前庭脊髓束和网状脊髓束下至脊髓，支配脊髓的运动神经元。锥体外系的特点是不经过延髓锥体。作用不能

笔记栏

直接迅速抵达下运动神经元，不能引起肌肉的随意收缩，只是影响运动的协调性、准确性。此外，还通过影响肌张力来维持人体的正常姿势。锥体外系皮质具有对大脑皮质呈反馈作用的环路联系。锥体外系在功能上参与调节肌肉紧张度，协调肌肉的联合活动以维持身体的姿势，进行节律动作等。椎体外系是在椎体束的管理下活动的，并支持椎体束的随意运动。只有在锥体外系使肌肉保持适宜的紧张度和协调的情况下，锥体束才能完成肌肉的精细活动。

4. 大脑皮质的整体性活动　随意运动是后天学习而得的，而不是与生俱来的；是建立在暂时神经联系的机制之上的。大脑皮质的整体性活动不像先天生成的无条件反射那样，在刺激与反应之间有固定的联系。暂时联系的机制赋予随意运动以高度灵活性和可塑性。随意运动是一个由感觉和效应系统组成的复杂功能系统，在皮质上并没有单一的定位。皮质中央前回运动区，是直接发出传出冲动的区域。皮质额叶对于随意运动的组织有重要意义。皮质顶枕部（包括视觉、前庭、皮肤和动觉分析器中枢）是保证运动的空间组织的主导区域。大脑皮质整体性的整合能力把皮质各部位联系起来，对来自动觉传入系统以及其他感受系统的信息进行分析、综合，并通过多次的返回传导，最终实现随意运动。

5. 大脑对低位中枢的调节　大脑是神经系统的高位中枢，小脑、脑干、脊髓是低位中枢。在正常情况下，低位中枢受高位中枢的控制，高位中枢通过消除抑制、抑制脊髓上抑制或兴奋脊髓上兴奋，使脊髓反射活动易化产生活动；通过抑制脊髓上兴奋或兴奋脊髓上抑制，减弱脊髓反射活动而使运动减弱，实现对低位中枢的调节。其中，基底神经节和脑干核团在运动整合和调节中起到重要作用，而小脑神经核对外周活动信息进行处理、修饰，计算和整合运动信息。

（五）感觉传入信息在运动活动中的作用

人体在运动活动中会接收各种感觉信息，如本体感觉、关节位置觉、运动觉、前庭感觉、视觉、皮肤温痛觉等。各种形式的感觉信息传至高级中枢进行整合处理，对圆满地完成活动十分重要。个体在不同程度上都依靠不同的感觉传入信息完成相同的运动技能。多种感觉通路的传入，促进高级中枢的应答、学习、运动等一系列感觉的输入。进一步促进大脑的学习，运动功能的开发。所以说感觉和运动是不可分割的整体。

六、神经功能重塑

神经系统的可塑性是指在神经系统结构和功能上有自身修改以适应环境变化的能力，包括后天的差异、损伤、环境及经验对神经系统的影响。神经系统的可塑性决定机体对内外环境刺激发生行为改变的反应能力。可塑性可以通过不同的途径实现。

（一）类型及机制

1. 神经再生　主要是指轴突的再生，有效再生应该是构筑重建、代谢再现和功能修复的综合体现。完整有效的再生过程包括再生轴突的出芽、生长和延伸，与靶细胞重建轴突联系，实现神经再支配而使功能修复。再生的前提是必须有能行使功能的胞体存在。神经纤维的再生依赖于胶质细胞的参与，中枢和外周的胶质细胞和它们提供的微环境的不同，在很大程度上决定了再生的难易。在成熟的中枢神经系统中，神经

笔记栏

元轴突再生能力差的原因主要是轴突损伤后存活神经元的再生轴突必须穿过溃变的髓鞘和死亡细胞的残屑,以及由反应胶质细胞增生形成的瘢痕。而这些屏障很难逾越,所以达到靶细胞完成突触重建的可能性很小。

2. 神经发芽　①再生性发芽:是指当通向神经元或靶组织的传入末梢损伤时,由受损轴突的残端向靶延伸的芽。②侧支发芽:即在一块肌肉中有部分肌肉纤维的运动神经被切断了,于是同一块肌肉中损伤附近的运动神经发出的侧芽,生长到丧失支配的肌肉纤维运动终板,使那些丧失功能的肌纤维重新恢复功能。

3. 脑功能的代偿　中枢神经系统的可塑性还表现在各种功能在脑内具有多层次调控和表达区,人体在执行某一功能时,有大量的神经元同时激活,并有许多神经环路和中枢神经参与。如果执行这一活动的主要区域的某点或某部位损害时,这个活动的执行将转换到未受损的其他或邻近的神经元及神经通路上,使原有的功能活动得到恢复,实现脑功能的代偿。脑功能的代偿主要包括损伤周围的神经元功能代偿、健侧代偿、对侧半球功能代偿、不同系统产生的行为代偿等。这种功能代偿的依据是,正常情况下有相当一部分脑细胞处于休眠状态,一旦高级中枢或通路受损,在适当的条件下,同时通过运动训练,可有效调动这些细胞进入功能通路,使原已丧失的神经运动功能重组。对于那些受损但未完全被破坏和一些功能丧失但结构完整的神经元,经过积极的治疗和康复处理,这些神经元的活性和功能完全可以恢复,使肢体运动功能再现。

4. 突触的可塑性　神经元受损后,突触在形态和功能上的改变称为突触的可塑性(synaptic plasticity),具有可塑性潜力的突触多为化学性突触。突触的可塑性表现为:①突触结合的可塑性,是指突触形态的改变及新的突触联系的形成和传递功能的建立,是一种持续时间较长的可塑性。②突触传递的可塑性,是指突触反复或多功能引起突触传递效率的增加(易化)或降低(抑制)。这种活动依赖性的突触传递效率的增加和抑制可以在同一突触或不同突触之间,这些突触的变化,使一般情况下不被动用的"潜伏"通路启用,形成新的神经通路。

5. 神经元的代偿性修复　神经元的修复是维持神经系统正常功能所需要的。

(二)影响可塑性的因素

影响可塑性的因素有很多,已发现和证实多神经功能恢复有重要影响的因素包括药物作用、环境效应、电磁场的作用和年龄的影响。临床资料证实,神经功能缺损的患者,采用康复运动疗法中的神经肌肉促进技术,加强对外周感觉的刺激和中枢反射的调控,是促进脑可塑性的重要手段,经过系统的康复治疗,能改善功能、提高生活能力。

小　结

神经系统是康复的常见损伤部位,应该熟悉各处损伤所呈现的症状,熟悉各种反射对康复的重要作用。要熟悉神经功能重塑的理论,利用这种理论去指导康复工作。

练习题

1. 神经细胞兴奋时,首先产生扩布性动作电位的部位是(　　)

A. 胞体　　B. 树突　　C. 轴突始段

D. 轴突　　E. 轴突末梢

2. 兴奋性突触后电位的产生,是由于提高了下列哪种离子的通透性(　　)

笔记栏

A. Ca^{2+}　B. Cl^-　C. K^+

D. Na^+和K^+,尤其是Na^+　E. Cl^-和K^+,尤其是Cl^-

3. 兴奋性突触后电位与抑制性突触后电位的共同特征是(　　)

A. 突触前膜均去极化　B. 突触后膜均去极化

C. 突触前膜释放的递质性质一样　D. 突触后膜对离子通透性一样

E. 产生的突触后电位的最终效应一样

4. 关于突触传递的叙述,正确的是(　　)

A. 双向传递　B. 不易疲劳　C. 突触延搁

D. 不能总和　E. 刺激停止后,传出冲动也立即停止

5. 肌梭感受器的适宜刺激是(　　)

A. 梭外肌收缩　B. 梭内肌紧张性降低　C. γ 纤维传出冲动减少

D. 梭外肌受到牵拉　E. 梭外肌松弛

6. 维持躯体姿势最基本的反射是(　　)

A. 屈肌反射　B. 肌紧张　C. 对侧伸肌反射

D. 翻正反射　E. 腱反射

7. γ 运动神经元在牵张反射中的作用是(　　)

A. 直接引起梭外肌收缩　B. 直接发动牵张反射　C. 使肌梭感受器敏感性增强

D. 引起腱器官兴奋　E. 使Ⅰa 类纤维传入冲动减少

8. 帕金森病的产生主要是由于下列哪个递质系统受损所致(　　)

A. 黑质-纹状体多巴胺能系统　B. 脑干网状结构胆碱能系统

C. 纹状体-黑质 γ-氨基丁酸能系统　D. 中缝核 5-羟色胺能系统

E. 蓝斑上部去甲肾上腺素能系统

9. 震颤麻痹病变部位是(　　)

A. 黑质　B. 红核　C. 苍白球

D. 小脑　E. 丘脑底核

10. 关于下丘脑功能的叙述,正确的是(　　)

A. 是皮质下重要的躯体运动中枢　B. 是皮质下重要的体表感觉中枢

C. 是调节内脏活动的较高级中枢　D. 是视、听觉的高级中枢

E. 是躯体运动和体表感觉的整合中枢

11. 在中脑头端切断网状结构,动物会处于下列哪种状态(　　)

A. 脊休克　B. 去大脑强直　C. 觉醒

D. 昏睡　E. 运动共济失调

12. 下列各项中,属于条件反射的是(　　)

A. 咀嚼吞咽食物引起胃液分泌　B. 叩击股四头肌腱引起小腿前伸

C. 异物轻触眼球引起眼睑闭合　D. 闻到食物香味而引起唾液分泌

E. 强光刺激视网膜引起瞳孔缩小

13. 人类与动物在条件反射方面的主要区别是(　　)

A. 能形成条件反射　B. 具有第一信号系统　C. 条件反射分化程度

D. 条件反射消退程度　E. 具有第二信号系统

14. 下列关于牵张反射的叙述,错误的是(　　)

A. 感受器是肌梭　B. 基本中枢位于脊髓　C. 是维持姿势的基本反射

D. 脊髓横断后将永久消失　E. α 和 γ 纤维是其传出纤维

15. γ 运动神经元兴奋增强时,哪一现象不会出现(　　)

A. 同一肌肉的梭外肌收缩　B. 同一肌肉的腱器官兴奋　C. 同一肌肉的梭内肌收缩

D. Ⅰa 类纤维放电减少　　E. Ⅰb 类纤维放电增加

16. 关于网状结构上行激动系统的叙述，错误的是(　　)

A. 通过丘脑非特异投射系统发挥作用　　B. 维持和改变大脑皮质的兴奋状态

C. 电刺激时脑电波呈现去同步化快波　　D. 属多突触接替系统

E. 不易发生传导阻滞

(冯晓东)

第三节　运动学基础

学习目标

1. 掌握运动系统的解剖知识。
2. 熟悉运动的生理、生化知识。
3. 了解人体生物力学的原理。

运动功能的恢复是康复医学的重要内容，所以康复医师不仅要学习运动系统的解剖，还要学会运动的生理生化，尤其是运动中的力学原理，去指导康复中的运动恢复是非常必要的。

一、功能解剖基础

(一)关节

1. 关节类型

(1)不动关节　相邻骨之间由结缔组织或透明软骨相连，无关节运动功能。

(2)少动关节　两骨的关节面覆盖透明软骨，靠纤维连接；两骨之间借韧带和骨间膜相连。

(3)活动关节　具有典型的关节结构，关节可自由活动。

2. 运动轴

(1)单轴运动　运动关节沿着一条弧线进行运动。

(2)双轴运动　在互相垂直的 2 个运动主轴上运动。

(3)三轴运动　有 3 个运动主轴，还有无数次轴，产生多种复合运动。

3. 运动平面

(1)矢状面　关节在矢状面的运动为屈、伸运动，围绕冠状轴进行。

(2)冠状面　关节在冠状面上的运动为内收、外展运动，围绕矢状轴进行。

(3)水平面(横断面)　关节在水平面的运动为旋转运动，围绕垂直轴进行。

4. 运动链

(1)开链　运动时肢体近端固定、远端活动，各个运动阶段可以独立行动。

(2)闭链　运动时肢体远端固定、近端活动，各个运动阶段的活动互相密切关联。

笔记栏

5. 影响关节活动的主要因素　①构成关节的两个关节面的弧度之差。②关节囊的厚薄与松紧度。③关节韧带的强弱与多少。④关节周围肌群的强弱与伸展性。⑤骨骼和韧带对关节静态稳定的作用。⑥肌肉对动态稳定的作用。

(二)肌肉

1. 基本结构　肌肉是由肌纤维组成的。每条肌纤维就是一个肌细胞,由肌膜(即细胞膜)、肌浆(即细胞质)和肌原纤维组成。肌原纤维由粗肌丝和细肌丝组成,前者为肌球蛋白,后者由肌动蛋白、原肌球蛋白和肌钙蛋白构成。兴奋时通过肌膜传播动作电位,钙离子释放入肌浆网,与肌钙蛋白结合,启动肌动蛋白激活肌球蛋白上的ATP,导致肌丝滑行,引起收缩。

2. 肌肉特性

(1)兴奋性　单个肌肉细胞的兴奋性遵循“全或无”定律。肌肉整体的兴奋性取决于运动神经元的募集和神经肌肉接头的功能。

(2)伸展性和弹性　肌肉的伸展性指肌肉在放松状态下,受到外力作用时长度延伸的能力;肌肉的弹性是指外力去除后,肌肉恢复原来长度的能力。

3. 影响肌力的因素

(1)肌肉的横断面　指肌肉横断面与肌力呈正比。单位生理横断面肌纤维全部兴奋时所能产生的最大肌力,称为绝对肌力。

(2)肌肉的初长度　指肌肉收缩前的长度。当肌肉被牵拉至静息长度的1.2倍时,肌力最大。

(3)运动单位募集　指运动时运动神经元动员及其支配的肌肉纤维的兴奋和收缩过程。运动单位募集与肌力呈正比。

(4)肌纤维走向与肌腱长轴的关系　羽状连接的肌纤维多,成角较大,肌肉较粗,能产生较多的力。有些肌纤维与肌腱的连接很少成角,故具有较高的持续等长收缩能力。

(5)杠杆效率　肌肉收缩力受运动节段杠杆效率的影响。

(三)结缔组织

1. 机构特征　参与运动的主要结缔组织是肌腱、韧带、关节囊,由胶原纤维构成。由于胶原纤维内的细纤维在无载荷时呈波浪状,载荷开始后被拉直、伸长,直至屈服点,继而产生非弹性变形,直至达到极限断裂破坏。破坏时变形范围为6%~8%。

2. 韧性的特性

(1)黏弹性　①非线性应力-应变关系。韧带胶原纤维并非全部平行排列,当韧带的拉伸载荷开始时,仅与载荷作用方向一致的纤维承受最大牵伸而被完全拉直。随着牵伸力增大时,越来越多的非平行纤维受到载荷而被拉直。载荷不断增大,韧带进一延长,呈现越来越大的刚性,有利于在应力下保持关节的稳定和牢固。②蠕变:指静力牵伸时如果载荷不增加而恒定地维持,韧带发生缓慢延长的现象。反复多次牵伸可出现类似现象,即牵伸到达同样长度所需的载荷逐步减少。③应力松弛:指韧带受载荷牵伸而延长时,如其长度维持不变,则韧带因牵伸而提高肌力逐渐下降的现象。

(2)塑性延长　肌腱在载荷牵伸下发生弹性延长和塑性延长。前者在应力去除后回缩,后者则持久地延长。

3. 肌腱的特性　肌腱的胶原纤维几乎完全平行排列，使其能承受较高的拉伸载荷。人体韧带的拉伸变形范围为 6% ~ 8%（屈服点），肌腱的应变范围为 10% ~ 15%。通常肌腱的拉伸载荷强度极限为肌肉的 2 倍。

（四）骨骼

1. 基本结构　骨主要由细胞、胶原纤维与羟磷灰石组成，有骨密质与骨松质之分，两者的强度与刚度不同。

2. 骨骼生物力学特性　成熟骨密质的极限应力为：压缩>拉伸>剪切。

3. 影响骨骼强度与刚度的影响全或无　①应力。②载荷速度。③骨的大小、形状和特性。

4. Wolf 定律　骨骼的密度与形态取决于施加在骨上的力。缺乏应力将导致骨质疏松；而应力增加可以促进骨细胞的活动。

二、运动生理

（一）运动与骨骼肌

1. 运动单位　运动神经元及其所支配的肌纤维合称为运动单位。运动单位的功能遵循“全或无”定律。同一块肌肉的运动单位越多，动作的精细程度越高。而一个运动神经元所支配的肌纤维数量越少，动作的精细程度也越高。

2. 骨骼肌分型　骨骼肌纤维包括：Ⅰ型慢缩纤维，又称红肌，即缓慢氧化型肌纤维（SO）。Ⅱa 型快速氧化——糖原分解型纤维（FOG）；Ⅱb 型快缩纤维，又称白肌，即快速糖原分解型肌纤维（FG）。

3. 肌肉收缩形式

（1）等张收缩　等张收缩又称为动力性运动。分为肌力大于阻力时产生的加速运动和小于阻力时产生的减速运动。运动时肌张力大致恒定，肌纤维缩短，引起明显关节运动。等张收缩又分向心收缩和离心收缩。

（2）等长收缩　等长收缩又称为静力性运动。当肌肉收缩力与阻力相等时，肌肉张力增加，长度不变，不引起关节运动。

（3）等速收缩　肌肉收缩的速度保持恒定。

4. 肌肉协同

（1）原动肌　直接完成动作的肌群称原动肌。其中起主要作用的肌群称主动肌，协助完成动作或仅在动作的某一阶段起作用的肌群称副动肌。

（2）拮抗肌　与原动肌作用相反的肌群。原动肌收缩时，拮抗肌应协调放松或做适当的离心收缩，以保持关节活动的稳定性及增加动作的精准性，并能防止关节损伤。

（3）固定肌　为了发挥原动肌对肢体运动的动力作用，需要参加固定作用的肌群。

（4）中和肌　其作用是为抵消原动肌收缩时产生的一部分不需要的动作。

5. 不同运动训练形式对骨骼肌功能的影响

（1）耐力运动　可增加肌耐力；运动训练提高糖原储备和利用效率；做功中乳酸形成相对减少。

（2）力量运动　可增强肌力；增强单位时间内爆发力，改善协调能力。

笔记栏

(二)运动与心血管的调节

运动对心血管系统的调节主要表现为局部的自动调节(autoregulation)和神经调节(neurogenic control),前者为组织提供氧的需求和清除代谢废物,后者参与血压的维持。

1. 血流自动调节　做功肌肉血管开放的同时,其他脏器血管相应收缩,使血液重新分配。运动中内脏(除心脏外)的血流量均减少,皮肤血管则先收缩后扩张,便于散热。做功肌肉获得较多血流,以摄取较安静时高达 50~75 倍的氧量。

2. 神经性调节　运动中血流分布的改变主要由交感神经和激素的调节作用所致。运动时交感神经兴奋,使血液重新分配,以适应运动中的代谢需要;同时也会引起静脉血管的收缩,增加回心血量。肾上腺髓质分泌的肾上腺素和去甲肾上腺素作用于心血管系统,去甲肾上腺素促进末梢血管的收缩,肾上腺素的少量分泌可以扩张血管。肾素-血管紧张素可以引起动静脉血管的收缩,参与运动时血压的调节,同时抑制肾的水钠的排出,增加循环血量。运动还通过腔静脉压力感受器的加压反射和主动脉弓,颈动脉窦压力感受器的减压反射调节血管活动。

3. 局部因素的调节　①局部组织的氧张力降低。②二氧化碳张力提高。③乳酸堆积。④ATP 水解,细胞内 K^+、组胺和腺苷等释放。

4. 运动循环调节

(1)心率和心搏出量增加　心率变化受神经和体液的调节。影响心排出量的主要因素有心室收缩力、心室流出道和血管的阻力及回心血量。

(2)心排血量增多　以保证肌肉、呼吸和全身脏器的需要。

(3)血压增高　收缩压增高,舒张压微增高或不变或稍下降。

(4)静脉血回流增加　运动时肌肉收缩,可使静脉受压,迫使血液向心脏流动,防止血流淤积;运动时呼吸动作也促使肢体的静脉血回流入胸腹腔;交感神经可使容量血管收缩,使静脉系统血流量减少,也是保证回心血量增加的重要因素。

(三)运动与呼吸

1. 运动中摄氧量的变化

(1)氧亏　在摄氧量(VO_2)能够满足需氧量的轻或中等强度运动,只要运动强度不变,即能量消耗恒定时,摄氧量便能保持在一定水平,被称为“稳定状态”。但在运动开始的短时间内因呼吸、循环的调节较迟缓,氧在体内的运输滞后,致使摄氧量水平不能立即到位,而是呈指数曲线样逐渐上升,此即进入工作的非稳态期,或“进入工作状态”。通常是从无氧供能开始,逐渐增加有氧成分,呈特定的摄氧动力学变化。“稳定状态”是完全的有氧供能,而“进入工作状态”这一阶段的摄氧量与根据稳定状态推断的需氧量相比,其不足部分即无氧供能部分,则传统的被称为“氧亏”。

(2)氧债　当运动结束进入恢复期时,摄氧量也并非从高水平立即降至安静时的水平,而是通过快、慢两个下降曲线逐渐移行到安静水平。这一超过安静状态水平多消耗的氧量,则传统的被称为“氧债”与总的“氧亏”等量。

2. 最大摄氧量　运动时消耗的能量随着运动强度的增大而增加,随着运动强度的增大,摄氧量达到最大而不能再增加的值称为最大摄氧量(VO_2 max/min)。

3. 运动对呼吸的影响　健康人剧烈运动后对呼吸的影响主要表现为呼吸频率、潮

笔记栏

气量、每分通气量、摄氧量、肺血流量、肺泡-动脉氧压力梯度等指标的显著提高。

三、运动生化

（一）运动代谢分类

1. 无氧代谢　①非乳酸性能量的产生，有腺嘌呤激酶反应（ATP分解产能过程）和肌酸激酶反应（CP转换产能过程）。②乳酸性能量的产生（糖酵解途径）。③缺氧状态下的能量来源。④维持极量运动的能量来源。⑤高耗能组织的能量来源。

2. 有氧代谢　指糖类、脂类、蛋白质三大类热能营养素在细胞线粒体内充分氧气摄取状态下通过三羧酸循环产生ATP的过程。①在运动中供给能量。②有氧代谢是能量代谢的共同途径：是脂肪和氨基酸等在体内彻底氧化产生能量的共同通道，也是体内的糖、脂肪和蛋白质等物质相互转变、互相联系的枢纽。

3. 运动中乳酸代谢　各种运动时均有乳酸产生，即使安静时也有乳酸生成，只不过此时乳酸的产生和消除形成平衡。运动可以加速乳酸的清除，运动初主要依赖无氧代谢，产生较多乳酸。当肌肉持续收缩并进入稳定状态时，无氧代谢明显降低，有氧代谢成为主要的供能形式。

4. 乳酸氧化器官　除骨骼肌外，心、肝、肾均可用乳酸作为氧化底物，但比重极少。安静时肝内有14%～15%的葡萄糖是通过利用乳酸合成的（糖原异生作用）。运动中通过肝糖原分解成葡萄糖的量增加，同时摄取乳酸的量也较安静时增加2.5～3.0倍。肾可直接氧化乳酸再生糖原，当血乳酸增高时，尿中排出的乳酸量也随之增加。

（二）运动与糖代谢

1. 糖的代谢途径　①糖酵解途径：在无氧条件下，生成乳酸。②三羧酸循环途径：在有氧条件下，经三羧酸循环进行有氧氧化生成水和CO_2。有氧氧化是糖分解的最重要途径。③葡萄糖经磷酸戊糖途径被氧化为水和CO_2。

2. 磷酸戊糖代谢的意义　①生物氧化释放能量合成ATP供能。②保护酶和蛋白质的巯基不易被氧化。③提供核苷酸合成原料。

3. 运动对肝糖原的影响　①短时间激烈运动时，肝糖原分解成葡萄糖输出的占90%。②长时间高强度运动时，肝糖原分解成葡萄糖释放总量比例逐渐减少，而糖异生的葡萄糖所占比例进行性增加。③在长时间低强度运动时，肝释放葡萄糖的速率呈现先快后慢的过程。

4. 运动时糖异生的生理意义　①维持运动时血糖稳定。②有利于乳酸的利用，防止乳酸中毒。③促进脂肪氧化分解供能和氨基酸代谢。

5. 肌糖原在运动中的生理意义　①运动的主要能源物质。②运动时，在耗氧量等同的前提下，利用糖的氧化能产生更多的能量。③耐力运动时，由于肌糖原大量排空，可释放出结合水，对维持运动过程中水的代谢，满足体内某些生化过程的进行和防止脱水有积极意义。

6. 影响肌糖原利用的因素　运动强度、运动时间、运动类型、肌纤维类型、饮食和环境等。

7. 血糖在人体运动中的生理意义　①血糖是中枢神经系统的主要供能物质。②血糖是红细胞的唯一能量来源。③血糖是运动肌肉的肌外能源。

笔记栏

8. 运动对血糖的影响因素　运动强度、运动时间以及肌糖原储量。

9. 乳酸循环　运动中肌肉生成的乳酸大部分被直接氧化。尚有少量乳酸(约占总量的1/5)经过血液循环进入肝,在肝内异生成葡萄糖或糖原,肝葡萄糖再进入血液循环系统补充血糖的消耗。或扩散入肌细胞重新合成肌糖原,以补充运动中消耗的肌糖原,这一过程称为乳酸循环。

10. 乳酸代谢的生物学意义　①乳酸的再利用。②恢复运动能力。③预防酸中毒。④提高能量代谢效率。

(三)运动和脂肪代谢

1. 运动时脂肪功能形式　在心肌和骨骼肌等组织,脂肪酸可经氧化生成CO_2和水,是供能的主要形式,在肝,脂肪酸不完全氧化,产生中间产物乙酰乙酸、β-羟丁酸和丙酮,合成酮体,参与脂肪组织脂解的调节;在肝、肾细胞中,甘油作为非糖物质经过糖异生途径转变成葡萄糖,对维持血糖水平起重要作用。

2. 运动时甘油代谢的生理意义　在中、低强度运动时,骨骼肌和脂肪组织内脂肪分解加强,释放出游离甘油,骨骼肌和脂肪细胞中缺乏甘油代谢的酶,甘油无法在运动肌中直接供能和合成脂肪。肝含有丰富的磷酸化酶,是甘油进行糖异生的主要部位。在长时间运动时,甘油经糖异生过程合成葡萄糖,补充血糖的消耗,这对维持血糖恒定和保证运动耐力,具有一定的意义。但在长时间高强度运动后甘油不是糖异生和糖原合成的主要原料。

3. 运动中脂肪酸氧化的生理意义　①安静时的能量供应。大约50%的血浆FFA(游离脂肪酸)在流经肌肉的过程中被吸收利用。②长时间运动时,血浆FFA在骨骼肌供能中起着关键作用。③短时间高强度运动时,骨骼肌摄取血浆FFA有限,此时作为供能作用的意义不大。

4. 运动对酮体的影响　①安静状态下酮体的生成率低,而且肝外组织氧化率很强。②短时间剧烈运动,血酮体含量无明显变化。③长时间剧烈运动后,血酮体的含量明显增加。④经常锻炼的运动员不仅氧化脂肪和利用酮体的功能得到改善,而且也节省了糖的氧化。⑤血酮体升高易诱发运动性疲劳。

5. 酮体生成的生理意义　①酮体是FFA的特殊运输形式。②参与脑和肌肉的能量代谢。③参与脂肪动员的调节。④血、尿酮体是体内糖储备状况的评定指标。

6. 运动对血浆脂蛋白的作用　耐力运动可以使人的体脂减少,血浆HDL浓度增高,LDL和VLDL浓度降低,对于预防和治疗肥胖、冠心病、动脉粥样硬化等疾病非常有益。CM(乳糜颗粒)不受运动训练的影响而由膳食中脂肪的多少来决定。

(四)运动和蛋白质代谢

1. 联合脱氨基作用　包括转氨基作用和氧化脱氨基作用两个阶段,即氨基酸的氨基通过转氨基作用转移到α-酮酸及谷氨酸,然后谷氨酸在谷氨酸脱氢酶作用下,脱掉氨基又生成α-酮戊二酸。联合脱氨基作用的逆反应也是体内合成非必需氨基酸的重要途径。它是体内最普遍的脱氨基作用。

2. 嘌呤核苷酸循环　骨骼肌等组织中氨基酸主要通过嘌呤核苷酸循环进行脱氨基作用。具体过程是通过在转氨基作用中生成的天冬氨酸与次黄嘌呤核苷酸作用生成腺苷酸代琥珀酸,后者在裂解酶作用下分裂成延胡索酸和腺嘌呤核苷酸。腺嘌呤核苷酸在腺苷酸脱氨酶催化下水解脱掉氨基，生成次黄嘌呤核苷酸。这一反应过程称为嘌呤核苷酸循环。脑组织中 50% 的氨来自嘌呤核苷酸循环。

3. 鸟氨酸循环　由于肝细胞内含有尿素合成酶，氨的主要代谢去路是在肝中合成尿素。鸟氨酸循环的反应过程分为 4 个阶段：首先在肝细胞内合成氨基甲酰磷酸，其次在鸟氨酸基甲酰转移酶催化下将氨基甲酰基转移至鸟氨酸，生成瓜氨酸，然后在精氨酸代琥珀酸合成酶催化下合成精氨酸，最后在精氨酸转化酶作用下水解生成尿素。

4. α-酮酸代谢　生成非必需氨基酸；氧化供能；氧化成糖和脂肪。

5. 运动中参与能量代谢的氨基酸　运动时参与氧化供能的氨基酸主要有两大类：①丙氨酸、谷氨酸、天门冬氨酸经转氨基作用后，直接转变成糖、脂代谢的中间产物，进入相应的代谢过程彻底氧化。②支链氨基酸经过转氨基后，生成的碳链骨架需要经历一系列反应，最终成为丙酮酸、乙酰辅酶 A 或三羧酸循环的中间产物。骨骼肌是氧化支链氨基酸的主要部位，长时间持续运动时支链氨基酸在骨骼肌中的能量供给比重明显上升。

6. 葡萄糖-丙氨酸循环　骨骼肌内葡萄糖或肌糖原分解生成的丙酮酸，经氨基酸的转氨基作用生成丙氨酸，丙氨酸进入肝内异生为葡萄糖，并再回到肌肉中的代谢过程，称为葡萄糖-丙氨酸循环 。丙氨酸生成时的氨基来自谷氨酸，由谷丙转氨酶催化，将谷氨酸分子中氨基转给丙酮酸以生成丙氨酸。

7. 葡萄糖-丙氨酸循环的生理意义　①延缓运动疲劳的产生。②将运动肌中氨基酸的 α-氨基转移给丙酮酸，合成丙氨酸，以无毒的形式转运肝内解毒，避免血氨过度升高，有利于维持运动能力。③将运动时骨骼肌释放的丙氨酸运送到肝，经过糖异生作用生成葡萄糖，维持血糖浓度稳定，提供运动肌的能量需求，保证运动的可持续性。

8. 血氨增高与运动能力　短时间的肌肉运动时，骨骼肌中的氨的生成与运动强度密切相关。NH_4^+ 是糖酵解的主要限速酶——果糖磷酸激酶的激活剂，嘌呤核苷酸的脱氨对运动初期加速糖酵解有积极作用。激烈运动或持续运动均可导致高血氨症，血氨增高是引起中枢性疲劳的因素之一，严重的高血氨明显抑制中枢神经系统，导致运动能力下降，思维连贯性差，严重者出现昏迷。此外，血氨增高可以影响许多生物化学反应的正常进行，如降低丙氨酸的利用和减少摄氧量，抑制丙氨酸的羧化作用和线粒体的呼吸作用，危及三羧酸循环的正常进行。

（五）运动与非热量营养素代谢

1. 水的生物学功能　构成液体：生物化学反应的场所；调节体温；维持水、电解质平衡；参与脏器生理功能的调节。

2. 水的补充途径　饮用水和饮料，吸收固体食物中的水，脂肪、糖和蛋白质分解时产生的代谢水。

3. 运动中水的补充　一般成人每天需水量为 2000 ~ 2500 mL，运动时需水量由年龄、气候、运动强度等决定，总的原则是少量多次饮水，既可预防失水，又可避免增加胃、心脏、肾的负担，反之则会影响运动能力。为了预防运动时缺水，可在运动前饮水 300 ~ 500 mL，运动中饮水也应少量多次，1 h 不宜超过 800 mL，水温以 8 ~ 12 ℃为宜。

4. 无机盐的生物学作用　①人体组织成分的重要原料，如骨骼、牙齿等。②维持渗透压平衡，调节细胞内外水分子的转移和物质交流。③维持酸碱平衡，稳定内环境。

笔记栏

④维持神经肌肉的兴奋性,保持正常的应激能力。⑤激活酶和激素,参与物质代谢。

5. 缓冲系统　是由弱酸及弱酸盐组成的,具有缓冲酸碱能力的混合溶液。体内主要存在着3对缓冲系统即碳酸盐缓冲系统、磷酸盐缓冲系统和蛋白质缓冲系统。

6. 脂溶性维生素　包括维生素A、维生素D、维生素E、维生素K,都不溶于水,只能溶于脂肪及脂肪溶剂,如氯、乙醚、氯仿等。在食物中常与脂类共同存在,在肠道吸收时也需要脂肪的帮助。

7. 水溶性维生素　包括维生素B_1、维生素B_2、维生素B_6、泛酸、生物素、叶酸、维生素B_{12}、维生素C等,随水分在肠吸收后进入血液,其在体内的储存量不大,多余的随尿排出,因此每天都应从饮食中得到补充。维生素复合物在体内通过构成辅酶发挥其对物质代谢的影响。

8. 维生素与运动能力　有些维生素直接影响人体的运动能力,成为提高运动能力的限制因素。①维生素B_1充足时,可促进肌肉内磷酸肌酸和糖原的合成,加速运动后血乳酸和丙酮酸的消除,提高耐力。②维生素B_2缺乏时,会直接影响骨骼肌有氧代谢能力,引起肌收缩无力,耐力下降。③维生素PP参与有氧代谢和无氧酵解供能,与有氧运动和无氧运动能力有关。④维生素B_6参与蛋白质的分解和合成代谢,与提高力量训练素质有关。⑤维生素C能增强白细胞的吞噬功能,且有提高运动耐力、消除疲劳和促进伤口愈合作用。⑥维生素A具有保护角膜上皮、防止角质化的作用,对击剑、射击、滑翔、乒乓等要求视力集中的运动项目有帮助。⑦维生素E具有抗氧化、促进蛋白质合成和防止肌肉萎缩等生物学作用,可提高肌肉力量。

(六)运动时能量代谢及其补充

1. 运动时的功能系统　磷酸原(ATO-CP)、糖酵解(乳酸能)和有氧代谢三大供能系统。运动初期首先是磷酸原系统供能,然后过渡到以糖酵解系统供能为主。有氧代谢供能系统是长时间耐力运动时主要的供能系统。

2. 能量补充的生理意义　①合理营养提供运动适宜的能源物质。②肌纤维中糖原水平与运动外伤的发生有直接的关系。③合理营养有助于剧烈运动后的恢复。④合理营养可减轻或延缓运动性疲劳。

3. 运动与糖补充　大强度耐力运动员的碳水化合物供给量应为总热量的60%~70%,缺氧运动项目为65%~70%,运动前10~30 min或2 h前均可补糖,均有助于运动时血糖升高;运动中多次分量饮糖水效果较好,每次不超过2 g/kg。运动后易在2~6 h补糖,可使存入肌肉的糖达到最大量。

4. 运动与蛋白质补充　运动时蛋白质的需要量为总热能的12%~15%(1.2~2.0 g/kg)。采用动物性蛋白质和植物性蛋白质互补作用,提高蛋白质的生物价。

5. 运动与脂肪补充　运动员膳食中适宜的脂肪量应为总热量的25%~30%。运动员膳食要求量少质精、发热量高,所以不可过多减少脂肪的供给量。

6. 运动与补水　运动前和运动中补水可预防运动中的过度脱水,要注意一次补水量和水温。补水量过多,或水温过低容易导致胃肠痉挛,影响运动能力。运动后应首先补充水分,有利于促进肾排泄尿酸和代谢产物;其次是其他营养素的补充,促进疲劳的恢复。

四、运动生物力学

(一)人体力的种类

1. 内力　是指人体内部各种组织器官相互作用的力。其中最重要的是肌肉主动收缩产生的主动拉力,这是维持人体姿势和产生运动的动力;其次是各种组织器官的被动阻力,包括肌肉、骨、软骨、关节囊、韧带、筋膜等受压力或拉力作用时对抗变形的阻力,躯体的惯性和内脏器官间的摩擦力及其固定装置(如腹膜、肠系膜、大血管等)的阻力等。

2. 外力　是指外界环境作用于人体的力,包括重力、器械的阻力、支撑反作用力、浮力、摩擦力及流体作用力。各种外力经常被作为运动训练的负荷,这种负荷要求肢体运动的方向和力量与之相适应,因而选择投入工作的肌群及其收缩强度,这是肌力训练的方法学理论基础。

(二)人体杠杆分类

1. 平衡杠杆　其支点位于力点与阻力点之间,如头颅与脊柱的连结,支点位于寰枕关节的额状轴上,力点(如斜方肌、肩胛提肌等的作用点)在支点的后方,阻力点(头的重心)位于支点的前方。主要作用是传递动力和保持平衡,支点靠近力点时有增大速度和幅度的作用,支点靠近阻力点时有省力的作用。

2. 省力杠杆　其阻力点位于力点和支点的之间。如站立提踵时,以跖趾关节为支点,小腿三头肌以粗大的跟腱附着于跟骨上的止点为力点,人体重力通过距骨体形成阻力点,在跗骨与跖骨构成的杠杆中位于支点和力点之间。这类杠杆动力臂始终大于阻力臂,可用较小的力来克服较大的阻力,有利于做功。

3. 速度杠杆　其力点位于阻力点和支点的之间。如肱二头肌曲起前臂的动作,支点在肘关节中心,力点(肱二头肌在桡骨粗隆上的止点)在支点和阻力点(手及所持重物的重心)的中间。此类杠杆因为动力臂始终小于阻力臂,力必须大于阻力才能引起运动,不省力,但可以获得较大的运动速度。人体的活动大部分属于速度杠杆。

(三)人体惯性参数特征

1. 质量　衡量物体平行惯量大小是衡量的标准。人体各环节的质量叫作各环节的绝对重量。

2. 重量　重量包括人体总重量和人体环节重量,人体环节重量称为环节绝对重量,环节绝对重量与人体总重量之比叫作环节相对重量。一定质量的物体,其重量随着重力加速度的变化而变化。

3. 人体质心(重心)　质心是物质的质量中心,重心是物体各组成部分所受重力的合力作用点。人体的总质心是指人体整体质量分布的加权平均位置。人体重心是人体各环节所受地球引力的合力作用点。两者的物理意义不同但计算的结果一致。

4. 环节质心位置　描述环节质心位置一般采用环节质心半径系数的概念即近侧端关节中心至关节质心的距离与环节长度的比值。

5. 转动惯量　衡量物体转动惯性大小的物理量。

6. 其他　回转半径。

笔记栏

(四)环节划分方法

以人体的结构功能为依据,分割环节的切面通过关节转动中心,并以关节中心间的连线作为环节的长度,末端环节则是关节中心与环节质心之间的连线。

以人体体表骨性标志点作为环节的参考标志,并以此确定关节长度。

(五)影响人体总重心位置的因素

1. 性别　女子重心的相对高度比男子低0.5% ~2%。

2. 年龄　随着年龄的变化,重心的绝对高度与相对高度均会发生变化。

3. 运动专项　运动专项训练的方式不同会使某些运动员的局部环节质量及分布发生改变。

4. 体型　判定体型的主要依据就是人体肌肉和骨骼的发达程度及脂肪积蓄程度。

5. 姿势　人体姿势的改变对重心位置有重大影响。

6. 生理与心理　这种变化很小,一般不超过身高的1%。

(六)运动学参数

1. 时间参数

(1)时刻　瞬时指标,是人体位置的时间量度,是时间坐标轴上的一个点。

(2)时间　平均指标,是运动结束时刻与运动开始时刻之间的间隔。

(3)频率　是动作重复性的度量,即单位时间内重复进行的动作次数。

2. 空间参数

(1)路程　是指人体从一个位置移动到另一个位置时,人体运动的实际路线的长度,也是质点运动轨迹的全长。

(2)位移　是表示人体在整个运动过程中位置总的变化,既有大小又有方向,是对运动的直线量度。

(3)角位移　是描述人体转动的空间物理量,人体整体或环节绕某轴转动时转过的角度。

3. 速度参数

(1)速度　是指人体所经过的位移与通过这段位移所用时间之比是描述人体运动快慢和方向的物理量。速度是矢量,有大小和方向。

(2)速率　是指人体运动所经过的路程与通过这段路程所用的时间之比,是描述人体运动快慢程度的物理量,只有大小没有方向。

(3)角速度　是指人体在单位时间内转过的角度,是表示物体转动快慢的物理量。

(4)加速度　是指单位时间内人体运动速度的变化量,是描述人体运动速度变化快慢的物理量。

(5)角加速度　是表示人体转动时角速度变化的快慢,即转动中角速度的时间变化率。

(七)参考系

1. 惯性参考系　是指以地球或相对于地球静止不动的物体或匀速直线运动的物体作为参考系,通常称为静参考系。

2. 非惯性参考系　是指以相对于地球做变速运动物体,或者说以相对于惯性参考系做变速运动的物体作为参考系,通常称为动参考系。

(八)动力学参数

1. 力　使物体运动状态发生改变的原因,力具有方向是矢量,力的合成和分解遵循平行四边形法则。

2. 力矩　是使物体转动状态发生改变的原因,力矩是矢量,大小为力和力臂的乘积,方向用右手螺旋定则判定。

3. 动量　是用以描述物体在一定运动状态下具有的"运动量",动量是矢量,方向为速度的方向。

4. 动量矩　是转动惯量和角速度的乘积,动量矩是矢量,其方向与角速度方向一致。

5. 冲量　物体运动状态的改变是力作用的结果,力在时间上的积累可用冲量表示,冲量是矢量,其方向沿力的方向。

6. 冲量矩　把力矩在时间上的积累称为冲量矩。冲量矩是力矩和时间的乘积。

7. 功　功的大小等于力与物体沿力的方向所发生位移的乘积。

8. 功率　是单位时间内做功的量,表示做功快慢的物理量。

9. 机械能　就是人体或器械做功的能力,包括动能和势能。

(九)人体平衡的分类

1. 上支撑平衡　人体处于平衡,支点在人体重心的上方,不容易打破,稳定性平衡。

2. 下支撑平衡　人体处于平衡,支点在人体重心的下方,容易被打破,不稳定。

3. 混合支撑平衡　是一种多支撑点的平衡状态,这时有的支撑点在人体重心的上方,有的支撑点在人体重心的下方。

4. 根据平稳的程度分类　①稳定平衡。②不稳定平衡。③有限度的稳定平衡。④随遇平衡。

(十)刚体

刚体是在力的作用下,其内部任意两点之间的距离始终保持不变的物体,这是一种理想化的力学模型。

小　　结

运动学是康复治疗的重要内容,首先要清楚运动系统的解剖知识,掌握骨关节的结构。其次要熟悉运动的生理、生化知识,了解在运动中的代谢。最后要掌握运动生物力学,去指导康复治疗中的技术原理,更好地学会和指导康复工作。

练习题

1. 产生最大肌力的运动形式是(　　)

A. 向心运动　　B. 等张运动　　C. 离心运动

D. 等长运动　　E. 等速运动

2. 耐力训练对肌的影响是(　　)

A. 慢速纤维选择性增大　　B. 快速纤维选择性增大　　C. 慢速、快速纤维均增大

笔记栏

D. 乳酸脱氢酶活性增大　E. 有氧代谢酶活性降低

3. 失用性肌萎缩形成机制是(　　)

A. 神经兴奋性增加　B. 反射性抑制　C. 肌横断面积增大

D. 肌激活增加　E. 以上都是

4. 肩关节外展动作小心翼翼并有突然疼痛者,可能为(　　)

A. 肩关节脱位　B. 冈上肌肌腱炎　C. 三角肌下滑囊炎

D. 锁骨骨折　E. 肩关节周围炎

5. 下面哪个结构通过腕管(　　)

A. 尺侧腕屈肌　B. 尺神经的深支　C. 尺动脉

D. 正中神经　E. 桡动脉

6. 指关节属于(　　)

A. 鞍状关节　B. 球窝关节　C. 滑车关节

D. 椭圆关节　E. 杵臼关节

7. 颈干角的范围是(　　)

A. 120°~145°　B. 110°~140°　C. 110°~125°

D. 100°~140°　E. 110°~150°

8. 在整复髋关节脱位时以哪个韧带为支点(　　)

A. 盂肱韧带　B. 股骨头韧带　C. 坐骨韧带

D. 骶髂韧带　E. 耻骨韧带

9. 关于腘窝的叙述,下列哪项是正确的(　　)

A. 上内侧壁为股二头肌　B. 上内侧壁为半腱肌　C. 顶为腘筋膜

D. 由浅入深为腘血管、腓总神经　E. 下内侧壁为骨薄肌

10. 关于踝关节的叙述错误的是(　　)

A. 由距骨滑车和胫腓骨下端组成　B. 内侧有三角韧带

C. 外侧有距腓前、后韧带和跟腓韧带　D. 可单独做屈伸、内外翻运动

E. 屈大于伸

(冯晓东)

第四节　残疾学

学习目标

1. 掌握残疾的基本概念,国际分类法和 ICF 的概念。
2. 熟悉中国残疾人实用标准(试用)。
3. 了解残疾的三级预防。

英文 disability 指能力的减弱或消失,亦可以译为弱能、失能,社会上多译为残疾。残疾学是研究残疾的原因、流行病学、表现特点、发展规律、后果及评定、康复与预防的学科,是自然科学与社会科学结合的产物。康复医学对象是各类身心功能障碍的病伤残者,其目的是使病伤残者丧失或受损的功能得到最大限度的恢复、重建或代偿。

一、概念

1. 残疾　残疾是指因外伤、疾病、发育缺陷或精神因素造成明显的身心功能障碍，以致不同程度地丧失正常生活、工作和学习能力的一种状态。广义的残疾包括病损、残障，是人体身心功能障碍的总称。

2. 带有弱能的人（残疾人）　最初人们常使用残疾人（disabled person）一词来形容心理、生理、人体结构上某种组织缺失、功能丧失或异常，导致部分或全部失去以正常方式从事个人或社会功能的障碍（残疾），包括视力障碍（残疾）、听力障碍（残疾）、言语障碍（残疾）、肢体障碍（残疾）、智力障碍（残疾）、精神障碍（残疾）、内脏障碍（残疾）、多重障碍（残疾）和其他障碍（残疾）的人。后来感到 disabled person 反映不够全面，且带有一定贬义。20 世纪 90 年代中期，联合国相关文件改用了 person with disibility（PWD），意思为带有弱能的人，强调人是第一位的，但在我国此名称应用尚不广泛。

二、导致障碍（残疾）的原因

据世界卫生组织统计，当前全世界残疾人约占总人口的 10%，总数约 6 亿，其中残疾儿童约 2 亿，而 80% 的残疾人在发展中国家，其原因如下。

1. 疾病

（1）传染病　如脊髓灰质炎、乙型脑炎、脊柱结核等。

（2）孕期疾病　如缝针、宫内感染、妊娠高血压综合征等。

（3）慢性病和老年病　如心脑血管疾病、慢性阻塞性肺疾病、类风湿关节炎、肿瘤等。

2. 营养不良　各种营养不良均可导致残疾的发生，如蛋白质严重缺乏可引起智力发育迟缓，维生素 A 严重缺乏可引起角膜软化而致盲，维生素 D 严重缺乏可引起佝偻病等。

3. 遗传因素　可致畸形、精神发育迟滞、精神病等。

4. 意外事故　如交通事故、工伤事故、运动损伤、产伤等，可致颅脑损伤、脊髓损伤、骨骼肌肉系统损伤等。

5. 物理、化学因素　如噪声、烧伤、链霉素或庆大霉素中毒等。在我国，抗生素的毒副作用是导致儿童听力损害的首位原因。

6. 社会、心理因素　可致精神病等。

三、残疾分类

（一）国际使用的分类法

传统的疾病模式是病因-病理-表现。1980 年世界卫生组织有关专家对多种疾病的过程做了大量调查研究，认为这一模式未能说明与疾病有关的全部问题，应考虑器官系统和人体的功能状态。这说明疾病的后果除了治愈与病死之外，还有相当一部分伴随着疾病而存活。

1980 年发布的“国际病损、残疾、残障分类”（International Classification of

笔记栏

Impairments, Disabilities and Handicaps, ICIDH)将障碍分为3个独立的类别,即病损、残疾、残障。这是根据疾病对个体主要生存能力的影响,进行不同侧面分析,根据能力的丧失制定对策。将人们从“病因-病理-表现”的生物医学模式引导出来,对各类医疗与康复工作人员起到了重要的指导作用。

人们赖以生存的主要能力:①对周围环境辨时、辨向、辨人的能力。②个人生活自理能力。③行动(步行、利用轮椅以及交通工具)。④家务活动、娱乐活动。⑤社会活动。⑥劳动或就业,做到经济自立。

1. 病损(impairment)　是指心理上、生理上或解剖结构上或功能上的任何丧失或异常,是生物器官系统水平上的残疾,可分为:①智力残损。②其他心理残损。③语言残损。④听力残损。⑤视力残损。⑥内脏(心肺、消化、生殖器官)残损。⑦骨骼(姿势、体格、运动)残损。⑧畸形。⑨多种综合的残损。在每一类残损中又有许多细分项目。

2. 残疾(disability)　现改称活动受限,是由于残损使能力受限或缺乏,导致人不能按正常的方式和在正常的范围内进行活动,是个体水平上的残疾。可分为:①行为残疾。②交流残疾。③生活自理残疾。④运动残疾。⑤身体姿势和活动的残疾。⑥技能活动残疾。⑦环境适应残疾。⑧特殊技能残疾。⑨其他活动方面的残疾。每一类残疾又细分多个项目。

3. 残障(handicap)　现改称为参与限制,是由于残损或残疾而限制或阻碍一个人完成正常的(按年龄、性别、社会和文化等因素)社会作用,是社会水平的残疾。可分为:①定向识别(时、地、人)残障。②身体自主残障(生活不能自理)。③行动残障。④就业残障。⑤社会活动的残障。⑥经济自立残障。⑦其他残障。在1~6类残障中又分成9个等级,在第7类中分4个等级。

(二)国际功能、残疾与健康分类

世界卫生组织根据当前残疾分类发展的需要,对上述分类进行了修订。2001年第54届世界卫生大会讨论通过“国际功能、残疾与健康分类”(ICF),简称“国际疾病分类”(ICD)。ICF使用先进的编码方法,摒弃了一些贬义、负面的词语,强调以功能为基础,强调了环境与内因的重要性。将原来disability改称为“活动受限”,handicap改称为“参与限制”。

ICF的基础是人体功能而不仅是残疾,是整体模式而不是单一局部模式,是综合模式而不是单一的医学或社会模式,是互动模式而不是线性发展,是适合多种文化而不是只适应近代的西方观念,是可操作性的而不是仅仅强调理论的,是适应所有患病人群而不是仅对成人患者的。

ICF有两部分,每一部分有两个成分:第一部分是功能与残疾,包括身体功能和结构与活动和参与;第二部分是背景性因素,包括环境因素和个人因素。功能是健康状况和背景性因素交互作用和复杂联系的结果。干预一个方面可能导致一个或多个方面的改变。交互作用是双向的,通常情况下并非简单的一对一的可测关系。

每一成分均可用正面和负面术语表述,由不同领域构成。类目分类的单位、个体的健康和与健康有关的状况,可以通过选择适当的类目或编码加以限定值进行记录,这些数字编码用于具体显示在该类目上功能或残疾的范围或程度,或显示环境因素是否有利或障碍因素的程度。

1. 身体功能与结构　ICF 所用的"身体结构",意思是指身体的各个单位或整体。身体功能和结构按身体系统进行分类。

身体功能分精神功能、感觉功能和疼痛、发声和言语功能、心血管、血液免疫和呼吸系统功能、消化代谢和内分泌系统功能、泌尿生殖和生育功能、神经肌肉骨骼和运动有关功能,以及皮肤和有关结构功能。每一类分若干项,每一项下有 4 ~ 5 个小项。身体功能限定值使用负性度量法表示损伤的范围和幅度。检查的某一项目以 XXX 表示,其后所加数字代表损伤的不同程度。如 XXX. 0,表示没有损伤(无、缺乏、微不足道等),0 ~ 4%;XXX. 1,表示轻度损伤(略有一点、很低等),5% ~ 24%;XXX. 2 表示中度损伤(中等程度、一般等),25% ~ 49%;XXX. 3,表示重度损伤(很高、非常等),50% ~ 95%;XXX. 4,表示完全损伤(全部等),96% ~ 100%;XXX. 8,表示未特指;XXX. 9,表示不适用。

身体结构分神经系统结构、眼耳和有关结构、涉及发声和言语的结构、心血管免疫和呼吸系统的结构、与消化代谢和内分泌系统有关结构、与泌尿和生理系统有关结构、与运动有关的结构、皮肤和有关结构。每一类下分 5 ~ 10 个小项,身体结构损伤分三级限定值。①一级限定值:XXX. 0,表示没有损伤(无、缺乏、微不足道等),0 ~ 4%;XXX. 1,表示轻度损伤(略有一点、很低等),5% ~ 24%;XXX. 2,表示中度损伤(中等程度、一般等),25% ~ 49%;XXX. 3,表示重度损伤(很高、非常等),50% ~ 95%;XXX. 4,表示完全损伤(全部等),96% ~ 100%;XXX. 8,表示未特指;XXX. 9,表示不适用。②二级限定值用来指身体各部位的变化性质:0,表示结构上没有变化;1,表示完全缺失;2,表示部分缺失;3,表示附属部位;4,表示异常纬度;5,表示不连贯;6,表示纬度位置;7,表示结构上的性质改变包括积液;8,表示未特指;9,表示不适用。③三级限定值指出残疾的部位:0,多于一个部位;1,右侧;2,左侧;3,两侧;4,前端;5,后端;6,近端;7,远端;8,未特指;9,不适用。

2. 活动和参与　活动是由个体执行一项任务或行动,参与是投入于生活环境之中,活动和参与包括学习和应用知识、一般任务和要求、交流、活动、自理、家庭生活,人际交往和人际关系、主要生活领域,以及社区社会和公民生活。每一类下分若干项,每一项下有 4 ~ 10 个小项,活动受限是指个体在进行活动时可能遇到的困难,参与限制是指个体投入生活环境时可能体验到的问题,其限定值是:XXX. 0,表示没有损伤(无、缺乏、微不足道等),0 ~ 4%;XXX. 1,表示轻度损伤(略有一点、很低等),5% ~ 24%;XXX. 2,表示中度损伤(中等程度、一般等),25% ~ 49%;XXX. 3,表示重度损伤(很高、非常等),50% ~ 95%;XXX. 4,表示完全损伤(全部等),96% ~ 100%;XXX. 8,表示未特指;XXX. 9,表示不适用。

3. 环境因素　包括用品和技术、自然环境和对环境的人为改变、支持和相互关系、态度,以及服务体制和政策。每一类下有 13 ~ 20 个小项。环境的影响有正、负两方面限定值以表示其妨碍或促进程度。XXX. 0,表示无障碍因素(无、缺乏、微不足道等),0 ~ 4%;XXX. 1,表示轻度障碍因素(略有一点、很低等),5% ~ 24%;XXX. 2,表示中度障碍因素(中等程度、一般等),25% ~ 49%;XXX. 3,表示重度障碍因素(很高、非常等),50% ~ 95%;XXX. 4,表示完全障碍因素(全部等),96% ~ 100%。正面的限定值:XXX. +0,表示无有利因素(无、缺乏、微不足道等),0 ~ 4%;XXX. +1,表示轻度有利因素(略有一点、很低等),5% ~ 24%;XXX. +2,表示中度有利因素(中等程度、一般

笔记栏

等),25%～49%;XXX.+3,表示充分有利因素(很高、非常等),50%～95%;XXX.+4,表示完全有利因素(全部等),96%～100%;XXX.8,表示未特指障碍因素;XXX.9,表示不适用。

世界卫生组织为了方便医师应用ICF,特别制订了临床检查表(check list),引起康复界的广泛注意。为使ICF更加切合实际应用,目前正在进行深入具体化的研究。

(三)中国残疾人实用标准(试用)

1987年全国残疾人抽样调查是按照五类残疾分类,即视力残疾、听力和语言残疾、智力残疾、肢体残疾、精神残疾。1995年修订为六类残疾标准,以中国残疾人联合会文件([1995]残联组联字第61号)下发执行。本分类主要根据残疾部位,立足于我国国情设计,暂未包括内脏残疾。相信将来也必然要与国际接轨,使用国际通用的ICF。

1. 视力残疾标准　视力残疾是指由于各种原因导致双眼视力障碍或视野缩小,通过各种药物、手术及其他疗法而不能恢复视力功能者(或暂时不能通过上述疗法恢复视力功能者),以致不能进行一般人所能从事的工作、学习或其他活动。视力残疾的分级如下。

(1)盲

一级盲:好眼的最佳矫正视力低于0.02,或视野半径小于5°。

二级盲:好眼的最佳矫正视力等于或优于0.02,而低于0.05,或视野半径小于10°。

(2)低视力

一级低视力:好眼的最佳矫正视力等于或优于0.05,而低于0.1。

二级低视力:好眼的最佳矫正视力等于或优于0.1,而低于0.3。

说明:①盲或低视力均指双眼而言,若双眼视力不同,则以视力较好的一眼为准。②如仅有一眼为盲或低视力,而另一眼的视力达到或优于0.3,则不属于视力残疾范围。③最佳矫正视力是指以适当镜片矫正所能达到的最好视力,或以针孔镜所测得的视力。④视野<5°或<10°不论其视力如何,均属于盲。

2. 听力残疾标准　听力残疾是指由于各种原因导致双耳不同程度的听力丧失,听不到或听不清周围环境声及言语声(经治疗1年以上不愈者)。听力残疾包括听力完全丧失及有残留听力但辨音不清,不能进行听说交往。听力残疾分为聋及重听两类。

(1)聋

一级聋:言语频率平均听力损失大于91 dB。

二级聋:言语频率平均听力损失大于71 dB,等于或小于90 dB。

(2)重听

一级重听:言语频率平均听力损失大于56 dB,等于或小于70 dB。

二级重听:言语频率平均听力损失大于41 dB,等于或小于55 dB。

3. 言语残疾标准　言语残疾是指由于各种原因导致的言语障碍(经治疗一年以上者),而不能进行正常的言语交往活动。言语残疾包括言语能力完全丧失或言语能力部分丧失而不能进行正常言语交往两类,言语残疾的分级如下。

(1)一级　指智能简单发音而言语能力完全丧失。

(2)二级　指具有一定的发音能力,语音清晰度在10%～30%,言语能力等级测

笔记栏

试可通过一级但不能通过二级测试水平。

(3)三级　只具有发音能力，语音清晰度在31% ~51%，言语能力等级测试可通过二级，但不能通过三级测试水平。

(4)四级　只具有发音能力，语音清晰度在51% ~70%，言语能力等级测试可通过三级，但不能通过四级测试水平。

4. 智力残疾标准　智力残疾是指人的智力明显低于一般水平，并显示适应性障碍。智力残疾包括在智力发育期间，由于各种原因导致的智力低下；智力发育成熟以后，由于各种原因引起的智力损伤和老年智力明显衰退而导致的痴呆。智力残疾的分级是根据世界卫生组织和美国智力低下协会(AAMD)智力残疾的分级标准，按其智力商数(IQ)及社会适应行为划分智力残疾等级。

(1)一级智力残疾(极重要)　IQ 值在20 或25 以下，适应行为极差，面容明显呆滞；终身安全全部需要他人照料；运动感觉功能极差，如通过训练仅在下肢、手及颌的运动方向有所反应。

(2)二级智力残疾(重度)　IQ 值在20 ~35 或25 ~40，适应行为差；即使经过训练，生活能力也很难达到自理，仍需要他人照料；运动、言语功能发育差，与人交往能力也差。

(3)三级智力残疾(中度)　IQ 值在35 ~50 或40 ~55，适应行为不完全；实用技能不完全；生活仅能部分自理，能做简单的家务劳动；具有初步卫生和安全常识，但阅读和计算能力很差；对周围环境的辨别能力差，能以简单方式与人交往。

(4)四级智力残疾(轻度)　IQ 值在50 ~70 或55 ~75，适应行为低于一般人水平；具有相当的实用技能，如生活能自理，能承担一般的家务劳动或工作，但缺乏技巧和创造性；一般在指导下能适应社会，经过特别教育可以获得一定的阅读和计算能力；对周围环境有较好的辨别能力，能比较恰当地与人交往。

5. 肢体残疾标准　肢体残疾是指人的肢体残缺、畸形、瘫痪所致人体运动功能障碍。肢体残疾如下。

(1)脑瘫　四肢瘫、三肢瘫、两肢瘫、单肢瘫。

(2)偏瘫、脊髓疾病及损伤　四肢瘫、截瘫；小儿麻痹后遗症；天性缺肢、肢体畸形、侏儒症；两下肢不等长。

(3)脊柱畸形　驼背、侧弯、强直；严重骨、关节、肌肉疾病和损伤；周围神经疾病和损伤。

(4)肢体残疾的分级　以残疾者在无辅助器具帮助下，对日常生活活动的能力进行评价计分。

日常生活活动分为8 项，即端坐、站立、行走、穿衣、洗漱、进餐、如厕、写字。能实现1 项算1 分，实现困难算0.5 分，不能或基本上不能实现算0 分，据此划分以下三个等级。

重度(一级)：完全不能或基本上不能完成日常生活活动。①四肢瘫或严重三肢瘫。②截肢、双髋关节无主动活动能力。③严重偏瘫，一侧肢体功能全部丧失。④四肢均截肢或先天性缺肢。⑤三肢截肢或缺肢(腕关节和踝关节以上)。⑥双大腿或双上臂截肢或缺肢。⑦双上肢或三肢功能严重障碍。

中度(二级)：能够部分完成日常生活活动。①截瘫、两肢瘫或偏瘫，残肢有一定

笔记栏

功能。②双下肢膝关节以下或双上肢肘关节以下截肢或缺肢。③一上肢肘关节以上或一下肢膝关节以上截肢或缺肢。④双手拇指伴有示指(或中指)缺损。⑤一肢功能严重障碍,两肢功能重度障碍,三肢功能中度障碍。

轻度(三级):基本上能够完成日常生活活动。①一上肢肘关节以上或一下肢膝关节以下截肢或缺肢。②一肢功能中度障碍,两肢功能轻度障碍。③脊柱强直;驼背畸形大于70°;脊柱侧凸大于45°。④双下肢不等长大于5 cm。⑤单侧拇指伴示指(或中指)缺损;单侧保留拇指,其余四指截除或缺损。⑥侏儒症(身高不超过130 cm的成人)。

以上级别程度计分为:①一级(重度),完全不能或基本上不能完成日常生活活动,0~4分。②二级(中度),能够部分完成日常生活活动,4.5~6分。③三级(轻度),基本上能够完成日常生活活动,6.5~7.5分。

但下列情况不属于肢体残疾范围:①保留拇指和示指(或中指),而失去另三指者。②保留足跟而失去足前半部者。③双下肢不等长,相差小于5 cm。④小于70°驼背或小于45°的脊柱侧凸。

6. 精神残疾标准　精神残疾是指精神病患者患病持续1年以上未痊愈,同时导致其对家庭、社会应尽职能出现一定程度的障碍。精神残疾可由精神分裂症、情感性和反应性精神障碍、脑器质性与躯体疾病所致的精神障碍、精神活性物质所致的精神障碍、儿童和少年期精神障碍、其他精神障碍引起。

对于患有上述精神疾病持续1年以上未痊愈者,应用"精神残疾分级的操作性评估标准"评定精神残疾的等级,对个人生活自理能力、家庭生活职能表现、对家人的关心与责任心,职业劳动能力和社交活动能力5个项目进行评分,每个项目正常或有轻度异常为0分,确有功能缺陷为1分,严重功能缺陷为2分。精神残疾等级划分为:①重度(一级),5项评分中有3项或多于3项评为2分。②中度(二级),5项评分中有1项或2项评为2分。③轻度(三级),5项评分中有2项或多于2项评为1分。5项总分为0或1分示无精神残疾。

四、残疾评定

1. 意义　对残疾的性质、范围、类别及严重程度做出判断,为估计预后、制订和调整康复治疗方案、评估治疗效果及提出进一步全面康复计划提供依据。

2. 步骤

(1)病史询问　主要询问患者及其家属障碍史与障碍有关的个人生活史、家族史。

(2)体格检查　体格检查重点是皮肤、视力、肌肉骨骼系统、心血管系统、呼吸系统、泌尿生殖系统、神经系统及直肠功能。

(3)综合功能检查　运用康复评定检查方法,着重综合功能检查,如转移能力、步态、日常生活活动能力、心理状态、语言能力、职业能力、社会生活能力等。

(4)专科会诊　如遇言语和精神障碍、骨科情况复杂者,进行耳鼻喉科、神经科、精神科、骨科等专科会诊。

(5)检查　进行实验室检查、影像检查等。

(6)总结结果　汇总材料,写出残疾评定报告。

五、残疾的康复目标及治疗原则

1. 康复目标　基本目标是改善身心、社会、职业功能，使残疾人能在某种意义上像正常人一样过着积极的、生产性的生活。

（1）在可能的情况下，使残疾人能够生活自理，回归社会，劳动就业，经济自主。

（2）由于残疾严重、残疾人老龄化等，不能达到上述目标的情况下，增强残疾人自理能力，保持现有功能或延缓功能衰退。

2. 基本对策　针对 ICIDH 的 3 个类别，也就是障碍的 3 个侧面，予以不同对策。

（1）病损　采取的基本对策：①恢复或改善存在的功能障碍。②预防和治疗并发症。③调整心理状态，加强接受与克服的心理。

（2）残疾　采取相应的基本对策：①利用和加强残存的功能，如偏瘫的健肢单手操作、截瘫的上肢训练，以代偿功能的不足，以及必要的矫形手术等。②假肢、肢具、轮椅、辅助器的装配和使用，以补偿功能。

（3）残障　采取改善环境、给予支持的基本对策：①改善居住和社会环境，包括住宅、公共建筑、街道、交通工具等。②改善家庭环境，包括家属在心理上、护理上、经济上的支持。③促进就业，保证受教育和过有意义的生活。

因以上 3 个侧面的问题同时存在，故 3 个方面的原则不可偏废。

六、残疾预防

残疾预防应在国家、地方、社区、家庭不同层次进行，应在胎儿、儿童、青年、成年、老年不同时期进行。

1. 一级预防　一级预防的目的是减少各种病损的发生，最为有效，可降低残疾发生率 70%。采取的措施包括：优生优育、严禁近亲结婚、加强遗传咨询、产前检查、孕期及围生期保健；预防接种，积极防治老年病、慢性病；合理营养；合理用药；防止意外事故；加强卫生宣教，注意精神卫生。

2. 二级预防　二级预防的目的是限制或逆转由病损造成的残疾，可降低残疾发生率 10% ~20%。采取的措施包括：早期发现，早期治疗；适当的药物治疗，如治疗结核病、高血压等；基本的手术治疗，如创伤、骨折、白内障手术等。

3. 三级预防　三级预防的目的是防止疾病转化为残障，以减少残疾残障给个人、家庭和社会所造成的影响。采取的措施包括：康复医疗，如运动疗法、作业疗法、心理治疗、言语治疗，以及假肢、支具、辅助器、轮椅等；健康教育；职业康复；社会康复；应有的社会教育。

在前两个阶段，残疾是潜在的可预防的危险阶段；在第三个阶段，残疾在一定时间内是可逆的，尽早介入康复措施可能逆转或减轻残疾；如果疾病后期才介入康复措施，残疾也不能逆转好，可能长期存在。因此，康复医学措施应该在疾病急性期早期介入，与临床医学并列实施，这样才能够达到良好的预防效果。

残疾预防需要卫生、民政、教育、司法、残联多部门共同努力。我国所实行的残疾分类，亦将随着国内情况的改变、国际分类的执行而有所变化。

笔记栏

小　结

残疾学是对疾病的认识，尤其是新的国际分类法，它提出了“国际功能、残疾与健康分类”(ICF)是对病损的一种全新的认识方法。ICF的基础是人体功能而不仅是残疾，是整体模式而不是单一局部模式，是综合模式而不是单一的医学或社会模式，是互动模式而不是线性发展，是适合多种文化而不是只适应近代的西方观念，是可操作性的而不是仅仅强调理论的，是适应所有患病人群而不是仅对成人患者的。

练习题

1. 下列哪项属于先天性致残因素(　　)
   A. 致残性理化因素　　B. 意外伤害　　C. 感染与疾病
   D. 社会-心理-行为因素　　E. 孕产因素
2. 各种原因所致的身体结构、外形、器官或系统生理功能及心理功能的异常或缺损称为(　　)
   A. 残损　　B. 残疾　　C. 残障
   D. 残废　　E. 损伤
3. 病损是生物器官系统水平上的残疾，哪项除外(　　)
   A. 智力残损　　B. 听力残损　　C. 语言残损
   D. 定向力残损　　E. 视力残损
4. (　　)，第54届世界卫生大会讨论通过了“国际功能、残疾与健康分类”(ICF)
   A. 1999年　　B. 2001年　　C. 2003年
   D. 2005年　　E. 2007年
5. 我国现在采取的是(　　)残疾标准
   A. 三类　　B. 四类　　C. 五类
   D. 六类　　E. 七类
6. 残疾的康复目标除外(　　)
   A. 行动自由　　B. 回归社会　　C. 劳动就业
   D. 经济自主　　E. 生活自理

(冯晓东)

笔记栏

第三章 康复评定

第一节 概 述

学习目标

1. 掌握康复评定的概念、评定方法和评定时间。
2. 熟悉康复评定的目的。

康复评定(rehabilitation evaluation)在临床中常被称为康复评价,是收集评定对象的病史和相关资料,检查和测量病损部位,对结果进行比较、综合、分析、解释,最后形成结论和障碍的诊断过程。康复评定的对象包括所有需要接受康复治疗的功能障碍者。通过康复评定,发现和确定障碍发生的原因、障碍的性质(损伤、残疾、残障)、特征、范围、程度以及预后,为预防和制订明确的康复目标和康复治疗计划提供依据。

康复治疗的过程实际上是一个通过定期的康复评定来制订、实施、修改和完善治疗方案的过程。康复评定贯穿于康复治疗的全过程。准确的康复评定是制定正确康复治疗原则、计划和具体实施方案的前提和基础。

一、康复评定方法

1. 定性分析　如对偏瘫患者运动模式的评定(屈肌联带运动、伸肌联带运动、分离运动等)。

2. 半定量分析　通常采用标准化的量表评定法:偏瘫上、下肢及手的功能分为 Brunnstrom 6 个阶段、上田敏 12 级、Fugl-Meyer 总积分等;徒手肌力检查法采用 0~5 级的六级分法;日常生活活动能力的评定采用 Barthel 指数、FIM 等。

3. 定量分析　将障碍的程度用数值来表示。所得数据一般用度量衡单位表示,如关节活动度以度(°),Cybex 等速运动肌力检查以牛顿·米(N·m)等。

常用的评定方法:观察法、调查法、量表法、仪器测量法、视觉模拟尺评定法。

2001 年,世界卫生组织将上述分类修改为功能、残疾和健康。其中功能包括身体功能和结构、活动、参与 3 个水平;残疾则包括功能障碍、活动受限、参与限制。

笔记栏

二、康复评定时间

1. 初期评定　初期评定是首次对患者进行的评定。其目的是发现和确定患者在上述3个层次上存在的障碍点、障碍水平及患者的需求，为制订远期、近期目标和治疗方案提供依据；也为中、末期评定疗效提供客观指标。对于住院的患者而言，初期评定通常在入院后即开始。

2. 中期评定　是患者经过一段时间治疗后进行的再次评定，评定的过程同初期评定，但重点或目的是对前一阶段的康复治疗进行总结，判断障碍是否有改善，改善的程度以及治疗方案有无必要调整，通过将中期评定结果与初期评定结果进行比较，检查初期评定以来的变化或进步是否与近期目标相符合从而判断疗效。如果所得进步已达到近期目标，则可重新设计康复目标；如果进步不大，治疗效果不显著，或变化与目标不相符合，提示治疗原则或方法不当，则需要及时更改治疗原则或方法。一般在患者住院中期予以评定，也可以根据患者康复进展情况的需要组织多次评定。

3. 末期评定　末期评定通常在患者出院前结束治疗时进行。目的在于判定康复治疗效果如何、是否达到预期目标，对遗留问题提出进一步解决的方法和建议。

三、康复评定目的

①发现和确定障碍的层面种类及程度。②确定康复治疗项目。③指导制订康复治疗计划。④判定康复疗效。⑤判断预后。⑥预防障碍的发生和发展。⑦评估投资-效益比。⑧为残疾等级的划分提出标准。

小　　结

康复评定技术是其他康复专业课的基础，旨在提供全面、系统的有关康复功能评定的基本知识与技能，通过学习使学生能够确定患者功能障碍的种类及主要的障碍情况、判断患者功能障碍的程度、分析患者的代偿能力、制订康复计划，选择合适的康复治疗措施，评估康复治疗效果及修改康复治疗计划，为学生将来的临床康复治疗工作打下坚实的基础。

练习题

1. 关于首次康复功能评定目的的叙述，下列哪项不妥(　　)
   A. 寻找导致功能障碍的病因
   B. 判定功能障碍的性质，严重程度
   C. 判定康复治疗效果
   D. 制订康复目标
   E. 判断病损部位
2. 康复功能评定的内容有(　　)
   A. 评分量表、问卷调查功能表
   B. 运动系统、神经系统功能评定
   C. 精神心理功能评定
   D. 听、言语功能评定
   E. 器官水平或系统水平、个体水平和社会水平功能评定
3. 下列是康复功能评定的意义，除外哪一项(　　)
   A. 评定功能障碍的性质、部位、范围、程度、发展趋势
   B. 评定康复疗效
   C. 相当于疾病诊断、确定疾病性质与类型
   D. 确定康复治疗目标

E. 制订康复计划的依据

4. 康复评定的目的是(　　)

A. 客观地找到病因　　B. 为客观地判定疗效

C. 为残损功能障碍定性　　D. 评定功能障碍程度

E. 了解功能障碍的性质、部位、范围、程度、趋势、预后和结局，评定疗效和治疗计划的依据

5. 以下哪项不属于运动功能评定的内容(　　)

A. 关节活动度评定　　B. 平衡与协调功能评定　　C. 日常生活活动能力评定

D. 失用症与失认症的评定　　E. 步态分析

(何予工)

第二节　关节活动度评定

学习目标

1. 掌握关节活动度的概念及关节活动度的测量方法。
2. 熟悉正常关节活动度及关节活动范围的测量原则。
3. 了解关节运动的类型；影响关节活动范围的因素及异常的原因。

一、人体的轴与面

在关节活动测量技术中，被查者的体位、测量尺的轴心、固定臂与移动臂的运动方式均与人体各部结构的位置是一致的。解剖学为了说明人体的各部分位置关系，特规定标准姿势方位、轴和面的术语。其中包括 3 个轴(垂直轴、矢状轴、额状轴)与 3 个面(矢状面、额状面、水平面)。

二、测量工具与基本测量方法

关节活动范围(range of motion test, ROM-T)是测量在特定的体位下，关节的最大活动范围。其测量工具和方法有多种，如量角器测量、力矩-角度运动范围测量、电子角度计测量等。临床上应用最多的是量角器测量。

1. 测量工具——量角器　量角器是用金属或塑料制成的规格不等的测量尺。量角器长度从 7.5 cm 至 40 cm 不等。应根据所测关节的大小选择合适的量角器。量角器由 1 个带有半圆形或圆形角度计的固定臂及 1 个普通长度尺(称为移动臂)组成(图3-1)。

2. 检查方法　检查者应熟练掌握各关节测量时固定臂、移动臂、轴心的具体规定进行测量(图 3-2、图 3-3)。

笔记栏

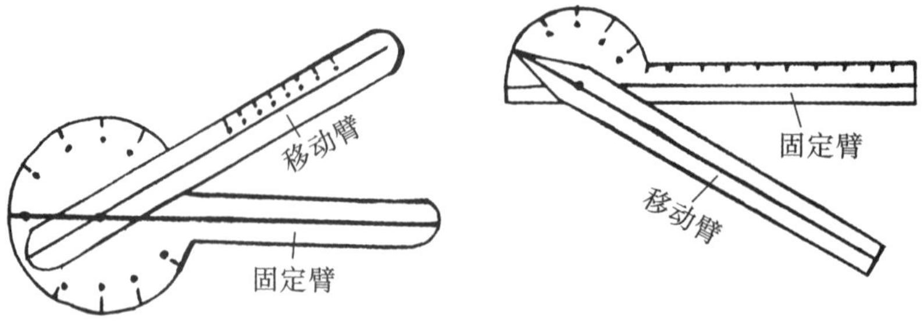

图 3-1　量角器

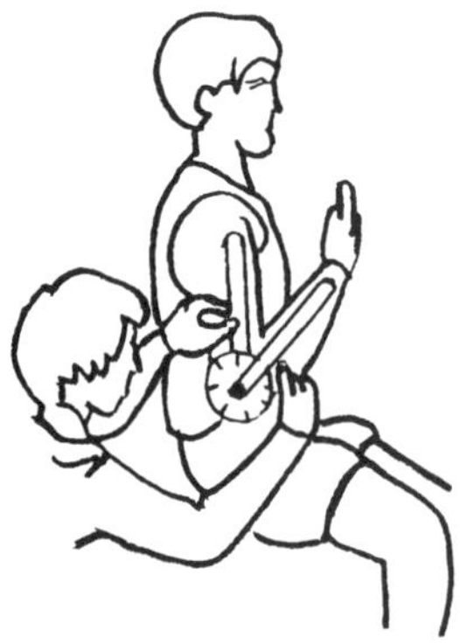

图 3-2　量角器使用方法

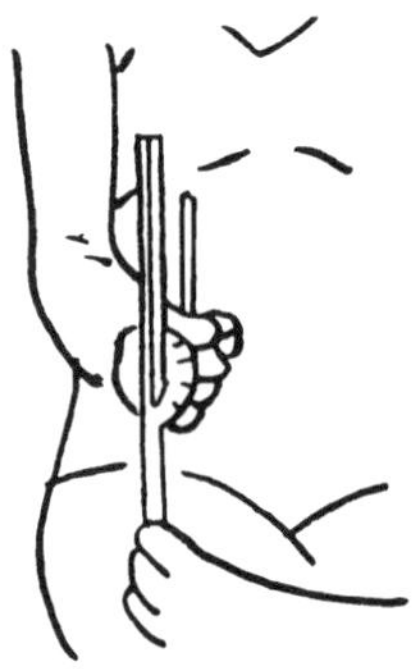

图 3-3　前臂旋前、旋后的测量体位

3. 结果记录与分析记录内容与记录方法　结果的记录包括以下内容并采用如下记录方法，主动关节活动度（AROM）和被动关节活动度（PROM）角度。

关节运动范围：即一种运动开始时的角度和运动结束时的角度，如 0°～90°。结束时的角度即是运动受限的位置。

最常用于确定关节运动范围的方法采用解剖学中立位时的肢位定为 0。记录测量开始位至终止位之间的范围时，如果被测量者不能从解剖 0°位即从开始位运动，应准确记录实际开始时的角度，结合特定关节的运动正常范围，判断其运动受限的情况。以膝关节屈曲运动范围各种测量结果为例，0°～150°提示无关节活动受限；20°～150°提示膝关节伸展受限；0°～120°提示膝关节屈曲受限；20°～120°提示膝关节屈曲与伸展均受限。

当被测量者的某关节出现非正常过伸展情况时，可采用“-”即负号表示。如膝关节“-20”，表示膝关节 20°过伸展。

当正常情况下做双向运动的关节由于病变而只能进行单向运动时，受限方向的运动范围记录为“无”。例如，腕关节屈曲 15°～80°（15°屈曲挛缩）者，腕关节不能达到解剖“0”位或不能伸展，因此，腕关节伸展一栏应记录为“无”。

三、上、下肢及躯干关节活动度的测量

上、下肢及躯干关节活动度的测量见表 3-1 至表 3-4。

表 3-1　上肢关节

关节	运动	受检者体位	量角器放置方法			正常活动范围
			轴心	固定臂	移动臂	
肩	屈、伸	坐或立位，臂置于体侧肘伸直	肩峰	腋中线	肱骨长轴	屈:0°~180° 伸:0°~50°
	外展、内收	坐或立位，臂置于体侧肘伸直	肩峰	身体中线平行	肱骨长轴	外展:0°~180° 内收:0°~45°
肘	内、外旋	仰卧，肩外展 90°，肘屈 90°	鹰嘴	腋中线平行	尺骨纵轴	内旋:0°~90° 外旋:0°~90°
	屈、伸	仰卧或坐或立位，前臂解剖中立位	肱骨外上髁	肱骨纵轴	桡骨纵轴	屈:0°~150° 伸:0°
	旋前、旋后	坐位，上臂置于体侧，肘屈 90°	尺骨茎突外侧	与地面垂直	桡骨茎突与尺骨茎突连线	旋前:0°~90° 旋后:0°~90°
腕	屈伸	坐或立位，前臂旋前位	尺骨茎突	尺骨中线平行	第 5 掌骨外侧中线	掌屈:0°~90° 背伸:0°~70°
	尺、桡偏	坐位，屈肘，前臂旋前位	腕背侧中点	前臂背侧中线	第 3 掌骨纵轴	尺偏:0°~55° 桡偏:0°~25°

表 3-2　手指关节

关节	运动	受检者体位	量角器放置方法			正常活动范围
			轴心	固定臂	移动臂	
掌指关节	屈、伸	坐位，腕中立位	掌指关节背侧	掌骨背侧中线	指骨背侧中线	屈:0°~90° 伸:0°~45°
	外展、内收	坐位，腕中立位，前臂旋前	掌指关节背侧	掌骨背侧中线	指骨背侧中线	0°~20°
近端指间关节	屈、伸	坐位，腕中立位	近端指间关节背侧	近节指骨背侧中线	中节指骨背侧中线	屈:0°~100° 伸:0°
远端指间关节	屈、伸	坐位，腕中立位，掌指关节无屈曲，近端指间关节屈曲 70°~90°	远端指间关节背侧	中节指骨背侧中线	远节指骨背侧中线	屈:0°~90° 伸:0°~10°

笔记栏

续表 3-2

关节	运动	受检者体位	量角器放置方法			正常活动范围
			轴心	固定臂	移动臂	
拇指腕掌关节	屈、伸	坐位，前臂和手背置于桌面，前臂旋后	拇指腕掌关节掌侧	桡骨掌侧中线	第1掌骨掌侧中线	屈:0°~15° 伸:0°~20°
	外展	坐位，前臂和手置于桌面，前臂、腕中立位	腕关节	第2掌骨掌侧中线	第1掌骨桡侧中线	0°~70°
	对掌	坐位，前臂和手背置于桌面，前臂旋后	拇指指尖与小指掌指关节或指尖的距离			拇指末端与小指末端接触
拇指掌指关节	屈伸	坐位，前臂和手背置于桌面，前臂旋后	拇指掌指关节背侧	第1掌骨背侧中线	近节指骨背侧中线	屈:0°~60° 伸:0°~10°
拇指指间关节	屈伸	坐位，前臂和手背置于桌面，前臂旋后	拇指指间关节背侧	近节指骨背侧中线	末节指骨背侧中线	屈:0°~80° 伸:0°~10°

表 3-3　下肢关节

关节	运动	受检者体位	量角器放置方法			正常活动范围
			轴心	固定臂	移动臂	
髋	屈	仰卧或侧卧位，对侧下肢伸直	股骨大转子	身体纵轴平行	股骨纵轴平行	0°~125°
	伸	侧卧位，被测下肢在上	股骨大转子	身体纵轴平行	股骨纵轴平行	0°~15°
	内收、外展	仰卧位	髂前上棘	左右髂前上棘连线的垂直线	髂前上棘至髌骨中心的连线	外展:0°~45° 内收:0°~30°
	内、外旋	仰卧位，两小腿悬于床沿外	髌骨中心	通过髌骨中心的垂线	胫骨纵轴平行	各0°~45°
膝	屈伸	仰卧或俯卧位或坐在椅子边缘	股骨外髁	股骨纵轴平行	胫骨纵轴平行	0°~150°
踝	背屈跖屈	仰卧位，膝关节屈曲，踝处于中立位，或俯卧位，足置于床边	腓骨纵轴与足外缘交叉处	腓骨纵轴平行	第五跖骨纵轴平行	背屈:0°~20° 跖屈:0°~45°

表 3-4 脊柱(躯干)

关节	运动	受检者体位	量角器放置方法			正常活动范围
			轴心	固定臂	移动臂	
颈部	屈、伸	坐位,在侧方测量	肩峰	矢状面上肩峰垂直线平行	与头顶和耳孔的连线一致	屈:0°~60° 伸:0°~50°
	左、右旋	坐位或仰卧位,在头顶测量	头顶	与通过头顶的矢状轴一致	与鼻梁和枕骨粗隆的连线一致	0°~70°
	左、右侧屈	坐位或立位,防胸腰椎侧屈	第7颈椎棘突	与第5颈椎到第7颈椎连线一致	与枕骨粗隆到第7颈椎连线一致	0°~50°
胸腰部	前屈、后伸	站立位	第5腰椎棘突	与通过第5腰椎棘突的垂线一致	与第7颈椎到第5腰椎连线平行	前屈:0°~80° 后伸:0°~30°
	左、右旋	坐位,臀部固定	头顶部中点	与双侧髂前上棘连线平行	与双侧肩峰连线平行	0°~45°
	左、右侧屈	站立位	第5腰椎棘突	与通过第5腰椎棘突的垂直线一致	与第7颈椎到第5腰椎连线平行	0°~35°

四、注意事项

1. 检查充分暴露关节。

2. 测量时检查者与被检查者保持正确体位。

3. 测量前要对患者说明方法、取得合作,防止出现错误的运动姿势和代偿运动。

4. 检查者应熟练掌握关节角度计的操作,关节测量尺的轴心、固定臂和移动臂要严格按规定方法实施。关节测量尺与身体的接触要适度,不得影响关节的运动,原则上角度尺应放在患者被测关节的外侧。

5. 为了提高测量的可靠性(信度),首次和再次测量的时间、地点、测量者及所用测量工具应保持一致。

6. 被动运动关节时手法要柔和,速度要缓慢、均匀,尤其对伴有疼痛和痉挛的患者不能做快速运动。

笔记栏

7. 对活动受限的关节，主动与被动关节活动范围均应测量并在记录中注明，以便分析受限的原因。

8. 测定时观察到的内容要记录在备注中，如关节变形、水肿、疼痛、痉挛、挛缩及测定时患者的反应等。

9. 肢体关节活动范围的检查结果应进行健、患侧比较。

10. 避免在按摩、运动及其他康复治疗后立即检查关节活动范围情况。

小　　结

测量关节活动度是评定肌肉、骨骼、神经病损患者的基本步骤，是评定关节运动功能损害范围与程度的指标之一。其主要目的是：确定是否有关节活动受限，发现影响关节活动的原因；确定关节活动受限的程度；确定适宜的治疗目标，判定可能康复的程度；为选择适当的治疗方式、方法提供客观依据。

练习题

1. 下列有3个自由度的关节是(　　)
   A. 腕关节　　B. 肘关节　　C. 肩关节
   D. 膝关节　　E. 踝关节

2. 用量角器测量关节活动范围时，量角器移动臂的正确放置方法是(　　)
   A. 与构成关节的远端骨长轴平行　　B. 与构成关节的近端骨长轴平行
   C. 与构成关节的远端骨长轴垂直　　D. 与构成关节的近端骨长轴垂直
   E. 以上都不对

3. 主动关节活动度小于被动关节活动度提示(　　)
   A. 肌肉协调性障碍　　B. 肌力下降　　C. 肌肉耐力下降
   D. 结缔组织异常　　E. 关节异常

4. 测定肘关节的屈、伸时，关于通用量角器的放置位置，下列哪项正确(　　)
   A. 轴心：鹰嘴；固定臂：前臂纵轴；移动臂：桡骨纵轴
   B. 轴心：肱骨外上髁；固定臂：肱骨纵轴；移动臂：桡骨纵轴
   C. 轴心：肱骨外上髁；固定臂：桡骨纵轴；移动臂：肱骨纵轴
   D. 轴心：鹰嘴；固定臂：肱骨纵轴；移动臂：桡骨纵轴
   E. 轴心：肱骨外上髁；固定臂：腋中线；移动臂：桡骨纵轴

5. 下列哪项因素不影响关节活动度测定(　　)
   A. 测量工具放置不当和选择的参考点不准　　B. 不良体位
   C. 患者缺乏理解与合作　　D. 疼痛
   E. 男女老少不受影响

6. 下列不是关节活动度检查的注意事项是(　　)
   A. 防止邻近关节的替代动作　　B. 与健侧对比　　C. 按摩、运动后立即进行
   D. 允许有3°~5°的误差　　E. 需测关节的主动活动范围和被动活动范围

7. 颈椎前屈正常关节活动度为(　　)
   A. 0°~50°　　B. 0°~45°　　C. 0°~55°
   D. 0°~60°　　E. 以上都不是

8. 膝关节屈曲-15°表示(　　)
   A. 膝关节屈曲15°　　B. 膝关节过伸15°　　C. 膝关节屈曲30°

D. 膝关节过伸30°　　　　E. 以上都不是

（何予工）

第三节　肌力、耐力评定

学习目标

1. 掌握徒手肌力评定标准和全身主要肌肉的徒手肌力评定方法。
2. 熟悉肌肉的分类及收缩的类型。
3. 了解肌力评定的目的、适应证和禁忌证。

肌力（muscle strength）是指肌肉或肌群主动运动产生张力导致静态或动态收缩的能力，也可将其视为肌肉收缩所产生的力量。肌力评定方法可根据其使用器械与否、肌肉收缩的形式、评定部位和评定目的大致进行分类。在康复评定中最常用的肌力评定方法为徒手肌力评定、等长肌力评定、等张肌力评定和等速肌力评定。

评定目的：①判断有无肌力低下情况及其范围和程度。②发现导致肌力低下的可能原因。③提供制订康复治疗、训练计划的依据。④检验康复治疗、训练的效果。

一、徒手肌力评定

徒手肌力评定是评定者借助重力或徒手施加外在阻力的前提下，评定受试者所测肌肉（或肌群）产生最大自主收缩能力的一种肌力评定方法。通过触摸所测肌肉肌腹、肌腱收缩的感觉，观察所测肌肉主动运动的幅度和对抗自身肢体重力或评定者施加阻力后完成运动的能力，根据一定的评定标准来判断肌力的大小或等级（表3-5）。

表3-5　Lovett分级法

级别	名称	标准
0	零（zero，O）	无可见或可感觉到的肌肉收缩
1	微缩（trace，T）	可触及肌肉轻微收缩，但无关节活动
2	差（poor，P）	重力姿势下能做全关节活动范围的运动
3	可（fair，F）	能抗重力做全关节活动范围的运动，但不能抗阻力
4	良好（good，G）	能做抗重力和一定的阻力运动
5	正常（normal，N）	能做抗重力和充分阻力的运动

评定方法及评定结果的意义：

1. 5级或4级　主要采用抗阻力检查方法予以评定，施加的阻力大小可因患者和所评定的肌肉（或肌群）而异。一般可在全关节活动范围内全程施加阻力以感受肌肉（或肌群）在收缩过程中的力量大小。

笔记栏

2.3级　抗重力完成全关节活动范围的主动收缩运动可作为徒手肌力评定过程中的一个特定的动作，并且具有一定的客观性，而其余级别的肌力则需要评定者更多的主观判断。

3.2级　①使肢体旋转至运动水平平面。②借助吊带悬挂远端肢体。③或在光滑平板上运动的方式进行，即去除重力影响下的运动。因此，抗重力运动达部分关节活动范围者依然属于2级。

4.1级和0级　主要借助对肌腱的目测观察及对肌腹的触诊来判定。

5."+""-"号的应用　在上述基本评定分级的基础上，可通过运动幅度的大小和施加阻力的大小进一步细化。

二、局部肌肉耐力测定

肌肉耐力也被认为是肌肉重复收缩时的耐疲劳能力。局部肌肉耐力测定的目的即为评定患者局部肌肉的耐力，具体可采用等长肌力评定、等张肌力评定和等速肌力评定等方法。

1.等长肌力评定　应用等长肌肉收缩形式测定肌肉在抗阻力情况下维持某姿势的最长时间的方法，称为等长肌力评定。

2.等张肌力评定　测定肌肉重复进行等张收缩时使关节做全范围运动所能克服的最大阻力。通常测试被试者完成重复10次运动时的最大负荷量（10 repetition maximum，10 RM）。运动负荷可用哑铃、沙袋、砝码等可定量的负重练习器具进行。测定时对适宜负荷及每次测试负荷的增加量应有所估计，避免多次反复测试引起肌肉疲劳，导致影响测试结果。

肌力评定是康复评定中的重要内容，也是肌肉功能评定的重要方法。常用于肌肉骨骼系统病损及周围神经病损患者的功能评定。评定时，根据具体情况选择不同的肌力检查方法。临床中，常采用Lovett分级检查法。需要提醒的是，中枢神经系统损伤后出现迟缓或痉挛时，不宜进行肌力检查。

小　结

肌力与耐力的检查是评定神经、肌肉损害程度和范围的一种重要方法，可以帮助判断患者有无肌力低下及肌力丧失的范围和程度；发现导致肌力低下的原因；为制订治疗、训练计划提供依据；评估治疗、训练的效果。

练习题

1.下列哪个不是影响肌力的因素（　　）

A.肌肉生理横断面　　B.肌肉的募集率　　C.肌肉收缩的形式

D.智力因素　　E.肌肉初长度

2.在减重状态下能做全范围的关节活动，抗重力做关节全运动范围50%以下关节活动，肌力为（　　）

A.2-级　　B.2级　　C.2+级

D.3-级　　E.3级

3.3级肌力描述正确的是（　　）

A. 无可测知的肌肉收缩　B. 有轻微的收缩，不能引起关节活动
C. 在减重状态下能做全范围的关节活动　D. 能做抗重力和充分阻力的关节活动
E. 能做抗重力全范围的关节活动，不能抗阻力

4. 下列哪项不属于等长肌力评定(　　)
A. 握力测试　B. 捏力测试　C. 关节全幅运动
D. 背拉力测试　E. 腹、背肌等长耐力试验

5. 徒手肌力评定检查最适宜(　　)
A. 脑瘫患者　B. 中风患者　C. 小儿麻痹症、周围神经损伤患者
D. 帕金森病患者　E. 脑外伤后遗症患者

6. MMT 的用途是(　　)
A. 确定肌力的大小和记录获得或丧失肌力的大小　B. 确定肌力的大小和强弱
C. 确定肌力的大小和记录或丧失肌力的大小　D. 记录、检查肌肉状态
E. 确定肌力的大小和记录获得肌力的大小

7. 下列不属于肌力测试注意事项的是(　　)
A. 严格按照测试的操作规范进行
B. 肌力测试，年老体弱与心血管系统疾病患者慎用
C. 对受试者做好必需的动员
D. 耐力测定检查者不需要对受检者做必要的动员
E. 不宜在受测者疲劳、饱餐或易被干扰的环境内进行

8. 下列有关肌力的练习错误的是(　　)
A. 肌力为 0 级时不必做肌力的训练　B. 肌力为 3～4 级时由主动运动进展到抗阻运动
C. 肌力为 2 级时可以进行免负荷运动　D. 肌力为 1 级时可以做等长收缩运动
E. 注意心血管的反应

9. 徒手肌力评定，肌力相当于正常肌力的 75% 时，此时的肌力为(　　)
A. 1 级　B. 2 级　C. 3 级
D. 4 级　E. 5 级

10. 下列哪种情况不能用 MMT 评定(　　)
A. 上运动神经元损伤的迟缓期　B. 上运动神经元损伤的痉挛期
C. 上运动神经元损伤的恢复期　D. 下运动神经元损伤
E. 以上都是

（何予工）

第四节　肌张力评定

学习目标

1. 掌握肌张力异常的表现及痉挛的评定方法。
2. 熟悉肌张力的概念、分类及影响因素。
3. 了解肌张力评定的目的、适应证和禁忌证。

笔记栏

一、肌张力概述

肌张力(muscle tone)可以视为肌肉被动拉长或牵伸时的阻力,在检查和评定过程中,评定者通过被动活动患者肢体而感到这种阻力。肌张力是维持身体各种姿势和正常活动的基础。根据身体所处的不同状态,肌张力可分为静止性肌张力、姿势性肌张力、运动性肌张力。

1. 静止性肌张力　可在肢体静息状态下,通过观察肌肉外观,触摸肌肉的硬度,感觉被动牵伸运动时肢体活动受限的程度及其阻力来判断。

2. 姿势性肌张力　可在患者变换各种姿势的过程中,通过观察肌肉的阻力和肌肉的调整状态来判断。

3. 运动性肌张力　可在患者完成动作的过程中,通过检查相应关节的被动运动阻力来判断。

根据患者现有肌张力与正常静息肌张力水平的比较,可将肌张力异常分为肌张力过强、肌张力过低、肌张力障碍。临床常见的肌张力异常有痉挛、僵硬、肌张力障碍和肌张力弛缓。

二、痉挛的定量评定

徒手评定方法:在痉挛的定量评定中,不使用仪器的徒手评定方法在临床上仍然为主要手段。徒手评定是一种根据关节进行被动运动时所感受的阻力来分级评定的方法。临床中,常采用被动关节活动范围检查法、Ashworth 分级法、Penn 分级法和 Clonus 分级法(表 3-6)。

表 3-6　评定标准

等级	肌张力	标准
0	软瘫	被动活动肢体无反应
1	低张力	被动活动肢体反应减弱
2	正常	被动活动肢体反应正常
3	轻度、中度增高	被动活动肢体有阻力反应
4	重度增高	被动活动肢体有持续阻力反应

操作方法:与被动关节运动相似,但最好从被评定的肌肉处于最短的位置开始,运动速度相对较快。检查评定时,患者处于舒适体位,一般采用仰卧位,分别对双侧上、下肢进行被动关节活动范围运动(表 3-7)。

特点:较易掌握,但评定级别相对粗略。

表 3-7 评定标准

级别	评定标准
0 级	无肌张力的增加
1 级	肌张力略微增加,受累部分被动屈伸时,在关节活动范围之末时呈现最小的阻力或出现突然卡住和释放
1+级	肌张力轻度增加,在关节活动范围后 50% 内出现突然卡住,然后在关节活动范围的后 50% 均呈现最小的阻力
2 级	肌张力较明显地增加,通过关节活动范围的大部分时肌张力均较明显地增加,但受累部分仍能较易地被移动
3 级	肌张力严重增高,被动运动困难
4 级	僵直,受累部分被动屈伸时呈现僵直状态,不能活动

小　结

肌张力是维持人体肢体位置,支撑体重,保证肢体运动控制能力,空间位置,进行各种复杂运动所必备的条件。肌张力的正常与否主要取决于中枢神经系统和周围神经系统的支配情况,一旦这种支配情况发生改变,则可以导致肌张力过强、过低或肌张力障碍等功能问题。因此,肌张力的评定是神经系统损伤后运动功能的重要组成部分。

练习题

1. 下列关于痉挛的叙述,正确的是(　　)
   A. 肌张力高一定是痉挛　B. 强烈的痉挛即是挛缩　C. 痉挛常见于脊髓损伤
   D. 偏瘫恢复期不出现痉挛　E. 外界刺激可使痉挛缓解
2. 下列哪种情况一般不会出现肌肉痉挛(　　)
   A. 脊髓灰质炎　B. 高位脊髓损伤　C. 脑外伤后遗症期
   D. 脑卒中　E. 脑性瘫痪
3. 关于 Ashworth 痉挛分级,错误的是(　　)
   A. 0 级——无肌张力增高
   B. 1 级——肌张力轻度增高,受累部分被动屈曲或伸展时有一定的牵拉阻力
   C. 2 级——肌张力明显增高,但受累部分容易屈曲和伸展
   D. 3 级——肌张力显著增高,被动活动困难
   E. 4 级——受累部分僵硬于屈曲或伸展位
4. 下列痉挛的特点,除外(　　)
   A. 肌张力高　B. 运动迟缓
   C. 下肢伸肌痉挛有助于截瘫患者的行走　D. 偏瘫患者早期即应该采用抗痉挛体位
   E. 多先发生弛缓性瘫痪
5. 肌张力增高常见于(　　)
   A. 帕金森病　B. 臂丛神经损伤　C. 脑瘫
   D. 小儿麻痹后遗症　E. 弛缓性瘫痪

笔记栏

6. 一位患者的肌张力明显增加，被动运动困难，用改良 Ashworth 评定为（　　）

A. 1 级　　B. 2 级　　C. 3 级

D. 4 级　　E. 5 级

（何予工）

第五节　临床步态分析

学习目标

1. 掌握步行周期与步态临床观察要点。
2. 熟悉自然步态及基本参数，常见的异常步态分析。
3. 了解自然步态的运动学特征和动力学特征。

一、概述

步行：是指通过双脚的交互动作移动机体的人类特征性活动。正常步行并不需要思考，然而步行的控制十分复杂，包括中枢命令、身体平衡和协调控制，涉及下肢各关节和肌肉的协同运动，也与上肢和躯干的姿态有关。从运动的神经控制角度来看，步行是典型的模式化运动。

步态：是人类步行的行为特征。步态涉及人的行为习惯，受到职业、教育、年龄、性别的影响，也受到各种疾病的影响。任何环节的失调都可能影响步行和步态，而异常也有可能被代偿或掩盖。步行障碍是对残疾者日常生活活动影响最大的功能障碍之一，也是残疾者最迫切需要恢复的功能障碍。是临床意义重要的日常生活活动能力之一。

步长（step length）：行走时一侧足跟着地到紧接着的对侧足跟着地所行进的距离称为步长，又称单步长，如图 3-4 示 Ⅰ，通常用厘米表示。健康人平地行走时，一般步长为 50 ~ 80 cm。个体步长的差异主要与腿长有关，腿长，步长也大。步长时间：指一足着地至对侧足着地的平均时间（图 3-4）。

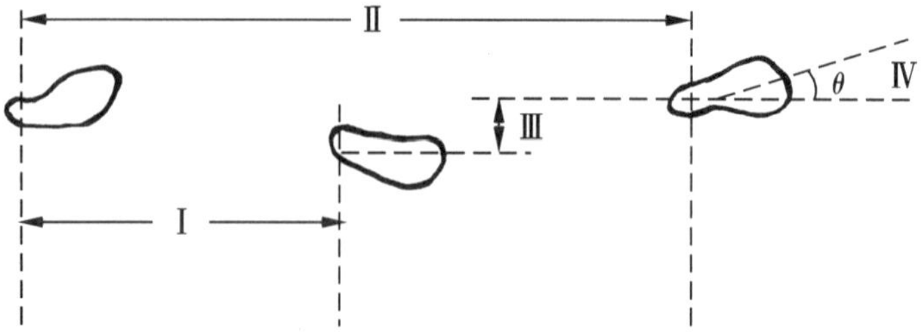

图 3-4　步长

Ⅰ：步长；Ⅱ：步幅；Ⅲ：步宽；Ⅳ：足偏角

步幅（stride length）：行走时，由一侧足跟着地到该侧足跟再次着地所进行的距离称为步幅,又称复步长或跨步长,如图3-4示Ⅱ,用厘米表示,通常是步长的2倍。平均步幅时间:相当于支撑相和摆动项之和。

步频:指平均步数(步/分),步频=60(s)/步长平均时间(s),根据左右步长时间计算步频,以表示两侧步长的差异。步速:指步行的平均速度,步速=步幅/步行周期。

步宽(stride width):在行走中左、右两足间的距离称为步宽,通常以足跟中点为测量参考点,如图3-4示Ⅲ,通常用厘米表示,健康人为8 cm±3.5 cm。

足偏角:指足中心线与同侧步行直线之间的夹角,如图3-4示Ⅳ,左右足分别计算。

步态分析:是研究步行规律的检查方法,旨在通过生物力学、运动学和肌肉电生理学等手段,揭示步态异常的关键环节和影响因素,指导康复评估和治疗,也有助于临床诊断、疗效评估、机制研究等。

二、步态周期

步态周期:指一侧下肢完成从足落地到再次落地的时间过程,根据下肢在步行时的空间位置分为支撑相和摆动相(图3-5)。

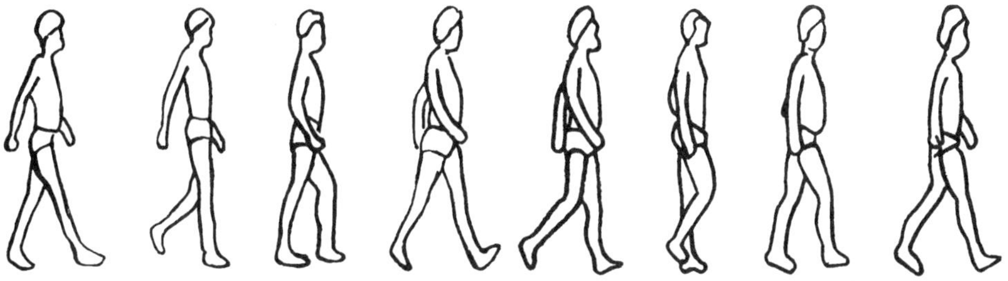

图3-5 步态周期

1. 支撑相 指下肢接触地面和承受重力的时间,占步行周期的60%,支撑相大部分时间是单足支撑称为单支撑相,单支撑相与对侧下肢的摆动相时间相等,单支撑相缩短将导致对侧摆动相时间缩短,导致步长缩短。反之,一侧的摆动相缩短,也导致对侧的单支撑相缩短。步行中双足落地的时相称为双支撑相,相当于支撑足首次触地及承重反应期,相当于对侧足的减重反应和足离地时期,双支撑相的时间与步行速度呈反比,步行障碍时往往首先表现为双支撑相时间延长,以增加步行稳定性。步行与跑步的关键差别在于步行有双支撑相。

(1)支撑相早期 指支撑相开始阶段,包括首次触地和承重反应,占步行周期的10%~20%。①首次触地:指足跟接触地面的瞬间,下肢前向运动减速,落实足进入支撑相的位置,是支撑相异常最常见的时期。②承重反应:指首次触地之后重心由足跟向全足转移的过程。③地面反作用力(GRF):是体重和加速度的综合,正常步速时为体重的120%~140%,步速越快,GRF越大。下肢承重能力降低时可以通过减慢步速,减少GRF对活动的影响。

(2)支撑相中期 指支撑相中间阶段,此时支撑足全部着地对侧足处于摆动是单足支撑全部重力的时相,正常步速时为步行周期的38%~40%。主要功能是保持膝

笔记栏

关节稳定,控制胫骨向前的惯性运动,为下肢向前推进做准备,参与的肌肉主要为腓肠肌和比目鱼肌,下肢承重力小于体重或身体不稳定时,此期缩短,以将重心迅速转移到另一足,保持身体平衡。

(3)支撑相末期　指下肢主动加速蹬离的阶段,开始于足跟抬起,结束于足离地,为步行周期的10% ~12%。此阶段身体重心向对侧下肢转移,又称为摆动前期。在缓慢步行时可以没有蹬离而只是足趾离开地面,踝关节保持跖屈,髋关节主动屈曲。

2. 摆动相　指足离开地面向前迈步到再次落地之间的阶段,占步行周的40%。

(1)摆动相早期　指足刚离开地面的阶段,主要的动作为足廓清地面和屈髋带动屈膝,加速肢体前向摆动,占步行周期的13% ~15%。此期屈髋是由屈髋肌主动收缩的结果,屈膝的过程是屈髋导致的膝关节惯性活动,而不是腘绳肌收缩的结果。

(2)摆动相中期　指迈步的中间阶段,足廓清仍然是主要任务,占步行周期的10%,参与的肌肉包括屈髋肌、股四头肌和胫前肌。

(3)摆动相末期　指迈步即将结束,足在落地之前的阶段,主要动作是下肢前向运动减速,准备足着地的姿势,步行周期的15%。此期的肌肉控制最为复杂,包括髂腰肌、臀大肌、腘绳肌、股四头肌、胫前肌的共同参与。

三、引起步态障碍的因素

1. 骨关节因素　由于运动损伤、骨关节疾病、先天畸形、截肢手术等造成的躯干、骨盆、髋、膝、踝、足静态畸形和双下肢长度不一及疼痛和关节松弛等,可对步态产生明显的影响。

2. 神经肌肉因素　中枢神经损伤包括脑卒中、脑外伤、脊髓损伤和脑瘫帕金森病等,可造成痉挛步态、偏瘫步态、剪刀步态、共济失调步态、蹒跚步态等。引起步态障碍的原发性因素是肌力和肌张力失衡以及肌肉痉挛,继发性因素包括关节和肌腱挛缩畸形,肌肉萎缩代偿性步态改变等。

小　　结

步行是人类最基本的运动,步行的姿态可分为不同的类型,通过检测人体行走中的运动状态、受力状态等生物力学有关的物理量,可进一步分析影响步态的各种因素,如解剖结构、生理功能,甚至精神状态的各种变化。在康复医学中,可以指导患者术后的行走训练,是设计智能化假肢的支持技术。可为假肢和人工关节设计提供所需依据,也是当前人工关节置换术前后进行定量分析与评价的唯一手段。

练习题

1. 步行与跑步的区别是(　　)

A. 有支撑期　　B. 有摆动期　　C. 有双支撑期

D. 有摆动相　　E. 有支撑相

2. 偏瘫步态的特点有(　　)

A. 划圈步态　　B. 剪刀步态　　C. 鸭子步态

D. 醉汉步态　　E. 以上都不是

3. 小脑病变的步态特点有(　　)

A. 扶膝步态　　B. 摇摆步态　　C. 剪刀步态
D. 醉汉步态　　E. 短腿步态

4. 下列哪项不是异常步态常见的原因(　　)
A. 中枢神经系统病变　　B. 周围神经系统病变　　C. 骨关节病
D. 肌肉病变　　E. 精神疾病

5. 以下几种常见的病理步态哪一种是正确的(　　)
A. 减痛步常见于足下垂　　B. 回旋步常见于偏瘫患者足内翻
C. 剪刀步常见于小儿麻痹后遗症　　D. 斜肩步常见于股四头肌瘫痪
E. 前冲步常见于小脑性共济失调

6. 步行最显著屈曲运动的关节是(　　)
A. 骨关节　　B. 膝关节　　C. 髋、膝关节
D. 膝、踝关节　　E. 髋、膝、踝关节

7. 关于"臀中肌步态",下述哪一项是错误的(　　)
A. 髋关节侧方稳定性降低　　B. 行走中患腿于站立相时躯体向患侧侧弯
C. 多由脊髓灰质炎引起　　D. 患者行走时表现为挺胸凸肚状
E. 双侧臀中肌受损时步态状如鸭步

8. 步行时降低能耗的关键是(　　)
A. 骨盆前后倾斜　　B. 骨盆侧移　　C. 减少重心摆动
D. 体重转移　　E. 以上都不是

9. 在步行周期中,如果双侧臀中、小肌无力会出现(　　)
A. 鸭步态　　B. 划圈步态　　C. 跨越步态
D. 慌张步态　　E. 疼痛步态

10. 正常人平均步数约为(　　)
A. 1.5 m/s　　B. 1.3 m/s　　C. 0.9 m/s
D. 0.6 m/s　　E. 0.8 m/s

(何予工)

第六节　平衡与协调功能评定

学习目标

1. 掌握平衡与协调功能的评定方法。
2. 熟悉平衡的概念及维持平衡的生理机制;协调的概念、常见的协调障碍分类及表现。
3. 了解平衡及协调功能的评定目的;Berg 平衡量表评定标准及内容。

一、平衡的概念

平衡是指身体保持一种姿势及在运动或受到外力作用时自动调整并维持姿势的能力。人体重心是指人体所受重力的合力的作用点。支撑面是指人体在各种体位下(卧、坐、站立、行走)所依靠的接触面。人体站立时的支撑面为两足及两足之间的面

笔记栏

积。面的大小影响身体的平衡。身体的重心落在支撑面内就能保持平衡，反之重心落在支撑面之外时就会失去平衡。

人体平衡可以分为静态平衡和动态平衡。

1. 静态平衡　称一级平衡，指人体在无外力作用下，在睁眼和闭眼时维持某姿势稳定的过程，例如坐位和站位时平衡。

2. 动态平衡

(1) 自动动态平衡　称二级平衡，是指在无外力作用下从一种姿势调整到另外一种姿势的过程，在整个过程中保持平衡状态。

(2) 他动动态平衡　称三级平衡，是指人体在外力的作用下（包括加速度和减速度），当身体重心发生改变时，迅速调整重心和姿势，保持身体平衡的过程。人体对外界干扰（如推拉等）产生反应、恢复稳定状态的能力。

二、人体平衡的维持

人体平衡的维持需要以下三个环节的参与。

1. 感觉输入　人体站立时身体所处位置与地球引力及周围环境的关系通过视觉、躯体感觉、前庭觉的传入而被感知。适当的感觉输入，特别是躯体、前庭和视觉信息对平衡的维持和调节具有前馈和反馈的作用。

(1) 视觉系统　当身体的平衡因躯体感觉受到干扰或破坏时，视觉系统通过颈部肌肉收缩使头部保持向上直立位和保持水平视线来使身体保持或恢复到原来的直立位，从而获得新的平衡。

(2) 躯体感觉　平衡的躯体感觉包括皮肤感觉（触、压觉）和本体感觉。在维持身体平衡和姿势的过程中，与支撑面相接触的皮肤触、压觉感受器向大脑皮质传递有关体重的分布情况和身体质心的位置；分布于肌肉、关节及肌腱等处的本体感受器（螺旋状感觉神经末梢）收集随支撑面变化的信息，经深感觉传导通路向上传递。

(3) 前庭系统　包括3个半规管。感知人体角加速度运动和椭圆囊、球囊（耳石器）感知的瞬时直线加速运动及与直线重力加速有关的头部位置改变的信息，经第Ⅳ对脑神经进脑干。头部的旋转刺激了前庭系统中两个感受器。其一为半规管内的壶腹嵴（运动位置感受器）能感受头部在三维空间中的运动角加（减）速度的变化引起的刺激。在躯体感觉和视觉系统正常的情况下，前庭冲动在控制人体质心位置上的作用很小。当躯体感觉和视觉信息输入均不存在（被阻断）或输入不准确而发生冲突时，前庭系统的感觉输入在维持人体平衡方面就变得非常重要。

2. 中枢整合　感觉信息在多级平衡觉神经中枢中进行整合加工，并形成运动的方案。三种感觉信息在包括脊髓、前庭核、内侧纵束、脑干网状结构、小脑及大脑皮质等多级平衡觉神经中枢中进行整合加工，并形成运动的方案。当体位或姿势变化时，为了判断人体质心的准确位置和支撑面情况，中枢神经系统将三种感觉信息进行整合，迅速判断何种感觉所提供的信息是有用的，何种感觉所提供的信息是相互冲突的，从中选择出提供准确定位信息的感觉输入，放弃错误的感觉输入。

3. 运动控制　中枢神经系统在对多种感觉信息进行分析整合后下达运动指令，运动系统以不同的协同运动模式控制姿势变化，将身体质心调整到原来的范围内或重新建立新的平衡。中枢神经系统在对多种感觉信息进行分析整合后下达运动指令，运动系统以不同的协同运动模式控制姿势变化，将身体质心调整到原来的范围内或重新建立新的平衡。当平衡发生变化时，人体通过三种调节机制或姿势性协同运动模式来应变，包括踝调节机制、髋调节机制及跨步调节机制。

三、平衡的评定方法

1. 观察法

(1)在静止状态下能否保持平衡　例如：睁、闭眼坐，睁、闭眼站立（即 Rombcrg´s征），双足靠拢站，足跟对足尖站，单足交替站等。

(2)在运动状态下能否保持平衡　例如：坐、站立时移动身体，在不同条件下行走，包括足跟着地走、足尖着地走、直线走、走标记物。

(3)其他　侧方走，倒退走，环行走等。

2. 量表法　属于主观评定后的记录方法。优点是不需要专门的设备，结果量化，评分简单，应用方便。

3. Berg 平衡量表　Berg 平衡量表（Berg balance scale，BBS）包括站起、坐下、独立站立、闭眼站立、上臂前伸、转身一周、双足交替踏台阶、单腿站立等 14 个项目，测试一 14 项，每项 0 ~4 分，总分 56 分，20 min 内完成测试。

设备：秒表、直尺、椅子、台阶。

结果：①0 ~20 分，坐轮椅。②21 ~40 分，辅助步行。③41 ~56 分，独立步行。④<40 分，有跌倒风险。

四、协调评定的目的与内容

协调评定的目的是明确有无协调功能障碍，评估肌肉或肌群共同完成一种作业或功能活动的能力；帮助了解协调障碍的程度、类型及引起协调功能障碍的原因；为康复计划的制订与实施提供依据；对训练疗效进行评估；协助研制协调评定与训练的新设备。

在协调功能评定时，应依次检测以下内容：①完成动作的时间是否正常。②运动是否精确、直接、容易反向做。③加快速度是否影响运动质量。④进行活动时有无身体无关的运动。⑤不看自己运动时是否影响运动的质量。⑥受试者是否很快感到疲劳。

五、协调的评定方法

1. 观察法　临床上评定方法主要是观察被测试者在完成指定动作的过程中有无异常。

(1)指鼻试验　被测试者用自己的示措先接触自己的鼻尖，再去接触检查者的示指。检查者通过改变自己示指的位置，来评定被测试者完成该试验的能力。

(2)指-指试验　检查者与被测试者相对而坐，将示指放在被测试者面前，让其示指去接触检查者的示指。检查者通过改变示指的位置评定被测试者对方向距离改变的应变能力。

(3)轮替试验　被测试者双手张开，一只手向上，另一只手向下，交替转动；也可

笔记栏

以一侧手在对侧手背上交替转动。

(4)示指对指试验　被测试者双肩外展90°,伸肘再同时向正中线运动,双手示指相对。

(5)拇指对指试验　被测试者拇指依次与其他四指相对,速度可以由慢渐快。

(6)握拳试验　被测试者双手握拳伸开。可以同时进行或交替进行(一只手握拳,另一只手伸开),速度可以逐渐加快。

(7)拍膝试验　被测试者一侧用手掌拍膝,对侧握拳拍膝;或一侧手掌在同侧膝盖上做前后运动,对侧握拳在膝盖上做上下运动。

(8)跟-膝-胫试验　被测试者仰卧,抬起一侧下肢,先将足跟放在对侧下肢的膝盖上,再沿着胫骨前缘向下推移。

(9)旋转试验　被测试者上肢在身体一侧屈肘90°,前臂交替旋前、旋后。

(10)拍地试验　被测试者足跟触地,足尖抬起做拍地动作,可以双足同时做或分别做。

正常协调功能的人群应具有以下特征:运动方式的多样性;具有良好的平衡反应能力;当固定身体的某一部位时,具有能使身体的其他部位完成平滑、顺畅运动的能力;观察受试者动作的完成是否直接精确,时间是否正常,在动作的完成过程中有无辨距不良、震颤或僵硬,增加速度或闭眼时有无异常,并通过与健康人比较,判断受试者是否存在协调功能障碍。评定时还需要注意共济失调是一侧性或双侧性,什么部位最明显(头、躯干、上肢、下肢),睁眼、闭眼有无差别。

2. 协调试验　分平衡性与非平衡性协调试验两类。

(1)平衡性协调试验　平衡性协调试验是评估身体在直立位时的姿势、平衡及静和动的成分。

(2)非平衡性协调试验　非平衡性协调试验是评估身体不在直立位时静止和运动的成分。

小　结

平衡与协调是人体保持姿势与体位,完成各项日常生活活动,尤其是各种转移动作、行走及跑、跳等复杂运动的基本保证。平衡与协调功能的康复训练是物理治疗的重要工作内容,是在大脑皮质运动区、小脑、前庭器官、深部感觉、视觉等锥体系统和锥体外系的精细控制下,由骨骼肌、肌肉、关节紧密配合,协调活动等来实现的。

练习题

1. 医学范畴内的动态平衡是指(　　)

A. 机体恢复原有平衡或建立新平衡的过程

B. 人体所处的一种姿势或稳定状态

C. 使人体能保持身体某些部位的稳定,同时有选择地运动身体的其他部位

D. 身体所处的一种姿势在运动或受到外力作用时,能自动调整并维持姿势的一种能力

E. 能支撑身体并能运动的能力

2. 下列人体系统中,除了哪项均与平衡功能相关(　　)

A. 躯体感觉系统　　B. 自主神经系统　　C. 前庭系统

D. 视觉系统　　E. 运动系统

3. Berg 平衡量表共有(　　)项

A. 10　　B. 20　　C. 12

D. 14　　E. 15

4. Berg 平衡量表评分低于(　　)分表明有摔倒的危险

A. 10　　B. 30　　C. 40

D. 24　　E. 15

5. 根据中枢神经病变部位的不同,协调功能障碍可分为(　　)

A. 小脑性共济失调、脊髓后索共济失调、基底节共济失调

B. 小脑性共济失调、脊髓侧束共济失调、基底节共济失调

C. 脊髓侧束共济失调、锥体束共济失调、基底节共济失调

D. 脊髓后索共济失调、基底节共济失调、脊髓侧束共济失调

E. 小脑性共济失调、脊髓后索共济失调、锥体束共济失调

6. 感觉性共济失调发生于(　　)

A. 帕金森病　　B. 小脑损伤　　C. 脊髓后索病变

D. 脊髓侧索病变　　E. 基底节病变

7. 下列哪项不是非平衡协调检查(　　)

A. 指鼻试验　　B. 指-指试验　　C. 拍膝试验

D. 单足站立　　E. 握拳试验

8. 下列常见的协调障碍,不属于共济失调的是(　　)

A. 手足徐动　　B. 震颤　　C. 轮替运动

D. 辨距不良　　E. 运动分率

9. 人体平衡的参与者是(　　)

A. 躯体感觉系统　　B. 视觉系统　　C. 前庭系统

D. 躯体运动系统　　E. 以上都是

(何予工)

第七节　感觉评定

学习目标

1. 掌握深、浅感觉及复合觉的检查方法;疼痛视觉模拟评分法。
2. 熟悉感觉障碍的分类、特点;感觉检查部位。
3. 了解躯体感觉评定的适应证和禁忌证,各种感觉传统通路。

一、感觉与感觉障碍

感觉(sensation)是人脑对直接作用于感受器官的客观事物个别属性的反映,个别属性包括大小、形状、颜色、硬度、湿度、味道、气味、声音等。感觉功能评定可分为浅感觉检查、深感觉检查、复合感觉检查。

笔记栏

1. 感觉障碍的临床分类

(1)刺激性症状　①感觉过敏(hyperesthesia)。②感觉倒错(dysesthesia)。③感觉过度(hyperpathia)。④感觉异常(paresthesia)。⑤感觉错位(alloesthesia)。⑥疼痛(pain)。

(2)抑制性症状　①感觉缺失(anesthesia)。②感觉减退(hypoesthesia)。

2. 感觉障碍的分型及特点

(1)周围神经型感觉障碍　①末梢型:出现对称性四肢远端的各种感觉障碍,越向远端越重,呈手套、袜筒型,伴相应区运动及自主神经功能障碍。②神经干型:周围神经某一神经干受损害时,其支配区域的各种感觉呈条、块状障碍。③后根型:某一脊神经后根或后根神经节受害时,在其支配的节段范围皮肤出现带状分布的各种感觉减退或消失,并常伴有放射性疼痛,即神经根痛。

(2)脊髓型感觉障碍　①脊髓横贯性损害:受损节段平面以下的各种感觉缺失或减退。②脊髓半切综合征(Brown-Sequard syndrome):受损平面以下同侧深感觉障碍,对侧痛、温度觉障碍。③后角型:出现分离性感觉障碍,即节段性分布的痛觉、温度觉障碍,深感觉和触觉存在。

(3)脑干型感觉障碍　①分离性感觉障碍:延髓旁正中部病变损伤内侧丘系时,出现对侧肢体的深感觉障碍和感觉性共济失调,而无痛觉、温度觉感觉障碍。②交叉性感觉障碍:病变累及延髓外侧部,出现病变对侧肢体的痛觉、温度觉障碍和病灶同侧的面部感觉障碍。③偏身感觉障碍:脑桥和中脑损害时,出现对侧偏身和面部的各种感觉缺失,一般伴有病变同侧颅神经运动障碍。

(4)丘脑型感觉障碍　①偏身感觉障碍:以肢体重于躯干,上肢重于下肢,肢体远端重于近端,深感觉受累重于浅感觉为特征。②丘脑痛:在感觉的部分恢复过程中,出现对侧偏身自发的、难以忍受的剧痛,以定位不准、性质难以形容为特征。③感觉过敏或倒错。④其他症状:丘脑病变时,常累及其邻近结构而发生其他症状。

(5)内囊型感觉障碍　特点为肢体重于躯干、肢体远端重于近端、深感觉受累重于痛、温觉。常合并运动、视纤维的受累,表现为“三偏”,即偏瘫、偏身感觉障碍和偏盲。

(6)皮质型感觉障碍　①局限性感觉性癫痫。②偏身感觉障碍:往往累及对侧身体的某一部分,称为单肢感觉障碍。该型感觉障碍上肢比下肢重,远端重于近端部位,上肢的尺侧和下肢的外侧常较明显。③感觉忽略。

二、浅感觉与深感觉检查

1. 浅感觉检查

(1)痛觉　被检者闭目,用大头针的针尖轻刺被检者皮肤,询问被检者有无疼痛感觉,两侧对比、近端和远端对比,并记录感觉障碍的类型(过敏减退或消失)与范围。

(2)触觉　被检者闭目,用棉签轻触被检者的皮肤或黏膜,询问有无感觉。触觉障碍常见于脊髓后索病损。

(3)温度觉　被检者闭目,用2支分别装有冷水(5~10 ℃)和热水(40~50 ℃)的玻璃试管或金属管,交替接触患者皮肤,让其辨别冷热。温度觉障碍常见于脊髓丘脑侧束病损。

(4)压觉　检查者用大拇指用劲地去挤压肌肉或肌腱,请患者指出感觉。

2. 深感觉检查

(1)运动觉　被检者闭目,检查者轻轻夹住被检者的手指或足趾两侧,上下移动5°左右,让被检者说出运动方向。运动觉障碍常见于脊髓后索病损。

(2)位置觉　被检者闭目,检查者将其肢体摆成某一姿势,请其描述该姿势或用对侧肢体模仿。

(3)震动觉　检查者将震动着的音叉柄置于骨突起处,询问被检者有无震动并计算持续时间,比较两侧有无差别。检查时常选择的骨突部位有胸骨、锁骨、肩峰、尺骨鹰嘴、桡骨 小头、尺骨小头、棘突、髂前上棘、股骨粗隆、腓骨小头、内踝和外踝等。

3. 复合感觉检查　包括皮肤定位觉、两点辨别觉、实体觉和体表图形觉,这些感觉是大脑综合分析的结果,也称皮质感觉。

(1)肤定位觉　被检者闭目,检查者以手指或棉签轻触被检者皮肤,让被检者说出或用手指指出被触部位。

(2)两点辨别觉　①以钝脚分规刺激皮肤上的两点,检测被检者有无能力辨别,再逐渐缩小双脚间距,直到被检者感觉为一点为止,测其实际间距,与健侧对比。两点必须同时刺激,用力相等。②Moberg 法:将回形针掰开,两端形成一定距离,然后放在患者皮肤上让其分辨,正常人手指末节掌侧为 2 ~ 3 mm,中节 4 ~ 5 mm,近节 5 ~ 6 mm。7 ~ 15 mm 为部分丧失,15 mm 为完全丧失。两点辨别距离越小,越接近正常值范围,说明该神经的感觉功能越好。

(3)实体觉　①被检者闭目,让其用单手触摸熟悉的物体如钢笔、钥匙、硬币等,并说出物体的名称、大小、形状、硬度、轻重等,两手比较。怀疑有实体觉障碍者,应先测功能差的手,再测另一只手。②被检者睁眼,用一小布袋装入上述熟悉的物体,令其用单手伸入袋中触摸,然后说出 1 ~ 2 种物体的属性和名称。

(4)体表图形觉　被检者闭目,检查者用笔或竹签在其皮肤上画图形(方、圆、三角形等),或写简单的数字(1、2、3 等),让被检者分辨。也应双侧对照。

(5)其他大脑皮质感觉　通常大脑皮质感觉检查还包括重量识别觉(识别重量的能力)及对某些质地(如软和硬,光滑和粗糙)的感觉。

感觉功能评定结果可记录为:正常(0),减弱(-1)和消失(-2),轻度敏感(+1)和显著敏感(+2)。

4. 注意事项

(1)首先让被检者了解检查的目的与方法,以取得充分合作。

(2)充分暴露检查部位。

(3)皮肤增厚、瘢痕、起茧部位的感觉也会有所下降,注意区别。

(4)检查时采取左右、近远端对比的原则。

(5)检查时被检者一般宜闭目,以避免主观或暗示作用。

(6)检查者需耐心细致,必要时可多次重复检查。

小　结

感觉评定是判定神经损伤平面及定位的重要检查内容,对神经肌肉和节段性感觉支配检查很重要。评定前要做好解释工作,取得患者的理解和配合。评定时要充分暴露患者检查部位,严格按照顺序进行健侧与患侧的对比检查。评定过程中对患者要做

笔记栏

好隐私部位保护。

练习题

1. 临床工作中常用的疼痛评定方法有以下几种,除外(　　)
A. 词语定级法　B. 数字定级法　C. 目测类比定级法
D. 综合评定法　E. 患者自述法

2. 下面关于急性疼痛的说法中,不恰当的是(　　)
A. 病程较短　B. 部位多数明确、固定　C. 原因通常是伤害性刺激
D. 患者反应往往十分消极　E. 疼痛性质往往是疾病的一个症状

3. 下列哪个属于深感觉(　　)
A. 压觉　B. 振动觉　C. 痛觉
D. 触觉　E. 温度觉

4. 以下哪些是感觉障碍的刺激性症状(　　)
A. 感觉过敏　B. 感觉倒错　C. 感觉异常
D. 感觉减退　E. 感觉过度

5. 以下关于浅感觉的检查哪项是错误的(　　)
A. 触觉检查每次给予的刺激强度应一致
B. 触觉检查时刺激的速度不能有一定的规律
C. 痛觉麻木的患者检查从正常部位向障碍部位逐渐移行
D. 痛觉过敏的患者检查要从正常部位向障碍部位逐渐移行
E. 瘫痪的患者压觉检查应从有障碍的部位开始直到正常的部位

6. 以下感觉中不属于复合感觉的是(　　)
A. 皮肤定位觉　B. 两点辨别觉　C. 图形觉
D. 实体觉　E. 关节觉

(何予工)

第八节　日常生活活动能力评定

学习目标

1. 掌握日常生活活动能力的概念;Barthel 指数评定内容、评分标准和结果判断。
2. 熟悉 Barthel 指数评定的注意事项。
3. 了解常用的 BADL、IADL 标准化量表的评定内容。

一、日常生活活动能力的概念及分类

日常生活活动(activities of daily living,ADL)能力反映了人们在家庭内(或医疗机构)和社区中的基本活动能力,包括运动、自理、交流及家务活动等。ADL 分为基础性

日常生活活动(basic activity of daily living,BADL)和复杂性日常生活活动(instrumental activity of daily living,IADL)。

1. BADL　是指人维持最基本的生存、生活需要所必需的每日反复进行的活动,包括自理和功能性移动两类活动。自理活动包括进食、梳妆、洗漱、洗澡、如厕、穿衣等,功能性移动包括翻身、从床上坐起、转移、行走、驱动轮椅、上下楼梯等。

2. IADL　指人维持独立生活所必需的一些活动,包括使用电话、购物、做饭、家事处理、洗衣、服药、理财、使用交通工具、处理突发事件及在社区内的休闲活动等。从IADL所包含的内容中可以看出,这些活动常需要使用一些工具才能完成,是在社区环境中进行的日常活动。IADL是在BADL基础上实现人的社会属性的活动,是维持残疾人自我照顾、健康并获得社会支持的基础(表3-8)。

表3-8　BADL和IADL的比较

项目	BADL	IADL
反应运动功能	粗大的运动功能	精细的运动功能
内容	以躯体功能为主	含躯体功能、言语、认知功能
适用对象	较重的残疾患者	较轻的残疾患者
应用范围	主要在医疗机构	主要在社区和老年人
敏感性	低	高

二、ADL的评定方法

ADL基本的评定方法包括提问法、观察法及量表检查法。

1. 提问法　提问法是通过提问的方法来收集资料和进行评定。提问有口头提问和问卷提问,常用的IADL评定为功能活动问卷(FAQ)。应尽量让患者本人回答问题。检查者在听取患者的描述时,应注意甄别患者所述是客观存在还是主观意志,回答是否真实、准确。当患者因体力过于虚弱、情绪低落或有认知功能障碍而不能回答问题时,可以请患者的家属或陪护者回答问题。

由于在较少的时间内就可以比较全面地了解患者的ADL完成情况,因此提问法适用于对患者的残疾状况进行筛查(表3-9)。

表3-9　FAQ

项目	正常或从未做过,但能做(0分)	困难,但可单独完成或从未做过(1分)	需要帮助(2分)	完全依赖他人(3分)
每月平衡收出的能力,算账的能力?				
患者的工作能力?				
能否到商店买衣服、杂货和家庭用品?				
有无爱好?会不会下棋和打扑克?				

续表 3-9

项目	正常或从未做过，但能做(0分)	困难，但可单独完成或从未做过(1分)	需要帮助(2分)	完全依赖他人(3分)
会不会做简单的事情，如用电炉子、泡茶等？				
会不会准备饭菜？				
能否了解最近发生的事件(实事)？				
能否参加讨论和了解电视、书和杂志内容？				
能否记住约会时间、家庭节日和吃药？				
能否拜访邻居、自己乘公共汽车？				

FAQ 评定分值越高表明障碍程度越重，正常标准为<5 分，≥5 分为异常。

2. 观察法　观察法是指检查者通过直接观察患者 ADL 实际的完成情况来进行评定的。观察的场所可以是实际环境，也可以是实验室。实际环境指被检查者日常生活中实施各种活动的生活环境，这里所指的环境，不仅仅包括地点如在家里，还包括所使用的物品如家中的浴盆、肥皂及适当的时间等。社区康复常采用在实际环境中观察 ADL 实施情况的方法，检查者可在清晨起床后在被检查者家中的盥洗室里观察其洗漱情况。住院患者的 ADL 观察评定则通常在实验室条件下，即在模拟的家庭或工作环境中进行。需要指出的是，不同的环境会对被检查 ADL 表现的质量产生很大的影响。实际环境与实验室环境条件下被检查者的 ADL 表现可能有所不同。因此，在评定的过程中应当将环境因素对 ADL 的影响考虑在内，使观察结果更真实、准确。采用观察法能够使治疗师在现场仔细地审视患者活动的每一个细节，看到患者的实际表现。这一点是无法从提问中获得的，而且观察法能够克服或弥补提问法中存在的主观性、可能与实际表现不符的缺陷。通过实际观察，检查人员还可以从中分析影响该作业活动完成的因素或原因。

3. 量表检查法　常用的 ADL 量表评定方法有 Barthel 指数、Katz 指数、Kenny 自理评估法、PULSES 量表等，其中常用的标准化 PADL 评定为 Barthel 指数。

该法于 1965 年(Mahoney 和 Barthel)正式发表。Barthel 指数评定简单，可信度高，灵敏度也高。它不仅可以用来评定治疗前后的功能状况，而且可以预测治疗效果、住院时间及预后，是康复医疗机构应用最广的一种 ADL 评定方法(表 3-10)。

4. 注意事项

(1)在评定时注重观察患者的实际操作能力，而不能仅依赖其口述。

(2)患者在帮助下才可完成某种活动时，要对帮助的方法与帮助量予以详细记录。

(3)评定应在适当的时间和地点进行。通常应由作业治疗师在早上起床时到病房观察患者穿衣、洗漱、刮脸或化妆等各种自理活动，以求真实。如作业疗法科有 ADL 评定设置，必须尽量接近实际生活环境。

(4)为避免因疲劳而失实，必要时评定可分几次完成，但应在同一地点进行。

(5)再次评定的时机再次评定 ADL 的目的是为了观察疗效、检验治疗方法、为及时调整治疗方案提供依据以及判断预后。因此，再次评定的时间应该安排在一个疗程结束时以及出院前。出现新障碍时应随时进行评定。

表 3-10 Barthel 指数项目及评分

ADL 项目	评分			
	自理	稍依赖	较大依赖	完全依赖
进食	10	5	0	0
洗澡	5	0	0	0
修饰(洗脸、梳头、刷牙、刮脸)	5	0	0	0
穿衣(包括系鞋带)	10	5	0	0
控制大便	10	5	0	0
控制小便	10	5	0	0
如厕	10	5	0	0
床椅转移	15	10	5	0
行走(平地 45 m)	15	10	5	0
上下楼梯	10	5	0	0

Barthel 指数评分结果:满分 100 分,60 分以上者为良,生活基本自理;40 ~ 60 分为中度功能障碍,有功能障碍,生活需要帮助;20 ~ 40 分为重度功能障碍,生活明显依赖;20 分以下者为完全残疾,生活完全依赖。Barthel 指数得分 40 分以上者康复治疗的效益最大。

小 结

ADL 能力反映了一个人在家庭、工作机构及社区里自己管理自己的能力,是患者回归家庭、回归社会所必备的能力之一。ADL 评定的准确与否直接关系到训练方案的制定、训练效果的评价、患者预后的预测,以及患者的情绪与训练的积极性。因此,在对患者进行评定时一定要根据患者的实际情况,进行耐心而细致的评定,确保结果准确无误。

练习题

1. ADL 评定目的下列哪些说法是正确的(　　)
   A. 确定独立程度　B. 判断预后　C. 修订方案、总结治疗经验
   D. 为制订治疗方案提供依据　E. 以上都是
2. ADL 运动方面不包括(　　)
   A. 轮椅上运动和转移　B. 以慢速跑 45 m　C. 床上运动
   D. 室内或室外行走　E. 公共或私人交通工具的使用
3. 关于日常生活活动能力评定注意事项的描述不恰当的是(　　)
   A. 评定前应与患者交谈以取得患者的理解与合作
   B. 评定前还必须对患者的基本情况有所了解
   C. 应考虑到患者生活的社会环境、反应性、依赖性
   D. 重复进行评定时可在不同条件或环境下进行
   E. 在分析评定结果时应考虑有关影响因素
4. 关于 Barthel 指数评定下列哪些说法是错误的(　　)

笔记栏

A. 小便自理不包括自行导尿　B. 穿衣包括穿鞋袜　C. 昏迷患者大小便控制记0分
D. 进食不包括做饭与盛饭　E. 只要无须帮助虽用辅助据也归自理类

5. 下列哪项不属于日常生活的能力评定(　　)
A. FIM　B. Barthel 指数　C. 关节活动度测量
D. Katz 指数　E. Kate 指数

6. Barthel 指数记分在(　　)范围者康复治疗效益最大
A. 10～20　B. 20～30　C. 30～40
D. 40～60　E. 60～100

7. 关于 FIM 的陈述不正确的是(　　)
A. FIM 是一个可靠、客观、实用的指标　B. FIM 是一项专利
C. FIM 可用来预测患者的未来结果　D. FIM 还未得到国际公认
E. FIM 评定包括入院时 FIM 总分、FIM 中位数、出院平均 FIM 分数

8. Barthel 指数量表评分项目共 10 项 100 分,60～40 分者为(　　)
A. 生活基本自理　B. 生活需要帮助　C. 生活依赖明显
D. 生活需要安全依赖　E. 生活需很大帮助

9. C_6 完全性脊髓损伤康复目标为(　　)
A. 桌上动作自立,其他依靠帮助　B. ADL 基本自立,移乘轮椅活动
C. ADL 自立,轮椅活动支具站立　D. ADL 部分自立,需中等量帮助
E. ADL 大部分自立

10. Barthel 指数评定 ADL 能力状况,根据被评定者是否需要帮助及帮助的程度分为(　　)
A. 0、5、10 分　B. 1、2、3、4 级　C. 0、10、15 分
D. A、B、C、D、E、F、G 级　E. 0、5、10、15 分

(何予工)

第九节　心功能评定

学习目标

1. 掌握代谢当量的概念;心功能的评定分级;心电运动试验的应用范围、适应证、禁忌证和注意事项。
2. 熟悉代谢当量在康复评定中应用;心电运动试验的分类和结果分析。
3. 了解心功能评定的目的。

心肺功能是人体吐故纳新、新陈代谢的基础,是人体运动耐力的基础,心血管系统和呼吸系统虽然分属于两个生理系统,但在功能上密切相关,其功能障碍的临床表现接近,康复治疗互相关联,因此在功能评估时可以归纳为心肺运动试验。

一、心功能

1. 氧运输功能　氧运输功能是心血管系统的核心功能。

(1) 血管功能　血管的主要功能是运输,将气体、能量物质、激素、电解质等运输到全身组织进行新陈代谢,同时也流经肺、肾、皮肤等器官和组织,将代谢的最终产物

排出体外。

（2）心脏功能　心脏的主要功能是产生循环系统的血液驱动力，即心脏射血能力。

2. 交换功能　气体交换是呼吸功能的核心，不仅包括肺通气功能，还包括换气功能。在形式上呼吸可以分为内呼吸和外呼吸两个基本过程。

3. 运动耐力　运动耐力是指机体持续活动的能力，取决于心肺功能和骨骼肌代谢。长期制动或缺乏运动导致骨骼肌代谢能力降低，同时也可以导致心肺功能减退，影响运动能力。

4. 代谢当量（MET）　是以安静坐位时的能量消耗为基础，表达各种活动时相对能量代谢水平的常用指标，是评估心肺功能的重要指标，1MET 相当于耗氧量 3.5 mL/(kg·min)。MET 与热卡有对应关系，其换算公式是：热卡=MET×3.5×体重(kg)/200。

5. 应激和应激试验

（1）应激　指人体对外界环境刺激所产生的反应。

（2）应激试验　泛指各种因素引起人体生理反应加剧的试验方式。运动反应就是身体对运动刺激所产生的调节过程。

6. 运动试验　心肺评定时所采用应激试验主要指运动试验。运动试验的基本原理：人体心肺功能具有强大的储备力，因此轻度和中度功能障碍往往在安静时没有异常表现。运动应激时，机体功能随运动负荷的增加，逐步进入最大代偿或失代偿状态，出现相应的生理和病理生理表现，从而有助于临床诊断和功能评估确定机体的最大功能储备，帮助制订运动训练方案时留出足够的安全空间，保证训练安全性等。运动试验中的心电运动试验最具有代表性（表 3-11）。

表 3-11　心脏功能分级及治疗分级（美国心脏学会）

临床情况			持续-间歇活动的能量消耗(kcal/min)	最大代谢当量(METs)
功能分级	Ⅰ	患有心脏疾病，其体力活动不受限制。一般体力活动不引起疲劳、心悸、呼吸困难或心绞痛	4.0～6.0	6.5
功能分级	Ⅱ	患有心脏疾病，其体力活动稍受限制，休息时感到舒适。一般体力活动时，引起疲劳、心悸、呼吸困难或心绞痛	3.0～4.0	4.5
功能分级	Ⅲ	患有心脏疾病，其体力活动大受限制，休息时感到舒适，较一般体力活动为轻时，即可引起疲劳、心悸、呼吸困难或心绞痛	2.0～3.0	3.0
功能分级	Ⅳ	患有心脏疾病，不能从事任何体力活动，在休息时也有心功能不全或心绞痛症状，任何体力活动均可使症状加重	1.0～2.0	1.5
治疗分级	A	患有心脏疾病，其体力活动不应受任何限制		
治疗分级	B	患有心脏疾病，其一般体力活动不应受限，但应避免重度或竞赛性用力		
治疗分级	C	患有心脏疾病，其一般体力活动应中度受限，较为费力的活动应予中止		
治疗分级	D	患有心脏疾病，其一般体力活动应严格受到限制		
治疗分级	E	患有心脏疾病，必须完全休息，限于卧床或坐椅子		

笔记栏

二、心电运动试验

心电运动试验(ECG exercise testing)通过观察受试者运动时的各种反应(呼吸、血压、心率、心电图、气体代谢、临床症状与体征等),来判断其心、肺、骨骼肌等的储备功能(实际负荷能力)和机体对运动的实际耐受能力。

1. 心电运动试验的目的　①为制订运动处方提供依据。②冠心病的早期诊断。③判定冠状动脉病变的严重程度及预后。④加剧的心律失常则提示为器质性心脏病,应该避免运动或调整运动量,如运动使心律失常减轻甚至消失多提示为良性心律失常,日常生活活动和运动不必限制。⑤确定患者进行运动的危险性。⑥评定运动锻炼和康复治疗的效果。⑦其他:根据运动试验的反应,选择手术适应证,判断窦房结功能等。

2. 心电运动试验的种类

(1)按所用设备分类　①活动平板试验:活动平板(treadmill)试验又称跑台试验,其是让受检者按预先设计的运动方案,在能自动调节坡度和速度的活动平板上,随着活动平板坡度和速度(运动强度)的提高进行走-跑的运动,以逐渐增加心率和心脏负荷,最后达到预期的运动目标。②踏车试验:坐位和卧位踏车试验等为下肢用力的试验,用于下肢运动障碍者的手摇功率计(臂功率计)试验为上肢试验。③便携式运动负荷仪。④台阶试验。

(2)按终止试验的运动强度分类

1)极量运动试验(maximal exercise testing)　极量运动试验可按性别和年龄推算的预计最大心率(220-年龄)作为终止试验的标准。适用于运动员及健康的青年人,以测定个体最大作功能力、最大心率和最大摄氧量。

2)亚(次)极量运动试验　运动至心率达到亚极量心率,即按年龄预计最大心率(220-年龄)的85%或达到参照值(195-年龄)时结束试验。此试验可用于测定非心脏病患者的心功能和体力活动能力。

3)症状限制运动试验　运动进行至出现必须停止运动的指征(症状、体征、心率、血压或心电图改变等)为止。症状限制性运动试验是临床上最常用的方法,用于冠心病诊断,评定正常人和病情稳订的心脏病患者的心功能和体力活动能力,为制订运动处方提供依据。

4)低水平运动试验(low level exercise testing)　运动至特定的、低水平的靶心率、血压和运动强度为止。即运动中最高心率达到130~140次/min,或与安静时比增加20次/min;最高血压达160 mmHg,或与安静时比增加20~40 mmHg;运动强度达3~4 METs作为终止试验的标准。此法目的在于检测从事轻度活动及日常生活活动的耐受能力。低水平运动验是临床上常用的方法,适用于急性心肌梗死后或心脏术后早期康复病例,以及其他病情较重者,作为出院评价、决定运动处方、预告危险及用药的参考。

(3)按试验方案分类

1)单级运动试验　是指运动试验过程中运动强度始终保持不变的运动试验,如台阶试验。

2)多级运动试验　是指运动试验过程中运动强度逐渐增加的运动试验,如活动平板试验,踏车试验又称为分级运动试验、递增负荷运动试验(graded exercise testing,GXT)。

3. 运动试验的禁忌证

(1)绝对禁忌证 ①急性心肌梗死(2 d 内)。②药物未控制的不稳定型心绞痛。③引起症状和血流动力学障碍的未控制心律失常。④严重动脉新狭窄。⑤未控制的症状明显的心力衰竭。⑥急性肺动脉栓塞和肺梗死。⑦急性心肌炎或心包炎。⑧急性主动脉夹层。

(2)相对禁忌证 ①左右冠状动脉主干狭窄和同等病变。②中度瓣膜狭窄性心脏病。③明显的心动过速或过缓。④肥厚型心肌病或其他原因所致的流出道梗阻性病变。⑤电解质紊乱。⑥高度房室传导阻滞及高度窦房传导阻滞。⑦严重动脉压升高。⑧精神障碍或肢体活动障碍,不能配合进行运动。

小　结

心功能评定不仅对慢性心肺疾病患者的诊断、康复治疗及预后非常重要,而且也是对许多患者的残疾程度进行评定的重要内容之一。心功能评定还可以作为检测康复治疗效果的手段而反复使用。

练习题

1. 3 个代谢当量的耗氧量数值为(　　)

A. 7 mL/(kg · min)　　B. 10.5 mL/(kg · min)　　C. 14 mL/(kg · min)　　D. 17.5 mL/(kg · min)　　E. 21 mL/(kg · min)

2. 以下哪种不是心电运动试验的绝对禁忌证(　　)

A. 室上性心动过速　　B. 三度房室传导阻滞　　C. 急性心内膜炎　　D. 怀疑主动脉瘤　　E. 高血压病

3. 小气道是指(　　)

A. 直径 2 ~ 4 mm 的细支气管　　B. 直径 2 mm 以上的细支气管　　C. 直径 1 mm 以下的细支气管　　D. 直径为 0.5 mm 的细支气管　　E. 直径≤2 mm 的细支气管

4. 功能残气量测定提示:残气量占肺总量的 68%,考虑该患者为(　　)

A. 轻度肺气肿　　B. 中度肺气肿　　C. 轻中度肺气肿　　D. 中重度肺气肿　　E. 严重肺气肿

5. 测得 FEV_1 为 35%,根据此数据,考虑该患者为(　　)

A. 轻度肺气肿　　B. 中度肺气肿　　C. 轻中度肺气肿　　D. 可疑肺气肿　　E. 严重肺气肿

6. 靶心率(THR)是指(　　)

A. 亚极量负荷时的心率　　B. 极量负荷时的心率　　C. 运动终止后 5 min 时的心率　　D. 与运动应该达到的适宜强度相当的心率　　E. 与运动中绝不能超过的最高强度相当的心率

(何予工)

笔记栏

第十节　电生理评定

学习目标

1. 掌握神经电生理检查的临床意义，能对检查结果进行分析与判断。
2. 熟悉常见神经损伤的神经电生理检查方法、分析及判断。
3. 了解针极肌电图的基本要求、方法及注意事项；神经传导检查技术的基本要求、方法及注意事项；诱发电位检查技术的基本要求、方法及注意事项。

电生理评定是用来记录神经肌肉组织的电活动。以神经解剖学和神经电生理学为基础，为神经肌肉的相关疾病的诊断提供依据。电生理评定包括肌肉组织、周围神经和中枢神经的检查，其方法包括肌电图（electromyography，EMG）、神经传导速度（nerve conduction velocity，NCV）、各种反射检查、诱发电位（evoked potential，EP）等。

一、肌电图

肌电图是指以同心圆针插入肌肉中收集针电极附近一组肌纤维的动作电位（MU）以及在插入过程中肌肉处于静息状态下，肌肉做不同程度随意收缩时的电活动。如果收集到的是单根肌纤维的电位，则称单纤维肌电图。如果要研究整个运动电活动，则可应用巨肌电图，如研究一个肌群的电活动，可应用表面肌电图。

肌电图还包括神经传导，神经重复电刺激等有关周围神经、神经肌肉接头和肌肉疾病的电诊断学。

（一）肌电图的基本参数

肌电图的基本图形（图3-6）。

1. 上升时间　上升时间是指从起始正峰与随之而来的大的负峰的时间间隔，即时滞（time lag）。它可以帮助我们了解记录针尖与发放冲动的MU的距离。

2. 波幅　虽然一个MU内所有单独的肌纤维几乎同步放电，但仅仅位于针尖附近的少数肌纤维决定着MUP的波幅大小。单根肌纤维电位的波幅，在离开电源200～300 μm时降低到50%以下，离开几毫米时降到1%以下。MUP中的高电压棘波，是在针尖1 mm半径范围内、由不足20条肌纤维所产生的。因此，同一个MU在不同的记录部位可有不同波幅的MUP。正常情况下，使用同心圆针极引出的MUP波幅波动于数百微伏至几个毫伏之间，使用单极针时则要大得多。

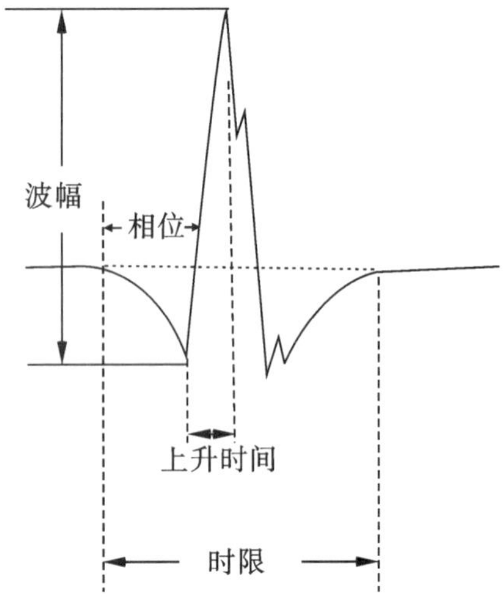

图3-6　肌电图的基本图形

3. 时限 MUP　是从电位偏离基线到恢复至基线的一个时间过程。它代表长度、传导速度及膜兴奋性不同的肌纤维同步化兴奋的程度。时限一般在 5～15 ms 之间,年龄越大时限越宽;不同的肌肉也有明显的不同,如口轮匝肌时限较短而胫前肌时限较宽。

4. 相位　测定一个 MUP 的相位数时一般通过电位从离开基线再回到基线的次数再加一而得。正常 MUP 多为四相或三相,如果多于四相,称之为多相电位,这是同步化欠佳或肌纤维脱失的表现。正常的肌肉中多相电位在 5%～15%之间。

5. 募集(recruitment)电位　肌肉进行大力收缩时引出的电位,此时运动单位的发放形式有两种变化:一是原来不处于活动状态的运动单位兴奋和募集;二是已处于活动状态的运动单位的发放频率加快。募集是指当活动性 MUP 增加其发放频率时,启动另外的运动单位发放。不同病因者表现形式不同:周围神经病呈单纯相、混合相;肌源性疾病呈病理干扰相;正常者呈干扰相。

(二)测定肌电图

肌电图测定包括以下四个步骤:①插入电位,将记录针电极插入肌肉所引起的电位变化。②自发电位,观察放松时的自发电活动。③观察轻收缩时的运动单位(motor unit,MU)和运动单位电位(motor unit potential,MUP)。④观察中度与重度用力时的运动单位募集情况。

(三)几种不同的状态的肌电图

1. 插入电活动　插入电活动是指肌肉神经支配正常时,但针插入肌肉,由于针的机械刺激,引起的肌纤维活动,在肌电图示波屏上出现一串电位波动。

插入电位缩短和插入电位延长 正常插入电活动延续不到 0.3 s。插入电位缩短见于周期性麻痹的瘫痪期、肌病或神经病致肌肉被结缔组织或脂肪代替。插入电活动延长常见于肌肉失神经支配或肌强直。

2. 肌强直放电　肌强直是在自主收缩之后或者是在受到电或机械刺激之后肌肉的不自主强直收缩。这种现象出现在先天性肌强直性、肌营养不良、萎缩性肌强直、副肌强直及高血钾型周期性麻痹。

3. 自发性电位　自发性电位包括纤颤电位、正锐波、束颤电位、肌蠕颤放电及复合性重复放电。可见的肌肉抽动可以合并有束颤和复合性重复放电,但纤颤和正锐波是不可见的。肌蠕颤放电可见于痛性痉挛综合征。

(1)纤颤电位　纤颤电位的时限范围是 1～5 ms,波幅为 20～200 μV。一般是两相或三相,起始为正相。是肌纤维不稳定、兴奋性亢进的个别肌纤维放电的结果,可见于神经源性或肌源性异常,神经肌肉接头异常。

(2)正锐波　正锐波呈锯齿样,是只有一个正相的电位,时限范围是 10～30 ms,波幅为 20～200 μV。临床意义同纤颤电位。

(3)束颤电位　束颤现在被认为是自发的肌肉抽动,是指一组运动单元电位的全部或部分肌纤维自发放电。一切参数可以同正常运动单位电位,也可同多相电位。束颤电位可以没有确定的病理意义,称为良性束颤电位。典型的束颤电位多在前角细胞病变时出现。相位过多的束颤电位称为复杂多相电位,多为病理表现。

4. 轻用力时的肌电图

(1)正常的运动单位电位　为 3 相电位,多相电位不超过 20%,时限与电压正常。

笔记栏

(2)长时限电位　正常的运动单位电位时限延长常见于神经损害或再生后的神经传导减慢,也可见于神经损害后的代偿后期,运动单位数量减少而范围扩大。

(3)短时限电位　正常的运动单位电位时限缩短常见于肌肉疾病致运动单位内肌纤维数目减少时,也可见于神经性损害的早期或再生的早期。

(4)高压电位　高压电位时神经再生时残存或再生的轴突代偿性支配到其他运动单位,使运动单位肌纤维总数增加的结果,常见于脊髓或周围的神经性损害。某些肌源性疾病的后期也可见高压电位。

(5)低压电位　由肌纤维散在变性而使运动单位肌纤维密度减少。见于各种肌源性疾病,但在神经再生早期,由于支配的神经纤维与肌纤维较少,运动单位电位也为低电压。

(6)多相电位增加　正常时不超过20%,因肌肉而异。过多的多相电位或过分复杂的多相电位则为异常。多相电位发生的原因是肌纤维或神经轴索的再生,使运动单位各肌纤维不同时兴奋。可见于脊髓与周围神经疾病和肌肉疾病。

(7)群发电位　群发电位是随意或不随意收缩时产生的一群电位,往往成节律性重复发放,其内容为许多运动单位电位的重合,多伴随不自主运动出现,定位、定性,均很困难。群发电位见于帕金森病、舞蹈病、手足徐动症等。

5. 最大用力时的肌电图　受试者最大用力时的肌电图可以分为孤立型、混合型、干扰型。①孤立型是指最大用力时全部描记中仅出现几个运动单位电位,各运动电位的图形互不重合。②混合型是指最大用力时描记肌电图中各运动单位电位经常重合,但各重合波不完全连续。③干扰型是指最大用力时全部描记中电位变化连续不断,几乎看不到基线。正常情况下,最大用力时的肌电图为干扰相。病理性干扰不充分,可见于各种严重的神经病或肌肉疾病。干扰过度常见于某些肌肉疾病。

(四)肌电图检查的临床意义

1. 研究疾病本质　肌电图检查可用于研究神经有无损伤,判断是神经病、肌肉病、诈病还是上运动单位病,可以区分神经源性异常与肌源性异常。①神经源性异常的基本肌电图表现是静息时有纤颤电位或正相电位,轻用力时有长时限高电压运动单位电位,多相位电位增加,而且最大用力时干扰不完全。②肌源性异常的基本肌电图表现是静息时少有纤颤电位,轻用力时有短时限运动单位电位,最大用力时为过分干扰型肌电图。自动分析则为每秒相数增加,每相波幅较低,频谱偏高。③诈病:运动单位电位无明显异常发现。④根据异常肌肉的神经支配情况,可以推断出发生病变的神经根、神经丛、神经干和神经支。

2. 作为康复评定的指标　①纤颤电位的出现很早,可作为神经早期损害的指标。②神经外伤后,运动单位电位的恢复较临床恢复早3~6个月,因此可作为治疗效果的评价。

二、神经传导速度

神经传导速度测定用于研究周围神经的感觉或运动传导功能。神经传导研究一般采用表面电极刺激和记录,其优点是方便、无痛,易于接受。有时也可用针电极,可准确定位。

（一）感觉神经传导速度测定

1. 感觉神经传导速度测定（sensory never conduction velocity，SNCV） 原理如图3-7所示，在图中任何一点刺激，在手指的两个点记录，测量诱发的反应波的潜伏期，除以刺激点到记录点的距离，即为感觉神经传导速度。用刺激点1和刺激点2的潜伏差，除以刺激点1和刺激点2的距即为刺激点1和刺激点2间的传导速度。

2. 感觉神经传导速度的检查方法 有逆行法与顺行法两种。逆行法时刺激感觉或混合神经干，顺行法在没有肌肉的指（趾）端或皮肤刺激在相应的神经干记录。

逆行法与顺行法检查的结果和临床意义相同。感觉传导研究中记录的是神经电位而不是运动单位电位，电位振幅较低，往往需要多次以增加信噪比。感觉神经的电位的潜伏期是从刺激点至反应的第一个峰，称峰潜伏期。

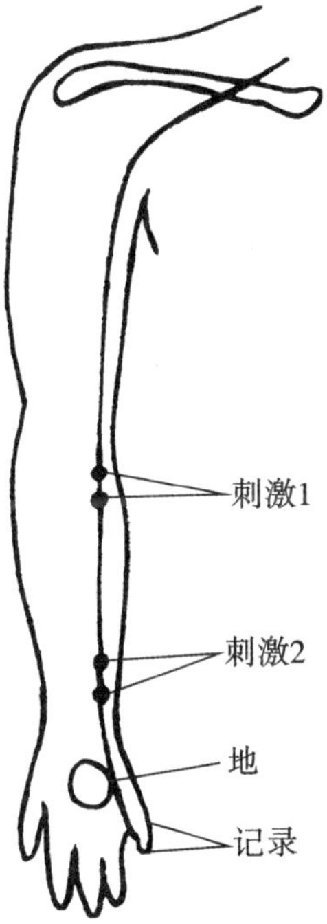

图3-7 感觉神经传导速度测定

（二）运动神经传导速度测定

运动神经传导速度（motor never conduction velocity MNCV）测定原理如图3-8所示，分别刺激图中的A点与B点，在肌肉中记录。两点刺激的潜伏期之差除以两点之间的距离即为两点之间的传导速度。

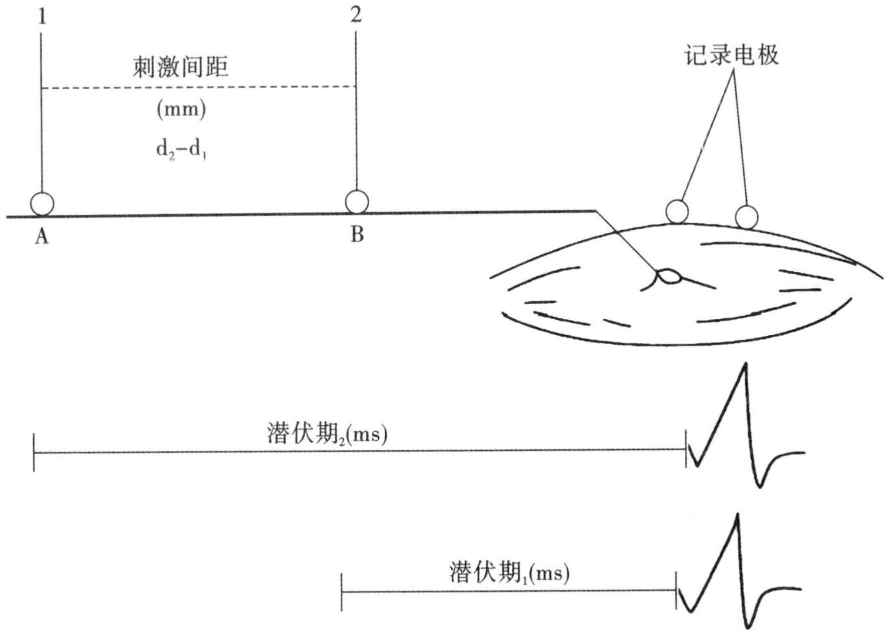

图3-8 运动神经传导速度测定

1. 运动神经传导速度检查　必须检查 2 次。刺激电极置于运动或混合神经干的不同两点，而记录电极置于肌肉的同一点，方能计算出两点之间的运动神经传导速度。

2. 感觉与运动神经传导速度　均可在更多的点刺激或记录，以区别不同阶段的神经传导速度。

（三）神经传导速度检查结果分析

1. 髓鞘损害　感觉神经损害和运动神经损害一样，有以轴突损害和以髓鞘损害为主的不同病变。髓鞘损害主要表现为神经传导减慢，其中又有快纤维与慢纤维病变之分。慢纤维时可能传导速度减慢不多，而主要表现为反应波的时限延长或相数增多，同时波幅减低。

2. 轴突病变　主要表现为反应波的波幅下降。为了区别轴突减少和传导速度减慢导致的反应波幅下降，可以计算反应波的面积（以 mVms 或 μVms 表示），前者面积减少而后者变化甚微。

3. 影响因素　感觉或运动神经传导速度与所查神经、阶段、肢体温度计受试者的年龄、性别等有关。

三、诱发电位

诱发电位（evoked potential，EP）是指对神经系统某一特定部位（包括从感受器到大脑皮质）给予适宜的刺激，或使大脑对刺激的信息进行加工，在该系统和大脑的相应部位产生可以检出的、与刺激有相对固定时间间隔（锁时关系）和特定相位的生物电反应。根据刺激的类型和模式一般分为躯体感觉诱发电位（somatosensory evoked potential，SEP）、视觉诱发电位（visual evoked potential，VEP）、脑干听觉诱发电位、事件相关电位和运动诱发电位（motor evoked potential，MEP）五类。

（一）躯体感觉诱发电位

SEP 是指刺激躯体神经时在中枢记录到的神经电位，通常是指从头顶记录到的头皮 SEP。

1. 检查方法　一般用表面电极，部位通常为腕部的尺神经或正中神经、踝部的胫神经或腓神经，为达特殊目的也可用其他部位的上述神经或其他神经。刺激强度一般介于感觉阈上和运动阈下。刺激波宽 0.1 ~1 ms，频率 0.5 ~1 Hz，要观察 100 ms 以上的慢成分则每 1 ~3 s 一次。在头皮的相应点 C_3'、C_4'和 C_Z'记录。记录必须 1 000 次以上，以保证足够的信噪比。重复 2 次的检查的峰潜伏期不得大于 0.5 ms，波幅差不得大于 20%。

2. 基本波形　躯体感觉诱发电位的基本波形如下：一般在腕部刺激时，在 Erb 点记录到 N9 波；在 CVII-F_Z可以记录到 N11/N14/N13 等波；在 C_3点可以记录到最主要的 N20/P25 波。在踝刺激时，在 CVII-F_Z 可以记录到 P27；在 C_3 点可以记录到 N37/P40 波。

3. 躯体感觉诱发电位各波的起源、异常判断及与中枢传导时间的临床意义

（1）一般认为腕刺激时记录 P9 源于臂丛远段，P11 源于颈神经进入脊髓处，P14 源于丘脑以下的外侧丘系，P15 源于丘脑腹外侧核，N20 源于中央后回皮质，P25 为通过另一通路诱发的皮质电位。踝刺激时 P17 源于髋部，P24 源于 T_{12} 脊髓圆锥，P27 源

于上段脊髓背核，P31 源于脑干内侧丘系，N37、N40 相当于腕刺激的 N20、P25。

（2）躯体感觉诱发电位潜伏期，由于各峰潜伏期受周围神经传导速度的影响，故峰间潜伏期更加重要，它反映在中枢的传导时间。

（3）躯体感觉诱发电位的波幅的意义比较差。除以记录有关外，躯体感觉诱发电位在传导过程中经过各神经元均可有信号放大作用。波幅差值需在 50% 以上方有较肯定的意义。

4. 躯体感觉诱发电位异常的临床意义

（1）证实周围神经病损：表现为腕刺激的 P9 或 P11 潜伏期延长，踝刺激的 P17 或 P24 潜伏期延长。

（2）证实中枢局限性损害：表现为峰间期延长，或波幅明显降低。

（3）作为手术监测的指标：脊髓手术中波幅下降 50% 以上或潜伏期延长 2 ms 以上，则提示有神经损害，应及时停止手术并采取补救措施，以避免造成永久性损害。

（4）监测药物的毒副作用。

（5）作为康复过程中好转或恶化的指标。

（二）视觉诱发电位

视觉诱发电位（visual evoked potential，VEP）是用光刺激，在枕部记录的皮质电。

VEP 的传导径为视网膜经视神经到外侧膝状体到枕叶视皮质。潜伏期延长主要反映传导径的脱髓鞘变化。波幅的下降主要反映视感觉输入下降或视觉传导径的变性。视觉诱发电位异常大致分为两类。一类为视神经炎和多发性硬化等脱髓鞘疾病，其主要特征是 P100 潜伏期延长达 35 ~ 45 ms 或更多。视觉诱发电位检出上述疾病的阳性率极高。另一类为轴索变性，视觉诱发电位的主要表现是波幅下降以至于记不出，还可能有波形畸变，但潜伏期延长不多。轴索变性的原因多为颅内肿瘤等占位病变，此外还有脊髓小脑变性和亨廷顿病（Huntington's disease）舞蹈病等。当然多数疾病在病程的不同阶段可以出现两方面的变化，因而可同时具有 P100 潜伏期延长和波幅降低。此外，角膜不透明和屈光不正、视网膜病变等视敏度降低和注视不良的疾病，可以有波幅降低，有时伴轻度潜伏期延长。视觉诱发电位检查不仅可以进行上述定性诊断，而且可以利用半视野刺激技术诊断一侧视神经病变，鉴别视交叉和前后视路的病变，还可以作为视路附近手术和低温手术的监护手段，早期发现视觉诱发电位异常时，应采取停止手术等措施以避免视力的持久损害。本检查也可以测某些药物的毒性反应。

（三）脑干听觉诱发电位

脑干听觉诱发电位（brainstem auditory evok ed potential，BAEP）是声刺激后最早反应的 10 ms 以内的一群电位，主要是脑干结构的听反应。此外还有中潜伏期和长潜伏期的诱发电位，使用的额度较低。

BAEP 在神经病学的临床应用中，最有价值的几个方面包括昏迷的评价、多发性硬化的诊断、颅后窝肿瘤的早期探测及定位。脑干功能障碍是代谢性因素所致还是由于脑干结构的损害，可通过 BAEP 加以鉴别，并提供有价值的诊断或预后信息。BAEP 相对能耐受代谢损害，几乎不受大多数非特异性中枢神经系统抑制剂的影响。对于脑干病变所致的昏迷，脑电图检测无评定价值，而对脑干结构性损害的性质和程度，

笔记栏

BAEP可以提供重要信息。

（四）事件相关电位

事件相关电位（event-related potential，ERP）的定义不统一，从广义来讲，事件相关电位是与某种事件有关的电位。事件相关电位有内外之分。如接受外部刺激后被动产生的电位，为外源性事件相关电位，它依赖于感觉通道的完整性。另外一些事件是受试者主观活动参与辨认某类事物或准备某种行动，称为内源性事件相关电位，它不仅依赖于感觉通道的完整，还依赖于内部联系的完整。电位可以是大脑的，也可以是脊髓的和周围神经的。通常讲的事件相关电位多指内源性脑电活动，与人的认知有关。

潜伏期和振幅事件相关电位的起源和解释甚为复杂，受许多因素影响，是运动和认知的准备和期待状态的脑电表现，与动机，注意、学习能力、有目的地对付环境变化的反应能力有关。事件相关电位的指标有潜伏期和振幅，通过生物反馈可以改善。事件相关电位异常的主要指标是潜伏期延长或缺失。

P300和年龄密切相关，儿童、少年P300波幅增高，潜伏期随年龄增加而明显延长，P300潜伏期及波幅反映了儿童智力发育及老人智力衰退的程度。脑卒中患者由于脑循环功能障碍，对认知功能产生影响，其P300潜伏期明显延长。对脑瘫、痴呆、脑外伤、抑郁症等患者的研究发现，其P300潜伏期延长、波幅降低，且P300检测结果与临床神经心理功能评定具有一致性。事件相关电位可以用于预测和监测轻度脑损害患者的注意力、主动参加康复治疗的能力、康复的潜力，以及作为选择康复方法的根据。P300潜伏期能够反映个体智力损害的程度，作为智力康复的指标。其最大的优点是不必受试者主观配合，客观性较好。

（五）运动诱发电位

运动诱发电位（motor evoked potential，MEP）是指应用电或磁刺激皮质运动区或脊髓，产生兴奋，通过下行传导路径，使脊髓前角细胞或周围神经运动纤维兴奋，在相应肌肉表面记录到的电位。过去因为经颅电刺激需要较高的电压，患者难以接受，因此临床应用受到限制，随着技术、设备的改进，使用磁刺激，运动诱发电位得到了广泛的研究和应用，成为继体感诱发电位后，为进一步检查运动传导功能而设计的一项神经电生理学检查方法。

1. 方法及原理

（1）电刺激　用高压单脉冲电刺激器，能够产生较大的单脉冲电流（2000 V，5 μs）通过头皮的相应部位兴奋运动皮质，使对侧肢体肌肉收缩。这种装置在椎旁可刺激运动神经根，刺激较强时也可兴奋下行的脊髓运动束，但它会引起受刺激局部疼痛，因而限制其临床广泛应用。电刺激设备简单价廉，定位准确，选择性强，安全性好，但有明显的不适感或疼痛感，患者难以接受。

（2）磁刺激　1985年，Barker等首先应用经颅磁刺激兴奋运动皮质来分析研究中枢运动传导通路。刺激器是利用电容放电通过一个置于头皮上的铜线圈，产生随时间改变的脉冲强磁场最大值达25 T，诱导脑组织产生环行感应电流。磁刺激时，磁场可以无衰减地通过颅骨高阻抗结构，在短时限刺激时，不会在头皮表面形成高强电流，因而受检者无不适。刺激线圈放置在相应神经根或相应脊髓节段的皮肤表面，在肢体肌肉接收到运动诱发电位。虽然患者无不适感,但磁刺激设备较贵,定位较难。

2. 临床应用　运动诱发电位对实验性脊髓损伤较体感诱发电位敏感,与运动功能一致,运动诱发电位的恢复先于运动功能的恢复。头颅运动诱发电位与脊髓运动诱发电位结合,可以比在同一处记录的运动诱发电位的差值即是中枢运动传导时间,包括脊髓前角细胞的突轴延迟和颈椎病、遗传性痉挛性截瘫、偏瘫等疾病。

运动诱发电位检查可以用于确定运动神经系统的功能状态,从而与体感诱发电位、视觉诱发电位、听觉诱发电位等方法共同构成传入、传出的全面检查,成为完整的功能评定系统。运动诱发电位的左右潜伏期对比可靠,治疗前后对比可靠,电刺激与磁刺激均如此。

(六)诱发电位在康复医学中的应用

1. 了解疾病的过程　诱发电位是评定中枢神经系统功能的重要工具。诱发电位检查特别适用于婴幼儿及意识障碍者,他们没有主诉,无法回答问题,而诱发电位能够客观反映患者的功能状态。

2. 定性诊断　患者常常主诉某种感觉减退或缺失,判定是心理性的癔症性的还是器质性的,对患者的切身利益和治疗方案的确定都很重要。诱发电位检查可以提供较客观的依据。

3. 定位诊断　某些诱发电位的解剖学起源已经明确,而且只有一个起源,则诱发电位的异常具有定位诊断的意义。诱发电位可以诊断相应神经通道的功能是否正常,尤其是中枢部分是否正常。可确定病变部位,也可大致分辨出是以髓鞘病变为主还是以轴索病变为主。前者主要表现为传导时间延长,而后者主要表现为振幅下降。最典型的是 BAEP 各波的诊断意义,其定位十分精确。

4. 作为判断预后的依据　昏迷而有脑干听觉诱发电位消失表示脑干损害,预后不良。

5. 作为监测的手段　在手术治疗和临床用药中经常测定相应的诱发电位。诱发电位有轻度改变时应立即停止或改变手术和药物治疗,以免造成不可逆的损害。

6. 作为疗效评定的手段　诱发电位的指标都是定量的,而且比较恒定,尤其是潜伏期。它与病理和临床变化的轻重程度相平行,因此是康复治疗效果评定的可靠定量指标。多数诱发电位的参数异常与功能状态的好坏有定量关系,因此可以用诱发电位判定疗效的好坏或比较几种疗法的优劣。

四、电诊断在康复医学中的应用价值

1. 电诊断技术是对神经、肌肉的功能性评估　能较敏感地发现神经、肌肉功能的异常。对神经肌肉相关性疾患的诊断中有效地区分神经源性异常与肌源性异常,在神经疾病与损伤诊断中能明确区分中枢性异常与周围性异常,或中枢性与周围性异常并存。对中枢性病变,不同种类的诱发电位联合应用可以初步判断损伤的部位,还可以评估周围神经的病变是多发还是单发、是以轴突病变为主还是以髓鞘病变为主。

2. 对病变程度及预后的评估　电诊断技术可以较敏感地评估神经病变的程度、是否为完全性病损、损伤程度的轻重等,为选择治疗方案提供指导。例如,外伤所致的完全性或重度周围神经损伤,其恢复的可能性甚小,恢复程度也有限,故对外伤、瘢痕压

笔记栏

迫、肿瘤所致的重度周围神经病变一般宜行手术治疗。

3. 对康复治疗效果及疾病预后的判断　电诊断技术对神经功能恢复的检测敏感性通常高于影像学检查,反映神经恢复的时间较临床观察早,而且对判定整条肌肉神经支配恢复的比率比较准确,有定量判断的价值。因此,电诊断检查结果可以较好地评估康复治疗的效果,为康复治疗方案的选择提供参考。在进行临床颅脑和脊柱外科手术时,电诊断是监测脑、脊髓功能的必不可少的手段,它可以敏感地反映神经功能的状态,减少手术操作引起的神经损伤并发症。

对昏迷患者的脑功能状况,电诊断具有独特的评定价值,但临床检查中要注意反复多次、动态检测,这样才能得出较准确的判断,为临床救治提供依据。

4. 其他　对某些心理性的功能性障碍及可能的诈病进行一定程度的筛选或甄别。

小　结

神经电生理检查结合其他临床试验结果,可以协助临床明确诊断和制订康复训练计划,并可对康复训练效果做出客观的评估。本节内容涉及比较多的神经系统、运动系统及神经肌肉电生理的基础内容,因此,在学习过程中需要紧密结合解剖学及生理学课程一起学习。

练习题

1. 肌电图仪的主要组成部分不包括(　　)

A. 电极　　B. 放大器　　C. 滤波器
D. 扩音器　　E. 信号平均器

2. 50 Hz 干扰产生伪迹主要原因不包括(　　)

A. 经皮神经电刺激　　B. 灯光调光器开关　　C. 透热疗法
D. 电灯　　E. 电扇

3. 表面电极大小的选择方法为(　　)

A. 根据肌肉的大小,不考虑电极间的间隔距离　　B. 根据电极间的间隔距离,不考虑肌肉的大小
C. 根据肌肉的大小与电极间的间隔距离　　D. 不考虑肌肉的大小与电极间的间隔距离
E. 以上均不正确

4. 表面肌电图电极位置于(　　)

A. 置于神经分布区域中心与肌腱之间的中点　　B. 放置于凹陷处
C. 电极置于肌腱之处,电极需沿着肌腱方向　　D. 放置在骨性突起处
E. 以上均不正确

5. 神经传导兴奋的速度为(　　)

A. 速度均是一致的　　B. 直径大、有髓的神经纤维速度快
C. 直径大、有髓的神经纤维速度慢　　D. 直径小、无髓的神经纤维传导速度快
E. 以上均不正确

(何予工)

第四章 康复治疗技术

康复治疗技术是康复医学的主要组成部分，康复工作以团队方式进行工作，涵盖物理治疗、作业治疗、言语治疗、心理治疗、传统康复治疗及康复工程技术等。贯彻早期介入、综合措施、循序渐进、主动参与的原则。康复治疗的核心是促进患者功能最大可能恢复，达到重返社会的最终目的。

第一节 运动治疗

学习目标

1. 掌握关节松动技术、关节活动训练、牵伸技术、肌力训练等训练方法。
2. 熟悉神经生理治疗技术的内容。
3. 了解有氧运动和呼吸训练的方法。

物理治疗（physical therapy）包含运动疗法（movement therapy）、物理因子治疗（physical modality therapy）和手法治疗（manipulation）。国外称3M治疗。我国在历史上将物理治疗简称为理疗，将运动疗法简称为体疗，从而引起概念的混淆。本书将物理治疗之下分为运动疗法和物理因子治疗，并分别介绍。

一、概述

运动疗法（therapeutic exercise）指以运动学、生物力学和神经发育学为基础，采用主动和被动运动，通过改善、代偿和替代的途径，来纠正人的身体、心理、情感及社会功能障碍，提高健康水平的一类康复治疗措施。

（一）运动对机体的治疗作用

1. 维持和改善运动器官的功能　根据训练适应机制原理，适当的运动练习可以使减弱的机体功能逐步提高，恢复到损伤前的水平，维持和改善运动器官的形态和功能，增加功能储备。许多疾病或损伤进入稳定期后，适宜的运动练习有明显的康复效果，包括提高肌肉力量和耐力，牵伸挛缩和粘连的软组织以增加关节活动范围，改善平衡和协调能力，预防和延缓骨质疏松等。

笔记栏

2. 增强心肺功能　运动时由于肌肉需要做功，消耗了身体内部的能源底物，促进了器官的新陈代谢，也促进外周和心肌循环以提高有氧运动能力、改善呼吸功能，在一定范围内增加的程度与运动的强度呈正比。运动时，大量的血液流向肌肉，心肺的功能活动也相应地增加以适应机体的需要。例如：心率加快，心输出量增加，呼吸加深、加快，胸廓和横膈的活动幅度增大等。

3. 促进代偿功能的形成和发展　对某些经过系统运动治疗，其功能仍难以完全恢复的患者，通过对健侧肢体或非损伤组织的训练，可以发展代偿能力，以补偿丧失的功能。例如，偏瘫或截瘫患者经过规范的运动治疗后，患肢功能仍未完全恢复，通过训练代偿能力，可以达到最大限度地生活自理。

4. 提高神经系统的调节能力　运动是一系列生理性条件反射的综合，适当的运动可以保持中枢神经系统的兴奋性，改善神经系统反应性和灵活性，维持正常功能，发挥对全身各个脏器的调整和协调能力。促进神经肌肉功能和中枢神经功能重塑过程。

5. 增强内分泌系统的代谢能力　主动运动可以促进糖代谢，减少胰岛素分泌，维持血糖水平；增加骨组织对矿物质（如钙、磷）的吸收。因此，适当运动已经成为糖尿病、骨质疏松症的基本治疗方法之一。

6. 调节精神和心理状态　研究发现，每次 60 min 的低中强度运动锻炼可以促进大脑皮质、尾状核、下丘脑和小脑等处的内啡肽分泌，产生镇痛作用。运动中机体代谢活动增强，肾上腺素分泌增加，可以缓解精神和心理压力，干扰抑郁或焦虑情绪与躯体器官功能紊乱之间的相互影响，改善患者的情绪和心态，增强自信心。

（二）康复治疗的基本原则

1. 因人而异，及时调整　按照各个患者功能障碍的特点、疾病情况、康复需求等制订康复治疗目标和方案，并根据治疗进度和功能及时调整方案，将评定贯穿于治疗之中，既以评定开始，又以评定结束。

2. 循序渐进　应激适应性要逐步建立，训练效应符合量变到质变的积累过程，参加康复训练是技能学习过程，神经肌肉功能重建也是系统再学习的过程，因此运动强度应该由小到大；运动时间由短到长；动作复杂性由易到难；休息次数和时间由多到少、由长到短；训练的重复次数由少到多；运作组合由简到繁。

3. 持之以恒　训练需要持续一定的时间才能获得显著效应，停止训练后训练效应将逐步消退。因此康复训练需要长期持续，甚至维持终生。

4. 主动参与　强调患者主动参与康复训练。只有主动参与，才能获得最佳的治疗效果。运动功能不可能通过被动治疗而得到最大限度的恢复。

5. 全面锻炼　人体的功能障碍是多器官、多组织、多系统功能障碍的综合，康复的目标应包括心理、职业、教育、娱乐等多方面，最终目标是重返社会。因此康复治疗应该全面审视，全面锻炼。

（三）基本治疗类型

1. 力学和运动学原理　肌力训练、耐力训练、呼吸训练、牵伸训练、牵引治疗、关节活动训练、手法治疗（关节松动及传统推拿按摩手法）、平衡训练、协调性训练、体位转移、步行功能训练、医疗体操等。

2. 神经肌肉促进技术　常用的有 Bobath 技术、Rood 技术、Brunnstrom 技术、本体感觉促进技术(PNF)和运动再学习技术等。

3. 代偿和替代原理　假肢、矫形器、辅助具应用、能量节约技术等。

(四)常用设备

1. 上肢运动治疗器械　包括肩关节练习器、肩梯、肋木、滑轮及吊环组合练习器、墙壁拉力器、上肢悬吊牵引架、前臂旋转练习器、腕屈伸练习器、体操棍、哑铃、磨砂板、分指板、重锤手指练习器等。

2. 下肢运动治疗器械　包括电动站立斜床、电动或机械跑台、功率自行车、站立架、助行器、悬吊牵引架、股四头肌练习器、平衡杠、坐式踏步器、踝关节屈伸练习器等。

3. 牵引器械　腰椎牵引装置、颈椎牵引装置等。

4. 辅助步行器械　各种拐杖、助行器、轮椅等。

5. 生活辅助器械　取物延伸器、手柄加粗装置、止滑装置、服装穿着辅助装置等。

6. 转移辅助器械　滑板、转移支架等。

7. 平衡训练器械　平衡板、弹力床、平衡训练/评估仪等。

8. 其他　等速训练仪、智能机器人、训练用垫和床、姿势矫正镜等。

(五)运动处方

运动处方是运动治疗处方的简称,指根据准备接受运动治疗或参加运动锻炼的患者的临床检查和功能状况评估结果,以处方形式为患者安排的运动治疗方案。基本内容包括运动治疗项目、运动治疗量(强度、时间、频率,其中治疗强度是处方中定量化的核心)和注意事项。

二、关节松动技术

(一)基本概念

1. 关节松动技术(technique of joint immobilization)　是针对人体关节活动障碍而专门设计的一类技术,是治疗者在患者关节活动范围内完成的对患者关节附属运动和生理运动的手法操作技术,以缓解关节疼痛及僵硬,维持或改善关节活动范围。由于澳大利亚的麦特兰德(Maitland)对这一技术的发展贡献很大,故也称为“麦特兰德手法”或“澳式手法”。

2. 生理运动和附属运动　生理运动指关节最大范围的自主运动,如关节的屈、伸、内收、外展等运动。附属运动是指关节在解剖结构允许范围内,由他人或对侧肢体完成的被动运动,例如关节的分离、牵拉、相邻骨间的滑动等。

(二)基本手法

1. 摆动　固定关节近端,关节远端作往返运动,如关节的屈、伸、收、展、旋转,属生理运动。适用于关节活动达到正常范围的60%,否则应先采用附属运动手法。

2. 滚动　屈戌关节两个关节面发生的位移为滚动,一般伴关节的滑动和旋转。

3. 滑动　平面或曲面关节发生的关节面侧方移动为滑动。

4. 旋转　移动骨围绕静止骨关节面做圆周运动即为旋转。旋转常同滚动、滑动同时发生。

5. 分离和长轴牵引　分离指外力作用使关节面垂直移位,长轴牵引指使关节面水

笔记栏

平移位。

(三)手法分级(图4-1)

Ⅰ级:在关节活动的起始端,小范围、节律性地来回松动关节。

Ⅱ级:在关节生理活动范围内,大范围、节律性地来回松动关节,但不接触关节活动的起始端和终末端。

Ⅲ级:治疗者在关节活动允许范围内,大范围、节律性地来回松动关节,每次均接触到关节活动的终末端,并能感觉到关节周围软组织的紧张。

Ⅳ级:治疗者在关节活动的终末端,小范围、节律性地来回松动关节,每次均接触到关节活动的终末端,并能感觉到关节周围软组织的紧张。

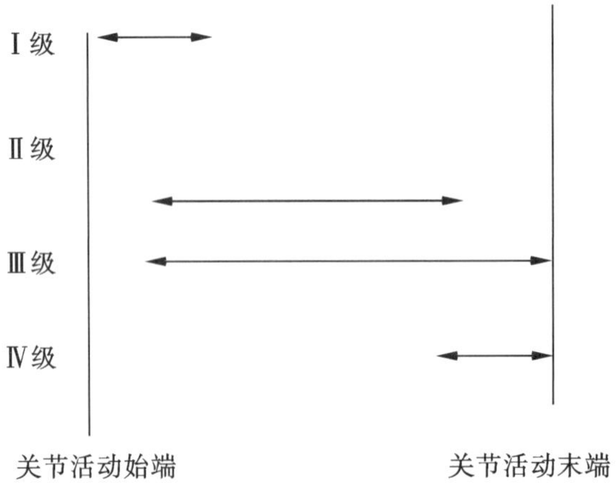

图4-1　关节松动术手法分级示意

(四)临床应用

1. 适应证　主要应用于临床中因力学因素(非神经性)引起的关节功能障碍,包括关节疼痛、肌肉紧张及痉挛;可逆性关节活动降低;进行性关节活动受限;功能性关节制动。对进行性关节活动受限和功能性关节制动,关节松动技术的主要作用是维持现有的活动范围,延缓病情发展,预防因不活动引起的其他不良影响。Ⅰ、Ⅱ级用于治疗因疼痛引起的关节活动受限;Ⅲ级用于治疗关节疼痛并伴有僵硬;Ⅳ级用于治疗关节因周围组织粘连、挛缩而引起的关节活动受限。

2. 禁忌证　关节活动过度、关节肿胀、关节炎症、恶性疾病及未愈合的骨折等。

三、关节活动训练

(一)基本概念

1. 关节活动训练　指通过患者的主动和被动运动,利用各种方法(手法及器械等治疗)来维持和恢复因组织粘连或肌肉痉挛等多种因素所导致的关节功能障碍的运动治疗技术。

2. 主动运动　患者采用医疗体操和器械活动进行主动关节活动。由于运动由患者主动完成,所以安全性好,同时有训练肌力的作用。缺点是训练强度一般不大,对于

笔记栏

严重关节活动限制的患者效果不好。

3. 主动助力运动　部分需要肌肉收缩，部分需要借助外力完成的运动。外力来源于治疗师、健侧肢体、器械等。

4. 被动运动　用外力牵拉和移动功能障碍的关节，或由经过专门培训的治疗人员进行关节被动活动。应用比较广泛。

（二）治疗方法

1. 手法牵引　由治疗者沿关节活动方向进行牵拉，可以采用推拿或关节松动术。

2. 器械牵引　利用器械给予牵引力或推拉力。

3. 悬吊训练　利用滑轮、绳索和固定带组合，悬吊拟活动的肢体进行摆动活动，也可通过健肢带动患肢活动。

4. 持续性被动活动（continuous passive motion，CPM）　采用 CPM 机，使被治疗的关节以缓慢的速度和限定的范围进行长时间持续活动，目前广泛使用于关节手术后的早期活动。

5. 水中运动　利用水的浮力帮助进行全关节范围的运动。

（三）临床应用及注意事项

1. 适应证　当患者在因昏迷、麻痹、主动活动疼痛加重、关节活动度受限的情况下可通过被动运动改善关节和全身功能；当患者可主动收缩肌肉，患者身体某一部位制动，为保证上下部位的关节功能，或者长期卧床患者为避免循环不良、骨质疏松和心肺功能下降，或进行有氧练习的情况下可进行主动运动或主动-辅助关节活动（肌力<3 级）。

2. 禁忌证　运动造成原损伤部位新的损伤、破坏愈合过程、疼痛及炎症加重时等。

3. 注意事项　①选择舒适放松的体位。②熟悉关节的结构及其生理活动方式。③早期活动：在不加重病情的情况下尽早做被动活动。④全范围活动，活动范围包括各关节及每个关节的全方位活动。如上肢包括肩、肘、腕、掌指、指间关节。肩关节的方位有屈、伸、内收、外展、内旋、外旋、旋转等。⑤与其他技术如牵伸、松动、推拿等技术相结合。⑥力量适度，不可引起显著疼痛或治疗后次日不出现症状加重现象。⑦操作要缓慢，尤其伴有痉挛的患者，避免引起牵张反射，加重痉挛。

四、牵伸技术

（一）基本概念

1. 牵伸技术（stretching）　是指运用外力（人工或机械/电动设备）牵伸短缩或挛缩组织并使其延长，利用该技术能明显改善组织短缩或挛缩状态，以达到重新活动关节周围软组织的伸展性、调节肌张力，改善或恢复关节活动范围的目的。牵张动作一般每次保持 5～10 s，重复 10～20 次。快速牵伸提高肌张力，缓慢持续的牵伸降低肌张力。

2. 挛缩　是指肌肉、肌腱装置和通过关节周围的软组织适应性短缩，导致被动或主动牵伸明显的抵抗和限制关节活动范围。

（二）牵伸方法

1. 被动牵伸　当患者放松时，采用徒手（手法牵伸）或机械（机械牵伸）的外力拉

笔记栏

长挛缩组织的方法。手法牵伸是最常用的方法，当手法牵伸无效时可采用机械设备牵伸。后者强度较前者大。

2. 主动牵伸　又称自我牵伸，是患者利用自身重量和（或）力量自己完成的一种肌肉伸展性训练。

3. 主动抑制　是指患者在牵伸训练前或训练过程中，有意识的放松该肌肉，此时进行牵伸的阻力最小。这种牵伸主要用于肌肉神经支配完整，患者能自主控制的情况下，不能用于存在肌力减退、痉挛或瘫痪的患者。

4. 其他辅助方法　热疗及冷疗、按摩、关节松动术、支具等。

（三）临床应用

1. 适应证　①适用于肩部、肘部、腕指部和髋部、膝部、踝足部及颈腰部的短缩和挛缩组织的牵伸。如肩关节周围炎（冻结肩）、各种原因引起的关节炎（如风湿性关节炎、骨关节炎、强直性脊柱炎等）。②预防由于固定、制动、失用造成的肌力减弱和相应组织短缩等结构畸形的发生。如骨折、肌腱损伤经制动或固定后，外周神经炎或外周神经损伤所致的失用性肌无力造成的挛缩等。③缓解软组织挛缩、粘连或瘢痕形成，如烧伤、软组织、皮肤严重挫伤后所致的粘连和瘢痕，尤其是位于关节周围的损伤，影响肢体的活动。④中枢神经病变或损伤的患者，如脑血管意外、小儿脑瘫、脊髓损伤、颅脑损伤等由于肌张力异常增高而导致的肌肉痉挛或挛缩。⑤体育锻炼前后牵伸，预防肌肉骨骼损伤，减轻运动后肌肉疼痛。

2. 禁忌证　患者有严重的骨质疏松；骨性限制关节活动；神经损伤或神经吻合术后 1 个月内：关节活动或肌肉被拉长时疼痛剧烈；挛缩或软组织短缩已经造成关节固定，形成了不可逆性挛缩；新近发生的骨折、肌肉和韧带损伤，组织内有血肿或其他创伤因素存在时；关节内或关节周围组织有感染性炎症、结核或肿瘤，特别是各种炎症急性期；严重肌无力患者，为了维持关节的稳定性、为了保持一定的肌肉力量而发生代偿性挛缩时，应慎用牵伸治疗。

3. 注意事项　牵张过程需要反复进行；牵张中应该无显著疼痛，疼痛不能超过 24 h；避免突然暴力，以防止发生肌腱或韧带损伤。注意牵伸时速度，对于挛缩组织主要应用缓慢持续牵伸。

五、肌力训练

（一）基本概念

1. 超量恢复　是指适当的训练后，肌肉或肌群产生适度的疲劳，肌肉经过疲劳恢复阶段和超量恢复阶段。训练过程中消耗的收缩蛋白、酶蛋白、能源物质等恢复到运动前的水平称疲劳恢复阶段；这些物质持续上升并超过运动前水平，然后又逐渐恢复到运动前水平的阶段称为超量恢复阶段。故肌力训练切入时间在超量恢复阶段，起到巩固和叠加的作用，实现肌肉形态的改变及功能增强。

2. 肌力　是指肌肉在收缩或紧张时所表现出来的能力，是肌肉发挥其生理功能的形式。

3. 肌肉耐力　是指肌肉持续地维持一定强度的等长收缩，或做多次一定强度的等张（速）收缩的能力。

4. 肌力训练　是根据超量负荷的原理，通过肌肉的主动收缩来改善或增强肌肉的力量。

5. 耐力训练　包括肌肉耐力训练和全身耐力训练。全身耐力训练（有氧训练）是采用中等强度、大肌群、动力性、周期性运动，持续一定时间，以提高机体氧化代谢运动能力或全身耐力的锻炼方式。

6. 渐进抗阻训练　指抗阻运动强度逐渐增加的运动锻炼方法，曾经是应用最广泛的运动疗法之一。一般先测定锻炼肌肉的最大收缩力，然后按最大收缩力的 50%、75% 和 100% 的顺序进行肌肉收缩，每一强度 10 次收缩为 1 组，间隔休息 2～3 min。也有人采用相反的顺序，即按照最大收缩力的 100%、75% 和 50% 顺序进行肌肉收缩。

（二）肌力训练的分类

1. 根据肌力大小不同分类　可分为助力训练、主动训练、抗阻训练等。在评定的基础上根据患者情况，当肌力为 0 级、1 级、2 级时，多采取被动运动、电刺激、传递神经冲动的助力训练方法；当患者肌力等于或大于 3 级时采用主动或抗阻训练。抗阻训练包括徒手抗阻和器械抗阻两类。

2. 根据肌肉收缩方式分类　可分为等长训练、等张训练和等速训练。等速训练是需要特殊的等速训练设备，训练既可以强调力量，也可以强调耐力，与仪器设定的运动速度与抗阻力有关，与等长运动和等张运动相比，等速运动的最大特点是肌肉能得到充分的锻炼而又不易受到损伤。

（三）临床应用及注意事项

1. 适应证　在分级训练、超量恢复及适度疲劳原则的指导下进行训练，主要适用于失用性肌萎缩，如长期制动引起的肌容量下降；功能性肌肉无力；神经性肌肉萎缩；肌源性疾病；骨关节畸形如脊柱侧弯等；脊柱稳定性差；关节周围主动肌与拮抗肌不平衡；健身训练等。

2. 注意事项

（1）合理选择训练方法　增强肌力的效果与选择的训练方法直接有关。训练前应先评估训练部位的关节活动范围和肌力情况，根据评估结果选择训练方法（表 4-1）。

表 4-1　肌力训练方法的选择原则

肌力	训练方法	目标
0～1 级	功能性电刺激运动	诱发主动肌肉收缩，避免肌肉萎缩 保持关节活动度，避免挛缩和粘连 促进运动神经功能恢复
Ⅱ～Ⅲ级	助力运动，辅助运动	促使肌力达到Ⅲ级，产生功能性关节主动活动
Ⅲ级	主动运动	促使肌力达到Ⅳ级
Ⅳ～Ⅴ级	抗阻运动	促使肌力和肌肉耐力恢复正常。提高心肺功能和耐力

（2）注意心血管反应　等长抗阻力运动，特别是抗较大阻力时，具有明显的升压

笔记栏

反应,加之等长运动时常伴有闭气,容易引起 Valsalva 效应,对心血管造成额外负荷。因此,有高血压病、冠心病或其他心血管疾病者应禁忌在等长抗阻运动时过分用力或闭气。

(3)阻力施加及调整　阻力通常加在需要增强肌力的肌肉远端附着部位,以较小的力量产生较大的力矩。例如,增加三角肌前部肌纤维的力量时,阻力应加在肱骨远端。但在肌力稍弱时,也可靠近肌肉附着的近端。阻力的方向总是与肌肉收缩使关节发生运动的方向相反。每次施加的阻力应平稳,非跳动性。

(4)掌握好运动量和节奏　肌力训练的运动量以训练后第 2 天不感到疲劳和疼痛为宜。根据患者的全身状况(素质,体力)、局部状况(关节活动、肌力强弱),选择适当的训练方法,每天训练 1 ~ 2 次,每次 20 ~ 30 min,可以分组练习,中间休息 1 ~ 2 min。每次训练应引起适当疲劳,然后充分休息,在超量恢复阶段进行下一次训练。

(5)避免代偿运动的出现　在增强肌力训练时为避免代偿动作的出现,治疗者应固定肌肉附着的近端。例如臀中肌肌力弱的患者做髋外展时,腰大肌和髂腰肌会出现代偿,表现为外展时伴随出现大腿的外旋和屈髋。方法是训练臀中肌时要把大腿置于中间位置,然后再进行外展动作。

(6)利用言语刺激　对患者进行讲解和鼓励,并让患者把注意力集中在所要治疗的部位。肌力训练的过程是患者主观努力的过程。现在有研究表明大声的言语刺激有利于提高肌力训练的效果。

六、平衡与协调训练

(一)基本概念

1. 平衡　平衡是指人体在静止或受到外力作用时保持姿势稳定的能力。平衡训练(balance training)就是维持和发展平衡能力的锻炼方法,适用于脑损伤或病变、脊髓损伤或病变、外周神经损伤、骨关节疾病等,也用于内耳病变。包括静态平衡和动态平衡,其中动态平衡又包括自动态平衡和他动态平衡。

2. 协调(coordination)　是指人体产生平滑、准确、有控制地运动的能力。所完成运动的质量包括按照一定的方向和节奏,采用适当的力量和速度,达到准确的目标等几个方面。协调功能障碍又称为共济失调(dystaxia)。共济失调分为:小脑性共济失调、大脑性共济失调、感觉性共济失调。

(二)平衡训练的原则

1. 平衡训练的原则

(1)循序渐进　①支撑面由大到小。②重心由低到高。③从睁眼到闭眼。④从静态平衡到动态平衡。⑤逐渐增加训练的复杂性。

(2)综合训练　在平衡训练的同时,也要进行肌力、言语、认知、步态等综合性训练,促进患者各项功能的恢复。

(3)注意安全　训练中要注意在监护下训练,防止出现意外。从各个方向推或拉患者,让他达到或接近失衡点,但不能扶牢患者,否则患者因无须做出反应而失去效果,要让患者有安全感,否则因害怕而诱发全身痉挛出现联合反应,加重病理模式。

2. 平衡训练的方法　平衡训练时,一般先从卧位(如前臂支撑下的俯卧位)开始。

因为卧位的支撑面最大，最稳定，患者比较容易掌握平衡技巧。逐渐过渡到最不稳定的体位（如站立位）。训练顺序：仰卧位→前臂支撑下的俯卧位→肘膝跪位→双膝跪位→半跪位→坐位→站立位。不论在什么体位下训练，首先控制头部的稳定，其次是颈部和躯干肌群的协同收缩，来保持躯干的稳定性。每个体位先完成静态平衡（Ⅰ级平衡训练）保持时间达 30 min 后，再进行自动态平衡（Ⅱ级平衡训练），再至他动态平衡训练（Ⅲ级平衡训练）。可借助器械如平衡板、训练球或平衡仪进行训练。

其中还有特殊的平衡训练方法：Frenkel 平衡体操训练；前庭功能训练；本体感觉训练。

（三）协调训练的原则和方法

1. 协调训练的原则　①由易到难，循序渐进。②重复性训练。③针对性训练。④综合性训练。

2. 协调训练的方法

（1）上肢协调训练　轮替性动作如双上肢交替上举、交替屈肘、前臂旋前旋后、双手交替掌心拍掌背等；指向性动作如指鼻练习、对指练习等；手眼协调练习有插木棒、抓物练习、画画或写字等。

（2）下肢协调训练　轮替动作如交替屈髋、坐位交替踏步、拍地练习等；指向性动作如跟膝胫实验、脚趾空中写字练习等；整体动作训练如原地踏步走、原地高抬腿跑等。

七、步行

（一）基本概念

1. 步行　指通过双脚的交互移动来安全、有效的转移人体的一种活动，是上肢、躯干、骨盆、下肢各关节及肌群之间协调完成的周期性运动。步行的控制十分复杂，包括中枢命令、身体平衡和协调控制，涉及下肢各关节和肌肉的协同运动，也与上肢和躯干的姿态有关，任何环节的失调都可能影响步态，造成步行障碍。

2. 步态的动力定型　步态的动力定型的形成使皮质活动变得容易和自动化，同时使皮质活动更加迅速和精确，从而减轻皮质的工作负担，使得正常人的走路不用考虑。当动力定型形成得非常巩固的时候，改变也是非常困难的，所以在步态训练时，一旦发现错误动作，一定要及时纠正，防止错误的动力定型的形成。

3. 步行周期　步行周期（gait cycle）是指完成一个完整步行过程所需要的时间，即指一侧足跟着地时起至该侧足跟再次着地时所用的时间。在每个步行周期中，每一侧下肢都要经历一个与地面由接触到负重，再离地腾空向前挪动的过程，根据下肢在步行时的位置，步行周期可分为支撑相（占步行周期的 60%）和摆动相（占步行周期的 40%）。

4. 步行的基本要素　合理的步行周期、步长、步宽、步频、足偏角；躯干平衡稳定；降低能量消耗及省力等。

（二）步行条件

1. 肌力　肌力是完成关节运动的基础，双下肢的伸肌（主要是指股四头肌、臀大肌等）应达 3 级以上，才能保证另一下肢能够从容完成向前摆动的动作。

笔记栏

2. 平衡能力　平衡能力是步行得以完成的基本保证。不同的步行环境对平衡有不同的要求，在室内的步行，平衡能力只需 2 级。一旦进行室外步行，平衡能力必须达到 3 级。

3. 协调能力及肌张力均衡　双侧上、下肢的肌肉的协调配合，特别是拮抗肌之间的肌张力和肌力的协调匹配，是完成正常步行的必备条件。

4. 感觉功能及空间认知功能　感觉是运动的基础，任何运动都是在感觉反馈的基础上进行的。特别是本体感觉直接影响步行的进行。步行中上、下肢各关节所处的位置，落步时的步幅及深浅高低等均直接影响步行完成的质量。

5. 中枢控制　是指中枢神经系统在对多种感觉信息进行分析整合以后下达的运动指令。任何原因导致的中枢神经系统的损伤或破坏，都会影响对步行的调控，产生异常步态，甚至造成步行障碍。

（三）步行训练方法

目前临床常用的步行训练方法包括：早期基础训练、步行分解训练、减重支撑步行训练、下肢机器人步行训练、室内辅助具下步行训练、社区性步行训练等。

1. 早期基础训练　包括体位适应性训练、躯干及下肢核心力量训练、耐力训练、关节活动度训练、平衡与协调能力训练、感觉训练、步态训练、疼痛及基础疾病的处理等。

2. 步行分解训练　先完成站立平衡训练。在患者达到Ⅱ～Ⅲ级平衡后，进行身体重心转移训练、原地向前后和两侧移步的训练。如偏瘫患者步行训练可分为 6 个步骤：单腿负重；靠墙伸髋-离墙站立；患腿上下台阶；患腿支撑伸髋站立，健腿跨越障碍；靠墙伸髋踏步；侧方迈步、原地迈步。

3. 减重支撑步行训练　是指通过器械悬吊的方式将患者身体的重量部分向上吊起，是患者步行时下肢的负担减轻，以帮助患者进行步行训练及平衡训练，提高患者日常生活活动能力，早日回归家庭和社会。一般配合运动平板进行训练。减重程度一般为体重的 0%～30%。

4. 下肢机器人步行训练　康复机器人是康复工程与康复医疗结合最紧密的部分之一。可穿戴式下肢外置助力运动装置已被应用于临床脑损伤和脊髓损伤患者的康复治疗。该装置可完成髋、膝、踝的屈伸运动，在关节位置装有位置感应器和压力传感器，根据患者肢体运动时的应力，有计算机控制，调节机器人施加给患者的助力。是目前国际上研究的热点。

5. 室内辅助具步行训练　包括治疗性步行训练和家庭性步行训练。在完成基础步行训练特别是髋、膝、踝关节控制能力训练后，对以上关节控制肌的肌力仍然达不到 3 级以上水平者，为了保证步行的稳定、安全，可使用适当的支具，患者首先在平行杠内练习站立和行走，包括三点步、四点步、二点步，并逐渐过渡到助行器或拐杖行走。注意耐力训练，待耐力增强以后可以练习跨越障碍、上下台阶、摔倒和摔倒后起立训练及驱动轮椅训练等。

拐杖包括单拐和双拐。单拐又包括手杖、肘杖、腋杖、四脚拐等。拐杖不如平行杠稳定，因此需要经过适当的训练，才可以安全有效地应用。对偏瘫或单侧下肢功能障碍的患者，持拐一般为健侧手，先出拐，再由患腿向前迈，最后是健腿跟上。对于两下肢障碍的患者则需要用双拐。上肢控制能力不佳的患者不能扶拐步行。

6. 社区性步行训练　社区性步行训练是指患者可借助踝-足矫形器、手杖等独立完成社区内步行,包括环境适应性训练、过马路、超市购物、乘坐交通工具等。

(四)临床应用

步行训练主要应用于以下原因造成的异常步态的矫治训练。

1. 骨关节因素　由于运动损伤、骨关节疾病、先天畸形、截肢、手术等造成的躯干、骨盆、髋、膝、踝、足静态畸形和两下肢长度不一致等。

2. 神经肌肉因素　中枢神经损伤,包括脑卒中、脑外伤、脊髓损伤、脑瘫、帕金森病等疾病造成的痉挛步态、偏瘫步态、剪刀步态、共济失调步态、蹒跚步态等。原发性因素主要是肌肉张力失衡和肌肉痉挛;继发性因素包括关节和肌腱挛缩畸形、肌肉萎缩、代偿性步态改变等;外周神经损伤包括神经丛损伤、神经干损伤、外周神经病变等导致的特定肌肉无力性步态等如臀大肌步态(鹅步)、臀中肌步态(鸭步);儿童患者可伴有继发性骨骼发育异常。

八、有氧运动

(一)基本概念

1. 有氧运动　又称有氧代谢运动,是指人体在运动过程中所需的能量,主要依靠细胞有氧代谢提供,运动方式为中等强度的大肌群、节律性、持续一定时间的、动力性、周期性运动,以提高机体氧化代谢能力的运动。又称耐力运动。

2. 运动处方　是运动治疗处方的简称,是对准备接受运动治疗或参加运动锻炼的患者,由专科医生通过必要的临床检查和功能评定后,根据所获得的资料和患者的健康状况,为患者选定的运动治疗项目,规定适宜的运动量,并注明注意事项。一个完整的运动处方应包括运动治疗项目、运动治疗量及运动治疗的注意事项3个方面内容。

3. 运动治疗量　指运动治疗中的总负荷量,取决于运动治疗的强度、频度和治疗的总量时间,其中,运动治疗的强度是运动处方中定量化的核心。

4. 代谢当量　又称梅脱(METs),是以安静且坐位时的能量消耗为基础,表达各种活动时相对能量代谢水平的常用指标。一个代谢当量相当于每分钟每千克体重3.5 mL的摄氧量。METs值可用气体代谢的方法测定,也可由已知的功率来推算。对日常生活活动、劳动活动等的METs,世界卫生组织已出版有专著备查阅。

(二)运动处方的内容

1. 治疗项目

(1)耐力性项目　以健身、改善心脏和代谢功能,防治冠心病、糖尿病、肥胖等为目的。如医疗行走、健身跑、骑自行车、游泳、登山,也可以做原地跑、跳绳、上下楼梯等运动。耐力性项目一般属于有氧运动项目。在运动强度和运动时间相同的前提下,这些运动项目对提高心脏耐力的效果大致相同。此外,乒乓球、篮球、网球、羽毛球等运动项目对改善心血管的功能也有良好的作用。

(2)力量性项目　以训练肌肉力量和消除局部脂肪为目的。如各种器械医疗体操,抗阻力训练(沙袋、实心球、哑铃、拉力器等),一般适合于骨骼肌和外周神经损伤引起的肌肉力量减弱等情况。

(3)放松性项目　以放松肌肉和调节神经为主要目的。如医疗步行、医疗体操、保健按摩如打太极拳、练气功等,多适合心血管和呼吸系统疾患的患者、老年人及体

笔记栏

弱者。

(4)矫正性项目　以纠正躯体解剖结构或生理功能异常为目的。如脊柱畸形、扁平足的矫正体操,增强肺功能的呼吸体操,治疗内脏下垂的腹肌锻炼体操,骨折后的功能锻炼等。

2. 运动治疗量

(1)运动治疗强度　是运动处方的核心部分,直接影响运动治疗的效果和安全性,一般采用以下指标来确定其大小。

1)心率　是确定运动治疗强度的可靠指标。心率和运动强度之间存在线性关系,并且容易检测。由于心血管活性药物的广泛使用,采用靶心率的方法受到限制。在制订运动治疗处方时,应注明运动治疗中允许达到的最高心率和应该达到的适宜心率即为靶心率。根据运动治疗中所选择的最高心率,可以将运动治疗量分为大、中、小3种。大运动量相当于最高心率的80%以上,中运动量相当于最高心率的70%,小运动量相当于最高心率的60%。有条件时最好通过运动试验来确定靶心率,常用自行车功量仪或活动平板。也可以通过计算得出运动治疗中的心率指标。

极量(最大)心率=210-年龄

亚极量心率=195-年龄

最大心率=休息时心率+(同年龄组预计的最大心率-休息时心率)×60%

2)机体耗氧量　以运动时耗氧量占机体最大耗氧量的百分数($\%VO_2$ max)为指标。大强度运动耗氧量约为最大耗氧量的70%,中等强度的运动量为50%~60%,小强度运动约为40%。运动治疗的耗氧量一般占最大耗氧量的40%~60%。

3)代谢当量(MET)　MET值可用气体代谢的方法测定,也可由已知的功率来推算。

4)主观感觉　运动治疗中的主观感觉是患者身体对运动治疗量的反映。适宜的运动治疗强度是在治疗中患者感觉舒适或稍有气喘,但呼吸节律不紊乱。

(2)治疗频度　每周参与或接受治疗的次数。小运动治疗量每日1次,大运动治疗量隔日1次。如果间隔时间超过3 d,运动治疗效果的蓄积作用就会消失。

(3)治疗时间　取决于运动治疗的强度。对耐力性或力量性运动治疗项目,一次运动治疗时间可以分为准备、练习、结束3个部分。准备部分通常采用小强度的活动使心肺功能、肌肉韧带及血压逐渐适应练习部分的运动治疗,避免在突然大强度的运动后,发生内脏器官的不适应和肌肉韧带的损伤。练习部分是治疗的主要部分,至少维持20~30 min。结束部分主要做一些放松性的活动,防止在运动治疗完成后,由于血液聚集于肢体,回心血量减少而出现心血管症状。运动时间与运动强度成反比。在特定运动总量的前提下,运动强度越大,所需要的时间越短。在没有医学监护的条件下,一般采用减小运动强度和延长时间的方法,提高训练安全性。

3. 注意事项　掌握好适应证;循序渐进;持之以恒;个别对待;根据评定结果及时调整;注意心血管反应;保证充分的准备和结束活动,防止发生运动损伤和心血管意外。在每一项有氧治疗处方中要根据患者个体情况注明具体注意事项。

(三)有氧运动的适应证

1. 健康人群　不同年龄层次的健康人群的健身运动。

2. 亚健康人群　各类亚健康人群的健身运动。

3. 常见的可以进行有氧运动的疾病　①心血管疾病：稳定型心绞痛、陈旧性心肌梗死、隐匿型冠心病、轻度至中度原发性高血压。轻度慢性充血性心力衰竭、心脏移植术后、冠状动脉腔内扩张成型术后、冠脉分流术后等。②代谢性疾病：糖尿病、单纯性肥胖症等。③肺结核恢复期、胸腔手术后恢复期、慢性呼吸系统疾病：慢性阻塞性肺疾病和慢性支气管炎、肺气肿、哮喘（非发作状态）等。④其他慢性疾病状态：慢性肾衰竭稳定期、慢性疼痛综合征、慢性疲劳综合征、长期缺乏体力活动及长期卧床恢复期等。

九、呼吸训练

（一）基本概念

1. 呼吸训练　是指保证呼吸道通畅、提高呼吸肌功能、促进排痰和痰液引流、改善肺和支气管组织血液代谢、加强气体交换效率的锻炼方法。主要是通过呼吸方式、呼吸肌的训练、胸腔松动训练及咳嗽训练来改善肺功能。

2. 膈肌呼吸　又称腹式呼吸，是指吸气时放松腹肌，膈肌收缩，位置下移，腹壁隆起；呼气时，腹肌收缩，膈肌松弛，恢复原位，腹部凹下，增加呼气潮气容积。呼吸运动中，尽可能减少肋间肌及辅助呼吸肌做功，使之保持松弛和休息，增大潮气量。

3. 吹笛式呼吸　又称缩唇呼吸，患者处于舒适放松姿位，呼气时必须被动放松，并且避免腹肌收缩。指导患者缓慢地用鼻深吸气，然后让患者轻松地做出吹笛姿势呼气。因此方法嘴唇呈缩唇状，故又称缩唇呼吸。

（二）呼吸训练方法

1. 膈肌呼吸（腹式呼吸）　患者取卧位或坐位，腹部放松，用双手置于腹部，经鼻缓慢深吸气，吸气时意念中将气体吸往腹部，双手随腹部膨隆而向外扩张。呼气时噘唇将气缓慢吹出，同时双手逐渐向内加压，以增加腹内压，促进横膈上抬，把气体尽量呼出，同时腹部下陷。也可将两手置放于肋弓，在呼气时加压以缩小胸廓，促进气体排出。呼气与吸气的时间比例大致为2∶1。强调适当深呼吸，以减慢呼吸频率，提高通气效率。重复练习3～4次后休息，不可过度换气。在训练开始时，应顺应患者的呼吸节律进行呼吸训练，不要让患者用力深呼吸，否则加重呼吸困难；治疗师应从患者呼吸辅助肌的收缩把握患者的呼吸类型，如果患者使用呼吸辅助肌（肩颈肌群）启动呼吸模式，则要指导患者放松这些肌肉，如使用肩部靠枕、耸肩放松运动；可使用姿势镜等视觉反馈进行自我训练。

腹式呼吸要领：思想集中，全身放松，先呼后吸，吸鼓呼瘪，呼时经口，吸时经鼻，细呼深吸，不可用力。

2. 吹笛式呼吸　患者放松、身体前倾，该体位可刺激膈肌呼吸。按医嘱使用支气管扩张剂。让患者吹笛式呼气，同时减少呼气速率，呼气时不要用力。每次吹笛式呼气后，以腹式吸气，不要使用辅助肌。让患者保持此姿势，并尽可能放松地继续吸气。缩唇呼吸可使口腔和支气管内的压力升高，呼气时支气管仍处于开放状态，减少通气无效腔，并减少克服呼气阻力所作的呼吸功。

3. 局部呼吸　主要用于手术后疼痛及防卫性肺扩张不全或肺炎等导致的肺部特定区域的换气不足。患者吸气时抵抗治疗师手掌的阻力，以扩张下肋，治疗师可给予

笔记栏

下肋区轻微阻力以增强患者抗阻意识。当患者再次呼气时，治疗师用手轻柔地向下向内挤压胸腔来协助。

4. 胸腔松动练习　是躯干或肢体结合深呼吸所完成的主动运动，即吸气时伸展所要牵伸的部位。还可将胸腔松动练习配合音乐编成体操，达到增强体力，提高肺功能的目的。

5. 呼吸肌训练　与骨骼肌肌力训练相似，如膈肌肌力训练，让患者腹式呼吸，患者上腹部放置 1 ~ 2 kg 的沙袋。逐渐延长患者阻力呼吸时间，当患者可以保持横膈肌呼吸模式且吸气不会使用到辅助肌约 15 min 时，则可增加沙袋重量。吸气肌训练，患者手握阻力训练器吸气。吸气阻力训练器有各种不同直径的管子提供吸气时气流的阻力气道，气道管径愈窄则阻力愈大。吸气阻力训练器可以购买，也可自行制作。

6. 排痰训练　教会患者有效咳嗽及体位引流的方法，达到消耗较少能量就能高效地将痰液排出的目的。检查患者的生命体征和呼吸音，必要时阅读胸片，评估患者以决定肺部哪一段要引流，确定引流姿势，使气管开口处于病变部位下部，尽可能让患者舒适、放松；治疗师面向患者站立，以观察其面部表情；维持每个姿势 5 ~ 10 min，或直到分泌物可以排出为止；引流时患者轻松呼吸，不要过度换气而引起呼吸困难；引流时，可同时进行叩击、振动等手法技巧操作；如有需要，应鼓励患者做深度、急剧的双重咳嗽；如使用叩击时仍无法自动咳嗽，则指导患者做几次深呼吸，在呼气时给予振动，可诱发咳嗽。每次引流时间不宜超过 45 min，避免患者疲劳。

（三）呼吸训练的目标及适应证

1. 目标　改善通气；增加咳嗽机制的效率；改善呼吸肌的肌力、耐力及协调性；保持或改善胸廓的活动度；建立有效呼吸方式；促进放松；教育患者处理呼吸急促；增强患者整体的功能。

2. 适应证　急或慢性肺疾病、慢性阻塞性肺疾病、肺炎、肺不张、急性呼吸窘迫、肺结核等；因手术、外伤所造成的胸部或肺部疼痛；支气管痉挛或分泌物滞留造成的继发性气道阻塞；中枢神经系统损伤后肌无力如高位脊柱损伤，急性、慢性、进行性的肌肉病变或神经；严重骨骼畸形如脊柱侧弯等。

十、神经生理治疗技术

神经生理治疗技术（neuro-muscular facilitation technique）以神经生理学和神经发育学为理论基础，促进中枢性瘫痪患者的神经肌肉功能的恢复，即促进弛缓的肌肉和抑制过度兴奋的肌肉，恢复肌肉随意协调收缩的能力。常用的方法有神经发育疗法和运动再学习疗法及强制性使用治疗。神经发育疗法的典型代表为 Rood 技术、Bobath 技术、Brunnstrom 技术、本体神经肌肉促进技术（PNF）。

（一）Rood 技术

1. 定义　Rood 技术又称多种皮肤感觉刺激技术，是通过相对应皮肤区域，采用多种感觉刺激，以诱发产生肌肉的收缩或关节运动的方法。

2. 基本观点及其特点　Rood 技术观点：感觉输入决定运动输出；运动反应按一定的发育顺序出现；身、心、智是相互作用的。由于大脑的损伤高位中枢失去了对低位中枢的控制作用，出现了运动丧失或人体发育初期才具有的运动模式，因此，应用正确的感觉刺激，按照正常的人体发育过程来刺激相应的感觉感受器，就有可能加速诱发运动反应或引起运动反应，并通过反复的感觉刺激而诱发出正确的运动模式。

3. 基本技术　包括促进技术和抑制技术。促进技术是应用皮肤、本体觉刺激来诱发肌肉收缩反应，适用于大脑休克期或脊髓休克期导致的弛缓性瘫痪或肌力不足。抑制技术是利用感觉刺激来抑制肌肉收缩反应，适用于痉挛和其他肌张力增高的情况。常用的刺激方法如表4-2。

表4-2　Rood技术常用的刺激方法

项目	促进方法	抑制方法
触觉刺激	快速擦刷或触摸	缓慢的触摸
温度刺激	冰刺激	温、热敷
叩击	快速叩击	缓慢叩击加轻压
牵拉	快速牵拉	持续牵拉
挤压	快速关节挤压	持续挤压
听觉刺激	节奏强、高频率的音乐	舒缓的音乐
视觉刺激	光线亮、色彩艳	光线及色彩暗

4. 治疗遵循原则　从诱发反射活动入手，结合人体运动发育顺序；刺激从上到下；由近及远；先刺激外感受器，后利用本体感受器；先两侧运动，再一侧运动，后旋转运动；主缩肌应答前的刺激应采用逆毛方向，以强化感觉的输入；一旦主缩肌开始收缩应强化沿神经传导方向的刺激以促进扩散。

（二）Bobath 技术

1. 定义　Bobath 技术通过控制关键点，运用反射性抑制模式，抑制异常的姿势和运动模式，诱发出非随意反应，从而达到调节肌张力或引出所需要运动的目的，适用于中枢神经损伤引起的运动功能障碍的康复治疗。该技术在脑瘫和偏瘫患者中应用较普遍。

2. 基本观点及其特点　Bobath 强调学习运动的感觉，认为运动的感觉可通过后天学习和训练获得；强调学习基本的运动模式，遵循人体正常发育程序，抑制异常的运动模式，并通过关键点的控制（所谓关键点是指人体的特定部位，对身体其他部位或肢体的肌张力具有重要影响）诱导患者逐步学会正常的运动模式，引出高级神经系统反应，如翻正反应、平衡反应等，逐步实现正常的活动；按照运动发育顺序制订训练计划，从头到脚、由近及远，强调首先头颈部运动，然后是躯干，最后是四肢；将患者作为一个整体进行治疗，不仅治疗患者的肢体运动障碍，还要考虑患者的感觉、知觉，以及适应环境等，鼓励患者积极参与，并结合 ADL 进行训练，所有治疗都应有助于日常生活活动。

3. 基本技术

（1）关键点的控制　人体关键点包括躯干中心部关键点（第 8 胸椎上下）、近端关键点（头颈、肩胛带、上臂、骨盆、大腿等）、远端关键点（手、前臂、足、小腿）。治疗师运

笔记栏

用手法控制患者的身体，阻止患者的异常肌张力和异常运动模式，激活或引入正常的运动模式的方法。通过对关键点的控制努力使其身体建立并保持正常的对线关系，消除减轻异常肌张力和异常运动模式，对患侧肢体肌群进行正常模式的再教育，促使患者出现主动的运动模式。

(2)反射性抑制模式及影响张力性姿势　反射性抑制模式是针对抑制异常运动和异常的姿势反射而设计的一些运动模式。如针对痉挛患者，即让患者保持对抗痉挛姿势的体位。影响张力性姿势是利用反射性机制改善肌张力和异常姿势。如利用非对称性紧张性颈反射让偏瘫患者头转向上肢屈肌痉挛的患侧，可抑制痉挛，促进上肢伸展。

(3)翻正反应和保护反应及平衡反应的促进　翻正反应要以头为关键点，头被旋转到一定程度，身体会随之旋转直至达到侧卧或俯卧。可利用翻正反应来促进自动反应。当患儿能抗引力维持某种体位之后，可通过移动其重心来引出保护性伸展反应和平衡反应，可以采用平衡板或巴氏球训练。

(4)刺激固有感受器和体表感受器　加压、抗阻负重、轻拍、叩打肌肉、挤压关节、来回推动患儿等，以提高肌张力或刺激平衡反应。

(三)Brunnstrom 技术

1. 定义　是 Brunnstrom 通过对偏瘫患者运动功能恢复的详细观察，提出了著名的偏瘫恢复六阶段理论，并利用这个理论创立的一套治疗脑损伤运动功能障碍的治疗方法。

2. 基本观点及其特点　在正常运动发育过程中，脊髓和脑干水平的反射因高位中枢的抑制而不被释放出来。脑损伤发生后，高位中枢失去了对低位中枢的控制，出现了人体发育初期才具有的运动模式。Brunnstrom 认为脊髓和脑干水平的原始反射和异常的运动模式是偏瘫患者恢复正常的随意运动必须经历的阶段，是偏瘫患者运动功能恢复的必然过程，在恢复的早期加以利用，让患者看自己瘫痪的肢体仍可运动，可刺激患者康复和主动参与的欲望，之后达到共同运动向分离运动发展的目标，最终出现随意的分离运动。

3. Brunnstrom 恢复六阶段理论　偏瘫恢复过程分成以下 6 个阶段，但其过程因人而异，恢复进程或快或慢，也可停止在某一阶段不再进展。

第 1 阶段：弛缓期，急性期发作后，患肢处于软瘫状态，没有任何运动

第 2 阶段：痉挛阶段，随着恢复的开始，患肢出现联合反应、共同运动，痉挛出现。

第 3 阶段：共同运动阶段，痉挛加重，出现随意运动，共同运动贯穿始终且达到高峰。

第 4 阶段：部分分离运动阶段，共同运动模式逐渐减弱，出现部分分离运动的组合，痉挛开始减弱。

第 5 阶段：分离运动阶段，进一步脱离共同运动模式，出现难度较大的分离运动的组合，痉挛继续减弱。

第 6 阶段：正常阶段，痉挛消失，每个关节可完成随意的运动，协调性与速度均接近正常。

4. 基本技术

(1)利用联合反应和共同运动等粗大运动模式

1)联合反应　做健肢全力抗阻收缩,诱发患肢发生非随意运动或反射性肌张力增高,称为联合反应,有痉挛存在时更易发生。常见的反应模式是:健侧上肢抗阻屈曲或伸展分别引起患侧上肢屈肌或伸肌协同运动;健侧下肢抗阻屈曲或伸展分别引起患侧下肢相似的运动。此外,患侧上肢用力屈曲或伸展亦可能引起同下肢出现相同动作。仰卧位做健侧髋关节抗阻外展或内收时,能引出患侧相同运动。

2)协同运动　进行单关节运动时,与该动作关联的所有肌群会自动收缩,而呈现一种固定的活动模式。如上肢屈肌协同运动:肩胛骨后缩或抬高,肩外展外旋,肘屈曲,前臂旋后,腕指屈曲。上肢伸肌协同运动:肩胛骨前伸,肩内收内旋,肘伸展,前臂旋前,腕和手指的动作不定;上肢屈肌协同运动的出现通常先于伸肌。如两者均存在且痉挛显著,则两者的最强成分结合起来,即肩内收内旋,肘屈曲,前臂旋前,腕指屈曲,而呈现为偏瘫上肢典型姿势。下肢屈肌协同运动:髋屈曲外展外旋,膝屈曲,踝背伸内翻,趾背伸;下肢伸肌协同运动:髋伸展内收内旋,膝伸展,踝跖屈内翻,趾跖屈。

(2)利用原始反射　如训练患者步行时,指示患者抬头,利用对称性紧张性颈反射可缓解下肢伸肌张力增高的现象。想促进患侧肘伸展,利用非对称性紧张性颈反射,可指示患者将头转向患侧。利用紧张性迷路反射,让患者仰卧位,利于患者肘伸展等。

(3)利用交互抑制　患者肱二头肌痉挛,伸肘困难,利用交互抑制原理,治疗师可让患者对抗阻力屈肘,感觉到患者肌力达到最大时,让患者伸展肘关节。

(四)本体神经肌肉促进技术

1.定义　本体神经肌肉促进技术(proprioceptive neuromuscular facilitation,PNF),是利用牵张、关节压缩和牵引及施加阻力等本体刺激,应用螺旋形和对角线运动模式,来激活和募集最大数量的运动肌纤维参与活动,促进运动功能恢复的一种治疗方法。

2.基本观点及其特点　PNF的核心是通过刺激本体感觉,促进或抑制肌肉运动。强调对角螺旋斜线抗阻的运动模式。Sherrington的神经生理学是PNF的最主要理论基础。Sherrington在脊髓反射的研究中发现,外周所产生的输入信号可以影响脊髓运动神经元的兴奋性。PNF的解剖学基础依据为大多数肌肉纤维的附着和排列表现为螺旋形和对角形,这种排列方式符合神经生理和生物力学原理。大脑支配的是肌群的运动而非单一肌肉的收缩,即运动由运动模式组成,而不是由单一肌肉的收缩产生。只有整个肌群的协同运动,才能完成螺旋和对角运动,而螺旋或对角线运动又可以增加对运动神经元的刺激,提高其兴奋性。螺旋和对角线运动是正常运动发育的最后阶段,这是因为所有的对角线模式中总有旋转的成分,而旋转是肢体发挥正常功能所不可缺少的,如洗脸、梳头、吃饭、行走。由于对角线运动都越过中线,也有利于身体双侧运动的发展,这是PNF的发育学基础。PNF技术强调:充分挖掘患者的潜能;利用各种反射;按照发育循序;注意双向运动;运动姿势在于屈肌与伸肌拮抗中的平衡;强调感觉反馈;重复所学动作,做到有目的的治疗。

3.常用基本技术

(1)基本技术　PNF以正常的运动模式和运动发展为基础技术,强调整体运动而不是单一肌肉的活动,其特征是肢体和躯干的螺旋形和对角线主动、被动、抗阻力运动,类似于日常生活中的功能活动,并主张通过手的接触、语言命令、视觉引导来影响运动模式。根据运动模式的发生部位,可以分为上肢模式,下肢模式,颈部模式;根据

笔记栏

肢体的相互运动,可以分为单侧模式和双侧模式。模式的正常时序是肢体远端关节(上肢为手和腕、下肢为足和踝)首先按要求完成活动,并保持该位置,随后其他部分一起活动。旋转是模式中的重要组成部分,由开始直至最后。

(2)特殊技术

1)主动肌定向技术　包括节律性启动、反复牵拉、等张收缩组合。

2)节律性启动　在关节活动范围中由被动活动开始逐渐转为主动抗阻运动。目的是帮助开始运动,改善运动的协调和感觉,使运动节律趋于正常。主要应用于起始运动困难、位置觉迟钝、运动不协调或缺乏节律性、全身紧张。如帕金森综合征患者等。

3)反复牵拉　通过牵拉肌肉,增加肌张力,以诱发肌肉的牵张反射。其目的是促进运动的开始增加主动的关节活动范围,增加肌肉力量,引导关节按照既定的方向完成运动。具体方法如下治疗者先牵伸肌肉至最大范围,然后,快速拍打拉长的肌肉,以诱发牵伸反射,患者同时主动收缩肌肉,治疗者再对肌肉施加阻力,即反射性和自主性抗阻力运动。主要应用于肌无力、由于肌无力或强直而不能起始运动、疲劳、运动知觉降低的患者。

4)等张收缩组合　一组肌肉(主动肌)持续向心、离心、稳定收缩,其目的是控制和协调主动运动,增加关节活动范围,增加肌力,以及控制离心性运动中的功能性训练。具体方法如下:患者在关节活动范围中做向心性抗阻力收缩(由治疗者施加阻力),在运动的终末端患者保持该位(稳定性收缩),稳定后,治疗者加大阻力,使患者缓慢地回到开始收缩的位置(离心性抗阻力收缩)。

5)拮抗肌反转技术　动态反转、稳定性逆转。

6)动态反转　运动中在不停顿或放松的前提下,主动改变运动的方向。其目的是增加主动的关节活动范围,增加肌力,改善协调性,预防或减轻疲劳。具体方法如下:患者在某一方向上做抗阻运动,当接近运动的终末端时,治疗者改变阻力的方向在肢体的背侧施加阻力,诱导患者向着相反方向运动(不停顿)。

7)稳定性逆转　通过改变阻力的方向来改变等长收缩的方向,但关节不运动或运动范围很小。其目的是增加肌力和关节的稳定和平衡。方法如下:治疗者在一个方向上施加阻力,患者抗阻等长收缩,当患者完全抗阻力时,治疗者改变手的位置,在相反方向上施加新的阻力,患者抗新的阻力收缩。

8)放松技术　收缩-放松、保持收缩-放松。

9)收缩-放松　活动受限的关节作等张抗阻力收缩,然后放松。其目的主要是增加被动的关节动范围。具体方法如下:患者先活动关节至终端,治疗者对制约关节活动的拮抗肌施加阻力进行较强的等张收缩,维持 10 ~ 15 s 之后,完全放松;患者再活动关节到新的范围,再主动抗阻力收缩,然后再放松,反复多次直至关节活动范围不再增加。

10)保持收缩-放松　肌肉等长抗阻力收缩后放松。其目的是增加被动的关节活动范围,降低疼痛。具体方法如下:治疗者先活动患者的关节至终端或受限处,施加阻力于拮抗肌并缓慢增加,患者抗阻力做等长运动(关节不发生运动)5 ~ 10 s,然后逐渐放松;治疗者再活动患者的关节至新的终末端,重复上述步骤。

（五）运动再学习技术

1. 定义　运动再学习技术（moter relearning programme，MRP）理论把中枢神经系统损伤后运动功能的恢复训练视为一种再学习或再训练的过程，以神经生理学、运动科学、生物力学、行为科学等为理论基础，以脑损伤后的可塑性和功能重组为理论依据。在强调患者主动参与的前提下，以任务或功能为导向，按照科学的运动技能获得方法对患者进行再教育以恢复其运动功能。

2. 基本观点及其特点　运动再学习理论认为实现功能重组的主要条件是需要进行针对性的练习活动，练习得越多，功能重组就越有效，特别是早期练习有关的运动。而缺少练习则可能产生继发性神经萎缩或形成不正常的神经突触。MRP 主张通过多种反馈（视、听、皮肤、体位、手）的引导来强化训练效果，充分利用反馈在运动控制中的作用。

3. 基本技术　运动再学习疗法由七部分组成，包含了日常生活中的基本运动功能，分别为：①上肢功能。②口面部功能。③仰卧到床边坐起。④坐位平衡。⑤站起与坐下。⑥站立平衡。⑦步行。

治疗时根据患者存在的具体问题选择最适合患者的部分开始训练，每一部分分为 4 个步骤：①了解正常的活动成分并通过观察患者的动作来分析缺失的基本成分。②针对患者丧失的运动成分，通过简洁的解释和指令，反复多次地练习，并配合语言、视觉反馈及手法指导，重新恢复已经丧失的运动功能。③把所掌握的运动成分与正常的运动结合起来，不断纠正异常，使其逐渐正常化。④在真实的生活环境中练习已经掌握的运动功能，使其不断熟练。

（六）强制性使用运动治疗

1. 定义　强制性使用运动治疗（constraint-induced movement therapy，CIMT）是 20 世纪 60 至 70 年代美国 Alabama 大学神经科学研究人员通过动物实验而发展起来的治疗脑损伤的一种训练方法。其基本概念是在生活环境中限制脑损伤患者使用健侧上肢，强制性反复使用患侧上肢。

2. 基本观点及其特点　CIMT 限制了健侧肢体的活动，从而逆转了在急性期或亚急性期所形成的习得性废用（中枢神经系统损伤后通常会导致运动和感觉功能的抑制，这种抑制远远大于损伤以后所出现的自然恢复。由于这种不使用患侧肢体的现象是损伤后学习而来的，因而被称之为习得性废用）。另外，持续的反复的使用患侧上肢而使对侧大脑半球皮质支配上肢的区域扩大，同时同侧皮质出现新的募集。这种使用性依赖的皮质功能重组是患侧上肢使用增加的神经学基础。

3. 具体应用　强制性使用运动治疗主要用于慢性期脑卒中患者（发病 6 个月 ~1 年后）的上肢治疗。被治疗患者的上肢至少要具备伸腕 10°，拇指掌侧或桡侧外展 10°，其余 4 指中任意 2 指的掌指和指间关节可以伸 10°；没有明显的平衡障碍，能自己穿戴吊带（一般第 1 天在治疗人员监督下练习如何操作），能安全地戴着吊带走动；无严重的认知障碍，如感觉性失语、注意力不集中、患侧忽略、视觉缺陷、记忆障碍；无严重并发症；无严重的痉挛和疼痛。让患者把动作应用于 PT、OT 及日常生活活动训练。

小　结

本章主要介绍了常用的 PT 治疗项目，包括以力学、运动学为基础的技术和以神

笔记栏

经生理学、发育学为基础的技术。其中,关节松动技术是主要针对关节的附属运动来设计的,弥补了主动或被动关节活动是相对于自主性关节活动训练的不足;关节活动技术应用比较广泛,对于一些长期制动或瘫痪所造成的关节活动度下降的一些疾病,被动关节活动是主要的治疗手段之一;肌力训练重点是力量性训练,是在超量恢复、适度疲劳的原则下进行分级训练,对于肌力大于3级的肌群多采用渐进性抗阻(或渐减性抗阻)训练的方法,先测定肌群的10次最大抗阻收缩力(10 RM),再按1/4(10 RM)、1/2(10 RM)、3/4(10 RM)、1(10 RM)进行分组训练,达到适度疲劳;牵引与牵伸技术,都有延长组织、改善关节活动度的功效,但牵引技术作用点主要在关节,多用于脊柱、关节病变,而牵伸技术作用点主要在于软组织,主要应用于软组织短缩类病变;平衡、协调性训练是以肌力、关节活动度训练为基础,同时又是步行训练的基础,而步行功能往往是康复科患者最主要的康复目标之一;有氧训练和呼吸功能训练主要应用于慢性疾病的日常活动训练,提高心肺功能。神经生理促进疗法多用于中枢神经系统疾病,都提倡按照人体发育的顺序进行训练,强调多种感觉输入,又各自有不同的特点。总之康复治疗方法不是单一、死板的,而是把各种治疗方法融会贯通,采用综合治疗的方法,达到促进健康,回归家庭,回归社会的目的。康复治疗不是一成不变的,随之康复事业的进步,康复治疗方法也在不断发展,不断有新方法、新观点的出现。

练习题

选择题(以下每一道题下面有A、B、C、D、E五个备选答案,请从中选择一个最佳答案)。

1. 运动治疗技术属于哪类康复治疗的范畴(　　)
   A. 物理治疗　B. 作业治疗　C. 言语治疗
   D. 心理治疗　E. 康复工程
2. 运动治疗的作用不包括(　　)
   A. 维持和改善运动器官的功能　B. 增强心肺功能、调节精神和心理状态
   C. 促进代偿功能的形成和发展　D. 以疾病为中心进行诊断及治疗
   E. 提高神经及内分泌系统的调节能力
3. 以下哪种情况是关节活动范围训练的禁忌证(　　)
   A. 骨关节伤病及手术后患者　B. 肌肉伤病及术后患者　C. 神经系统疾患
   D. 关节急性炎症期　E. 肩周炎患者
4. 关节松动术的适应证是(　　)
   A. 关节活动已经过度　B. 关节外伤后早期肿胀　C. 关节积脓
   D. 关节周围骨折未愈合　E. 关节疼痛
5. 不列哪项不是按照肌力大小分类的运动方式(　　)
   A. 助力训练　B. 主动训练　C. 超负荷训练
   D. 渐进抗阻力训练　E. 抗阻力训练
6. 关于平衡功能的训练原则,描述错误的是(　　)
   A. 支撑面积由大到小　B. 重心由高到低　C. 从静态平衡到动态平衡
   D. 逐渐增加训练的复杂性　E. 从睁眼到闭眼
7. 步行训练的基本条件(　　)
   A. 二级以上平衡　B. 下肢关键肌肌力3级以上　C. 下肢拮抗肌相互协调运动
   D. 以上都是　E. 以上都不是

8. 一般不推荐其作为改进心肺耐力的手段方法的项目是(　　)

A. 骑自行车　　B. 游泳　　C. 走、慢跑

D. 循环力量训练　　E. 健身操

9. 运用各种促进技术控制异常运动并按照运动发育顺序促进正常运动功能的恢复称(　　)

A. Bobath 技术　　B. Rood 技术　　C. Brunnstrom 技术

D. PNF 技术　　E. 运动再学习技术

10. PNF 技术与其他易化技术的区别是(　　)

A. 遵循人体神经发育的规律　　B. 用于中枢神经系统障碍的康复

C. 运动模式为螺旋对角线交叉　　D. 需要治疗师亲自操作的手法

E. 手法可为抑制或诱发

(马曼华)

第二节　物理因子治疗

学习目标

1. 掌握各种电疗法的基本原理和操作方法。
2. 熟悉其他物理因子疗法的基本原理和适应证。
3. 了解体外冲击波疗法、生物反馈疗法、压力疗法的基本原理和适应证。

应用物理因子,包括电、光、声、磁、蜡、冷、热、力、水等人工物理因子和空气、日光、气候、海水、矿泉水、泥、沙等自然物理因子,作用于人体,并通过人体神经、体液、内分泌和免疫等生理调节机制,达到保健、预防、治疗和康复的方法称为物理疗法(physical therapy 或 physiotherapy,PT),简称为理疗。在习惯上,自然的物理因子疗法归入疗养学范畴。广义的物理疗法应包括各种物理因子治疗和运动治疗两大类。本节主要介绍狭义的理疗即不包括运动治疗的人工物理因子治疗。

一、电疗法

应用电流对人体进行治疗或预防疾病的方法称为电疗法(electrotherapy)。电流频率的基本计量单位为赫兹(简称赫,Hz)、千赫(kHz)、兆赫(MHz)、吉赫(GHz),各级之间按千进位换算,1 GHz =1 000 MHz,1 MHz=1 000 kHz,1 kHz=1 000 Hz。电磁波波长的计量单位为米(m)、厘米(cm)、毫米(mm)、微米(μm)、纳米(nm)。

根据所采用电流的频率不同,电疗法通常分为以下三大类:①低频电疗法(low frequency electrotherapy),采用0~1 000 Hz 的低频电流治疗疾病的方法。它包括直流电疗法、直流电药物离子导入法、感应电疗法、电兴奋疗法、电催眠疗法、经皮电神经刺激疗法、超刺激电疗法、痉挛肌电刺激疗法、神经肌肉电刺激疗法、直角脉冲脊髓通电疗法、功能性电刺激疗法等。②中频电疗法(medium frequency electrotherapy),采用1 001 Hz~100 000 Hz 的中频电流治疗疾病的方法。它包括等幅正弦中频电疗法、调制

笔记栏

中频电疗法、干扰电疗法、音乐电疗法、波动电疗法等。③高频电疗法(high frequency electrotherapy),采用大于100 000 Hz、波长为1~3 000 m的高频电流治疗疾病的方法。它包括达松伐尔电疗法、中波疗法、短波疗法、超短波疗法、分米波疗法、厘米波疗法、毫米波疗法等。其他电疗法有静电疗法、高压交变电场疗法、空气离子疗法等。

(一)直流电疗法、直流电离子导入疗法

1. 概述 直流电是方向不随时间而变化的电流,以直流电作用于人体治疗疾病的方法称为直流电疗法(direct current therapy)。借助直流电将药物离子通过皮肤黏膜导入机体,以治疗疾病的方法称为直流电离子导入法,即俗称的药导疗法。

2. 治疗作用

(1)直流电的治疗作用 在直流电场作用下,人体组织内各种离子发生极向迁移而导致一系列生理改变。①细胞膜电位改变:阳极下膜电位上升,组织兴奋性下降;阴极下膜电位下降,组织兴奋性增高。直流电作用于神经节或反射节段,可反射地调节节段区的兴奋抑制过程,引起相应器官组织的生理功能变化。②细胞膜通透性改变:蛋白质的阳极迁移(电泳),阳极下蛋白质密度增高,细胞膜通透性下降,消肿作用较明显;水向阴极迁移(电渗),阴极下水分增多,细胞膜通透性增高,因而有消炎、软化瘢痕,松解粘连作用。③小血管扩张:蛋白质变性、分解,释放扩张血管物质,并由于组织内离子浓度改变,刺激神经末梢,而致局部小血管扩张,促进组织再生。④产生电解产物:阳极下产生酸性电解产物。电化学疗法即利用这种电化学作用改变肿瘤组织的微环境,促进肿瘤变性坏死。⑤静脉血栓退缩:直流电可促进静脉血栓机化、退缩,离开阳极,退向阴极而使血管重新开放。⑥促进骨生长:直流电阴极插入骨折处,通以10 pA的微弱电流,有促进骨生长、加速骨折愈合作用。⑦反射作用:作用于神经节或反射节段,可调节相应节段区内器官组织的功能变化。

(2)直流电离子导入的治疗作用 直流电药物离子导入疗法兼有直流电与药物的作用。电解质溶于水中时发生阳离子电离现象,根据电学“同性相斥”的原理,药物阳离子在阳极下导入人体,阴离子在阴极下导入人体。药物离子经皮肤上的汗腺、皮脂腺管口或黏膜、伤口的细胞间隙进入人体,导入的药量不多,一般在皮下1 cm以内的深度形成“离子堆”,在局部存留数小时至数天,因此作用表浅而缓慢,但局部药物浓度较高,局部产生治疗作用。导入的药物也可随血液、淋巴液进入远隔部位产生作用,或通过刺激神经末梢产生治疗作用。

(3)直流电离子导入疗法的优点 ①导入的药物在局部表浅组织浓度较高(青霉素皮内浓度比肌内注射法高64倍),作用持续时间长(青霉素1次导入储存2 d),疗效持久,一疗程(12~15次)肝素导入疗效可保持2个月。②导入体内的是有治疗作用的药物成分。③兼有反射治疗作用及直流电和药物的综合作用。缺点是导入药量少(为衬垫中药物总量的2%~10%),进入浅(1~2 cm),对导入的药物分子有一定的选择性,尤其是中药离子的导入选择性更强,对全身影响小、较慢等。

3. 治疗技术

(1)衬垫法 采用直流电疗机,铅片电极或导电橡胶电极,用与电极形状相似稍大、厚1 cm的吸水衬垫。治疗时先用2个电极和衬垫,以温水浸湿衬垫,需进行药物离子导入时,将药液洒在滤纸上,将滤纸、衬垫和电极依次放在病患部位皮肤上,视为作用极。另一衬垫和电极为辅极,对置或并置于相应部位。按照治疗需要和药物极性，通过导线将2个电极分别与直流电疗机的阴阳极相接。将电极、导线、导线夹与衬垫妥善固定，避免电极外露，导线夹脱离而直接接触皮肤发生灼伤。治疗的电流强度为0.03～0.1 mA/cm^2，通电时电极下有轻度针刺感。每次治疗15～25 min，每日或隔日一次，10～15次为1疗程。

(2)电水浴法　采用直流电疗机，陶瓷或塑料盆，碳棒电极或铅片电极置于盆壁。治疗时盆内盛满温水，需进行药物离子导入时，在盆水中加入药液，患者将需治疗的肢体放入盆水内，另一铅片电极与衬垫置于肢体近端或相应节段。单个肢体治疗时电流强度10～15 mA，两个肢体治疗时15～20 mA。其余治疗技术同衬垫法。

(3) 眼杯法　用于眼部。治疗时使用消毒的特制眼杯电极，眼杯底部插有炭棒或白金电极。进行离子导入时眼杯内需注入药物，药液浓度低于衬垫法或与滴眼剂相同。治疗时眼杯周围涂少量凡士林，患者低头睁眼，眼眶紧贴眼杯边缘，使角膜与眼杯内液体相接触。另一片状辅助电极至于颈后。治疗电流量小，单眼1～2 mA，每次10～20 min，每日或隔日1次，10～15次为1疗程。

(4)离子导入法所用药品的选择　用于离子导入的药物：①易溶于水，易于电离、电解。②明确需导入的有效成分及其极性。③成分纯，不得同时应用几种药物或多味中草药煎剂，或阴阳极交替导入。④局部应用有效。⑤药物溶液的pH值应适合。从阴极导入的药物pH值不宜<6，从阳极导入的药物pH值不宜>8。由阳极导入的常用药物为钙、锌、普鲁卡因、维生素B_1、透明质酸酶、黄连素、草乌等，由阴极导入的离子为碘、氯、溴、维生素C等。直流电药物离子导入疗法的常用药物，请参见表4-3。

表4-3　直流电离子导入疗法的常用药物

导入离子	极性	药物名称	浓度(%)	主要治疗作用	主要适应证
钙	+	氯化钙	2～10	保持神经肌肉的正常兴奋性，提高自主神经张力，降低细胞膜通透性、脱敏、消炎	神经炎、神经根炎、神经痛，过敏性疾病、神经功能性疾病、功能性子宫出血、结核
锌	+	硫酸锌	0.25～2	降低交感神经兴奋性，收敛、杀菌，促进上皮及肉芽生长	慢性炎症、慢性溃疡、瘘管、溃疡病
碘	-	碘化钾	1～10	促进慢性炎症消散，软化瘢痕，松解粘连	慢性炎症、神经炎、神经根炎、术后浸润、术后粘连、瘢痕增生
氯	-	氯化钠	2～10	促进慢性炎症消散，软化瘢痕，松解粘连	慢性炎症，关节炎、神经炎、瘢痕增生、术后粘连、动脉硬化
溴	-	溴化钾	3～10	增强大脑皮质抑制	神经症、失眠、高血压病

笔记栏

续表 4-3

导入离子	极性	药物名称	浓度(%)	主要治疗作用	主要适应证
普鲁卡因	+	盐酸普鲁卡因	1~5	镇痛	各种疼痛,溃疡病、局部麻醉
利多卡因	+	盐酸利多	1~2	镇痛	各种疼痛、局部麻醉
维生素 C	-	抗坏血酸	2~5	促进伤口愈合,增强抵抗力	慢性溃疡、角膜炎
维生素 B_1	+	盐酸硫胺	1~2	保持神经系统与消化系统功能	多发性神经炎、周围神经损伤
透明质酸酶	+	透明质酸酶(以 pH 值5.2醋酸缓冲液做溶剂)	5~10 μ/mL	提高组织通透性,促进渗出物吸收	瘢痕、硬皮症、创伤后肿胀
黄连素	+	硫酸黄连素	0.5~1	抑制革兰氏阳性菌及某些革兰氏阴性菌	浅部组织感染、化脓性伤口
草乌	+	草乌总生物碱	0.1~0.3	消炎、镇痛	关节痛、神经痛

注:电水浴法时药物浓度一般为2%~5%;碱性药物、生物碱药物的有效药物离子一般带正电荷;酸性药物、黄酮类药物的有效药物离子一般带负电荷

4. 临床应用

(1)适应证　直流电与直流电离子导入疗法适用于周围神经病、自主神经功能紊乱、高血压病、关节炎、慢性炎症浸润、慢性溃疡、血栓性静脉炎、瘢痕、粘连、颞颌关节功能紊乱、慢性盆腔炎等。

(2)禁忌证　恶性肿瘤(局部电化学疗法除外)、高热、昏迷、活动性出血、心力衰竭、妊娠、急性化脓性炎症、急性湿疹、局部皮肤破损、金属异物、心脏起搏器金属电极、对直流电过敏者。

(二)经皮神经电刺激疗法

1. 概述　经皮神经电刺激疗法(transcutaneous electrical nerve stimulation,TENS)也称为周围神经粗纤维电刺激疗法,是通过皮肤将特定的低频脉冲电流输入人体刺激神经达到镇痛的疗法。这种疗法所采用的电流为频率 2~160 Hz、波宽 2~500 μs 的单相或双相不对称方波脉冲电流。

2. 治疗作用

(1)镇痛是 TENS 的主要治疗作用。①较低频率、较长波宽的脉冲电流作用于皮肤后,神经冲动传入脑和垂体,引导脑内吗啡样多肽释放而达到镇痛作用,镇痛时间较长。②较高频率、较窄波宽的脉冲电流作用于皮肤后,神经冲动传送到脊髓,通过“闸门控制”机制产生镇痛效应,镇痛时间较短。

(2)增强外周血液循环,增加组织血供,也可改善心肌血供,缓解心绞痛。

(3)较低频率、较长波宽的脉冲电流可促进成骨效应,加速骨折愈合,也可加速溃疡愈合。

(4)降低偏瘫患者的肌张力,缓解痉挛。

3. 治疗技术　目前所采用的治疗仪输出的电流有3种类型。

(1)较低频率(1～10 Hz)、较长波宽(150～500 μs)的电针型。

(2)较高频率(25～100 Hz)、较短波宽(10～150 μs)常规型。

(3)较高频率(150 Hz)、较长波宽(>300 μs)的短暂强烈型。

治疗时将2个电极对置或并置于痛点、激痛点、穴位或相应节段,电极下涂以导电糊,根据病情及个人耐受性选择电流种类与强度,治疗时间20～60 min,每日1～3次。治疗急性疼痛时,数天为1疗程,治疗慢性疼痛的疗程较长。

4. 临床应用

(1)适应证　各种急慢性疼痛如神经痛、头痛、关节痛、肌痛、术后伤口痛、分娩宫缩痛、癌痛、幻痛等,也可用以治疗骨折后骨连接不良、慢性溃疡、中枢瘫痪后感觉运动功能障碍等。

(2)禁忌证　戴有心脏起搏器者、颈动脉窦部位、妊娠妇女下腹腰骶部、头颈、体腔等部位。

(三)神经肌肉电刺激疗法

1. 概述　以低频脉冲电流刺激神经肌肉以治疗疾病的方法称为神经肌肉电刺激疗法(neuromuscular electrical stimulation, NMES),又称电体操疗法(electrogymnastic therapy)。

2. 治疗作用　对失神经支配而发生变性的肌肉进行合适的电刺激,可以引起肌肉收缩,改善血液循环和营养代谢,从而可延缓肌肉萎缩,防止纤维化和挛缩;并可促进神经再生,恢复神经传导功能。

3. 治疗技术　采用三角波和方波的低频脉冲诊疗仪。首先进行强度-时间曲线检查,确定肌肉失神经支配的程度和应选用的脉冲电流参数,包括持续时间(t宽,轻度失神经用10～50 ms,中度失神经50～150 ms,重度失神经150～300 ms,极重失神经400～600 ms)、上升时间(t升=t宽)、下降时间(t宽= t升的2/3或1/3)、间歇时间(t止=t宽的3～5倍)、脉冲频率[1000/(t升+t止)Hz]。

治疗时将接阴极的点状电极置于患肌的运动点上,另一个较大电极接阳极置于肢体近端或躯干,电极下均应放厚衬垫。治疗电流的强度以能引起肌肉的明显可见收缩而无疼痛为度,避免波及邻近肌肉或引起过强的收缩。肌肉收缩的次数以不引起过度疲劳为度。对大肌肉或病情严重的肌肉,应减少每分钟收缩的次数,刺激数分钟后休息数分钟,达到每次治疗共收缩40～60次;运动点的位置也可能会发生变化,需及时调整。

4. 临床应用

(1)适应证　下运动神经元伤病引起的弛缓性瘫痪、失用性肌萎缩、习惯性便秘、宫缩无力等。

(2)禁忌证　上运动神经元伤病的痉挛性瘫痪、戴有心脏起搏器者。其余禁忌同直流电疗法、TENS。

笔记栏

（四）功能性电刺激

1. 概述　功能性电刺激（functional electric stimulation，FES）是用低频脉冲电流刺激已丧失功能的器官或肢体，以所产生的既时效应来代替或纠正器官或肢体的功能的康复治疗方法。例如人工心脏起搏器通过电刺激心脏来补偿病态窦房结综合征、房室传导阻滞等患者所丧失的心搏功能；刺激膈神经可以调整呼吸功能；刺激膀胱有关肌肉以改善排尿功能等及人工耳蜗、电子脊柱矫正器等。本节介绍用于肢体运动功能的 FES。

2. 治疗作用　在康复医学中，功能性电刺激较多用于中枢性瘫痪者。上运动神经元发生病损时，下运动神经元是完好的，通路存在，而且有应激功能，但失去了来自上运动神经元的正常运动信号，不能产生正常的随意的肌肉收缩。这时给以适当的电刺激，就可以产生相应的肌肉收缩，以补偿所丧失的肢体运动；同时也刺激了传入神经，经脊髓投射到高级中枢，促进肢体功能的重建及心理状态的康复。

3. 治疗技术　采用有 1～8 个通道能输出低频电流的电刺激器，电流的基本波形为方波或其他波形，脉宽 0.1～1 ms，脉冲宽度可达 1.8 s，频率 20～100 Hz。各刺激电极分别置于治疗所需动作的各有关肌肉、肌群的表面或植入其中。近年有一种微型植入式电刺激器，电极和电池植入人体内，由微机控制，可以预先设置各通道的刺激程序和刺激电流参数。各通道可以同时或按一定延时先后刺激一组以上肌群，各通道的脉冲组宽度和刺激强度可分别调节。使各肌肉先后产生收缩活动，形成接近正常的动作。开始时每次刺激 10 min，每日数次；随着功能的康复，逐渐延长刺激时间，调节电流参数，最后过渡到自主活动。

4. 临床应用

（1）适应证　脑卒中、脊髓损伤、脑瘫后的下肢、上肢运动功能障碍（进行站立、步行功能训练、手功能训练）、马尾或脊髓损伤后的排尿功能障碍等、中枢性呼吸肌麻痹、脊柱侧弯等。

（2）禁忌证　带有心脏起搏器者禁用其他部位的神经功能性电刺激。意识不清、肢体骨关节挛缩畸形、下运动神经元受损、神经应激性不正常者。

（五）间动电疗法

1. 概述　间动电流又称 Bernard's 电流，是将 50 Hz 正弦交流电整流后叠加在直流电上构成的一种脉冲电流。这种电流经调制后可以连续或断续出现，可以半波或全波形式出现，或半波与全波交替出现，共有疏波、密波、疏密波、间升波、断续波、起伏波 6 种波形。应用间动电流作用于人体以治疗疾病的方法称为间动电疗法（diadynamic current therapy）。

2. 治疗作用　①镇痛作用。②间动电流具有很好的促进周围血液循环。③对神经肌肉组织的作用，锻炼肌肉的作用。

其作用与以下机制有关：①即时“动力”反应，间动电流作用的瞬间激活组织细胞的功能，感觉神经刺激而局部发麻，运动神经受刺激而肌肉颤动，皮肤充血。②直接抑制反应，即时“动力”反应消失后，感觉和运动神经进入抑制状态，痛阈短时上升，疼痛减轻，持续 10 s 至数分钟。③继发“动力”反应，间动电流停止作用后，由于交感神经受抑制，血管肽等物质形成，致使血管扩张，血液循环改善，病灶积液和致痛物质排除而达到镇痛，始于治疗后几个小时，持续较久。④继发抑制反应，反复多次作用后人体产生适应性。

3. 治疗技术　根据治疗需要将2个电极分别置于痛点或神经根、神经干走行区，交感神经节、肌肉和邻近部位。每次治疗采用1～2种或2～3种波形。先开直流电1～3 mA，再加入脉冲电流，达到患者的耐受度。每次每部位治疗3～6 min，每日1～2次，急性病5～6次为1疗程，慢性病10～12次为1疗程。

4. 临床应用

(1)适应证　枕大神经痛、三叉神经痛、肋间神经痛、耳大神经痛、神经根炎、坐骨神经痛、急性扭挫伤、肩周炎、关节炎、雷诺病、失用性肌萎缩等。

(2)禁忌证　急性化脓性炎症、急性湿疹、出血倾向、严重心脏病者、对直流电过敏者。其他与其他低频电疗法相同。

(六)等幅中频电疗法

1. 概述　应用频率为1～20 kHz的等幅正弦电流以治疗疾病的方法称为等幅中频电疗法(undamped medium frequency electrotherapy)。由于这种电流处于音频段，因此又有音频电疗法之称。

2. 治疗作用　①皮肤痛阈上升，产生镇痛效应。②局部血管扩张，血流加快，组织的血液循环改善，从而达到镇痛、消炎、加速浸润吸收，促进血管功能恢复的作用。③消散硬结，软化瘢痕，松解粘连。

3. 治疗技术　一般音频电疗仪输出的等幅中频电流的频率以2 000 Hz为多，有的达到4 000～8 000 Hz。电极多为铅片、薄铜片或硅胶片。电极衬垫厚3～4 mm。治疗前选2个衬垫，以温水浸透，包电极片，对置或并置于治疗部位。治疗电流强度以患者耐受为度，一般为0.1～0.3 mA/cm^2，通电时电极下有轻微震颤感。也可酌情采用感觉阈上、下或运动阈上、下的电流强度。治疗20～30 min，每日或隔日1次，10～30次为1疗程。治疗瘢痕、粘连时可延长30～50次。

4. 临床应用

(1)适应证　皮肤瘢痕增生、外伤或术后浸润、粘连、血肿机化、关节纤维性强直、炎症后浸润硬化、注射后硬结、阴茎海绵体硬结、硬皮病、肌纤维组织炎硬结、肩关节周围炎、腹腔盆腔炎症浸润包块、神经痛、肠粘连、慢性咽喉炎、声带肥厚、关节炎、神经炎、神经痛、带状疱疹后神经痛、术后尿潴留、术后肠麻痹、慢性盆腔炎等。

(2)禁忌证　恶性肿瘤、急性炎症、出血倾向、局部金属异物、心区、孕妇腰腹部、戴有心脏起搏器者，对电流不能耐受者。

(七)调制中频电疗法

1. 概述　中频电流被低频电流调制后，其幅度和频率随着低频电流的幅度和频率的变化而变化的电流称为调制中频电流，应用这种电流治疗疾病的方法称为调制中频电疗法(modulated medium frequency electrotherapy)，又称脉冲中频电疗法。

以低频正弦波调制中频电流称正弦调制中频电流。我国多应用以多种低频脉冲调制的中频电流，称为脉冲调制中频电流。低频调制电流频率为1～150 Hz，具有不同的频率与波形(正弦波、方波、三角波、梯形波、微分波等)。中频载波电流2～8 kHz。有不同的调制方式(连调、间调、断调、变调)、不同调幅度(0%～100%)，电流

笔记栏

波型、幅度、频率、调制方式不断变化。

2. 治疗作用　调制中频电流兼有低频电与中频电两种电流各自的特点和治疗作用,作用较深,不产生电解刺激作用,人体易于接受而不易产生适应性。其主要治疗作用:①镇痛作用。②促进局部组织血液循环和淋巴回流。③引起骨骼肌收缩,可锻炼肌肉,防止肌肉萎缩。④提高平滑肌张力。⑤作用于神经节与神经节段,可产生反射作用,调节自主神经功能。

3. 治疗技术　目前通用的电脑调制中频电疗仪应用微机与数控技术,内存多个多步程序处方,各个电流处方有不同的调制和组合。采用硅橡胶电极治疗,操作简便安全。可根据患者的病情选用不同的电流处方,将 2 个电极对置或并置于治疗部位。治疗电流的强度以患者耐受为度,一般为 0.1 ~0.3 mA/cm^2,通电时电极下有震颤、抽动感或肌肉收缩,易于耐受。每日或隔日 1 次,15 ~20 次为 1 疗程。

4. 临床应用

(1)适应证　颈椎病、腰椎病、骨性关节病、关节炎、肩关节周围炎、腰背肌筋膜炎、周围神经伤病、神经痛、胃肠张力低下、尿潴留、术后肠麻痹、术后粘连、瘢痕增生等。

(2)禁忌证　与等幅中频电疗法相同。

(八)干扰电疗法

1. 概述　两路频率分别为 4 000 Hz 与(4 000±100)Hz 的中频正弦交流电流通过 2 组电极交叉地输入人体,在电力线交叉的部位形成干扰场,产生差频变化为 0 ~100 Hz的低频调制中频电流,以这种干扰电流治疗疾病的方法称为干扰电疗法(interferential electrotherapy)。近 20 多年来在传统干扰电疗法的基础上又发展了动态干扰电疗法与立体动态干扰电疗法。

2. 治疗作用　由于干扰电场在人体内部产生低频调制中频电流,因此干扰电疗法兼有低频电与中频电的作用,作用较深。

(1)50 ~100 Hz 差频电流促进局部血液循环的作用较明显,持续时间较久,因而加快对渗出和水肿的吸收。

(2)90 ~100 Hz 差频电流抑制感觉神经使皮肤痛阈升高,有较好的镇痛作用。

(3)10 ~50 Hz 差频电流可引起骨骼肌强直收缩,改善肌肉血循环,锻炼骨骼肌;可促进平滑肌活动,提高张力。增加血液循环,改善内脏功能。

(4)作用于颈或腰交感神经节,可调节上肢或下肢的神经血管功能。

(5)加速骨折愈合。

3. 治疗技术

(1)传统干扰电疗仪输出频率为 4 000 Hz 与(4 000±100)Hz 的两路正弦交流电,电极有 2 对(4 个),每 2 个成对,用铅片电极或硅胶电极。有的治疗仪的电极装在可产生负压的吸附杯内,将电极吸附在治疗部位的皮肤上。治疗时两组电极交叉对置,使病灶处于电流交叉的中心。

(2)动态干扰电疗仪输出 4 000 Hz 与(4 000±100)Hz 的两路正弦交流电的波幅被波宽为 6 s 的三角波所调制,两路电流发生周期为 6 s 的节律性变化。

(3)立体动态干扰电疗仪输出在三维空间流动的 5 000 Hz 的三路正弦交流电,有 2 个大的星状电极,每个星状电极上有排列呈三角形两个方向相反的 3 个小电极。

笔记栏

治疗时根据病情需要选用不同的差频，每次治疗选用1～3种差频，每种差频治疗5～15 min，电流强度以患者的感觉或肌肉收缩强度为度，每次共治疗20～30 min，每日1次，10～20次为1疗程。

4. 临床应用

（1）适应证　坐骨神经痛、关节炎、肩关节周围炎、颈椎病、扭挫伤、肌筋膜炎、骨折延迟愈合、术后粘连、瘢痕增生、术后肠麻痹、胃下垂、习惯性便秘、尿潴留、压迫性及张力性尿失禁、失用性肌萎缩等。

（2）禁忌证　与等幅中频电疗法相同。

（九）短波与超短波疗法

1. 概述　短波的波长100～10 m，频率为3～30 MHz。应用短波治疗疾病的方法称为短波疗法（shortwave therapy）。超短波的波长10～1 m，频率30～300 MHz。应用超短波治疗疾病的方法称为超短波疗法（ultrashort wave therapy）。短波疗法与超短波疗法都属于高频电疗法，处于超高频段。

2. 治疗作用　超短波疗法与短波疗法的治疗作用近似，但超短波的作用深度深于短波，可深达到骨组织，在脂肪层中产生热量较多，其主要治疗作用如下：

（1）促进血液循环，改善组织血供，有利于增强组织营养，加速炎症产物和水肿的消散。

（2）中等剂量治疗时降低感觉神经的兴奋性而达到镇痛作用；血液循环的改善有利于减轻缺血性疼痛，也有利于致痛物质的排除。

（3）中小剂量治疗时免疫功能增强，单核-吞噬细胞的功能增强及血液循环的改善有利于对病原菌的控制，促进炎症的吸收和消散。

（4）降低肌肉张力，缓解痉挛均可疼痛减轻。

（5）促进组织生长修复。

（6）大剂量时所产生的高热一般42.5 ℃以上温度有抑制和杀灭肿瘤细胞的作用，并有与放疗、化疗协同治疗肿瘤的作用。

（7）除温热效应外还有非热效应。

3. 治疗技术　常用的短波治疗仪输出的电流波长22.12 m、11.06 m，频率13.56 MHz、27.12 MHz，最大输出功率为250～300 W，肿瘤治疗仪可达1～2 kW。治疗仪配有电缆电极、电容电极、涡流电极等。治疗时病患部位处于短波电流所产生的高频交变磁电场中。

超短波治疗仪输出的电流波长7.37 m、6 m，频率40.68 MHz，50 MHz，小型机输出功率25～50 W，大型机输出功率达250～300 W，肿瘤治疗仪可达1 kW以上。治疗仪配有不同大小的圆形或矩形电容电极。治疗时病患部位处于超短波电极所产生的高频交变电磁场中。短波与超短波治疗法通常采用以下两种方式治疗。

（1）电感场法　将短波电缆盘成各种形状环绕或放置于病患部位进行治疗，也可采用内置盘绕电缆的鼓形电极或采用涡流电极，治疗时将电极对准病患部位。电缆或任何一种电极均应与皮肤保持1～2 cm距离，其间可垫以毛巾或衬垫。电感场法以电缆或电极所产生的高频交变磁场作用于人体，作用较表浅，在浅层肌肉中产热较多。

（2）电容场法　将短波或超短波的电容电极对置或并置于病患部位进行治疗。电容场法以高频电场作用于人体，电极对置的作用深度较深，脂肪层中产热较多。

笔记栏

短波与超短波疗法的治疗剂量按照患者治疗时的温热感觉程度划分，可分为以下4级。

无热量（Ⅰ级剂量）：无温热感，适用于急性炎症的早期、显著水肿或血液循环障碍的部位。

微热量（Ⅱ级剂量）：有刚能感觉到的温热感，适用于亚急性和慢性炎症。

温热量（Ⅲ级剂量）：有明显的温热感，适用于慢性炎症和慢性疾病。

热量（Ⅳ级剂量）：有刚能忍受的强烈热感，适用于恶性肿瘤的高热疗法。

调节剂量时首先使治疗仪的输出处于谐振状态，仪器的电流表指针上升达到最高，然后通过改变电极与皮肤之间的距离来调节治疗剂量。一般大功率机治疗时，无热量采用5 cm的电极间隙，微热量采用3 cm电极间隙；小功率机治疗时，无热量采用2 cm电极间隙，微热量采用1 cm电极间隙。恶性肿瘤高热治疗时务必使瘤内温度达到42.5 ℃以上。

急性炎症每次治疗时间8～10 min，每日1次，5～10次为1疗程；慢性疾病每次治疗10～15 min，每日1次，5～10次为1疗程；恶性肿瘤高热疗法每次治疗40～60 min，每周1～2次，5～15次为1疗程，应与放疗、化疗的疗程基本同步。

4.临床应用

（1）适应证　主要适用于炎症和伤病的急性期与亚急性期，也适用于慢性期，如：软组织和五官的感染、气管炎、支气管炎、肺炎、胸膜炎、胃炎、肠炎、胃功能紊乱、肾炎、急性肾功能衰竭、膀胱炎、扭挫伤、肌筋膜炎、骨髓炎、关节炎、颈椎病、肩关节周围炎、骨性关节炎、腰椎间盘突出症、坐骨神经痛、面神经麻痹、周围神经损伤、脊神经根炎、脊髓炎等。高热疗法与放疗、化疗配合适用于皮肤癌、乳腺癌、淋巴结转移癌、恶性淋巴瘤、膀胱癌、宫颈癌、直肠癌、肺癌等恶性肿瘤。

（2）禁忌证　高热、昏迷、活动性肺结核、妊娠、局部金属异物、活动性出血、心肺功能衰竭、戴有心脏起搏器者。恶性肿瘤禁用Ⅰ～Ⅲ级剂量。

（3）注意事项　小儿骨骺、睾丸、眼及皮肤感觉障碍、血液循环障碍明显的部位用小剂量治疗。

超短波慎用于冻结肩、瘢痕增生、软组织粘连、内脏粘连等，以免刺激结缔组织增生。

（十）分米波与厘米波疗法

1.概述　微波的波长1～1 000 mm，频率300～300 000 MHz。微波分3个波段：分米波（波长10 cm～1 m，频率300～3 000 MHz），厘米波（波长1～10 cm，频率3 000～30 000 MHz），毫米波（波长1～10 mm，频率30～300 GHz）。分米波与厘米波属于高频电疗法，处于特高频波段。应用分米波治疗疾病的方法称为分米波疗法（decimeter wave therapy）。应用厘米波治疗疾病的方法称为厘米波疗法（centimeter wave therapy）。

2.治疗作用　分米波疗法与厘米波疗法的治疗作用近似，但分米波的作用深度深于厘米波，可深达肌肉，而厘米波作用表浅，只达皮肤、皮下组织及浅层肌肉。其治疗作用如下：①有较明显的温热效应，可加强局部血液循环，改善组织营养，镇痛，消散亚急性和慢性炎症，加速组织再生修复，缓解肌肉痉挛，调节神经功能。②大剂量时所产生的高热有抑制或杀灭肿瘤细胞的作用，并有与放疗、化疗的相同治疗肿瘤的作用。

③除温热效应外,还有非热效应,如影响神经的兴奋性、增强免疫系统的功能等。

3. 治疗技术

(1)分米波治疗仪输出电磁波的波长 69 cm、33 cm,频率 433 MHz、915 MHz,最大输出功率 300 W,肿瘤治疗仪功能可达 700 W。治疗仪配有用于体表的圆柱形、长矩形、马鞍形辐射器,还有用于阴道、直肠的体腔辐射器。

厘米波治疗仪输出的电磁波波长 12.25 cm,频率 2 450 MHz,最大输出功率 200 W,治疗仪有用于体表的半球形、钟形、圆柱形、矩形辐射器,还有用于阴道、直肠、外耳道的体腔辐射器。

(2)采用一般体表辐射器进行治疗时,辐射器与体表皮肤保持 3 ~ 10 cm 距离。辐射器内有冷却装置时可直接接触皮肤进行治疗。体腔内治疗时先在体腔辐射器外套一清洁的乳胶套,套外涂以液体石蜡(用于阴道、直肠时)或滑石粉(用于外耳道时),然后插入人体腔内进行治疗。分米波与厘米波疗法的剂量、疗程与短波、超短波疗法相同。

(3)分米波、厘米波治疗时,应注意保护眼睛、睾丸、小儿骨骺部位,避免直接接受辐射而发生损伤。

另有一种微波组织凝固(MTC)疗法,采用 2 450 MHz 微波治疗仪,功率 150 ~ 200 W,附有针状、铲状、叉状等裸露小天线,治疗时将小天线直接插入体表赘生物内,或经内窥镜插入体腔内赘生物中,利用组织内所产生高热进行凝固治疗。凝固治疗采用 70 ~ 100 W,每次点凝数秒,使在瞬间赘生物变白、萎缩、脱落,每周 1 次,2 ~ 6 次为 1 疗程。

4. 临床应用

(1)适应证　一般分米波、厘米波疗法适用于较深层及较表浅的慢性炎症与伤病,如炎性浸润、软组织损伤、关节炎、坐骨神经痛、伤口溃疡等。

分米波、厘米波高热疗法适用于较表浅及体腔内恶性肿瘤,如皮肤癌、乳腺癌、淋巴结转移癌、恶性淋巴瘤、宫颈癌、直肠癌等。

微波组织凝固治疗适用于皮肤赘生物治疗及经内窥镜的胃出血、胃息肉、鼻息肉、宫颈炎等腔内治疗。

(2)禁忌证　与短波、超短波疗法相同。还禁用于眼部、阴囊部及小儿骨骺部。

(十一)毫米波疗法

1. 概述　毫米波波长 1 ~ 10 mm,频率 30 ~ 300 GHz。应用毫米波治疗疾病的方法称为毫米波疗法(millimeter wave therapy)。毫米波属于高频电极高频段、微波波段。毫米波虽与分米波、厘米波同属微波范畴,但其对机体的作用有很大的不同。

2. 治疗作用　毫米波作用于机体时产生非热效应,无明显温热效应,作用表浅。但其极高频振荡所产生的能量与人体组织成分的振荡发生谐振,而对较深远的部位产生治疗作用,或通过穴位经络产生治疗作用。

(1)促进血液循环,改善组织血供,有利于增强组织营养,加速炎症产物和水肿的消散。

(2)降低感觉神经的兴奋性而达到镇痛作用;血液循环的改善有利于减轻缺血性疼痛,也有利于致痛物质的排除。

(3)增强免疫功能。

笔记栏

(4)促进上皮组织生长,加速伤口愈合,加速神经再生,骨痂愈合作用。

(5)对肿瘤细胞有抑制作用。

(6)保护骨髓造血功能。

3. 治疗技术　目前国内的毫米波治疗仪多输出8 mm波段的毫米波。治疗时使辐射器尽量靠近或紧贴治疗部位的皮肤表面。治疗仪输出的毫米波强度为1～10 mW/cm^2,一般固定不变,治疗时无须调节,每次治疗时20～30 min,每日1次,5～15次为1疗程。治疗时应避免毫米波直接辐射眼部,以免引起角膜、晶体等损伤。

4. 临床应用

(1)适应证　溃疡病、高血压、缺血性心脏病、软组织感染、软组织损伤、疼痛、伤口感染浸润、慢性溃疡、放疗化疗后白细胞减少等。

(2)禁忌证　眼部疾病,戴心脏起搏器者,局部金属异物。

二、光疗法

应用人工光源或日光辐射治疗疾病的方法称为光疗法(light therapy, photo therapy)。光疗法所用的人工光源有红外线、可见光、紫外线、激光4种,光疗法在伤病的治疗中应用广泛。

光波的波长短于无线电波。按照光波波长排列,光谱可依次分为红外线、可见光与紫外线三部分。波长的计量单位为微米(μm)与纳米(nm)。1 mm=1 000 μm,1 μm=1 000 nm。

(一)红外线疗法

1. 概述　应用红外线治疗疾病的方法称为红外线疗法(infrared therapy)。红外线是不可见光,是光波中波长最长的部分,位于红光之外,故称为红外线。红外线可分为两部分:波长1.5～400 μm为远红外线(长波红外线),0.76～1.5 μm为近红外线(短波红外线)。红外线辐射于人体时主要产生温热效应,故又有热射线之称,属于热辐射。

2. 治疗作用　远红外线只达到表皮,近红外线可达皮下组织,表浅组织产热后通过热传导或血液传递,可使较深层组织温度升高,血管扩张,血流加速,并降低神经的兴奋性,因而有改善组织血液循环、增强组织代谢、促进水肿吸收、炎症消散、镇痛、解痉的作用。

3. 治疗技术　常用的红外线治疗仪有两种,一种是发光红外线灯即白炽灯和钨丝红外线灯,主要辐射近红外线和少量可见光;另一种是不发光的红外线灯,由电阻丝或有涂料的辐射板(棒)构成,辐射远红外线。治疗时裸露病患部位,灯距30～100 cm不等,视灯的功率而异,以患者有舒适的温热感为宜。每次15～30 min,每日1～2次,10～20次为1疗程。

红外线治疗时要严防眼部受红外线辐射,戴防护镜或浸水棉花敷于患者眼部,以免引起白内障或视网膜损伤。

4. 临床应用

(1)适应证　软组织损伤(24 h后)、纤维肌痛综合征、关节炎慢性期、神经炎、神经痛、炎症浸润吸收期、延迟愈合的伤口、冻疮、压疮、肌痉挛、关节纤维性挛缩等。

(2)禁忌证　急性软组织损伤早期、恶性肿瘤、高热、急性化脓性炎症、活动性出血、活动性结核。

(二)蓝紫光疗法

1. 概述　可见光在光谱中位于红外线与紫外线之间,波长400～760 nm,分为红、橙、黄、绿、青、蓝、紫七色光。蓝紫光是其中波长最短的部分,蓝光波长450～490 nm,紫光波长400～450 nm。以蓝紫光治疗疾病的方法称为蓝紫光疗法(blue and violet light therapy)。适用于新生儿的高胆红素血症。

2. 治疗作用　蓝紫光照射人体后皮肤血管扩张,血液中的胆红素吸收蓝紫光后,在光和氧的作用下经过一系列光化学变化,变为水溶性,低分子量的、易于排泄的、无毒胆绿素,和胆汁一起由尿和粪便排出体外,使血液中过高的胆红素浓度下降。

3. 治疗技术　采用6～10支20 W白光荧光灯或蓝光荧光灯,婴儿裸露全身,戴防护眼镜进行照射,在1～3 d内连续或间断照射,蓝紫光总照射时间24～48 h,白光总照射时间24～72 h。照射过程中每1 h给患儿翻身1次,使其身体前后交替照射。治疗过程中注意观察婴儿皮肤和粪便的颜色,检查血胆红素。如不退黄或血胆红素不下降,应该用其他治疗方法。

4. 临床应用　适用于新生儿的胆红素血症。

(三)紫外线疗法

1. 概述　应用紫外线治疗疾病的方法称为紫外线疗法(ultraviolet therapy)。紫外线在光谱中位于紫光之外,故称为紫外线。为光波中波长最短的部分,可分为3段:波长320～400 nm为长波紫外线,280～320 nm为中波紫外线,180～280 nm为短波紫外线。

2. 治疗作用　紫外线照射于人体皮肤时,一部分被反射,另一部分被吸收,主要产生光化学效应,故又有光化学射线之称。人体吸收紫外线后,组织内形成血管活性物质,皮下微血管扩张,皮肤照射野中出现红斑。红斑持续数天后出现色素沉着,并有脱皮。紫外线照射可产生以下治疗作用。

(1)杀菌　短波紫外线有明显的杀菌作用。大剂量紫外线照射可引起DNA、RNA的破坏,蛋白质分解变性而致细菌死亡。

(2)消炎　紫外线红斑区皮下微血管扩张,血流量增加,血管通透性增加,促进营养物质和氧的交换与代谢及病理产物的排除,免疫功能提高,从而使炎症局限消散。

(3)镇痛　紫外线红斑可产生镇痛作用,这是由于感觉神经兴奋性降低,痛阈上升;血液循环增加,致痛物质的排除加快;皮肤红斑在大脑皮质形成的强兴奋灶,干扰、抑制疼痛在皮层的兴奋灶。

(4)脱敏　多次小量紫外线照射使紫外线产生少量组胺,转而刺激细胞产生组胺酶,分解血中过量的组胺而脱敏。

(5)影响细胞生长　小剂量紫外线照射可刺激DNA的合成和细胞分裂,促进肉芽和上皮的生长,加速伤口愈合;大剂量照射则抑制DNA的合成和细胞分裂,使细胞死亡。

(6)促进维生素D_3形成　人体皮肤内7-脱氢胆固醇经中长波紫外线照射后成为维生素D_3,再经肝肾羟化而成为二羟维生素D_3,可促进肠道对钙、磷的吸收及肾小管

笔记栏

对钙、磷的重吸收,保持钙、磷相对平衡,促进骨盐沉着。

(7)调节机体免疫功能　紫外线照射可激活细胞免疫功能,吞噬细胞增多,吞噬能力增强;并可增强体液免疫功能,使补体、凝集素、调理素增加,活化 T 细胞和 B 细胞。

(8)光致敏作用　紫外线与呋喃香豆精类药(补骨脂素)和煤焦油制剂合用可产生光加成反应或称光动力反应,加剧紫外线对 DNA 合成和细胞丝分裂的抑制。紫外线与呋喃香豆精合用,能加强黑色素细胞的功能。

3. 治疗技术

(1)紫外线灯管　由石英玻璃制成,管内充有适当的汞和氩气。紫外线治疗灯有两类:低压汞灯(又称冷光水银石英灯)主要产生短波紫外线,用于体表照射,并可通过石英导管进行体腔内照射。高压汞灯(又称高压水银石英灯)主要产生中、长波紫外线,主要用于体表照射。

(2)紫外线照射的剂量　以最小红斑量(minimal erythema dose,MED)表示,即紫外线在一定距离下垂直照射皮肤引起最弱红斑所需的时间。MED 反映机体对紫外线的敏感性,故又称生物剂量(biological dose,BD)。其计量单位为秒(s)。

(3)紫外线照射的强度　取决于 4 个不同的条件,即灯、人、部位和距离。紫外线治疗的剂量按照照射野皮肤红斑的强度分为 5 级。

0 级:亚红斑量,<1 MED,皮肤无肉眼可见的红斑反应。用于全身或局域照射。

Ⅰ级:弱红斑量,1 ~3 MED,皮肤照射 6 ~8 h 出现轻微红斑反应,24 h 内消退皮肤无脱屑。照射面积 800 cm^2 为宜。

Ⅱ级:中红斑量,4 ~6 MED,照射 4 ~6 h 后出现明显红斑反应,伴皮肤水肿及轻度灼痛。2 ~3 d 内消退,皮肤有斑片状脱屑和色素沉着。照射面积 600 ~800 cm^2,用于病灶局部或节段照射。

Ⅲ级:强红斑量,8 ~10 MED,照射 2 h 后出现强红斑,伴皮肤水肿及灼痛。4 ~5 d 消退,皮肤有大片状脱皮和色素沉着明显。照射面积小于 250 ~400 cm^2,用于炎症或疼痛病灶局部。

Ⅳ级:超强红斑量,>10 MED,照射 2 h 后红斑反应剧烈,水肿,水疱,剧烈灼痛,5 ~7 d 后消退,伴明显色素沉着,照射面积不宜超过 30 cm^2,用于严重感染病灶中心。

人的年龄、性别、肤色、部位不同、妇女生理状态、疾病、药物、局部温热治疗等因素,均影响人体对紫外线的敏感度。在确定紫外线治疗剂量时应充分考虑这些变异因素,适当减小或加大照射剂量。

紫外线照射一般隔日 1 次,急性炎症感染时每日 1 次。为了维持治疗所需要的红斑,下一次照射的剂量应在上一次照射剂量的基础上再做不同的增加。

(4)照射方法

1)全身照射　按照患者本人的 MED 计算照射剂量,应用亚红斑量。不同的成人与小儿的照射治疗有基本、缓慢、加速 3 种进度,全身分区照射,隔日 1 次,15 ~20 次为 1 疗程。

2)局部照射　一般根据首次照射后皮肤红斑反应及治疗需要以不同幅度逐步递增至每次照射的剂量。脱敏、促进肉芽及上皮生长、防治佝偻病等临床应用亚红斑量;为消炎、镇痛、杀菌应用中至强红斑量,严重感染时往往应用中心加量照射(又称中心重叠照射),穴位照射可应用弱或中红斑量。局部照射3~6次为1疗程。

3)体腔或窦道照射　通常以石英导管插入腔道内照射。黏膜对紫外线的敏感度低于皮肤,故照射剂量可大于皮肤,5~10次为1疗程。

4)光敏疗法(photosensitization therapy)　又称光化学疗法或光动力学疗法,紫外线照射与光敏剂呋喃香豆精类药(如8-甲氧基补骨脂素)或煤焦油制剂合用,隔日1次,20~30次为1疗程。

(5)全身或局部紫外线照射　应将非治疗部位遮盖好,以避免不必要的超量照射;同时应戴墨镜或以布巾遮盖眼部,以免发生电光性眼炎。光敏治疗的患者在治疗中应避免日晒,保护好皮肤和眼睛。

4. 临床应用

(1)适应证　①全身照射适用于佝偻病、骨软化症、过敏症、疖病、免疫功能低下、玫瑰糠疹、银屑病等。②局部照射适用于皮肤皮下化脓性感染、急性神经痛、急性关节炎、急性支气管炎、肺炎、支气管哮喘、伤口感染或愈合不良等。③体腔内照射适用于口腔、咽、鼻、外耳道、阴道、直肠、窦道等腔道感染。④光敏治疗适用于银屑病、白癜风等。

(2)禁忌证　恶性肿瘤、心肝肾功能衰竭、出血倾向、活动性结核、急性湿疹、红斑狼疮、日光性皮炎、光过敏性疾病、应用光敏药物(光敏治疗时除外)。

(四)激光疗法

1. 概述　应用激光治疗疾病的方法称为激光疗法(laser therapy)。激光具有一般光的反射、折射、干涉等物理特性;因激光是受激辐射放大的人工光,又具有发散角度小,方向性强;能量密度高,亮度大;光谱纯,单色性好;相干性好等特点。

根据工作物质的不同可分为:气体、液体、固体、半导体激光。目前常用的医用激光器有:氦氖激光器(发生波长632.8 nm的红光)、氩离子激光器(发生波长480 nm、515.5 nm的蓝青绿光)、二氧化碳激光器(发生波长10.6 μm的近红外线)、红宝石激光器(发生波长694.3 nm的红光)等。

2. 治疗作用

(1)低强度激光对组织产生刺激激活作用,改善组织血液循环,加快代谢产物和致痛物质的排除,增强组织代谢,加速组织修复,并可提高免疫功能。作用于反射区时能调节相应节段的生理功能。

(2)高强度激光对组织作用时产生高热效应,蛋白质变性凝固,甚至炭化、汽化,可使组织止血、黏着、焊接或切割、分离。

(3)光敏治疗时血卟啉(HpD)等光敏剂在血液中达到一定浓度而聚集于肿瘤细胞内,在激光照射下被激活而发出荧光,可用于对肿瘤的诊断定位。高能态HpD与氧结合后产生光动力学效应,产生对细胞有毒的单线态氧而损伤、杀灭肿瘤细胞。

3. 治疗技术

(1)低强度激光疗法　采用氦-氖(He-Ne)激光器,输出红光激光。功率5~30 mW。近年来还采用砷化镓(AsGa)与镓铝砷(Ga-Al-As)半导体激光器,输出红外激光。功率5~50 mW不等,可直接或通过光导纤维照射,每次10~20 min,穴位或伤口照射时每部位3~5 min,每日或隔日1次,5~10次为1疗程。

(2)中强度激光疗法　多采用二氧化碳激光散焦照射,用以治疗扭挫伤、关节炎、喉炎、支气管炎、神经痛、压疮、神经性皮炎、皮肤瘙痒症等。

笔记栏

(3)高强度激光疗法 采用二氧化碳(CO_2)激光器、掺钕钇铝石榴石(Nd-YAG)激光器,输出红外激光,功率 100～200 W。进行激光外科治疗时,将聚集光束对准病患部位,瞬间产生组织凝固、炭化、汽化,较小病灶可一次消除,较大病灶可分次处理,也可以通过内窥镜进行体腔内治疗。还有氩离子(Ar^+)激光器,输出蓝绿紫激光,功率 5～50 W,用于皮肤科或眼科。

(4)光敏诊治 主要用于恶性肿瘤如体表恶性肿瘤或经内窥镜、光导纤维进行体腔内照射治疗口腔、食管、胃、膀胱等体腔肿瘤的治疗。对 HpD 皮肤划痕过敏试验阴性的患者,由静脉滴注 HpD,48～72 h 后照射激光。多采用氩离子激光或其他红光激光,可在体表直接照射或通过内窥镜光导纤维进行体腔内照射。一般只治疗 1 次,必要时 1 周后再治疗 1 次。

激光治疗时应注意保护眼睛,戴防护眼镜(眼镜的性能与激光的种类相应)或用布巾遮盖眼部,避免激光直接照射。光敏治疗者于注射药物 1 个月内居住暗室,严禁日光直晒,以免引起全身性光敏反应。

4. 临床应用

(1)适应证 ①低强度激光体表照射适用于皮肤下组织炎症、伤口愈合不良、口腔溃疡、窦道、脱发、面肌痉挛、变态反应性鼻炎、耳郭软骨膜炎、带状疱疹、纤维肌痛综合征、关节炎、支气管炎、支气管哮喘、神经炎、神经痛、外阴白色病变等。②高强度激光治疗适用于皮肤赘生物、宫颈糜烂、胃肠、支气管或膀胱内肿物、手术切割,止血等。③光敏治疗适用于皮肤及口腔食管胃膀胱等体腔内肿瘤。

(2)禁忌证 恶性肿瘤(光敏治疗除外)、皮肤结核、活动性出血、心肺肾功能衰竭。

三、超声波疗法

1. 概述 以超声波治疗疾病的方法称为超声波疗法(ultrasound therapy)。超声波是每秒振动频率在 20 kHz 以上的机械振动波,超声波疗法所采用的超声波频率为 100～10 000 kHz,一般多为 800～1 000 kHz。在超声波治疗的同时用超声波将药物透入的疗法称为超声透入疗法(phonophoresis therapy)。超声波在介质中传播时能量逐渐被吸收而衰竭,在空气中衰竭迅速。

2. 治疗作用 超声波的机械振动作用于人体时引起微细按摩效应、温热效应,以及多种理化效应而产生治疗作用。

(1)神经兴奋性降低,神经传导速度减慢,有较好的镇痛、解痉作用。

(2)加速局部组织血液循环,提高细胞膜通透性,改善组织营养,促进水肿消散。

(3)低强度或脉冲超声波刺激组织生物合成和再生修复,骨痂生长愈合。

(4)促进结缔组织分散,松解粘连,软化瘢痕。中等量超声波可使挛缩的肌肉松弛而解痉。小剂量超声波可刺激结缔组织增生;中剂量超声波可促使结缔组织和胶原纤维分散,增生的结缔组织延展软化,结缔组织黏固物质透明质酸分离,粘连松解。

(5)低强度超声波作用于神经节时可以调节其分布区神经血管和内脏器官功能。

(6)动物实验表明超声波有溶栓作用。

3. 治疗技术 传统的超声波疗法多采用频率为 800 kHz 的超声波,有连续波与脉冲波两种。近年来研究采用 1～3 MHz 高频超声及 30～50 kHz 低频超声进行治疗。超声波治疗仪有 1 个或数个声头(换能器),各声头的直径不同,或输出的频率不同。

常用的治疗方法有以下几种：

(1)接触法　先在治疗部位上均匀涂布接触剂(声头耦合剂)，接触剂的成分主要为液体石蜡、甘油、凡士林、水等。进行超声透入疗法时可采用拟透入药物(维生素、可的松等)的乳剂作为接触剂，或将药物加入接触剂中。再将声头置于治疗部位上，调节输出后操作者手持声头固定不动或缓慢做螺旋形或直线形反复移动，务必使声头紧压在皮肤上，不得留任何空气间隙。固定法时超声波强度 0.1 ~ 0.5 W/cm^2，5 ~ 10 min，视部位大小而定。本法适用于表面较平坦的部位。

(2)间接法　用于治疗部位表面高低不平时。①水下法：在水槽或水盆内盛入经煮沸并且不含气泡的 37 ~ 38 ℃温水，患者治疗部位浸入水中，声头亦放到水面以下，距离皮肤表面 1 ~ 2 cm，固定或移动，强度和时间与接触剂法相同。本法适用于表面凸凹不平的手、足。②水囊法：将不含气泡的水灌满小塑料袋或乳胶薄膜袋，袋的大小与治疗部位的大小相应，扎紧袋口，袋内不得有气泡。在患者治疗部位上涂布接触剂后将水袋置于其上，再在水袋上面涂以接触剂，使声头紧压水袋进行治疗，本法适用于面积较小，表面不平的部位。

(3)超声波药物透入疗法　将拟导入的药物离子加入耦合剂中，利用超声波的作用使药物经皮肤或黏膜透入体内。此法兼有超声波和药物的双重作用。

(4)超声雾化吸入疗法　利用超声波的气化作用，使药液在气态中分散，变成直径<5 μm 的微细雾滴(气溶胶)，经呼吸道吸入细支气管和肺泡内。

(5)超声间动电疗法　采用专用的超声间动电疗机。治疗部位皮肤上涂以导电的耦合剂，在适当部位固定电疗的辅极，将声头(用作电疗作用极)置于治疗部位上，先调节超声输出，再调节电流输出。此法兼有超声波和间动电两种作用。

(6)超声波调制中频电疗法　采用专用的超声调制中频电疗机。治疗方法与间动电疗法相同。此法兼有超声波与调制中频电的作用。

超声波治疗时声头与治疗部位之间不得有空气间隙，以免超声衰减，影响透入人体。切忌声头在空载时输出超声，以免损坏声头内的晶片。在骨表面治疗时，因超声引起骨膜振动，易致疼痛或损伤，超声强度不宜过大。眼、卵巢、睾丸部位应避免应用中、大剂量超声波，以免造成损伤。

近年来有些研究报告应用多个声头高强度聚集治疗恶性肿瘤，属于高热疗法的一种。

4. 临床应用

(1)适应证　神经痛、软组织损伤、皮肤皮下粘连、关节纤维性强直、注射后硬结、血肿机化、狭窄性腱鞘炎、瘢痕增生、骨关节炎、肩关节周围炎、肱骨外上髁炎、骨折后连接不良、慢性溃疡、压疮。药物透入适应于皮肤癌、类风湿关节炎、冠心病等。

(2)禁忌证　恶性肿瘤、急性炎症、心力衰竭、活动性出血、孕妇下腹部、眼、睾丸、小儿骨骺部。

四、水疗法

1. 概述　应用水的温度、静压、浮力和所含成分，以不同方式作用于人体以治疗疾病的方法称为水疗法(hydrotherapy)。水疗是古老的物理疗法，近年来更进一步研究与发展了水疗在康复治疗中的良好作用。

笔记栏

2. 治疗作用　液态的水可与身体各部分密切接触、传递刺激而产生治疗作用。

(1)温度作用　水的比热大，热容量大，导热性强，因此水疗的温度作用明显。温水浴与热水浴可使血管扩张充血，促进血液循环和新陈代谢，使神经兴奋性降低，肌张力下降，疼痛减轻。热水浴有较明显的发汗作用。不感温水浴有镇静作用。冷水浴与凉水浴可使血管收缩，神经兴奋性升高，肌张力提高，精力充沛。浴水中加入适量气体可增加温度的刺激作用。

(2)机械作用　水的静压可增强呼吸运动和气体代谢，可压迫体表静脉和淋巴管，促进血液和淋巴液回流，有利于减轻水肿。水的浮力可使浸入水中的身体或肢体重量减轻，更便于活动和功能训练。缓慢的水流对皮肤有温和的按摩作用。水射流对人体有较强的机械冲击作用，引起血管扩张，神经兴奋提高。

(3)化学作用　水是良好的溶剂，可以溶解许多物质，水中加入某种药物、化学成分或气体，对皮肤和呼吸道有化学刺激作用，致机体产生相应的反应，促进体内新陈代谢，有利于代谢产物排出体外。

3. 治疗技术与临床应用　水疗法的种类很多，如：冲浴、擦浴、浸浴、淋浴、湿包裹、蒸气浴、漩涡浴、蝶形槽浴、步行浴、水中运动、水下洗肠等，因所应用的水温、成分及作用方式、作用压力与作用部位不同，其治疗作用及适应范围也大不相同。

(1)浸浴　患者的全身或一部分浸入水中进行治疗的方法称为浸浴(immersion bath)。全身淡水浴的浴盆内注入2/3水量(200～250 L)的淡水，患者半卧于浴盆中，头颈胸部在水面以上。①温水浴(37～38 ℃)与不感温水浴(34～36 ℃)每次10～20 min，每日1次，10～15次，有较明显的镇静作用，适用于兴奋过程占优势的神经症、痉挛性瘫痪等。②热水浴(39 ℃以上)每次5～10 min，每日或隔日1次，10次为1疗程，有明显的发汗、镇痛作用，适用于多发性关节炎、肌炎等，治疗时需用冷毛巾冷敷额部，以防过热。③冷水浴(26 ℃以下)与凉水浴(26～33 ℃)以上每次3～5 min，隔日1次，10次为1疗程，有提高神经兴奋性作用，适应于抑制过程占优势的神经症。

全身药物浴(medicated bath)时在浸浴的淡水中加入适量药物，药物通过皮肤产生治疗作用，有的药物蒸汽通过呼吸道吸入也产生治疗作用。①盐水浴(brine bath)时在浴水中加入海盐1～2 kg，水温38～40 ℃。有镇痛、发汗、促进血液循环作用，适用于多发性关节炎、肌炎、神经炎等。②松脂浴(pine resin bath)时在浴水中加入松脂粉或松脂流浸膏50～100 g，水温36～38 ℃。有镇静作用，适用于兴奋过程占优势的神经症、高血压Ⅰ期等。③苏打浴(soda bath)时在浴水中加入碳酸氢钠75～100 g，水温37～38 ℃，适用于银屑病等皮肤角质层增厚的皮肤病。④中药浴时在浴水中加入一定的中药，用以治疗皮肤病、关节炎等。

全身气泡浴(bubble bath)时空气压缩机向浴盆底面或四壁压入气泡，使浴水中含有直径0.2 mm以上大小不等的气泡。气泡浴除具有淡水浴的上述作用外，还有气泡对人体的作用，如气泡破裂所产生的机械力对体表起微细按摩作用，气泡附着于体表时因其导热性小于水而形成温差，加强了温热浴水的改善血液循环作用。气泡浴时多采用37～38 ℃的温水，每次10～20 min，每日或隔日1次，15～20次为1疗程，适用于肢体瘫痪、周围血液循环障碍等。

以上各种浸浴也可可在下半身进行(半身浴)，在肢体进行(肢体浴)，在会阴部进行(坐浴)。

笔记栏

(2)漩涡浴　在旋涡水中进行治疗的方法称为漩涡浴(whirlpool bath),亦称涡流浴。漩涡浴槽中装有涡流发生器,可使水发生漩涡。水流对人体发生较强的机械刺激和按摩作用,同时具有气泡作用、温度作用,加强了温水改善血液循环的作用。漩涡浴有全身浴、上肢浴、下肢浴等不同方式。治疗时可使喷水嘴对准治疗的重点部位,水温37~40 ℃,10~20 min,每日或隔日1次,15~20次为1疗程,适用于关节炎、肌炎、神经痛、肢体瘫痪、血液循环障碍、雷诺病等。

(3)蝶形槽浴　应用蝶形槽进行全身水浴的治疗方法称为蝶形槽浴(butterfly shaped tank bath)或哈伯特槽浴(Hubbard tank bath)。蝶形槽浴的横截面呈蝶形或8字形,可供患者上下肢伸展活动。浴槽附有涡流发生器、气泡发生器、局部喷射装置、水循环过滤装置,有的还有运送患者的升降装置。治疗时浴槽内注入2/3水量的淡水,水温38~42 ℃,可根据治疗需要加入氯化钠或抗感染药物。活动不便的患者躺在担架上,由升降装置送入水槽中。患者半卧在水中,露出头颈胸部,治疗时可加用涡流、气泡、水流喷射。治疗师在槽浴外为患者做水中按摩,协助患者做水中运动,每次治疗10~20 min,治疗完毕以升降装置将患者送出浴槽。每日或隔日1次,15~20次为1疗程,适用于肢体瘫痪,周围血液循环障碍、关节功能障碍、大面积烧伤、压疮等。

(4)水中运动　在水池中进行运动训练的方法称为水中运动(under water exercises)。水中运动池的一端较浅,另一端较深,池中设有治疗床(椅)、肋木、双杠等设备及充气橡皮圈、软木、泡沫塑料块等。治疗水温38~42 ℃,患者在水中躺(或坐)在治疗床(椅)上,或抓住栏杆沿浮力方向运动或在水面上做水平面支托运动,或借助漂浮物做反浮力方向的抗阻运动,或借助双杠、栏杆做步行训练、平衡训练、协调训练。由于水有阻力,各种活动宜缓慢进行,可由治疗师保护和指导。每次治疗5~30 min不等,每日或隔日1次,15~20次为1疗程。水中运动疗法兼有温热、浮力、运动等作用,适用于中风偏瘫、颅脑损伤、脊髓损伤、关节活动功能障碍、强直性脊柱炎、类风湿关节炎、骨关节炎、周围神经损伤等。

4. 禁忌证　禁用于精神意识紊乱或定向力差者、恐水症、传染病、心肺肝肾功能不全、呼吸道感染者、严重动脉硬化、癫痫、恶性肿瘤、妊娠、活动性出血、发热、皮肤破溃、炎症感染者。

5. 注意事项

(1)水疗室应光线充足、通风良好、地面防滑、室温22~25 ℃,相对湿度在75%以下,水温应有保障。

(2)水源清洁,无污染。浴器尤其是烧伤患者所用的浴器及浴水、浴巾等用品使用后应及时消毒,定时做细菌学检查。

(3)患者饥饿或饱餐后1 h内不得进行水疗,疗前排空二便,妇女月经期暂停水疗。

(4)体弱、行动不便、年老、年幼患者进行水疗时需注意保护,防止跌倒或淹溺。

(5)严禁喷射头面部、心前区、脊柱和生殖器部位。

(6)全身水疗后应立即穿衣,休息20~30 min适量饮水,必要时测心率、血压,无不良反应时方能离去。

笔记栏

五、温热疗法

以各种热源为界体，将热直接传导于人体以治疗疾病的方法称为温热疗法（conductive heat therapy）。常用的传导热源有蜡、砂、泥、热空气、蒸汽、坎离砂、化学热袋等。一般取材方便、设备简单，容易操作、应用方便。

各种传导热源作用于人体时共同的主要治疗作用是：温热效应，可改善血液循环、镇痛、促进炎症吸收、降低肌肉张力、加速组织修复生长、其效应与辐射热、高频热有相同之处，但又有区别，三者异同比较见表4-4。

表4-4　传导热、辐射热、高频热对人体作用的异同处

区别	传导热	辐射热	高频热
产热原因	蜡、水、泥、热敷等直接接触人体体表，热由体外传导至体内，为外源热	白炽灯、红外线等在体外一定距离辐射至体表进入人体，为“外源性热”	高频电作用于人体后引起传导电流，殴姆损耗与位移电流、介质损耗所产生的“内生热”
热作用的稳定度	在治疗过程中热源的温度逐渐下降	辐射强度稳定	依电流的稳定度而定，电流稳定时热作用的强度稳定
热作用的强度与均匀度	体表接触热源处最热，作用只达皮肤	体表最热，作用可达皮下	热作用较均匀，但电容场法时脂肪层较热，电感场法，辐射场法时含水组织较热
非热效应	无	无	有
化学作用	热源内化学成分对人体有化学作用	无	无
机械压迫作用	有	无	无

（一）石蜡疗法

1. 概述　以加热后的石蜡作为导热体来治疗疾病的方法称为石蜡疗法（paraffin therapy）。石蜡疗法是传导热疗法的一种。石蜡是高分子碳氢化合物，热容量大，导热性小，加热后能吸收大量热，保温时间长，冷却凝固后缓慢放热，是良好的导热体，热蜡敷布于人体体表时能很好耐受。

2. 治疗作用

（1）温热作用　石蜡具有较强而持久的温热作用，可以减轻疼痛，加强血液循环，促进炎症消散，增强组织营养，加速组织修复，缓解肌肉痉挛，降低纤维组织的张力，增强其弹性。

（2）机械作用　石蜡具有良好的可塑性、黏滞性和延展性，敷布于体表时可紧贴皮肤，冷却后体积缩小，对组织产生压迫作用，可促进水肿消散。

（3）润滑作用　石蜡具有油性，可以增强皮肤的润滑性，软化瘢痕。

3. 治疗技术　医用石蜡在常温下为白色半透明固体，熔点50～55 ℃。石蜡加热应采取间接加热法，用电热熔蜡槽或双层套锅隔水加热。石蜡可反复使用，但需注意清除其中混入的水、皮屑、毛发等杂物，定时加新蜡，加热到100 ℃进行消毒，蜡疗有以下几种治疗方法：

(1)蜡饼法　将加热后完全熔化的蜡液倒入木盘、搪瓷盘或铝盘中，厚约2 cm，冷却至初步凝结成块时敷贴于患部，外部保温，此法适用于躯干或肢体较平整部位的治疗。

(2)浸蜡法　石蜡完全熔化后冷却至60 ℃左右时，患者手足浸入蜡液后立即提出，反复浸提数次，腊在手足表面凝成手套样或袜套样模，再持续浸入于液蜡中，此法适用于手足部。

(3)刷蜡法　石蜡完全熔化后冷却至60 ℃左右时，用排笔蘸蜡液反复均匀涂刷在病患部位，使蜡在皮肤表面冷聚成膜，外面再包蜡饼、保温，此法适用于躯干凸凹不平部位或面部的治疗。

以上各种蜡疗法在瘢痕或血液循环、感觉障碍部位施用时蜡温应稍低。各种蜡疗法均应持续治疗20～30 min，每日1次，15～20次为1疗程。

4. 临床应用

(1)适应证　软组织扭伤恢复期、慢性关节炎、肩关节周围炎、腱鞘炎、骨折或骨科术后关节挛缩、术后粘连、瘢痕增生、坐骨神经痛、纤维肌痛综合征等。

(2)禁忌证　恶性肿瘤、高热、急性炎症、急性损伤、皮肤感染、结核、出血倾向、开放性伤口。

(二)砂疗法

1. 概述　以加温的海砂、河砂、田野砂作为导热体治疗疾病的方法称为砂疗法(sand therapy)。砂的热容量为0.22～0.32 cal，导热系数为0.309 7～0.321 8。砂有一定的蓄能、导热性能，能用于传导热疗法的导热体。砂的比重为2.67，敷于人体体表时表皮所承受的压力可达20 g/cm^2。医用砂应是清洁的干海砂、河砂或田野砂，砂粒的直径最好为0.25 mm左右。

2. 治疗作用　砂疗法的治疗作用为温热和机械压力的综合作用。砂疗能使患者全身代谢旺盛，呼吸、心率增快，排汗量多，有利于改善血液循环，促进代谢废物的排出，加速组织的生长修复。

3. 治疗技术　先将砂筛选、洗净、晾干、然后加热。如在海滨、河岸或日光浴场的夏季可利用日光曝晒加热，加热到40～45 ℃即可用于治疗。进行全身治疗时，头部遮阴，心区、额部冷敷，患者脱去衣服，全身(面部、颈、胸、上腹、生殖器官除外)埋入砂内，砂厚10～20 cm，腹部6～8 cm，每次治疗30～60 min。治疗后身体冲洗干净，休息20～30 min，隔日1次，15～20次为1疗程。

人工加热时可用蒸汽或火炉铁锅加热，将砂加热到50～60 ℃后，装入盆内或铺在床上，患者将治疗部位伸入砂中进行治疗。表面砂厚8～10 cm，外面以毛毯或棉被保温，每次治疗20～30 min，每日或隔日1次，15～20次为1疗程。

4. 临床应用

(1)适应证　软组织扭挫伤、骨折后肿胀与功能障碍、关节炎、肌炎、神经炎、佝偻病、肛肠病、皮肤破溃、体质虚弱。

(2)禁忌证　高热、恶性肿瘤、出血倾向、心功能不全、妊娠、急性炎症、感染性皮肤病、皮肤破溃、体质虚弱。

笔记栏

六、冷疗法

1. 概述　利用低温治疗疾病的方法称为低温疗法(hypothermia therapy)。低温疗法可分为两类:利用低于体温与周围空气温度,但在 0 ℃以上的低温治疗疾病的方法称为冷疗法(cold therapy);在 0 ℃以下的低温治疗疾病的方法称为冷冻疗法(cryotherapy)。其中-100 ℃以下的治疗为深度冷冻疗法。本节着重介绍冷疗法。

冷疗时热能传递的两种方式。①传导:不同温度的两种物质接触而发生的交换,如冰敷。②气化:物质有液体变成气体时吸收热能而发生的变化,如冷气雾治疗。

常用于局部冷疗法的致冷原有冷水、冰块、氯乙烷等。

2. 治疗作用　①冷使组织温度下降、小血管收缩、血管通透性降低,可以止血,减少渗出、减轻水肿,但长时间(>15 min)冷作用可引起继发性血管扩张反应。过长时间可引起血流淤滞,皮肤发绀。②冷可降低感觉神经末梢的兴奋性和神经传导速度,可以减轻感觉的敏感性,冷的冲动向中枢传导可掩盖或阻断疼痛冲动,因而达到减轻疼痛的作用。③冷可降低运动神经的传导速度,使肌肉兴奋性下降,肌肉的张力与收缩力下降,从而使肌肉痉挛缓解。④冷可使组织代谢降低,体温降低。

3. 治疗技术

(1)冰水冷敷　将毛巾浸入冰水后敷于患部,每 2 ~ 3 min 更换 1 次,持续 15 ~ 20 min。

(2)冰水浴　将肢体浸入含有碎冰的 4 ~ 10 ℃冷水中浸浴数秒后,提出、擦干,做被动运动或主动运动,复温后再浸入,如此反复提浸,0.5 h 内浸入 3 ~ 5 次,以后一次浸入时间 20 ~ 30 s,共持续 3 ~ 4 min。

(3)冰袋冷敷　将碎冰块放入袋中或使用化学冰袋,敷于患部,或缓慢移动摩擦,持续 15 ~ 20 min。

(4)冷气雾喷射　将装有氯乙烷等易蒸发的气化冷冻剂的喷雾剂对准患部喷射,每次 5 ~ 20 s,可间歇 0.5 ~ 1 min 反复使用,至皮肤苍白为止。多用于肢体急性损伤疼痛处,禁用于头面部,以免损伤眼、鼻、呼吸道。

(5)冷疗机治疗　根据病患部位的大小和治疗需要,选用冷疗头和温度,将冷疗头按在患部皮肤上或缓慢移动冷疗头,每次 10 ~ 15 min。

冷疗时要注意掌握温度,患者出现明显冷痛或寒战时即应终止治疗,防止因过冷而发生冻灼伤、冷冻伤、组织坏死。冷疗时要注意保护冷疗区周围的正常皮肤。对冷过敏者接受冷刺激后皮肤出现潮红、瘙痒、荨麻疹、重者血压下降、虚脱,此时应立即终止冷疗,予以保温、热饮处理。

4. 临床应用

(1)适应证　软组织急性扭伤、蚊虫咬伤 24 h 内,冷疗可以减轻或防止肿痛的发生。急性烧伤时可以用冰降温而减轻组织损伤。皮肤皮下软组织化脓性炎症的浸润,早期进行冷敷可能避免化脓过程的发生。还可用于高热、中暑、肌肉痉挛、关节炎急性期、鼻出血、上消化道出血等。

(2)禁忌证　动脉硬化、动脉栓塞、雷诺病、红斑狼疮、高血压病、心肺肾功能不全、致冷血红蛋白尿、对寒冷过敏、皮肤感觉障碍、老人、婴幼儿、恶病质者。

七、磁疗法

1. 概述　应用磁场作用于机体治疗疾病的方法称为磁疗法(magneto therapy),或称磁场疗法。磁场类型有恒磁场、交变磁场、脉动磁场、脉冲磁场。目前市面上以恒磁场产品较多,如磁片、磁表带、磁衣、磁腰带、磁枕、磁被褥等保健产品。医疗单位一般多使用交变磁场的磁疗仪,如旋磁、电磁和脉冲磁等。常用的医用磁材料有铁氧体磁、金属磁和稀土钴磁。

2. 治疗作用　磁场作用于人体时,可以改变人体生物电流与磁场的大小与方向,改变代谢与生物化学过程。

(1)镇痛作用　降低神经末梢的兴奋性,提高痛阈,缓解疼痛。

(2)消肿作用　改变局部血液循环,促进渗出物吸收。

(3)消炎作用　使血管通透性增高,促进炎症产物排除,并增强免疫功能,促进炎症消散。

(4)镇静作用　加强大脑皮质的抑制过程,可改善睡眠质量,调节自主神经的功能。

(5)降压作用　影响大脑皮质的兴奋与抑制过程,加强对皮质下中枢的调控,调节血管舒缩功能使血管扩张,微循环改善,降低血管平滑肌的紧张度,减少外周阻力,从而降压。

(6)软化瘢痕与松解粘连作用　磁场可使瘢痕由硬变软,颜色变浅。

(7)其他　促进骨痂生长;实验研究报道表明强磁场对癌细胞有抑制、杀伤作用。

3. 治疗技术与临床应用

(1)静磁场疗法　应用恒定磁场治疗疾病的方法称为静磁场疗法。①直接敷磁法:将直径1 cm左右、表面磁感应强度为0.05～0.1 T的磁片敷贴于治疗部位皮肤上,每个部位可敷贴1～2片,同名极并列或异名极并列,最多6片。本法适用于软组织损伤、软组织炎症、关节炎、神经痛等。②间接敷磁法:将磁片缝制于衣服或用品上成为磁疗乳罩、磁疗腰带、磁疗腹带、磁疗护膝等磁疗用品,磁片通过织物间接作用于治疗部位。本法适用于乳腺小叶增生、腰背肌筋膜炎、胃肠功能紊乱、关节炎等。③耳磁法:将磁珠或小磁片敷贴于耳部穴位上,本法适用于神经症、溃疡病、支气管哮喘、胆石症等。另外,还有磁针疗法。

(2)动磁场疗法　应用动磁场治疗疾病的方法称为动磁场疗法。①旋转磁场疗法:采用旋磁治疗仪进行治疗的方法为旋转磁场疗法。仪器内有电动机带动磁片旋转产生动磁场,其磁感应强度为0.06～0.15 T,治疗15～20 min,每日1次,10～15次为1疗程,适用于网球肘、软组织损伤、肋软骨炎、颞颌关节炎等。②电磁疗法:采用电磁治疗仪进行治疗的方法称为电磁疗法。仪器内有电流通过线圈铁芯产生动磁场,治疗时可根据治疗部位及病情选用不同脉冲频率与磁感应强度,磁感应强度为0.1～0.8 T不等,治疗局部可产生温热感,治疗时间15～20 min,每日1次,10～15次为1疗程,适用于关节炎、扭伤、骨性关节炎、跟骨骨刺、神经痛等。

4. 注意事项

(1)磁片、磁头不得撞击、火烤,以免破坏磁场。

(2)勿使手表靠近磁片、磁头。

笔记栏

(3)永磁体磁片可反复使用多年,疗程结束后可妥善保存备用。

(4)进行直接敷磁法或耳磁法后,每5~7 d检查一次局部皮肤,如无不良反应,可在原部位连续敷贴;如出现水疱,可改用间接敷磁法或更换敷贴部位,在磁片下垫一层纸或纱布。

(5)少数人进行磁疗尤其是头颈部磁疗后,可能会出现头晕、恶心、心慌、气短等反应,轻者无须处理,可继续磁疗;重者一般于减少所敷的磁片或减弱磁感应强度后或停止磁疗后反应即消失,无后遗症。

(6)磁疗禁用于带有心脏起搏器者。

八、体外冲击波疗法

1. 概述　利用体外冲击波治疗仪治疗疾病的方法称为体外冲击波疗法(extracorporeal shock wave therapy,ESWT)。冲击波是一种通过振动、高速运动等导致介质极度压缩而聚集产生能量的具有力学特性的声波,可引起介质的压强、温度、密度等物理性质发生跳跃式改变。近年来,ESWT基础和临床研究不断深入,该疗法不仅广泛用于骨骼肌肉系统疾病的治疗,现已逐渐扩展至心内科治疗陈旧性心肌梗死,泌尿外科治疗慢性盆腔疼痛、勃起功能障碍,内分泌科治疗糖尿病足,烧伤整形外科治疗皮下脂肪团、皮肤溃疡及软化瘢痕,口腔科治疗牙周、颌骨病变,肿瘤科用于肿瘤靶向治疗等。冲击波波源的产生方式有液电式、压电晶体式、电磁式、气压弹道式冲击波源。冲击波波源的传递形式可分为聚焦式、发散式、平波、水平聚焦等。

2. 冲击波生物学效应　①组织损伤修复重建作用。②组织粘连松解作用。③镇痛及神经末梢封闭作用。④高密度组织裂解作用。⑤扩张血管和血管再生作用。⑥炎症及感染控制作用。

3. 治疗技术

(1)能量选择　按能量等级将冲击波划分为低、中、高3个能级:低能量范围为0.06~0.11 mJ/mm^2,中能量范围为0.12~0.25 mJ/mm^2,高能量范围为0.26~0.39 mJ/mm^2,可根据设备制造商提供的不同能量参数范围、换算方式换算成能流密度。低能量和中能量多用于治疗软组织慢性损伤性疾病、软骨损伤性疾病及位置浅表性骨不连;高能量多用于治疗位置较深的骨不连及骨折延迟愈合和股骨头坏死等成骨障碍性疾病。

按照ESWT波源传递方式划分:聚焦式冲击波、水平聚焦式冲击波多用于治疗骨不连及骨折延迟愈合、股骨头坏死等成骨障碍性疾病和位置较深的骨软骨损伤性疾病;发散式冲击波多用于治疗慢性软组织损伤性疾病、浅表的骨及软骨损伤疾病及缓解肌肉痉挛;平波式冲击波多用于治疗位置表浅的慢性软组织损伤性疾病、伤口溃疡及瘢痕等。

(2)定位方法　常用的定位方法包括体表解剖标志结合痛点定位、X射线定位、超声定位及磁共振成像结合体表解剖标志定位。

体表解剖标志结合痛点定位:是根据患者痛点及局部解剖标志进行定位的方法,常用于慢性软组织损伤疾病定位,如肱骨内上髁炎、肱骨外上髁炎等。

X射线定位:是通过X射线机将治疗点与聚焦式冲击波治疗机第二焦点耦合,主要用于骨组织疾病定位,如骨不连、股骨头坏死等。

超声定位：是通过超声检查确定治疗部位的定位方法，可用于骨、软组织疾病定位，如肱二头肌长头肌腱炎、跟腱炎、冈上肌腱炎等。

MRI：结合体表解剖标志定位是根据患者 MRI 影像学表现及局部解剖标志进行定位的方法，常用于骨、软骨疾病定位，如距骨骨软骨损伤、骨髓水肿、应力性骨折等。定位时，治疗点应避开脑及脊髓组织、大血管及重要神经干、肺组织，同时应避免内固定物遮挡。

4. 临床应用

(1)适应证　①骨组织疾病：骨折延迟愈合及骨不连、成人股骨头坏死、应力性骨折。②软组织慢性损伤性疾病：冈上肌腱炎、肱骨外上髁炎、肱骨内上髁炎、足底筋膜炎、跟腱炎、肱二头肌长头肌腱炎、股骨大转子滑囊炎等。

(2)相对适应证　骨性关节炎、骨髓水肿、胫骨结节骨软骨炎、距骨骨软骨损伤、腱鞘炎、肩峰下滑囊炎、髌前滑囊炎、髌腱炎、弹响髋、肌痉挛、肌肉拉伤、腕管综合征、骨坏死性疾病(月骨坏死、距骨坏死、舟状骨坏死)、骨质疏松症等。

5. 禁忌证

(1)禁忌证　①出血性疾病：凝血功能障碍患者可能引起局部组织出血，未治疗、未治愈或不能治愈的出血性疾病患者不宜行 ESWT。②血栓形成患者：该类患者禁止使用 ESWT，以免造成血栓栓子脱落，引起严重后果。③生长痛患儿：生长痛患儿疼痛部位多位于骨骺附近，为避免影响骨骺发育，不宜行 ESWT。④严重认知障碍和精神疾病患者。

(2)相对禁忌证　下列疾病在使用高能聚焦式冲击波治疗机时为相对禁忌证，而低能量冲击波治疗机不完全受下列禁忌证限制：①严重心律失常患者。②严重高血压且血压控制不佳患者。③安装心脏起搏器患者。④恶性肿瘤已多处转移患者。⑤妊娠女性。⑥感觉功能障碍患者。⑦其他。

(3)局部禁忌证　①肌腱、筋膜断裂及严重损伤患者。②体外冲击波焦点位于脑及脊髓组织者、位于大血管及重要神经干走行者、位于肺组织者。③骨缺损>2 cm 的骨不连患者。④关节液渗漏患者：易引起关节液渗出加重。⑤其他。

6. 注意事项　痛点治疗时，疼痛可能即时减轻或增强，应事先向患者说明。其次，其“双峰”疗效特点可能数日后会有　定程度的疼痛反复。治疗部位局部可能出现血肿、瘀紫、点状出血或局部麻木、针刺感、感觉减退。治疗后 2 ~ 3 d 内，尽可能减少治疗部位负重及劳累，同时应避免过度运动；配合适当的功能锻炼，可有效改善治疗结果。

九、生物反馈疗法

1. 概述　生物反馈疗法(biofeedback therapy)又称生物回授疗法，或称自主神经学习法，是在行为疗法的基础上，利用现代生理科学仪器，通过人体内生理或病理信息的自身反馈，使患者经过特殊训练后，进行有意识的“意念”控制和心理训练，从而消除病理过程、恢复身心健康发展起来的一种新型心理治疗技术方法。

临床中要使患者把握三类感觉信息：第一，应把握清晰的生理状态；第二，应对内部身体感觉线索有所知觉；第三，应理解从仪器上接收到的反馈信息的含意。在实施生物反馈疗法前，必须向患者解释清楚治疗的目的和治疗方法，以消除对电子仪器的

笔记栏

顾虑，即使求治者明白，无电流通过的躯体，也无任何其他危险。并说明此疗法主要依靠自我训练来控制体内功能，且主要靠按时练习，仪器监测与反馈只是初步帮助自我训练的手段，而不是治疗的全过程。要每天练习并持之以恒，才会有良好效果，全部解释可用录音带播放，再做个别答疑和补充。在反馈训练中，医护人员对患者的语言指导和治疗态度对治病结果有重要影响。

2. 常用设备及适应证　运用于生物反馈治疗的常用设备有肌电生物反馈仪、皮肤湿度生物反馈仪、手指皮温生物反馈仪、脑电生物反馈仪、心电生物反馈仪、血压生物反馈仪及脉搏生物反馈仪等。

(1)肌电生物反馈仪　肌电生物反馈仪把测得的肌电放大，然后整流、集合变成声光信号，告诉被试者他的肌肉是相对的紧张或是松弛。被试者还可在声、光信号的提示下体会自己肌肉的细微变化，这些变化一般是感觉不到的。通过这种训练，可以使被试者对肌肉活动获得空前的自我控制能力，这种控制能力对于使紧张的肌肉松弛和恢复衰退肌肉的运动功能有特殊的意义。放松性肌电生物反馈仪主要适用于紧张性头痛、痉挛性斜颈、痉挛性瘫痪、腰痛、支气管哮喘、胃及十二指肠溃疡、功能性结肠炎、胃肠功能亢进；增强性肌电生物反馈仪主要适用于脊髓或周围神经损伤的迟缓性麻痹，或脑血管病的足下垂、伸腕、伸指困难等。

(2)皮电生物反馈仪　汗腺和它周围的组织形成了一个电的环路，如果汗腺经常出汗它就产生了相对于皮肤表面来说的负电势。当出汗增加时，皮肤表面和汗腺之间的电阻下降，结果造成皮肤导电性的增加。所以，皮肤导电性直接受汗腺影响，而汗腺又受控于交感神经。在紧张、焦虑、恐惧等情况下，交感神经兴奋，泌汗增加，因而使皮肤导电性能增加。皮电是情绪活动的一个重要指标。皮电生物反馈仪主要适用于多汗症、支气管哮喘、高血压、恐怖症、焦虑症。

(3)脑电生物反馈仪　大脑活动时会不断地产生一些微弱的电信号，脑电反馈仪就是将个体觉察不到的脑电活动转换成直观的信号，并让被试者理解这些信号的意义。在被试者体验到这些直观信号与各种心理状态之间的关系后，学习按要求改变这些信号——实际上就是随意控制脑电活动。脑电生物反馈仪主要适用于神经衰弱、失眠症、抑郁症、神经症、注意力障碍、癫痫。

(4)皮温生物反馈仪　当交感神经被激活时，接近皮肤表面的血管壁的平滑肌就会收缩，致使血管管腔缩小，血流量减少，因此皮肤表面温度下降。相反，当交感神经的兴奋性下降时，血管壁的平滑肌松弛，血管管腔扩张，血流量增加，皮肤温度上升。在环境因素恒定的情况下，皮肤的变化与交感神经系统的兴奋性密切相关。而交感神经的活动又能特别地反映出与情感有关的高级神经活动。皮温生物反馈仪主要适用于某些神经血管性功能障碍(如雷诺病、偏头痛)、自主神经功能紊乱、闭塞性动脉内膜炎等。

3. 禁忌证　①不愿意接受训练者，变态人格不能合作者。②智力缺陷者、5 岁以下儿童。③精神分裂症急性期。④严重心脏病患者，心肌梗死前期或发作期间，复杂的心律失常者。⑤感觉性失语的患者。⑥训练过程中出现血压升高、头痛头晕、恶心呕吐、失眠、妄想或具有精神症状时。

十、压力疗法

1. 概述　压力疗法(compression therapy)是指通过改变机体局部的压力,以达到治疗某些疾病为目的的一种疗法,可以是增加压力,也可以是减少压力,或两者交替。临床上一般以改变肢体压力为主,多用于四肢疾病。

压力疗法可分为正压疗法、负压疗法、正负压疗法、体外反搏疗法4类。压力疗法具有不良反应轻、时间短、方便、快捷、舒适性高、安全、卫生等优点。

正压疗法是采用气袋式加压装置,当肢体端施予高于大气压的压力时,肢体毛细血管、静脉及淋巴管内的液体受到挤压,向常压下(压力小于气袋压力)的肢体近心端流动,促使外周淤积的血液加速进入血液循环,随着毛细血管的排空,组织间液体易于回到血管中,有利于水肿的消退。

2. 常用方法

(1)正压顺序循环疗法　随着气囊压力的上升,气压治疗仪对肢体进行挤压、按摩,其压力可达深部肌肉、血管和淋巴管。加压时,治疗部位的静脉血管最大量排空,加速血液流动;骤然减压时,静脉迅速充盈,从而加快血流速度。血流的搏动性增强可显著减少血液瘀滞,降低静脉血栓形成的概率,增加氧和其他营养成分的供给,促进新陈代谢,增强网状内皮细胞的吞噬功能,促进渗出液的吸收,加速病理产物的分解和代谢,因而具有消除肿胀、促进溃疡愈合及消炎止痛的作用。

(2)皮肤表面加压疗法　皮肤表面加压疗法通过持续加压使局部毛细血管受压萎缩、数量减少、内皮细胞破碎,从而造成瘢痕组织局部的缺血、缺氧,从而达到瘢痕软化的作用。

3. 适应证　①肢体创伤后水肿。②淋巴回流障碍性水肿。③截肢后残端肿胀。④复杂性区域性疼痛综合征(如神经反射性水肿、脑血管意外后偏瘫肢体水肿)。⑤静脉瘀滞性溃疡。⑥预防下肢深静脉血栓形成。⑦增生性瘢痕。⑧其他。

4. 禁忌证　①肢体感染未得到有效控制。②下肢深静脉血栓形成。③大面积溃疡性皮疹。④治疗部位有感染性创面。⑤静脉炎急性发作。⑥其他。

小　　结

物理因子治疗是一项常用康复治疗技术,它通过声、光、电、磁、热及力学等刺激,形成生物反馈,促进神经和肌肉的恢复。各种治疗都有它的适应证和禁忌证,在治疗中还要把握治疗量的大小,所以物理因子治疗是要正确选择、合理使用的。

练习题

选择题(以下每一道题下面有A、B、C、D、E五个备选答案,请从中选择一个最佳答案)。

1. 中频电流的频率是(　　)

A. 1 000 Hz 以下　　B. 1～100 Hz　　C. 100 kHz 以上

D. 1～100 kHz　　E. 1～100 GHz

2. 日常生活使用的交流电属于(　　)

A. 高频电流　　B. 中频电流　　C. 低频电流

D. 超高频电流　　E. 超低频电流

笔记栏

3. 主要针对含水丰富组织的高频电疗是(　　)
A. 超短波　B. 微波　C. 中波电疗法
D. 短波　E. 共鸣火花

4. 超短波治疗急性炎症时,常用(　　)
A. 无热量　B. 微热量　C. 温热量
D. 热量　E. 高热量

5. 单纯直流电疗法,儿童电流密度应在(　　)
A. 2 ~5 mA/cm^2　B. 0.2 ~0.5 mA/cm^2　C. 0.2 ~0.5 A/cm^2
D. 0.02 ~0.05 A/cm^2　E. 0.02 ~0.05 mA/cm^2

6. TDP 治疗属于(　　)
A. 短波紫外线　B. 中波紫外线　C. 短波红外线
D. 长波红外线　E. 低频电疗法

7. 主要为增强肌力的是(　　)
A. 紫外线　B. 脑部超声　C. 神经肌肉电刺激
D. 高频电　E. 石蜡疗法

8. 一般不用于降低肌张力的是(　　)
A. 水疗　B. 蜡疗　C. 磁振热
D. 神经肌肉电刺激　E. TDP

9. 水疗法中,温水浴的温度是(　　)
A. 26 ℃以下　B. 26 ~33 ℃　C. 34 ~36 ℃
D. 37 ~38 ℃　E. 39 ℃以上

10. 石蜡疗法的治疗作用不包括(　　)
A. 降低过高肌张力　B. 增强肌力　C. 止痛
D. 软化瘢痕　E. 消肿

11. 脑功能障碍治疗仪的禁忌证不包括 (　　)
A. 脑出血恢复期　B. 脑出血急性期　C. 颅内感染
D. 颅内肿瘤　E. 孕妇

12. 脑功能障碍治疗仪的磁疗部分应用(　　)
A. 随机磁场　B. 交变磁场　C. 脉动磁场
D. 恒定磁场　E. 脉冲磁场

13. 神经肌肉电刺激一般作用于肌肉的(　　)
A. 伤口　B. 痛点　C. 肌腱
D. 运动点　E. 扳机点

14. 经颅磁治疗头放置的位置不包括(　　)
A. 前额正中　B. 双耳前上方　C. 双侧枕部
D. 百会　E. 下颚

15. 水疗时,注意事项不包括(　　)
A. 水的情况　B. 家属应离开　C. 游泳圈安全性
D. 治疗仪工作情况　E. 小儿生命体征

16. 水疗法作用不包括(　　)
A. 温度刺激　B. 光刺激　C. 机械按摩
D. 化学刺激　E. 机械刺激

17. 一定属于理疗的异常反应是(　　)
A. 局部红肿　B. 疼痛加重　C. 电灼伤

D. 局部皮温升高　　E. 安睡

18. 超声疗法可应用于婴幼儿的(　　)

A. 髋关节脱位术后　　B. 心肌炎患儿的心前区　　C. 甲状腺

D. 生殖器　　E. 骨骺

19. 超声波是指(　　)

A. 20 MHz 以上的机械振动波　　B. 20 MHz 以上的电磁波　　C. 20 kHz 以上的机械振动波

D. 20 kHz 以上的电磁波　　E. 20 Hz 以上的机械振动波

20. 水疗时,小儿不应该表现为(　　)

A. 四肢放松　　B. 自由活动　　C. 愉悦

D. 闭气　　E. 适度静止

21. 不会引起"一过性电流"的是(　　)

A. 直接关闭电源　　B. 适度移动肢体　　C. 电流强度旋钮未调零

D. 各种接触不良　　E. 仪器损坏

22. 物理因子引起局部组织的生物物理和生物化学的变化,是理疗的(　　)

A. 特殊作用　　B. 共性作用　　C. 间接作用

D. 直接作用　　E. 临床作用

23. 石蜡疗法作用不包括(　　)

A. 消炎　　B. 消肿　　C. 降低肌张力

D. 软化瘢痕　　E. 杀菌

24. 无扩张血管作用的是(　　)

A. 冰刺激　　B. 低频电疗法　　C. 高频电疗法

D. 中频电疗法　　E. 石蜡疗法

(郭学军　王正辉)

第三节　作业治疗

学习目标

1. 掌握手及上肢功能训练和日常生活活动能力训练。
2. 熟悉作业治疗的基本概念。
3. 了解知觉认知功能训练和压力疗法。

一、概述

(一)作业治疗的基本概念

作业(occupation)是指人类的活动、劳作、事件或从事的工作。occupation 一词源于动词 occupy,是指占领或占有时间、地点、物品或充满某人的头脑和忙于某项事物等意思,也即占有或填满其时间与空间,使之参与和忙碌。故在某种意义上可以认为作业治疗是以活动或劳动和从事某项事情等作为一种治疗的手段,以对人类的健康或各方面的功能产生影响。所以,活动、劳作或从事的工作等构成了作业治疗的基础。

笔记栏

作业治疗(occupational therapy,OT)是指有选择性和目的性地应用与日常生活、工作、学习和休闲等有关的各种活动来治疗患者躯体、心理等方面的功能障碍,预防生活及工作能力的丧失或残疾,发挥患者身心的最大潜能,以最大限度地改善和恢复患者躯体、心理和社会等方面的功能,提高生存质量,促其早日回归家庭、重返社会的一种康复治疗技术或方法。

多年来,作业治疗的概念和定义随着社会和环境的变化不断地被修改。世界作业治疗师联盟(WFOT)把作业治疗定义为:"通过选择性的作业活动去治疗有身体及精神疾患或伤残人士。"1997 年,世界卫生组织对作业治疗的定义为:"作业治疗是通过各种精心设计的活动,促进疾病、发育障碍及(或)身体和心理社会功能障碍者康复;帮助病残者最大限度地挖掘、使用其身体功能,以促进其使用适应工作、社会、个人及家庭的需要,过有意义的生活。"2002 年,世界卫生组织将作业治疗的定义修改为:"协助残疾者和患者选择、参与、应用有目的和意义的活动,以达到最大限度地恢复躯体、心理和社会方面的功能,增进健康,预防能力的丧失及残疾的发生,以发展为目的,鼓励他们参与及贡献社会。"

综上所述,作业治疗的定义基本包含下列几个重要成分:①作业治疗是一门专业学科,必须在受过专业训练的作业治疗师的指导下进行。②以作业活动(occupational activity)作为治疗媒介,即作业可以作为作业治疗的方法。③针对的是日常生活作业功能,包括自我照顾、工作及休闲,即作业可作为作业治疗的最终目的。④要求患者主动参与治疗性活动,学习或再学习新的或失去的技能,从而使其得到最大程度的行为上的改变,变成有作业意义的个体。⑤非常注重利用环境改良方法减轻残疾及残障,以求达到提高患者生存质量的目的。⑥最终目的包括预防伤病带来的残疾和残障,维持健康,提高生活独立能力,使人可融入社会并对社会做出贡献。

(二)作业治疗的对象和目的

1. 对象　作业治疗的对象是所有作业功能有障碍的人,与传统医疗服务以有无疾病来界定服务对象略有不同。医疗服务与作业治疗对正常与不正常的界定见表 4-5。

表 4-5　临床治疗与作业治疗对正常与不正常状况界定的区别

区别		临床治疗对象	
		正常=健康	不正常=患病
作业治疗对象	作业正常	大部分健康人,这些人一般不需要接受医疗及作业治疗服务(不包括初级卫生保健)	有短暂疾患如流感、轻度损伤等,但不会导致永久性残疾的人,除临床药物治疗或手术外,一般不需要接受作业治疗
	作业不正常	老年退化或先天发育障碍(如弱智、弱视或聋哑)的,可受惠于作业治疗	引致永久残障的人,如中风、精神病等,这些人需要较长期的临床及作业治疗

2. 目的　作业治疗是应用与日常生活、工作及休闲娱乐等有关的一些活动使患者功能恢复的康复治疗技术。其主要目的是在于增强肢体尤其是手的灵活性及协调性,

增加功能活动的控制能力和耐力，调节患者心理状态，改善和提高患者的日常生活和工作能力，提高生存质量，使其早日回归家庭、重返社会。

（三）作业治疗与运动治疗的区别

作业治疗与运动治疗都是康复医学的重要组成部分，在临床上常同时应用，应用非常广。

作业治疗与运动治疗同属于非常有特色的康复治疗技术，遵循相同的生物力学和神经生理学原理，但治疗目标、范围、手段、重点和患者参与情况等均有不同（表4–6）。作业治疗与运动治疗在其方法上虽有许多相似之处，但作业治疗和运动治疗中功能训练的目的不同。运动治疗的目的在于以恢复患者各关节的活动度和增强肌力为主；而作业治疗则是在上述功能的基础上，利用生活或生产性活动，恢复及改善关节的功能和各种精细协调动作。作业治疗强调的是某项功能活动或任务的完成，或是以生产、制作某一工艺或产品来改善患者的综合能力，并以上肢或手的精细、协调运动为主。运动治疗则以下肢的运动、步态、平衡或肢体的粗大运动为主。同时，作业活动易于增加患者的兴趣，积极性较高，两者之间有一定差别。然而，临床上在对患者进行康复治疗的时候，两者常常相互配合应用，并可结合其他康复治疗措施，如心理、言语、认知训练等康复治疗手段一起进行，以增强康复治疗的综合效果。

表4–6　作业治疗与运动治疗的区别

区别	作业治疗	运动治疗
治疗目标	改善和提高患者日常生活和工作能力	使患者运动功能最大限度的发挥
治疗范围	躯体和心理功能障碍	躯体功能障碍
治疗手段	日常生活活动、生产性和休闲娱乐活动以辅助器具的使用和训练等	肌力训练、神经肌肉促进技术、牵引、手法治疗、器械训练、医疗体操等
治疗重点	体现患者的综合能力，增加功能活动的控制能力和耐力，增强手的灵活性、手眼的协调性，以上肢或手的精细、协调运动为主	增加肌力及关节活动度，改善运动协调性、运动耐力及躯体平衡
患者参与	主动参与	主动为主，被动为辅
趣味性、积极性	强	弱

（四）作业治疗分类

1. 按作业名称分类　木工、金工、皮工等。黏土作业、编制作业、制陶作业、手工艺作业、工作装配与维修，日常生活活动，书法、绘画，园艺等。

2. 按治疗的内容分类　日常生活活动训练，公益治疗，文娱治疗，愿意治疗，自助具、矫形器制作及训练和假肢训练，就业前功能评定和功能性作业活动。

3. 按治疗目的和作用分类　用于减轻疼痛的作业，用于增强肌力的作业，用于改善关节活动度的作业，用于增强协调性的作业，用于增强肌肉耐力的作业，用于改善步

笔记栏

态的作业,用于改善整体功能的作业,用于调节心理、精神和转移注意力的作业,用于提高认知能力的作业等。

4. 按功能性作业治疗　可简称为日常生活活动训练,一般可再分为基本日常生活活动(如进食、穿衣、转移、个人清洁卫生、如厕、洗澡等)和工具性日常生活活动(如小区生活技能、家务劳动等)两类。

5. 职业作业治疗　包括就业前评定和就业前训练及职业训练三个部分。

6. 娱乐活动　包括娱乐及游戏活动评定和娱乐及游戏活动治疗两个部分。

7. 作业训教和咨询　精神病康复过程中对患者及其家庭的宣教和咨询是指提供各种学习机会,帮助患者改变不良的健康行为,并坚持这种变化以实现预期的、适合各患者自身健康水平的目标、健康知识是教育的主要内容,而教和学是贯穿于整个教育过程中的两个基本方面。

8. 环境干预(environment intervention)　环境影响人的行为,同时人的行为也改变着环境。在临床康复过程中,改变环境可以达到意想不到的疗效。

9. 辅助技术(assistive technology)　包括矫形器配制和使用训练、辅助器配制和使用训练及假肢使用训练。

(1)矫形器配制和使用训练　矫形器是用于人体四肢、躯干等部位,通过力的作用以预防、矫正畸形,治疗骨骼、关节、肌肉和神经疾患并补偿其功能的器械。如何配制和使用矫形器是作业治疗的内容之一。

(2)辅助器配制和使用训练　患者对康复辅助器的选购、设计、改造和使用都需要作业治疗师加以指导,以产生积极的康复辅助作用。

(3)假肢使用训练　根据残疾者的具体情况向康复工程师提出有关假肢处方的建议。对穿戴机械假手者训练其假肢的协调动作;对穿戴下肢假肢者进行负重与平衡训练、平地行走和上下台阶训练等。

(五)作业治疗的选择及其原则

作业治疗需要根据患者功能障碍的情况及其身体基本状况,并结合患者的个体因素,包括其年龄、性别、职业、文化程度、个人兴趣、爱好及患者的生活、工作环境等,选择一些有针对性的、患者能主动参与的、个体化的作业治疗方法,以制订较完善的作业治疗方案。原则是通过作业治疗能改善或恢复功能,克服功能障碍的影响,达到康复目的。所以,作业治疗的选择,具体应遵循如下原则。

1. 根据治疗的目的选择作业治疗的内容与方法　根据患者功能障碍的评定结果,明确其治疗目的或设定其目标,制订适合患者的作业治疗计划。即我们选择作业治疗内容和方法时,要根据功能评定来发现患者功能障碍和了解现有的残存功能,如患者有日常生活活动能力障碍,则选择作业治疗的内容和方法时,一定要选择能改善或恢复患者日常生活活动能力,指导患者能从生活基本自理,渐至独立的作业治疗方法。对于某些患者功能障碍不能完全恢复,或需要发挥代偿功能时,作业治疗方法中,应选择有针对性地利用患者的残存功能;或借助辅助器具来训练患者完成功能活动的方法;或对患者的生活、工作环境进行改造,使患者能适应环境,最大限度地达到生活自理,回归家庭和社会的目的。

2. 根据患者的功能状态选择适宜的作业活动　每个患者的功能障碍程度不同,身体状况不一样,存在着个体差异,在选择作业治疗方法时,应根据患者的个体情况,选择患者能主动参与并能完成70% ~80%以上的作业活动。

3. 根据患者的个人爱好、兴趣，因人而异选择作业活动　作业治疗活动是一种有目的、有意义的活动。为了更好地达到治疗目的，我们选择活动时要考虑到患者的年龄、性别、文化背景等的不同，个人爱好、兴趣的差异等。而且选择的活动要能够充分调动患者的积极性及参与意识。调节患者的心理状态。如改善患者的注意力及调节情绪，可选择下棋、玩牌、游戏、社交及寓于趣味性的活动；如提高患者的自信心及自我价值观，可选择书法、绘画、雕塑、制陶及手工艺等的作业活动。使患者在轻松、愉快的环境中完成治疗，获得相对较好的康复效果。

4. 根据患者所处的环境、因地制宜地选择作业活动　患者在住院治疗期间，医院的康复条件较好，可重点训练患者的日常生活自理能力及沟通能力，学会掌握各种生活技能。患者回归家庭及社区后，根据其生活或工作环境，需要训练患者如何利用在医院所学到的技能，去适应其所处的环境。让患者回到家中学会自理及能独立生活。如患者应学会各种转移技术，在家能独立完成床椅转移和椅椅间的转移；对于需要辅助器具帮助的患者，要让其学会如何使用器具去完成日常生活的活动，如穿衣，进食等。如果患者在功能上不能完全恢复而适应其所处的环境时，我们要对其环境进行评估和改造，以使患者能适应所处的环境，方便患者进行日常生活活动，如在过道、卫生间安装扶手、去除门槛、增加门的宽度，降低床、椅的高度等。

另外，回到家庭和社区的患者，在选择作业活动时，要考虑患者当地自然环境和一些地利条件，如家居农村有土地、树木，可因地制宜地开展园艺治疗：在有制陶工艺的地区，可就地取材，开展制陶工艺的作业治疗活动等。

5. 根据患者的身体状况选择作业活动的强度　每一种作业活动的强度不一样，选择作业活动时应根据患者当时的身体状态及个体情况，选择患者能够承受的作业活动强度和活动时间。如果作业治疗的强度过大或时间过长，患者难以忍受，不能完成作业活动；如果作业治疗量很小，即作业治疗的强度很小，时间过短，则达不到作业治疗的效果。所以选择的作业活动强度即治疗量要适宜。

（六）作业治疗的适应证、禁忌证

作业治疗主要针对患者因各种功能障碍而影响日常生活、工作和休闲活动的状况，进行有针对性、有目的、个性化的治疗，使患者重新回归家庭和重返社会。作业治疗在康复医学中有极其重要的地位，具有极其广泛的使用价值。但作业治疗也具有相应的适应证、禁忌证及需要注意的事项。

1. 作业治疗的适应证　作业治疗的适应证非常广泛，适用于各种原因导致的在日常生活自理、工作或休闲娱乐活动中出现功能障碍的患者。其具体主要适应证如下：①神经系统疾病如脑卒中、脑外伤、脑瘫、脑炎、脑瘤术后所致的瘫痪，帕金森病、老年性痴呆、脊髓损伤、脊髓灰质炎后遗症及各种原因引起的周围神经损伤等。②运动系统疾病如四肢骨折、截肢、各种关节炎、关节置换术后、手外伤、软组织损伤等所致功能障碍患者。③其他系统疾病及各种原因所致功能障碍患者如心肺系统疾病、糖尿病、烧伤、小儿精神发育迟滞、先天性畸形、学习障碍及精神心理障碍性疾病等。

2. 作业治疗的禁忌证　作业治疗虽然应用广泛，但严重的精神、意识障碍且不能合作的患者，急、危重症及病情不稳定的患者，或需要绝对休息的患者，均属于作业治疗的禁忌证。

笔记栏

(七)常用的作业治疗器械设备

作业治疗的器械和设备一般比较简单,但种类繁多。临床常用的作业治疗的器械和设备如下。

1. 手的精细活动及上肢活动训练器械　如插板、插针、磨砂板、套圈、七巧板、手指抓握练习器、O'Connor手精细活动能力测试器、手指屈伸牵拉重量练习器、手腕功能综合训练器、结扣解扣练习器、计算机等。以及各种训练手指精细抓捏动作用的小粒滚珠、木棒和细小的物件等。

2. 日常生活活动训练器具　如穿衣钩、扣钮器、穿袜器、鞋拔、长柄梳子、拾物器、C形夹、姿势矫正镜、个人洗漱、清洁用具及物品、餐具、自动喂食器、厨具、家用电器、模拟厕所与浴室设备及功能独立性评定器具等。

3. 认知功能测量及训练器具　如各种记忆图片、实物、棋牌、积木、拼图材料,交流沟通板及实体觉测验器具、感觉统合测验器材和计算机测试软件等。

4. 工艺治疗用设备或器材　如黏土和制陶材料及其工具和设备、刺绣用材料及器材、竹编或藤编工艺材料及用具、写字和绘画用笔及颜料等。

二、常用的作业治疗技术

(一)日常生活活动能力训练

日常生活活动能力是决定患者康复程度及是否能尽早回归家庭是社会的重要因素,康复工作者必须足够重视。日常生活活动能力训练是作业治疗的主要工作内容,作业治疗师的责任是训练和教给患者在现有的身体条件下完成基本的日常生活活动和工具性日常生活活动。本节重点介绍日常生活活动的基本概念和训练方法。

1. 概念　日常生活活动(activities of daily living, ADL)是维持一个人日常生活所必需的基本活动。日常生活活动有广义和狭义之分,广义的日常生活活动是指人们为了达到独立生活而每天必须反复进行的活动,既包括基本的日常生活活动(如衣、食、住、行、个人卫生等活动),还包括人与人之间的交往能力,经济上、社会上、职业上达到独立的一些活动(如打电话、购物、乘坐交通工具等)。狭义的日常生活活动能力仅是指基本的日常生活活动。

以改善或恢复日常生活活动能力为目的而进行的一系列针对性的训练,称为日常生活活动能力训练(ADL训练)。ADL训练是康复治疗中非常重要的内容之一,具有功能障碍的患者要重新生活就必须从最简单、最基本的日常生活活动开始。

2. 目的　日常生活活动能力训练的主要目的有以下几个方面。

(1)建立患者的自我康复意识,充分发挥其主观能动性,提高其自信心,重建独立生活的激情。

(2)建立或维持患者最基本的日常生活活动,调动并挖掘其自身潜力,使其达到生活自理或把对他人的依赖程度降至最低。

(3)进一步改善患者的躯体功能,包括关节的灵活性、机体的协调性与平衡能力,以适应日后回归家庭、重返社会的需要。

(4)通过在日常生活环境中进行训练,并对特定动作进行分析,找出患者存在的主要问题,提出解决问题的方法。给予患者使用辅助具或自助具方面的建议,使其在辅助性装置的帮助下达到最大限度生活自理。

3. 日常生活活动能力训练　日常生活活动能力一般分为三大类：①基本生活动作，如饮食、更衣、如厕、梳理、洗浴、语言交流等。②转移动作，床上转移、轮椅操作、矫形器辅助步行、步行等。③生活关联动作，家务工作、育婴、购物等。进行日常生活活动训练常用的设备有日常生活活动训练器具、日常生活自助器具、上肢与躯干活动及手细致活动训练器具。通过日常生活活动训练，希望患者能在其残疾情况许的范围内，尽可能地自理日常生活。帮助患者适应不同的环境，并以最简单的方式和最低的能量消耗来完成这些活动。

(1) 转移动作　不同伤病患者对卧床体位有不同的要求，但总的原则是保持良好的功能位，防止不良体位对疾病恢复的不利影响。翻身训练除了如脊髓损伤等有特殊的要求外，一般卧床患者均应定时翻身。日间每 2 h 一次，夜间每 3 h 一次，交替采用仰卧位。左右侧卧位，病情允许时应尽量让患者主动翻身。

对于长期卧床患者在病情允许时，应先练习扶起靠坐，然后使之端坐。坐稳后从侧方或前后推动患者，使之保持坐位躯干平衡，再训练前屈、侧屈和旋转时的躯干平衡。臂力良好的患者坐位平衡良好后可进行主动坐起训练。

待患者情况好转后，可进行从卧位到坐位、再从坐位到卧位的反复训练，然后进一步训练床与轮椅之间、轮椅与座椅之间、轮椅与坐便器之间、轮椅与浴盆之间、轮椅与汽车座位之间的转移。训练时需注意：①患者有足够的体力与上肢支撑力时方可进行转移训练。②转移过程中轮椅必须紧贴床、椅等物，不得有空隙。③患者上下轮椅时必须先将轮椅刹拉好，勿使轮椅滑动。

(2) 基本生活动作

1) 吞咽动作训练　患者意识清楚、有吞咽困难但无误吸，可能时个别指导经口进食。进食时一口一口咀嚼、吞咽，每口量不宜过多，速度不宜过快。训练主要有以下内容：进行口唇开合、下颌开合、舌部运动的训练；以冰冷棉棒刺激吞咽反射；进行呼吸、构音、咳嗽等训练；注意调配食物的软度和黏度，使之易于咽下，食物从糊状逐渐过渡到半流食、正常饮食；在进食时使患者处于半卧位或坐位，颈部前屈放松，以利用重力使食物易于摄入和吞咽；必要时采用吸管或可挤压的容器摄食。

2) 摄食动作训练　对上肢关节活动受限、肌力肌张力异常不能抓握或动作不协调而不能正常摄食者，一方面要进行上肢功能训练，练习摄食动作，另一方面可使用自助餐具或加用辅助装置。

3) 洗漱动作训练　对有上肢功能障碍而不能自行洗漱者，一方面要进行上肢功能训练，练习洗漱动作，另一方面可使用自助用具或辅助装置。

4) 拧毛巾　将毛巾拴在水龙头上，用健手将毛巾冲湿、拧干。

5) 刷牙、剃须　将牙刷或剃须刀柄加大、加长，或在柄上加一尼龙搭扣圈或 C 形圈，使手账套入，便于握持使用。

6) 梳头　使用长柄或弯柄梳。

7) 洗澡　使用长柄洗擦具。

8) 穿衣动作训练　具体方法如下。

穿脱上衣训练：①套头上衣的穿脱，穿衣时，先将患侧上肢穿衣袖至肘以上，再穿健侧衣袖，最后套头。脱衣时，先将衣身脱到胸以上，再用健手拉住衣服，在背部从头

笔记栏

脱出，出健手，最后脱患手(图4-2)。②开身上衣的穿脱，穿衣时，先将患手伸入袖内，再将衣领拉到肩部，然后用健手转到身后拉过衣服穿上袖子，最后系扣子。后伸臂有困难者穿衣时可按穿套头上衣的顺序进行。脱衣时，先将患侧脱至肩以下，将健侧衣领拉到肩以下，让两侧自然下滑，健手先出，再脱患手(图4-3)。

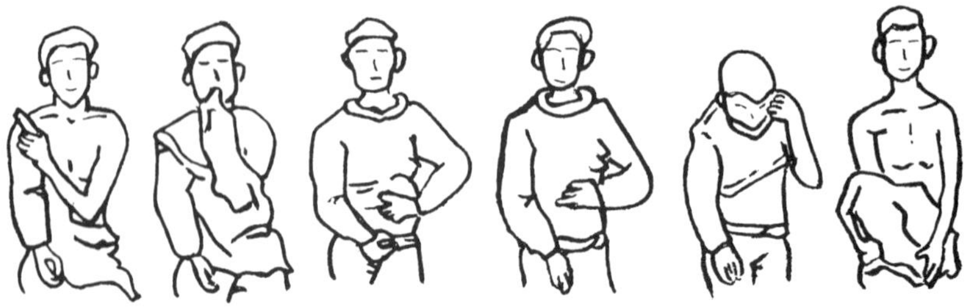

图4-2　套头上衣的穿脱

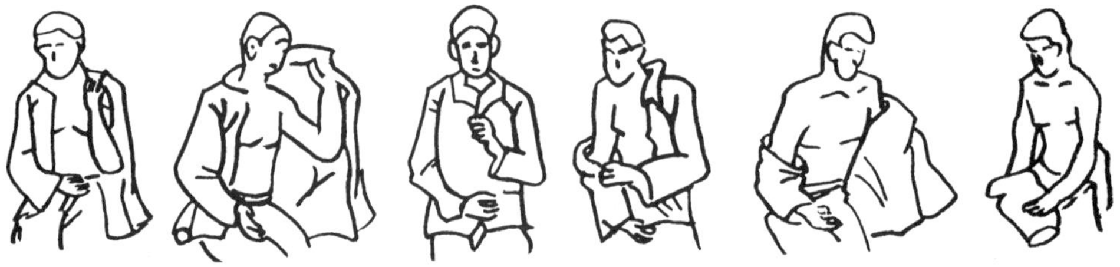

图4-3　开身上衣的穿脱

穿脱裤子训练：①床上穿裤子，患者坐起来将患肢屈膝屈髋，放在健腿上；患腿穿上裤腿后尽量上提，健腿穿上裤腿；然后躺下，做桥式动作把裤子拉到腰部，最后臀部放下，整理系带。脱的顺序与穿相反即可(图4-4)。②坐位穿裤子，患腿放在健腿上，套上裤腿拉至膝以上，放下患腿；健腿穿上裤腿，拉至膝以上后，站起来向上拉至腰部，然后整理。脱的顺序与穿相反即可(图4-5)。

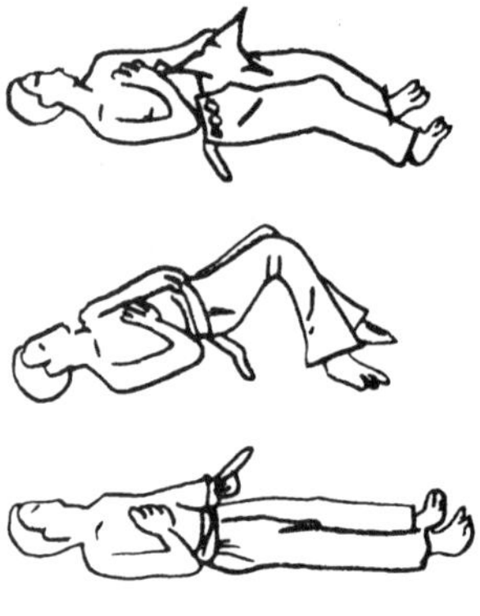

图4-4　床上穿裤子

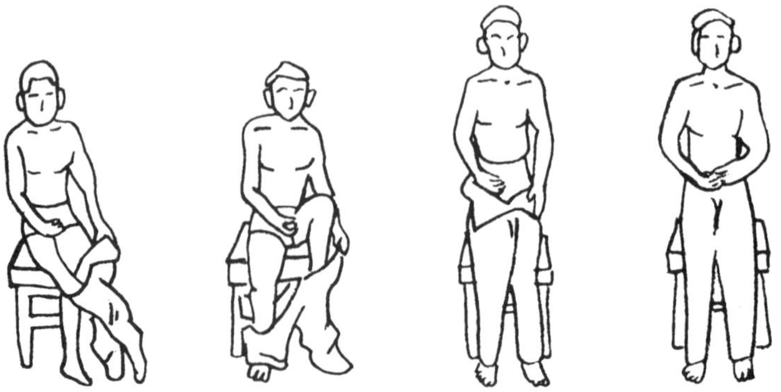

图4-5　坐位穿裤子

9）穿袜、穿鞋训练具体方法如下。

穿袜子：①患足穿袜子，先找好袜子上下面，用健手指将袜口张开，手掌对足掌，将脚伸入袜口，再抽出手指整理袜底、袜面，将袜腰拉到踝关节处，最后从足跟处向上拉平整理（图4-6）。②健足穿袜子，健腿立膝，足平放在床上，用拇指压住袜口一端，向上拉袜子，将袜尖整理合适后，拉袜腰至踝关节处、整理；也可将健脚放在患腿上，与患脚穿法一样。

穿鞋、脱鞋：应选择穿脱方便的鞋，对弯腰有困难的患者，可用简易穿鞋器协助穿脱。可将长棍固定在普通鞋拔子上制成穿鞋器。

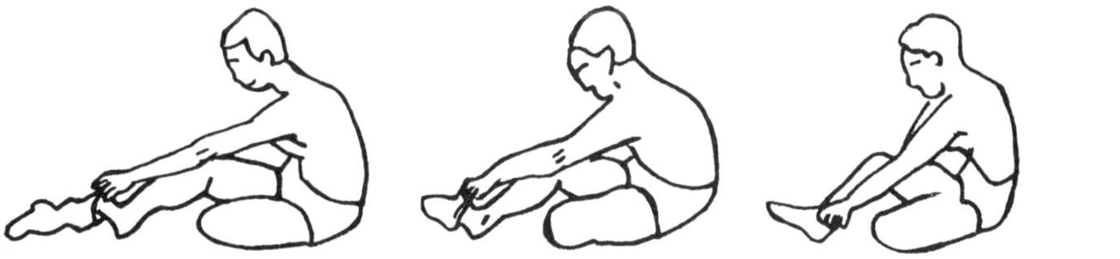

图4-6　患足穿袜子

（3）生活关联动作　认知功能和上肢运动、感觉、协调功能恢复较好的患者可以进行家庭家务劳动训练。进行家务劳动时必须注意安全，不要登高，避免切割伤、烫伤、电伤等，必要时使用自助具，例如，轻巧灵活的或带有C形夹的炊具、电话话筒、执笔器、打字器。切土豆、瓜果等圆形食物时，使用带有钉子能将圆形食物插入固定的切菜板。取高处、远处物品时可使用长柄的自助器具。

（二）手及上肢功能训练

1. 手功能训练　手及上肢损伤后通过作业治疗，练习和恢复上肢和手的功能，以达到握持、书写及其他精细动作的操作功能。手的功能大致可以分为非操纵性功能和精细的操纵功能。

（1）非操纵性功能　是指拇指不参加动作，仅以其余四指的钩握动作，如手提皮箱的动作、手的水平方向的持书动作等。此时手指内收，拇指的掌指关节和指间关节微微屈曲并与示指的桡侧相接触，但拇指均无持重功能。其次是紧握，较钩握紧而有力，此时拇指参与动作，使物品紧握手掌之中（图4-7）。上述功能作业疗法可通过握力器或小哑铃进行练习。

（2）精细的操纵功能　能将小的物品固定，其特征是拇指尖端必须与其他手指指端共同操作，称为掌捏（图4-8）。拇指指腹与示指桡侧相对的持钥匙动作称为侧捏（图4-9），用拇指和示指指尖捏较细小的物品称为掐捏（图4-10）。上述功能可以通过以下作业活动来练习。

（3）九孔钉练习　用直径0.7 cm的钻头在木板上钻9个深1.3 cm的孔，孔心相距9.2 cm，9个木钉，每个直径为0.6 cm，长3.2 cm。练习时将木板放在患者的前面，木钉放在容器内，患者每次拿起一个木钉插入孔内，然后再将木钉逐个拔起放回容器，用每次插入和拔出的速度来测验手功能进步的情况。

笔记栏

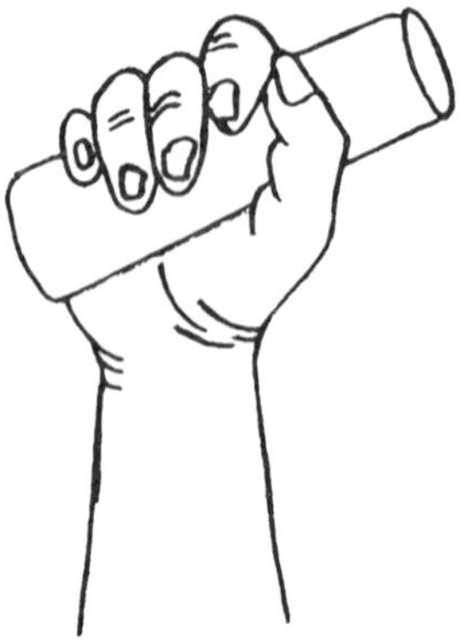

图 4-7　手的紧握动作

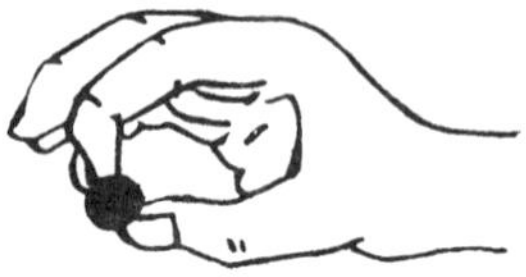

图 4-8　对指持球动作

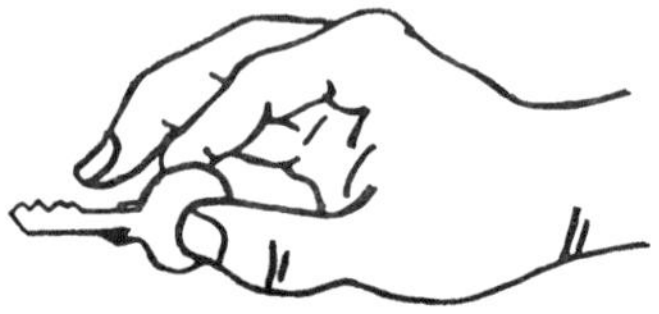

图 4-9　手指侧捏

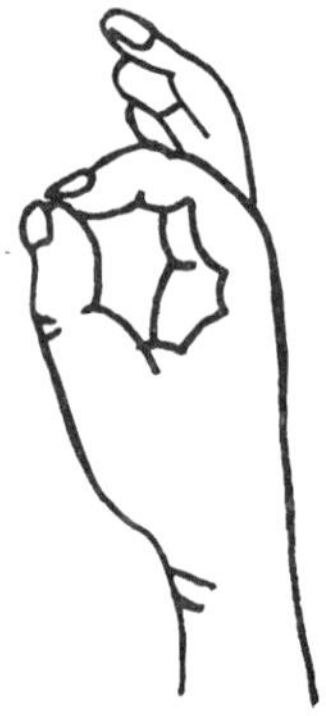

图 4-10　手指掐捏

(4)对指功能的练习　将拇指与其余四指相接触,对指要到位、用力。待对指功能恢复后,才能练习细微的操作。能完成上述练习,手即可做一般书写等精细的操作。

(5)分指动作的练习　可利用分指器进行练习,练习到分指能充分到位。

2. 上肢功能训练

(1)肩胛带训练

1)扁胛骨灵活性训练　可让患者坐位,治疗者一只手扶持患侧上肢近端,另一只手托住肩胛骨下角,辅助患者按照逆时针方向完成肩胛骨上举、外展、下降和内收动作,然后根据患者情况进行相反方向的运动。随着主动运动的出现,逐渐过渡到助力运动、主动运动。也可取立位,让患者患侧上肢肘关节伸展、腕关节背伸,手指伸展,放置在治疗台上。此时治疗者协助控制肘关节于伸展位,患者身体向患侧倾斜,使患侧躯干伸展、肩胛骨上举,此外,还可以嘱患者自己将健手搭在患肩上,患侧肩关节向自己鼻子的方向运动,使肩胛骨前伸,矫正肩胛骨后缩畸形。

2)肩胛带负荷训练　①面对治疗台转移重心:患者面对治疗台,双手支撑于治疗台上。为了缓解上肢痉挛,治疗者协助完成患肢肘关节于伸展、腕关节背伸、手指伸展,用上肢支撑体重,此时让患者身体重心分别做前移和左右交替转移的动作,练习肩关节各方向的控制。②膝手卧位转移重心:患者取膝手卧位,治疗者协助患肢肘关节伸展,根据患者上肢负重水平,用移动身体重心的方法调整负荷。治疗者可在肩胛骨处施加外力,或垂直向下、前后、左右轻微摆动,使上肢远端固定,活动近端,缓解上肢痉挛。③侧卧位伸肘：患者取患侧在上方的侧卧位，双下肢屈曲，患侧肩关节屈曲、肘关节伸展、前臂旋后、腕关节背伸，治疗者握患手，沿上肢纵轴向肩关节处施加压力，同时患者予以对抗。

（2）肘、腕关节训练

1）滚筒训练　滚筒既可以用木制成，也可以用 Bobath 棒取代。训练方法可参考图 4-11。患者在治疗台前取坐位，台面上放置滚筒，患者双手交叉，患侧拇指在健侧拇指上方，双侧腕关节置于滚筒上；治疗者站在患侧，嘱患者利用健侧上肢完成以下动作：肩关节屈曲→肘关节伸展→前臂旋后→腕关节背伸，然后将滚筒推向前方；紧接着在健肢协助下，完成肩关节伸展→肘关节屈曲→前臂旋前→腕关节背伸，将滚筒退回原位。

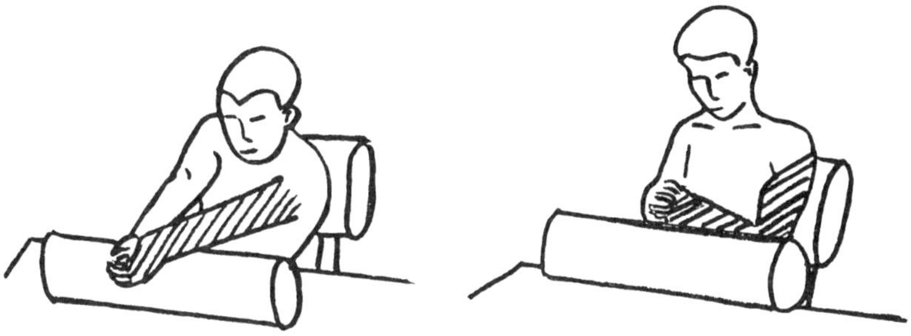

图 4-11　滚筒训练

2）磨砂板训练　患者坐在磨板前方，根据患者上肢功能水平调节好磨板的角度。对上肢功能较差的患者，可选用双把手磨具，利用健侧上肢带动患肢完成肩关节屈曲、肘关节伸展、腕关节背伸的运动，治疗者协助患手固定磨具手把，另一只手促进肘关节的伸展（图 4-12）。

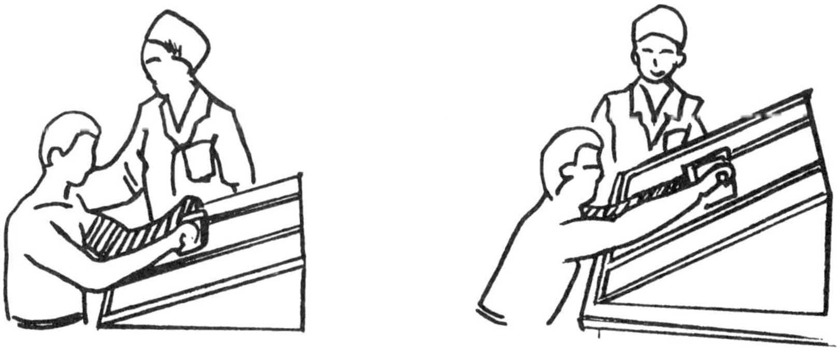

图 4-12　磨砂板训练

3）上肢操球训练　患者坐位，让患者将手放在 Bobath 球上，利用肘关节的屈曲、伸展，尽可能将球推向前方。在此过程中，治疗者立于患侧，根据患者功能情况予以适当的辅助，可双手扶持肩关节，矫正姿势（图 4-13）。

笔记栏

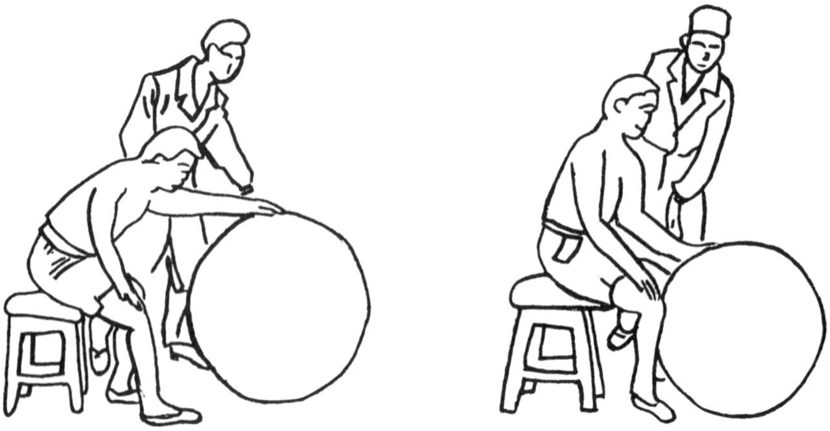

图 4-13 上肢操球训练

(3)上肢控制训练

1)上肢近端控制训练 患者取坐位,双手握体操棒,两手间距离与肩同宽,双肩屈曲,肘关节伸展,肘关节支撑在治疗者的腿上,治疗者协助患者握棒,同时维持腕关节背伸。

2)上肢分离运动与控制能力训练 仰卧位,支持患侧上肢于前屈 90°,让其上抬肩部使手伸向天花板,或让患者的手随作业治疗师的手在一定范围内活动,让患者用手触摸自己的前额、嘴等,或患肩外展 90°,作业治疗师以最小的辅助完成屈肘动作,嘱患者用手触嘴,然后再慢慢地返回至肘伸展位。

3)上肢分离运动强化训练 患者面对墙壁,双手抵住墙壁使肩关节屈曲 90°,肘关节伸展,强化肩关节屈曲、肘关节背伸的分离运动;然后健侧手离开墙壁,身体旋转 90°,患侧关节外展 90°,肘关节伸展,强化肩关节外展、肘关节伸展、腕关节背伸的分离运动。

(三)知觉认知功能训练

1. 知觉功能训练 知觉障碍是指在感觉传导系统完整的情况下,大脑皮质特定区域对感觉刺激的认知和整合障碍。临床上以各种类型的失用症和失认症最为常见。知觉功能训练是促进知觉功能障碍者改善触觉整合功能和单侧空间忽略,建立代偿,帮助其回归家庭和重返社会的训练技术。颜色拼图、拼板、照片、图片、训练用纸、笔、计算机辅助设备、砂纸、日常用品等均可作为训练工具。

根据患者失认与失用的程度选择合适的训练内容和方法。

(1)对物体失认者可进行日常用品的识别训练;让面容失认者借助语言提示,反复识别家人、亲属、名人等的照片;用颜色卡片对颜色失认者进行命名和辨别颜色的联系;教会患者使用视觉以外的正常感觉进行代偿。

(2)让触觉失认者闭目,用手感觉、分辨和识别不同质地的材料,如砂纸;用粗糙的物品沿患者的手指向指尖移动进行触觉刺激;利用视觉或健手的感觉帮助患肢进行感知,重拾对物体形状、材料、温度等特质的体验。

(3)针对单侧空间忽略患者进行各种视觉搜索训练,在日常生活中尽量给予忽略侧各种感觉刺激;用患肢或双手交叉进行跨越中线的作业活动;对忽略侧进行删除作业练习。

(4)对意念运动性失用者在治疗前及治疗中给患肢以触觉、本体感觉和运动觉刺激,加强正常运动模式和运动计划的输出;对于动作笨拙和动作异常者尽量不用语言来纠正,而应握住患者的手帮助其完成,随动作的改善逐渐减少辅助量;尽量使活动在无意识的水平上整体出现。

(5)调整生活环境,如在物品上贴标签,或把不能识别的人物的名字写在照片上。

2. 认知功能训练　认知功能障碍指在中枢神经系统传入、传出通路完整的情况下,大脑皮质损害造成大脑对外周感受器所输入信息的认识、分析、综合、逻辑判断发出指令,以及通过传出系统做出反应的能力出现障碍。包括注意力障碍、记忆障碍、推理、执行功能等。认知功能训练是针对认知一个或多个成分功能异常所实施的训练技术,其目的是改善一项或整体认知功能,促进患者回归家庭和社会。

基本认知训练主要包括注意力和记忆力两个方面,分述如下。

(1)注意力训练　①信息处理训练:如兴趣法、示范法、奖赏法、电话交谈等。②以技术为基础的训练:如猜测作业、时间作业、顺序作业等。③分类注意训练:通过书面作业或根据录音带、电脑中的指令,进行连续性、选择性、交替性和分别性注意训练。

(2)改善记忆力的训练　①助记术:如图像法、层叠法、联想法、故事法、现场法、倒叙法、关键词法、数字分段记忆法等。②PQRST 练习法:通过预习、提出问题、再次仔细阅读、复述和测验来促进记忆。③环境适应:使环境有序简洁,物品固定放置,突出要记住的事物等。④训练患者有效使用外在记忆辅助工具,如记事本、计算机、时间安排表、定时器、闹钟、标志性张贴等。⑤计算机辅助记忆康复训练:如使用教育性、专业性训练软件,利用多媒体技术,强化记忆训练。

根据患者的功能水平,在实验室训练的同时,指导其在日常生活活动中进行注意训练或采用记忆代偿方法。

(四)压力疗法

压力衣的制作与应用压力治疗(pressure therapy)又称加压疗法,是通过对人体体表施加适当的压力,以预防或抑制皮肤瘢痕增生,防治肢体肿胀的治疗方法。采用特别的弹性布料,制作用于控制瘢痕增生、防治水肿和促进截肢残端塑形等的压力衣,是压力治疗的一种方法。适用于各种原因所致的增生性瘢痕、肢体水肿、截肢后残端塑形,预防下肢深静脉血栓形成和下肢静脉曲张的发生。治疗部位有感染性创面、脉管炎急性发作、下肢静脉曲张已形成者禁用。

有未愈合伤口的患者及皮肤破损有渗出者,在穿压力衣之前,应用敷料覆盖,避免弄脏压力衣。为了避免瘢痕瘙痒和搔抓引起的皮肤破损等问题,穿压力衣之前可用油膏和止痒霜剂、洗剂擦洗。在洗澡和涂润肤油时,可除去压力衣,但应在半小时内穿回。

(五)注意事项

为了达到预期的训练效果,应严格掌握适应证和禁忌证。除此之外,不同的作业治疗方法还应注意一些特别的问题。

1. 日常生活活动训练　在进食期间患者应保持坐位,餐具用防滑垫固定。脑卒中

笔记栏

患者患侧上肢可放在桌上，有助于稳定肘部。如有可能，可训练患者用患手使用饮食器皿，必要时应提供进食辅助用具。吃饭或饮水过程中若持续发生呛咳，应进行详细的吞咽功能评估。卧床的患者在床上应取半卧位，用有盖的小壶或双耳杯或吸管饮水比较容易。

2. 转移训练　床椅转移训练时，床和椅呈 45° 角放置，使偏瘫患者的健侧接近转向的目标，必要时对患者予以帮助，但要避免牵拉患侧上肢。将辅助用具或卫生用品放置在患者伸手易取的地方，必要时使用转移辅助用具。进行如厕、入浴训练的患者还应具备一定的站起转身能力，进出浴缸时，总是健侧身体先进出，避免烫伤、滑倒，浴室内的地板尽可能地保持干燥，使用防滑垫、安装扶手等。

3. 手功能训练技术　根据服务对象的需求和手部力量情况选择合适的训练方法，尽量选择具有实用性和趣味性的活动进行训练。手部肌腱损伤早期(6 周内)、手部不稳定骨折、软组织损伤早期、前臂损伤早期等不适宜进行力量训练。操作过程要求姿势和体位正确，避免代偿，工作台及工具符合人体工程学要求。

4. 认知功能训练　从安静的环境开始，逐渐过渡到接近正常和正常环境，教会患者主动观察周围环境，识别引起注意力不集中的因素并主动排除，让家属了解护理技巧，并在非治疗期间督促和纠正患者的行为。严重记忆障碍患者使用的记事本要放在固定的位置，养成随身携带并定时查阅的习惯。注意患者的主动性，每次给予指令、建议、提供信息或改变活动时应确认患者已经注意或让其重复指令。

小　　结

作业治疗是患者适应生活和工作的一种训练，它是以工作为目标的训练。首先是生活自理的训练，从床上的体位改变到穿衣、吃饭、如厕、洗浴、行走。作业治疗是在肢体活动功能恢复基础上，训练精细活动的方法。认知也是作业治疗的重要内容，因为它是人回归家庭、回归社会的重要因素，认知训练是不可缺少的内容。

练习题

选择题(以下每一道题下面有 A、B、C、D、E 五个备选答案，请从中选择一个最佳答案)。

1. 作业治疗是以下列哪项为核心(　　)
   A. 治疗师　B. 患者　C. 治疗计划
   D. 作业治疗　E. 治疗时间
2. 能增强手指精细活动的作业训练是(　　)
   A. 编织　B. 推重物　C. 滚筒训练
   D. 功率自行车　E. 阅读训练
3. 用于调节紧张情绪的作业活动是(　　)
   A. 剪纸作业　B. 音乐欣赏　C. 利用编辑框编辑
   D. 太极拳操　E. 郊游
4. 为促进重返社会，恰当的活动是(　　)
   A. 剪纸作业　B. 音乐欣赏　C. 利用编辑框编辑
   D. 太极拳操　E. 郊游
5. 针对脑瘫患儿的日常生活能力不包括哪一项(　　)
   A. 认知　B. 摄食　C. 更衣

笔记栏

D. 移动　　E. 如厕

6. 一个康复小组成员对一位脊髓损伤患者进行中期评定，会上一位参加者总结了患者的洗澡、穿衣活动的进展，这位参加者应该是以下哪一类康复从业人员(　　)

A. 康复护士　　B. 物理治疗师　　C. 作业治疗师

D. 康复医师　　E. 心理治疗师

7. 脑血管意外的急性期康复治疗不包括(　　)

A. 防止下肢静脉血栓形成　　B. 预防呼吸道感染　　C. 良肢位摆放

D. 心理健康调控　　E. 平衡功能训练

8. 作业治疗与运动疗法的主要区别在于(　　)

A. 作业治疗以恢复患者各个关节的活动度和增强肌力为主

B. 作业治疗的范围是躯体功能障碍

C. 功能训练的目的不同

D. 运动疗法中患者治疗的积极性和趣味性高

E. 作业治疗的目标是使患者运动功能得到最大限度的发挥

9. 偏瘫患者更衣训练中哪项是错误的(　　)

A. 穿开衫时先穿患侧，后穿健侧

B. 脱开衫训练时，与穿衣相反，先脱健侧，再脱患侧

C. 脱裤子的顺序与穿裤子的顺序相反，先脱健侧再脱患侧

D. 偏瘫患者双上肢不能配合穿衣动作，常为单手操作

E. 不需要对衣服、裤子、鞋等进行改进

10. 下列哪一项试验不能用来评定单侧空间忽略(　　)

A. 删除试验　　B. 绘图试验　　C. 拼图试验

D. 执行口头命令　　E. 阅读试验

11. 下列哪一项试验不能用来评定结构性失用(　　)

A. 执行口头命令　　B. 画空心十字试验　　C. 用火柴棒拼图试验

D. 砌积木试验　　E. 以上都不对

12. SCI 患者卧床阶段的 OT 方法(　　)

A. 功能性训练　　B. 学习使用手压黏土粉碎机　　C. 立位木工作业

D. 良肢位保持和体位变换　　E. 轮椅乘

13. 下列哪种活动可改善患者腕关节功能(　　)

A. 珠算　　B. 锯木　　C. 乒乓球运动

D. 下棋　　E. 拧螺钉

14. 下列哪种活动可使患者宣泄过激情绪(　　)

A. 编织　　B. 锯木　　C. 刺绣

D. 下棋　　E. 小手工艺品制作

15. 下列哪种活动可增强社交能力(　　)

A. 种花　　B. 套圈活动　　C. 篮球比赛

D. 编织　　E. 锯木

16. 可改善双手协调性的活动是(　　)

A. 下棋　　B. 锯木　　C. 洗碗

D. 套圈游戏　　E. 打牌

17. 可使患者安静、减轻过度兴奋的活动是(　　)

A. 打桥牌　　B. 剪纸　　C. 陶土工艺

D. 下棋　　E. 听轻音乐

笔记栏

18. 木工作业不能达到(　　)

A. 维持和增强上肢肌力　B. 维持和扩大下肢关节活动度

C. 改善协调功能　D. 维持和提高身体耐力　E. 宣泄不良情绪

19. 下列哪项不是社会心理作业治疗的服务对象(　　)

A. 精神分裂症　B. 抑郁症　C. 躁狂症

D. 截瘫　E. 思觉失调

20. 为患儿设计矫形器时板材首选颜色为(　　)

A. 鲜明的颜色　B. 灰暗的颜色　C. 对颜色没有特殊要求

D. 白色　E. 肤色

21. 压力治疗每天应持续的时间为(　　)

A. 大于 2 h　B. 大于 8 h　C. 大于 10 h

D. 大于 12 h　E. 大于 23 h

22. 可以促进脑卒中患者前臂旋前旋后的作业训练是(　　)

A. 写大字　B. 拧螺帽　C. 和面

D. 缝纫　E. 打乒乓球

23. 人工髋关节置换术后早期体位摆放错误的是(　　)

A. 手术当天，患者仰卧位，在手术侧肢体下方垫软枕，使髋膝关节稍屈曲

B. 术后 1 ~7 d，撤除软枕，尽量伸直手术侧下肢，以防屈髋畸形

C. 术后 1 ~7 d，取健侧卧位时，两腿之间垫上软枕，防止髋关节屈曲大于 45° ~60°

D. 手术后入路，应避免患髋过度屈曲超过 90°、内收、内旋

E. 所有患者均应避免伸髋内旋

24. 关于脊髓损伤患者的良肢位错误的是(　　)

A. 双上肢放在两侧的软枕上，肘屈曲　B. 头下枕以薄枕，将头固定

C. 腕关节保持 30° ~45°背伸位　D. 肩胛下垫薄枕使双肩向前

E. 手指自然屈曲

25. 关于烧伤患者良肢位摆放叙述不正确的是(　　)

A. 伤后 48 h 之内患者平躺

B. 休克期过后，若存在头部烧伤，床头应抬高 30°左右，1 周后恢复平卧

C. 手背烧伤，宜将腕关节置于掌屈位

D. 颈后或两侧烧伤时应保持颈部中立位，预防两侧瘢痕挛缩

E. 上肢屈侧烧伤或环形烧伤时肘关节应保持屈曲 70° ~90°，前臂保持中立

（禹　方）

第四节　言语治疗

学习目标

1. 掌握言语障碍的分类。
2. 熟悉言语障碍的评估和治疗方法。
3. 了解言语的形成过程。

在日常生活中，言语和语言二词往往混用，虽然不会影响意思的理解，但从言语-

语言病理学角度，两者具有不同的含义，只有分清了这些概念，才能在言语治疗工作中做到有的放矢。

俄罗斯的一个诗人说：语言是连绵不断的言语创造的洪流。这意味着语言是社会现象，言语是个人现象。

语言(language)是人类思维和交流的工具，语言的使用是人与动物的重要区别。人类社会的交流靠的是语言，人类的思维也主要是以语言为基础，语言是人类社会中约定俗成的符号系统，人们通过应用这些符号达到交流目的。其中包括符号的接受(理解)和符号的运用(表达)，符号包括口语、书面语、手势语、表情、图形等，不同国家、地区、民族的语言不同，应用符号系统和符号组合的规则也不相同。语言是表达的内容，也包括了语言的表达过程。

言语(speech)是表达语言思维的一种方式，是声音语言形成的机械过程，强调神经和肌肉参与的发声器官机械运动的过程。言语是以语音为代码的交流方式，它主要指语言的表达和理解。言语是表达的行为，它也包括了语言的内容。言语的狭义是语言表达的过程，言语的广义是言语+语言。

语言虽不同于言语，但两者又有密切的关系。一方面，语言只是客观地来源于言语，一切语言要素——语音、词汇、语法只体现在人们的言语活动和言语作品之中，并且从言语中吸取新的要素而不断得到发展。任何一种语言都必须通过人们的言语活动，才能发挥它的交际工具的作用。如果某种语言不再被人们用来进行交际，它就将从社会中消失。另一方面，言语是借助于媒介语言来进行。个体只有借助于语言中的词汇和语言结构，才能正确表达自己的思想和接受别人言语活动的影响。所以言语的广义上包含了语言的意义，同时言语又是语言形成的过程。

言语的遗传是言语能力的遗传，语言是后天在环境中形成的，所以在哪个地方形成语言，就具有哪的方言。言语包括：听力、听觉、语言的形成、语言的表达、阅读和书写等，肢体语言、表情语言也不失为语言的表达形式。

一、言语的形成

言语包含了听力、对言语的理解和记忆、言语的形成、言语的表达四部分。

(一)听力

1. 听力(hearing)　指对声音的感受能力，即对不同强度的声响是否听得清楚，听力障碍是耳聋的表现。人对声音的感受是通过两条途径实现的。

(1)气导　声音(波的一种形式)通过空气经外耳道传至内耳，再经听神经传至脑，感受声音的振动，是听力的主要传导途径。它是由气体作为媒介，实现声音的传导，是语言传递的途径。

(2)骨导　由自身颅骨振动传至内耳，再由听神经传至脑，主要形成自我语言的监视、反馈作用，是言语活动中的自我调控的重要环节。

2. 听力障碍　听力受到损害时有以下两种表现。

(1)耳鸣　耳鸣是自觉的听到耳内有响声，是耳蜗神经干或神经末梢的刺激性病变。目前多数学者也主张归类于听力障碍范围。耳鸣是累及听觉系统的许多疾病不同病理变化的结果，病因复杂，机制不清，主要表现为无相应的外界声源或电刺激，而

笔记栏

主观上在耳内或颅内有声音感觉。

(2)耳聋 听觉系统中传音、感音及其听觉传导通路中的听神经和各级中枢发生病变,引起听功能障碍,产生不同程度的听力减退,统称为耳聋。一般认为语言频率平均听阈在 26 dB 以上时称之为听力减退或听力障碍。根据听力减退的程度不同,又称之为重听、听力障碍、听力减退、听力下降等。听力下降,听音失真,为耳聋之轻症。

(二)听觉

听觉(auditory sense)是语音感受理解的能力。感受声音振动的能力是听力,对声音振动分辨的能力是听觉。听力是靠耳和神经的传导完成的,听觉是在听力的基础上对声音的分析,辨别声音的意义。比如一个响声是汽车声还是脚步声,一声召唤是爸爸的还是妈妈的,一句话是什么意思。声音的理解是脑的功能,是多种感知系统综合形成的概念。声音与认知的结合,形成概念和记忆,在语言的环境中声音语言形成了对语言的认知和记忆。所以听觉是言语的起步,儿童语言发育早期就是认知阶段,达到一定程度才形成言语的表达。听觉形成是听神经把信号传入到大脑颞叶,再传至大脑。语言的理解和记忆主要在脑的后部,听觉信号首先传入到颞横回的后部,在这里把视觉感受和听觉语言信息进行整合,使其形成认识,即听觉。

(三)语言的形成

语言是认知的重要组成,是在特定的环境中形成的。语言在思维中是一种符号,是思维逻辑的媒介,在交流中是思维的表达。理解产生了语意及记忆、编码对照和言语的编制,形成了内在语言,即主侧半球的颞、顶、枕叶中上述结构形成了后部语言中枢韦尼克区(Wernicke)。语言的发育是从简单到复杂,从发音到单字、词、句,进一步到文字韵律、歌曲,成为文学和艺术。

(四)语言表述

从语言的形成(理解)到语言的表达又是一个过程。语言形成后信息经弓状纤维传至同侧前部语言中枢,额下回后部(44、45 区)即 Broca 区及额中回后部(8、9 区)即 Exner 区,在这里把语言的信号转换成言语的信号及书写的信号,再传至中央前回,形成运动冲动,经椎体束纤维下行支配发音器官(呼吸器官、喉及口腔)和书写运动,支配完成言语的表达和书写。

语言形成是一个逐渐的过程,儿童在 1 岁以内就可以听懂很多语言,但到 2 岁左右才会运用语言表达一些意愿,到三、四岁以后才能比较完整的运用语言去表达他内心的思维。

语言表达的过程是由构音开始,逐渐形成音节、单词、短句、复杂句。在语言表达中又形成交流对话,不同形式的问答和理解。把语言符号转化成声音的过程中还有发音的反馈与校正。

(五)阅读与书写

与声音语言并行的是文字语言,包括对文字的辨认、阅读、理解、书写等环节。文字语言是需要特殊训练才能形成,学习是文字语言形成的必需条件。

阅读包括文字的识别、阅读(默读)和理解。

书写包括默写、抄写、听写。

(六)肢体语言与情感语言

在语言未形成或形成过程中,肢体语言及情感表现传递了信息。幼儿可以用哭、闹、笑、怒、反抗、高兴等来表达他的心情,可以用一些动作来表达他的意愿。年长的失语患者会用更多的手势、动作来表达他的想法。在语言形成后,肢体语言和情感可以加强语言的表达,比如在说话时附加了各种各样的动作、手势和表情,尤其是为了要强调某些动作或语气时。在语言不能形成时,肢体语言可发展为手语,或借助实物、交流版、卡片等代替语言。

(七)言语的替代品

言语是一种交流工具,在生活和现代科技发展中也形成了一些替代品,例如旗语、各种信号、计算机语言等。

言语是交流工具,当言语功能缺失时,康复是使患者恢复交流能力,从以上言语的不同形式看,言语的康复不仅仅是功能的恢复,也可以在不同的水平上建立交流的平台以达到交流功能的恢复。

二、言语障碍症状

言语障碍的症状是多种多样的,临床上是按症状的病理来源给予分类和命名的,常用的症状名称如下。

1. 构音障碍(dysarthria) 吐字不清晰,吐音、吐字不准确,但语言基本符合规律,对言语理解无误,语言表达内容基本正确。病变主要在构音器官。

2. 感觉性失语(sensory aphasia) 在听力基本正常时,对语言不能理解,病人可以说,但不能理解别人的语言,也不能理解自己的语言,表现为语量多,语言错误。病变位于大脑的后脑语言中枢。

3. 运动性失语(motor aphasia) 患者听觉正常,可以理解别的语言,有自己想表达思维的内容,但不会运用语言,不知如何表达,患者表现语量少,讲话费力,找词困难,发音和语调错误。症状重的完全不能运用语言,轻的能说出一些字或词,表现为电报式语言,用词少,以名词、动词为主,语言间断不连续。病变部位于 Broca 区。

4. 混合性失语(mixed aphasia) 混合性失语即不能听也不能说,是由大脑广泛病变引起,可以是发育迟缓或脑部损伤。

5. 听力障碍(hearing disorder) 表现为不同程度的耳聋。当耳聋达到一定的程度以后,会影响听觉的发育和能力,进一步表现为听觉理解障碍和言语障碍。各种原因导致的耳聋,由双侧病变引起。

6. 复述障碍(retelling disorder) 是在言语障碍患者评估中的一种表现。复述是听别人说,再重复所说的语言。这一功能贯穿于 Wernicke 中枢、弓状纤维和 Broca 区,当这一途径中的任何损害,都可以表现为复述障碍。

7. 语言的流畅性(the fluency of language) 流畅性失语表现为言语较多,但内容较混乱,表达内容不清,主要病变在 Wernicke 区,是经皮层性失语、传导性失语、命名性失语的表现。非流畅性失语表现为言语少、不连续,交流信息有限,病变常在 Broca 区,是完全性失语,经皮层性运动性失语或混合性失语的表现。语言的流畅性常是失语症鉴别诊断的第一步。

笔记栏

8. 命名性失语(anomic aphasia)　又称健忘性失语,表现为找词困难,忘记事物的名称,但对事物的性质认识无错误,常用事物的功能、形象来代替名称,赘语、空话比较多,当别人提示该词时,他可以立刻回忆起该事物的名称。病变常位于左侧颞中回及颞下回。

9. 阅读障碍与书写障碍

(1)失读症　视力正常,不认识以往已学会的文字,不能阅读,也不能理解文字的意义,有些伴有书写障碍。

(2)失写症　手运动功能正常,但不会书写以往会写的字,可以表现为默写、听写、抄写等不正常,有些伴有阅读障碍。

三、言语障碍的分类

言语障碍的分类基本以症状表现为主。

1. 构音障碍　构音障碍表现为用词正确,但发音不清楚,根据病因可分为运动性构音障碍、器官性构音障碍和功能性构音障碍。

(1)运功性构音障碍　由于神经系统病变导致构音肌肉的病症或肌张力改变,或不自主运动产生的发音障碍。

(2)器官性构音障碍　由于先天或后天原因造成的构音器官的异常而影响构音,常见的为唇腭裂、舌系带短缩。

(3)功能性构音障碍　是指发音错误,并表现为固定的异常模式,但无明显原因,多见于儿童。

2. 失语　是言语障碍中最常见的一类,症状包括感觉性失语、运动性失语、混合性失语、失读、失写等,由脑部病变引起的语言障碍,症状复杂,分类分法很多,国内常用的为"汉语失语症分类法"(表4-7)。

表4-7　常见失语症类型、病灶及表现特征

失语症类型	病灶部位	图示	流利性	复述	语言、文字理解	朗读	书写	命名
Broca 失语(BA)	左额下回后部	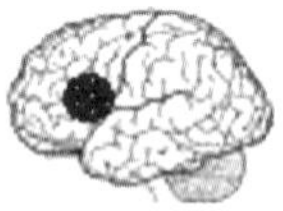	×(电报式言语)	×	△	×	×	×
Wernicke 失语(WA)	左颞上回后部	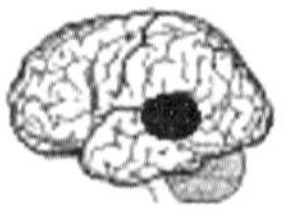	○(错语、杂乱语)	×	×	×	×	×
传导性失语(CA)	左弓状束及缘上回	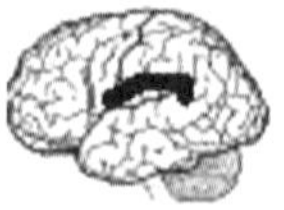	○(找词困难、错语)	×	△	×	×	×

续表 4-7

失语症类型	病灶部位	图示	流利性	复述	语言、文字理解	朗读	书写	命名
完全性失语（GA）	左额顶颞叶大灶	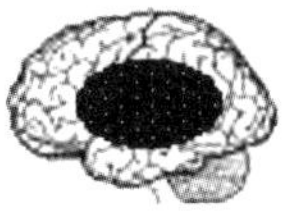	×（刻板语言）	×	×	×	×	×
经皮质运动性失语（TCMA）	左 Broca 区上部	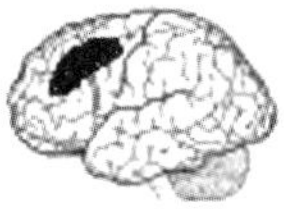	×	○	○	△	×	△
经皮质感觉性失语（TCSA）	左颞顶分水岭区	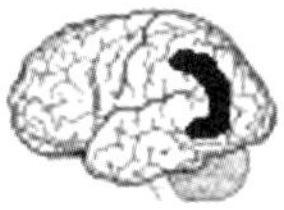	○（错语、模仿语言）	○	×	△	△	△
经皮质混合性失语（MTCA）	左分水岭区大灶	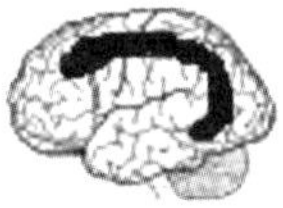	×（模仿语言）	△	×	×	×	×
命名性失语（AA）	左颞顶枕结合区/左颞中回后部	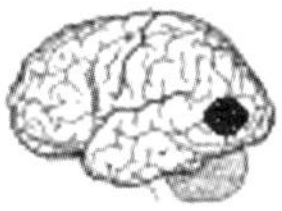	○（词语健忘）	○	○	△	△	△
皮质下失语（SCA）	丘脑或基底节、内囊	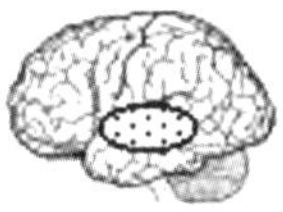	△（缄默少语）	△	△	△	×	×

正常：○；部分障碍：△；障碍：×

3. 语言发育迟缓　言语没有达到其年龄相应水平，原因很多，有听力障碍、智力发育迟缓、自闭症、语言学习限制、构音器官限制、语言环境隔离等。主要症状为过了说话年龄仍不会说话、语言发育与同龄儿童比要落后、语言运用能力差，常伴智能低下、运动障碍、注意力不集中等。

4. 听障儿童　由于听力障碍导致语言不能发育，即不能获得语言。3 岁前出现，由双耳病变引起，表现为聋哑人。成人期耳聋也因不能对说话声进行听的反馈，而影响说话者的语言、语调，形成“丢失语言”。

5. 口吃　是一种言语的流畅性障碍，言语节奏的紊乱，主要表现为言语重复，延长式中断，无法表述自己的意愿或表述困难。口吃无明显的器质性改变。

6. 发声障碍　由于发音器官病变导致失音，引起的言语障碍。

四、言语评估

评估是康复的一个重要环节，没有评估就没有治疗，只有通过评估才能确定问题所在，才能确定治疗的方向和方法，所以评估是不可缺少的一个环节。评估包括治疗前评估，确定治疗方案；治疗中评估，评估治疗效果和调整治疗方法，制订下一段治疗目标和治疗后评估，确定疗效。评估内容如下。

1. 病史询问　病史是对任何一个患者，尤其是初次就诊的患者都应了解的。病史是诊断的依据，也是症状的描述。要了解患者的起病原因，起病速度，症状的表现及其他伴随症状。要了解患者的病情变化，是进展性的还是相对稳定的，在一段时间内症状是加重了或是减轻了。曾经诊断是什么，做过什么检查，结果是什么。要了解患者经过了什么治疗，效果怎样。这些为我们提供了诊断依据和下一步的治疗方法选择依据。

2. 体格检查　全面的体检对新病人是必需的，也可请临床医生帮助完成。体检是对病人全面了解的必须过程，它是我们了解病人身体情况和下一步的治疗背景，为下一步治疗提供了一个保障的条件。

3. 辅助检查　因为体检主要是对人体表现出来的结构和体征进行检查，而一些内在的问题常需要依靠一些设备辅助检查，最常用的是 X 射线和神经肌肉电生理检查，它们可以反映内在的形态改变和功能异常。

4. 言语评估　首先要对言语形成的全过程评估，找出问题所在。一是听力障碍，患者失去了声音刺激，不能接受信号，由听力障碍而导致语言障碍，其主要病变在耳。二是脑部疾病造成语言中枢障碍，对语言不能理解，或是语言形成障碍，不能运用语言来表达。三是发音器官的病变，引起构音障碍。

5. 意识、智能、精神障碍的评估　病人的意识、智能、精神障碍等都直接影响对言语的评估。比如患者脑部受伤时，意识还未完全恢复，这时对言语障碍就无法确认。言语表现是智能表现中的重要组成部分，二者之间不能截然分开。一般来说，主要影响言语理解和表达的障碍是言语范畴。影响更多的是智力内容，如记忆、计算、理解、判断就是脑部更广泛的损伤引起，应该属于认知范畴。情绪障碍不是言语障碍，但也表现为言语的混乱，所以它不出现言语障碍相对固定的症状，而表现为言语的不规律性。

6. 检查方法　临床上以对话、提问为主，多采用一些辅助工具，如字母卡、图片卡、实物、交流版、镶嵌版等。通过一些量表的格式形成检查结果。临床上各种量表层出不穷，它们各有特色，有些详细但太复杂，有些简略但易使用，有些针对年龄、严重程度的不同，有的使用面较广但不够细，有的针对性很强，但使用面很窄。总之，临床上选用量表一般选用通用性强，比较熟悉的，这样有利于掌握和使用。特征性强的则易选一些针对性强的量表。

五、言语障碍的治疗

言语治疗往往是一个漫长而艰巨的任务，它与所有的治疗具有同样的过程，诊断、评定、病因治疗、症状治疗，症状治疗是用康复的技术来完成的。言语的康复也具有康复治疗的共同特色，即反复和漫长的训练，言语康复的过程是需要患者积极的配合和坚持。言语是交流工具，所以更需要家属和病友的配合。

1. 病因治疗　所有疾病和症状的治疗，都首先应考虑病因的问题，如果病因能够去除，则治疗就是在一个稳定的平台上进行，病因不能去除则治疗中会有因病因而引起的症状变化，病情反复或病因导致的症状持续加重，这样都会使症状的治疗难以达到预期的目标。

(1)原发病的治疗　各种言语障碍都是有原因的,比如脑部疾病、神经肌肉疾病,局部炎性、恶性肿瘤疾病等,这些可由临床相关科室处理。

(2)畸形的处理　先天畸形或外伤引起的发音器官异常,可以通过手术的修复或辅具(如腭托)进行修复,以重建构音器官。

(3)配置功能辅助设备　如对耳聋病人配置助听器,人工耳蜗等。

2. 康复治疗方法　在言语治疗的康复中主要研究对声音语言恢复和文字语言的恢复,而肢体语言、手语、电子语言等不在本书中过多论述。

(1)治疗前的准备工作　主要是情绪、肌肉的放松等,多采用呼吸治疗方法,使患者精神放松,呼吸平衡,肌肉放松,心态平稳。

(2)训练和指导　这是言语康复的主要内容,按不同的训练模式,指导患者进行言语或听觉训练。训练中多以一对一形式进行。简单说就是学说话,复杂的说就是在一定技巧下去教会患者说话。这些技巧就是康复训练的技能,也是治疗师学习的重点。训练中要指导患者学会言语,同时要教会家属或患儿的家长了解言语的技巧。

失语症 Schuell 刺激疗法是一种常用的方法,具体见表 4-8。

表 4-8　失语症 Schuell 刺激疗法的主要原则

刺激原理	说明
利用强的听觉刺激	是刺激疗法的基础,因为听觉模式在语言过程中居于首位,而且听觉模式的障碍在失语症中也很突出
适当的语言刺激	采用的刺激必须能输入大脑,因此,要根据失语症的类型和程度选用适当的控制下的刺激。难度上要使患者感到有一定难度但尚能完成为宜
多途径的语言刺激	多途径输入,如给予听刺激的同时给予视、触、嗅等刺激(如实物),可以相互促进效果
反复利用感觉刺激	一次刺激得不到正确反应时,反复刺激可以提高患者的反应性
刺激应引出反应	一项刺激应引出一个反应,这是评定刺激是否恰当的唯一方法,它能提供重要的反馈而使治疗师能调整下一步的刺激
正确反应需强化,错误反应矫正刺激	当患者对刺激反应正确时要鼓励和肯定(正强化)。得不到正确反应的原因多是刺激方式不当或不充分,需修正刺激

(3)手法介入　此方法适用于运动性构音障碍,重度神经性吞咽障碍患者,对这些言语障碍患者可以利用传统医学的方法如针灸、按摩和协助患者言语运动等方法,帮助改善言语有关的运动功能。

(4)辅助具　装配辅助具的目的是为了补偿功能受限,如重度运动性构音障碍患者腭咽肌闭合不全时,戴腭托以改善鼻音化构音。

(5)替代方式　当重度障碍患者难以正常交流时,可使用手势、交流板、言语交流器等替代方式交流。

3. 康复治疗原则

(1)治疗方式　一般采用一对一的方式去教会和矫正患者的言语,一般每天的训练时间是每次 1 h 左右,每天 1 ~2 次,时间过长,患者会疲劳影响训练效果。而言语

笔记栏

的训练需要更多的重复，因此可以采取小组训练，在病友的交流中去增加患者训练的兴趣和信心，增加训练的时间。家属的参与是非常重要的，因为每天言语交流的对象是家属，所以教会家属应掌握的原则和技巧是非常必要的。这样在日常生活中就可以不断地加强训练了。参加社会活动也是非常重要的，因为康复的目标就是重返社会，所以在进入社会、进入社交场合是康复训练的重要内容。

(2)起始点的确定　言语损害是一个非常广的概念，每个患者的病变部位和症状不一样，损害程度也不一样，所以通过评估确定问题在哪，就从哪开始，按评估的结论确定阶段性治疗目标和方法进行康复治疗。

(3)遵循规律　训练中要遵循语言形成的规律，即先听后说。无论是发音、吐字、组词、成句，首先是让患者听懂，他才能模仿，才能形成语意。理解是第一步，言语形成是一个极其复杂的过程，需要逐层推进，反复练习，循环渐进。训练中要不断强化正确的成果，使它能够固定下来，也要不断改正错误的模式。

每次训练前应对上次康复效果进行评估，如已收效，就进一步继续进行，否则就返回到问题所在点重新开始，即所谓升级或降级。

训练中要不断加强患者的信心，要尊重患者，使患者愿意接受治疗，要加强心理教育，要提高患者的自信和正确的自我认识。

(4)辅助方法　语言是一种交流工具，语言恢复的目的是进行社会交流，当声音语言恢复不好或不满意时，可利用文字语言比如书写、阅读，用一些表达不同意思的文字卡片、图形卡片，也可以用交流版。当然语言的最初始模式是肢体和表情语言，也可以教会患者使用手势或手语来进行交流。用现代的科学技术来代替语言表达也是可以的，但这些都需要训练。言语的损害往往是多因素的，尤其是脑部损害伴智能障碍，所以康复是一个漫长而艰苦的过程，贵在坚持。

小　　结

言语形成是由听力、听觉、内部语言形成、语言表达4个阶段完成。言语障碍的表现有听力障碍、理解障碍、语言表达障碍、构音障碍、失写、失读等。言语障碍的分类有失语、构音障碍、语言发育迟缓、听力障碍导致的构音障碍，口吃等。言语评估主要靠各种量表进行评估。言语治疗主要靠训练，所以言语康复是一个漫长而艰苦的过程。

练习题

选择题(以下每一道考题下面有A、B、C、D、E五个备选答案，请从中选择一个最佳答案)。

1. 言语障碍的表现不包括哪一类(　　)
   A. 运动性失语、听力障碍、语言的流畅性障碍、命名性失语
   B. 听力障碍导致的言语障碍、感觉性失语、失听、失认
   C. 运动性失语、构音障碍、书写障碍、记忆障碍
   D. 运功性构音障碍、语言的流畅性障碍、复述障碍、混合性失语
   E. 语言的流畅性障碍、构音障碍、书写障碍、语言发育迟缓
2. 言语障碍的评估方法主要有(　　)
   A. 病史询问、体格检查、辅助检查、评估量表、意识与智能及精神障碍的评估
   B. 意识障碍的检查、智能障碍的检查、精神障碍的检查
   C. 体格检查、辅助检查、智能障碍的检查、评估量表

D. 病史询问、辅助检查、意识障碍的检查、精神障碍的检查
E. 病史询问、体格检查、辅助检查、评估量表、智能障碍的检查

3. 言语康复治疗的基本原则是(　　)
A. 功能训练　B. 全面康复　C. 融入社会
D. 改善生存质量　E. 以上都是

4. 言语障碍的治疗方法有(　　)
A. 以下都是　B. 训练和指导　C. 手法介入
D. 装配辅助具　E. 使用替代方式

5. 狭义的构音障碍是指(　　)
A. 器质性构音障碍　B. 运动性构音障碍　C. 痉挛性构音障碍
D. 迟缓性构音障碍　E. 功能性构音障碍

6. 用于构音障碍的康复治疗方法错误的是(　　)
A. 书写练习　B. 语调练习　C. 鼻音控制训练
D. 构音改善训练　E. 增强或替换交流系统的应用

7. 失语症包括哪些症状(　　)
A. 运动性失语、命名性失语、发音困难、混合性失语
B. 听障所致的语言障碍、运功性构音障碍、混合性失语、复述障碍
C. 运功性构音障碍、语言的流畅性、复述障碍、混合性失语
D. 运动性失语、感觉性失语、命名性失语、失读失写
E. 发音困难、吐字不准确、音调不准、听理解困难

8. 目前国内常用的失语检查法(　　)
A. 波士顿失语检查法　B. 西方失语检查套表　C. 汉语失语检查法
D. 双语和多语失语检查　E. Wechslre 智力表

9. 决定失语症预后的主要因素是(　　)
A. 年龄　B. 性格　C. 性别
D. 智力水平　E. 原发疾病和失语类型

10. Broca 失语的病灶区域在(　　)
A. 优势半球额上回后部　B. 优势半球额中回后部　C. 优势半球额下回后部
D. 优势半球颞上回后部　E. 优势半球颞中回后部

11. Wernicke 失语的重点训练内容是(　　)
A. 口语命名、文字称呼　B. 文字、构音训练　C. 听写、复述
D. 听理解、会话、复述　E. 阅读理解、书写、复述

12. 以下哪一种方法是治疗各种失语症的基础，且应用最广泛(　　)
A. 功能重组法　B. Schuell 刺激法　C. 阻断去除法
D. 脱抑制法　E. 交流效果促进法

13. 下列各项不属于语言发育迟缓的常见病因为(　　)
A. 交往障碍　B. 精神发育迟缓　C. 完全性失语
D. 发育性感觉性失语　E. 构音器官的异常

14. 下列哪项不是语言发育迟缓的训练原则(　　)
A. 以达到的阶段为出发点　B. 手势符号训练与语法训练相结合
C. 专业训练与家庭训练相结合　D. 横向扩展与纵向提高相结合
E. 语言训练与病因治疗相结合

15. 由内耳、听觉神经或听觉中枢病变所致的听力障碍，称为(　　)
A. 先天性耳聋　B. 遗传性耳聋　C. 混合性耳聋

笔记栏

D. 传导性耳聋　　　　E. 感音神经性耳聋

（王左生）

第五节　认知障碍

学习目标

1. 掌握认知功能障碍的主要内容，即注意力障碍、记忆力障碍、知觉障碍、执行功能障碍的评定技术与治疗方法。
2. 熟悉注意障碍、记忆障碍的临床特征。
3. 了解知觉障碍的内容和表现

认知是人脑具有的一种高级神经心理活动。认知某一事物就是能在众多事物中将该事物辨认出来，也就是将目前的知觉体验与过去的全部经验相对照的结果。对事物的认识是通过多种感觉的会聚加工而成，以视觉-体感的多种感觉会聚为主，并同样有听觉甚至嗅觉的参与。认知障碍是脑损伤后导致大脑为解决问题而摄取、储存、重整和处理信息的过程中出现的异常，见于影响脑功能的任何过程。

一、认知障碍的概念和表现形式

（一）认知障碍的概念

认知是机体认识和获取知识的智能加工过程，涉及学习、记忆、语言、思维、精神、情感等一系列随意、心理和社会行为。认知障碍（cognitive disorder）指与上述学习记忆以及思维判断有关的大脑高级智能加工过程出现异常，从而引起学习和记忆障碍（learning and memory impairment），同时伴有失语（aphasia）、失用（apraxia）、失认（agnosia）或执行能力（disturbance in executive functioning）等改变的病理过程。认知的基础是大脑皮质的正常功能，任何引起大脑皮质功能和结构异常的因素均可导致认知障碍。由于大脑的功能复杂，且认知障碍的不同类型互相关联，即某一方面的认知问题可以引起另一方面或多个方面的认知异常（例如，一个患者若有注意力和记忆方面的缺陷，就会出现解决问题的障碍）。因此，认知障碍是脑部疾病诊断和治疗中最困难的问题之一。

（二）认知障碍的主要表现形式

人脑所涉及的认知功能范畴极其广泛，包括学习、记忆、语言、运动、思维、创造、精神、情感等，因此，认知障碍的表现形式也多种多样，这些表现可单独存在，但多相伴出现。

1. 学习、记忆障碍　学习、记忆是一种复杂的动态过程。记忆是处理、储存和回忆信息的能力，与学习和知觉相关。记忆过程包括感觉输入→感觉记忆→短时记忆→长时记忆→储存信息的回忆等过程。短时记忆涉及特定蛋白质的磷酸化和去磷酸化平衡，而长时记忆除特定蛋白质的磷酸化改变外，还涉及新蛋白质的合成。在大脑皮质不同部位受损伤时，可引起不同类型的记忆障碍，如颞叶海马区受损主要引起空间记忆障碍，蓝斑、杏仁核区受损主要引起情感记忆障碍等。

2. 失语　失语是由于脑损害所致的语言交流能力障碍。患者在意识清晰、无精神障碍及严重智能障碍的前提下，无视觉及听觉缺损，亦无口、咽、喉等发音器官肌肉瘫痪及共济运动障碍，却听不懂别人及自己的讲话，说不出要表达的意思，不理解亦写不出患病前会读、会写的字句等。传统观念认为，失语只能是由大脑皮质语言区损害引起。CT 问世后证实，位于优势侧皮质下结构（如丘脑及基底节）病变也可引起失语。

3. 失认　失认是指脑损害时患者并无视觉、听觉、触觉、智能及意识障碍的情况下，不能通过某一种感觉辨认以往熟悉的物体，但能通过其他感觉通道进行认识。例如，患者看到手表而不知为何物，通过触摸手表的外形或听表走动的声音，便可知其为手表。

4. 失用　要完成一个复杂的随意运动，不仅需要上、下运动神经元和锥体外系及小脑系统的整合，还需有运动的意念，这是联络区皮质的功能。失用是指脑部疾病时患者并无任何运动麻痹、共济失调、肌张力障碍和感觉障碍，也无意识及智能障碍的情况下，不能在全身动作的配合下，正确地使用一部分肢体功能去完成那些本来已经形成习惯的动作，如不能按要求做伸舌、吞咽、洗脸、刷牙、划火柴和开锁等简单动作，但患者在不经意的情况下却能自发地做这些动作。一般认为，左侧缘上回是运用功能的皮质代表区，由该处发出的纤维至同侧中央前回，再经胼胝体而到达右侧中央前回。因此左侧顶叶缘上回病变可产生双侧失用症，从左侧缘上回至同侧中央前回间的病变可引起右侧肢体失用，胼胝体前部或右侧皮质下白质受损时引起左侧肢体失用。

5. 痴呆　痴呆（dementia）是认知障碍的最严重的表现形式，是慢性脑功能不全产生的获得性和持续性智能障碍综合征。智能损害包括不同程度的记忆、语言、视空间功能障碍、人格异常及其他认知（概括、计算、判断、综合和解决问题）能力的降低，患者常常伴有行为和情感的异常，这些功能障碍导致患者日常生活、社会交往和工作能力的明显减退。

6. 其他精神、神经活动的改变　患者常常表现出语多唠叨、情绪多变，焦虑、抑郁、激越、欣快等精神、神经活动方面的异常改变。

二、认知功能障碍

在评定患者的认知功能障碍之前应首先确定患者有无意识，能否理解评定者的意图，并按要求去做。

（一）意识状态的评定

常用的方法：①意识状态评定采用 GCS 评分，按检查时患者睁眼、语言和运动 3 项反应的情况给予计分，总分 15 分，轻型：13～15 分，昏迷时间<30 min；中型：9～12 分，昏迷时间 30 min～6 h；重型：3～8 分，伤后昏迷时间>6 h。②患者的康复效果采用 GOS 评定，具体为，Ⅰ级：死亡；Ⅱ级：植物生存，长期昏迷，呈去皮质或去脑强直状态；Ⅲ级：重度残疾，需他人照料；Ⅳ级：中度残疾，生活能自理；Ⅴ级：良好，成人能工作、学习。

笔记栏

(二)用于疾病筛查和诊断的量表

1. 简易智力状态检查量表　简易智力状态检查量表(MMSE)是最具有影响的认知功能筛查工具,在国内外被广泛使用,具有敏感性好,易操作等优点。MMSE 信度良好,联合检查的组内相关系数为 0.99,相隔 48 ~72 h 重测,组内相关系数可达 0.91。MMSE 具有相当高的平行效度,与 Blessed 痴呆量表、长谷川痴呆量表、日常生活活动能力量表及 Pfeffer 功能活动量表的相关系数也较高,与韦氏智力量表(Wechsler adult intelligence scale,WAIS)的平行效度也比较好。国内研究表明,以文盲组 17/18 分,小学组 20/21 分,中学以上组 24/25 分为分界值,MMSE 在痴呆筛查诊断中的敏感度为 92.5%,特异度为 79.1%。但 MMSE 量表也有其缺点:①受教育程度的影响大,教育程度高的老人可能会出现假阴性,教育程度低的老人可能会出现假阳性,对轻度认知功能障碍的检出不敏感。②记忆力检查如命名测验过于简单。③受语言的影响大,操方言者可能会出现假阳性。④语言项目占绝大部分,非语言部分项目少。

2. 长谷川痴呆量表　长谷川痴呆量表(hasegawa dementia scale,HDS)于 20 世纪 80 年代初引入我国,曾在世界卫生组织讲习班中介绍,因其操作方便,中日两国文化背景相仿,因而在我国使用较多。其评分简单,不受文化程度影响,敏感性和特异性较高,是筛选阿尔茨海默病(Alzheimer's disease,AD)较理想的工具。

3. 常识-记忆力-注意力测验　常识-记忆力-注意力测验(information-memory-concentration test,IMCT)又名 Blessed 痴呆量表,由 Blessed 等于 1968 年编制,是一种常用的筛查认知功能缺损的短小工具。主要检查近记忆、远记忆和注意力,这些能力常在痴呆早期即受累,测验敏感性较好。经改良的中文版共 25 项,涉及常识、定向、记忆、注意。其中 10 项与 MMSE 完全一样。量表内部一致性良好。IMCT 与 MMSE、HDS 的平行效度良好($r=0.86$、0.66,$P<0.001$)。

4. 画钟测验　画钟测验(clock drawing test,CDT)对顶叶和额叶损害敏感,常用于痴呆的筛查。画钟测验从正常人中检出阿尔茨海默病患者的敏感度为 86.0%,特异性为 96.0%。

5. 世界卫生组织老年成套神经心理测验　世界卫生组织老年成套神经心理测验(WHO-BCAI)由听觉词汇学习测验、分类测验、语言测验、运动测验、视觉辨认功能测验、数字连线测验和结构能力测验等 7 项分测验构成。其特点是专门针对老年人编制,难度适中,适用于不同国家和文化背景的老年人。国内由上海市精神卫生中心老年科引进并完成了中国常规模型的制定。经临床应用,其诊断 AD 的敏感度为 85.7%,特异度为 92.8%。

6. 韦氏记忆量表　韦氏记忆量表(Wechsler Memory Scale,WMS)及其中国修订本,反映受试者记忆功能的概况和各方面记忆的特点。分甲、乙 2 个平行版本,由 7 个分测验组成,在我国的修订本中又增加了 3 个分测验。主要测查长时记忆、时空定向、注意力、短时记忆、图形视觉记忆、图画视觉记忆、语言联想记忆、触觉和空间知觉记忆、言语理解记忆等。

7. Hachinski 缺血指数量表　Hachinski 缺血指数量表(Hachinski ischemic scale,HIS)是 1975 年由 Hachinski 编制,主要用于血管性痴呆和阿尔茨海默病的鉴别诊断量表。Rosen 曾对量表的计分做了修改,即"改良的局部缺血性量表"。HIS 由 13 个项目组成,来源于临床实践经验。需要综合病史、症状、体征和辅助检查结果等内容进行综合评定。此量表鉴别两种痴呆，敏感度可达到90.0%，特异性98.8%。

以上测试和量表主要用于阿尔茨海默病的诊断和鉴别诊断。其中以MMSE和Hachinski缺血指数量表最为常用，前者主要用于筛查和痴呆严重程度的判定，后者主要用于鉴别诊断。

（三）认知功能障碍分类

1.注意功能障碍　注意的基本功能就是对外部输入信息的一种选择，因为外部输入的信息非常多，人的信息加工通道容量有限，不可能一下子加工所有信息。注意的功能就是决定什么信息可以得到加工。注意是心理活动集中指向特定刺激，同时忽略无关刺激的能力。指向性和集中性是注意的基本特征。指向性指在某一瞬间，人们的心理活动有选择地朝向一定对象，从而保证知觉的精确性和完整性；集中性指心理活动停留在一定对象上的强度或紧张度，以保证注意的清晰、完善和深刻。注意是记忆的基础，也是一切意识活动的基础。

（1）注意的品质及影响因素

1）注意的范围　是指在同一时间内一个人所能清楚地把握注意对象的数量，是注意的广度特征。正常成年人能注意到8～9个黑色圆点；4～6个没有关系的外文字母；3～4个几何图形。

2）注意的选择　是指心理活动指向具有意义的、符合当前活动需要的特定刺激，同时忽略或抑制无关刺激。

3）注意的紧张性　是指心理活动对一定对象的高度集中程度，是注意的强度特征。一个人对于注意对象的浓厚程度的兴趣和爱好、良好的身体和精神状况都有助于保持注意的紧张度，反之亦然。

4）注意的持久性　是指注意在某一对象上所能保持时间的长短，是注意的时间特征。但如果注意对象过于复杂、难以理解，那么就容易导致疲劳，引起注意的分散。

5）注意的转移　是指根据新任务的要求，主动、及时地将注意从一个对象转移到另一个对象。对原来活动的注意紧张程度越高，注意的转移就越困难，转移的速度也越慢。

6）注意的分配　是指在进行两种或两种以上活动时能同时注意不同的对象。具备这样的能力需要两个条件：一是有一种活动达到纯熟的程度以至于不需要太多的注意就能进行；二是同时进行的几种活动之间必须相互关联并形成固定的反应系统。开车需要手脚和眼配合才能完成一系列动作，只有经过训练建立一定的反应系统后，司机才能很好地分配注意，自如驾车。

（2）注意障碍分型　注意是完成各种作业活动的必要条件。注意功能障碍者不能处理用于顺利进行活动所必要的各种信息。脑损伤后出现的注意障碍可分为若干类型。

1）觉醒状态　低下。

2）保持注意障碍　指注意的持久性或稳定性下降。患者不能阅读书报、听课；在康复训练时由于患者不能将注意力长时间保持在所进行的活动上而影响康复治疗效果。

3）选择注意障碍　患者不能有目的地注意符合当前需要的特定刺激及剔除无关刺激。患者很容易受自身或外部环境因素的影响而使注意力不集中，如不能从混放在

笔记栏

一起的各种物品中挑出指定的物品，不能在嘈杂的环境中与他人进行交谈，丧失了从复杂或嘈杂环境中选择一个刺激的控制能力。

4）转移注意障碍　患者不能根据需要及时地从当前的注意对象中脱离并及时转向新的对象。如果患者是一个学生，则无法交替地听老师讲课和记笔记；在进行康复训练时，患者在指令下从一个动作转换到另一个动作会出现困难。

5）分配注意障碍　患者不能同时利用所有有用的信息，表现为不能同一时间做两件事。例如，一个偏瘫患者尚可在他人监护下行走，但是当另一个人从他面前走过并向其打招呼时，患者就会因失去平衡而止步、踉跄甚至摔倒。

（3）注意障碍评定

1）反应时检查　反应时间又称反应时，指刺激作用于机体后到明显的反应开始所需要的时间，即刺激与反应时间的时距。

2）注意广度的检查　数字广度测验是最常用的检查方法。如果复述数字达72个则为正常，不能复述5个或5个以下数字的患者，可认为有明显的注意障碍。

3）注意持久性的检查　常采用划消测验。即划去指定的数字或字母，如划去下列数字中的3和5（203页）或要求患者划去下列字母中的“c”和“E”，患者操作完毕，分别统计正确划消数字与错误划消数字，并记录划消时间。根据下列公式计算患者的注意持久性或稳定性指数，并作为治疗前后的自身比较的指标。

指数＝总查阅数/划消时间×（正确划消数－错误划消数）/应划消数

4）注意选择性的检查　在外界干扰的情况下，要求患者指向并集中于某一特定对象。干扰可以采用听觉或视觉干扰。

5）注意转移的检查　举例如下。

【第一题】写两个数，上下排列，然后相加。将和的个位数写在右上方，将上排的数直接移到右下方，如此反复下去。

3 9 2 1 3 4 7 1 8 9……

6 3 9 2 1 3 4 7 1 8……

【第二题】开始上下两位数与第一题相同，只是将和的个位数写在右下方而把下面的数直接移到右上方。

3 6 9 5 4 9 3 2 5 7……

6 9 5 4 9 3 2 5 7 2……

每隔半分钟发出“变”的口令，受试者在听到命令后立即改做另一题。将转换总数和转换错误数进行比较，并记录完成作业所需时间。

6）注意分配的检查　声光刺激同时呈现，要求受试者对刺激做出判断和反应。

行为观察也是判断患者注意力状况的一种重要方法。与患者交谈时，注意患者的谈话和行为，注意力不集中的患者趋向漫谈，常失去谈话主题，不能维持思维的连贯性；或者检查中东张西望，周围环境中的任何变动，都可能引起患者的“探究反应”。LOTCA成套测验就是根据患者在整个测验过程中的表现对其进行评分。

（4）注意障碍的治疗

1）猜测游戏

方法一：先利用两个透明玻璃杯和一个乒乓球，在患者的注视下由测试者将两个杯子依次反扣在桌上，其中一个杯子反扣在球上，让患者指出哪一个杯子中有球，反复数次;无误差后改围个不透明的杯子,让患者指出球在哪一个杯子里,反复数次。如无错误,改成三个杯子和一个球,方法同前,以此类推,有进步后可以改为更多的杯子或更多颜色的球,让患者指出哪种颜色的球在哪一个杯子里。

方法二:同样是两只杯子反扣在桌上,其中一个反扣在乒乓球上,然后移动其中一个杯子的位置,再让患者指出球在哪一个杯子里,成功后,杯子增加至三个,每次移动任意一个杯子的位置,再让患者指出球在哪一个杯子里。

方法三:先让患者观察桌子上的苹果、橘子、草莓等三种水果,然后用三只同样大小、形状相同的纸盒分别反扣住这三种水果,让患者指出某一种水果在哪一个盒子里。

2)删除作业　训练注意和运动速度,因简单易行,故被广泛使用。

方法一:在16开白纸上写几个大写的汉语拼音字母如LSNURKGBD(亦可依患者文化程度选用数目字、图形),让患者用笔删去训练者指定的字母如"B"。改变字母的顺序和规定要删除的字母,反复进行数次,成功后改用两行印得小些的字母,以同样的方式进行数次。随着治疗的进展,可进一步增加训练的难度,如改为三行或更多的字母、纸上同时出现大写和小写字母、穿插加入以前没出现过的字母等。

方法二:线条删除,在下图中,让患者用铅笔将线条做交叉状删除(图4-14)。

方法三:图形删除。在下图中,让患者用铅笔将五角星删除(图4-15)。

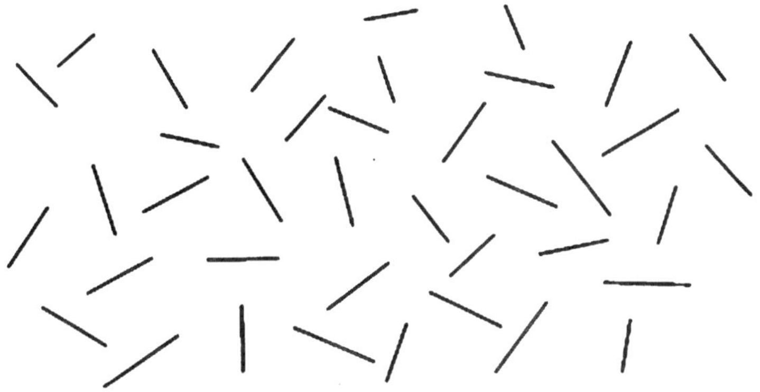

图4-14　线条删除

3)时间感训练　给患者秒表,要求其按训练者指令开启秒表,并于10 s内自动按下秒表;以后延长至1 min,当误差小于1~2 s时改为不让患者看表,开启后心算到10 s停止;然后时间可延长至2 min,当每10 s中误差不超过1.5 s时,改为一边与患者讲话,一边让患者进行上述训练,要求患者尽量不受讲话的影响分散注意。

4)数目顺序训练

方法一:让患者按顺序说出或写出0~10之间的数字,或给患者11张写有0~10数字的字卡,让他按顺序排好,反复数次。

方法二:上述方法成功后改为按奇数、偶数或逢5的规律说出或写出一系列数字,如"2-468…""5-10-15-20……"。数字可以从小到大,或从大到小反复训练,还可以训练加减法、乘除法,增加难度。

方法三:训练者提供一系列数字中的前四个数,从第五个数字起往后递增时每次加一个数目如"3"等,让患者继续进行,每次报出加后之和,如"1-4-7-10…"反复数

笔记栏

☆	5	R	5	☆	☆	☆
R	☆	☺	R	☆	☆	☺
☺	5	☆	☆	☆	☺	☆
☺	☆	5	R	R	R	5
5	R	☆	R	☆	R	☺
5	5	☆	☆	☺	R	5
R	R	☆	☆	☺	5	☆

图 4-15　图形删除

次。成功后改为每次递增时从原数上乘以另一数值或除以另一数值。

2. 记忆功能障碍　记忆是过去经历过的事物在头脑中的反应。用信息加工的观点看，记忆就是人脑对输入信息进行编码、储存及提取的过程。

（1）记忆的种类

1）瞬时记忆　是指当感觉刺激停止后头脑中仍能保持瞬间映像的记忆。瞬时记忆保持的时间以毫秒计，最长 2 s，又称感觉记忆。感觉记忆是人类记忆系统的第一阶段。

2）短时记忆　是指信息保持在 1 min 内的记忆。在一般情况下，信息在短时记忆中仅能保存 30 s 左右。短时记忆的容量称为记忆广度，一般人的容量或储存量为 72 个项目。短时记忆是感觉记忆和长时记忆的中间阶段。它对来自感觉记忆和长时记忆储存的信息进行有意识地加工。短时记忆又称工作记忆，它不仅起着暂时保存信息的作用，而且还执行着整个系列的加工与提取过程，翻译的口译过程、查号台的服务、学生听课做笔记等都是短时记忆的功能表现。

3）长时记忆　是指信息在头脑中长时间保留的记忆。保留信息的时间在 1 min 以上，包括数日、数年直至终生。长时记忆是永久性仓库，其容量几乎无限大，永远不会“仓满为患”。储存在长时记忆中的东西不用时处于一种潜伏状态，只在需要时才被提取到短时记忆中。在长时记忆中储存的内容一般分为陈述性知识和程序性知识两种。前者用于回答“是什么”“为什么”的问题，后者则是用于回答“怎么做”的问题。

（2）记忆障碍的分类

1）记忆减退　记忆功能低于正常。记忆减退是痴呆患者早期出现的特征性表现。

2）遗忘　由于脑损伤而致记忆功能受损或丧失。脑外伤患者的遗忘有两种表现形式，即顺行性遗忘和逆行性遗忘。

3）虚构　意识清晰背景下出现对既往事件或个人经历的错误叙述。自己对叙述内容只保持松散记忆并需提示(有时可以是自发而持久的),且有夸张倾向。虚构一般见于有器质性基础的遗忘综合征,如 Korsakov 综合征。也可由医源性诱发,但不应与分裂症所涉及的记忆性幻觉或幻想性谎言相混淆。

症状为利用想象的没有真实根据的内容来填补记忆缺陷的现象。患者往往通过回忆讲出从未发生过的事情,情节逼真,形象生动,带有荒诞色彩,但转瞬即忘。今天讲的与昨天讲的,可能完全不一样。但患者坚信此事确实发生过。

(3)记忆障碍的评定

1)瞬时记忆的评定　常用的方法为检查注意力的数字广度测验。重复的数字长度在7±2为正常,低于5为即刻记忆缺陷。亦可连续100减7再减7,要求患者说出减5次的得数。另一个检查瞬时记忆的方法是检查者说4个不相关的词,如苹果、汽车站、足球场、大白菜。速度为1个/s。随后要求患者立即复述。正常者能立即说出3~4个词。检查中重复5遍仍未答对者为异常。有学者认为,瞬时记忆实际上就是注意力,检查瞬时记忆就是检查注意力。

2)短时记忆和长时记忆的评定　①可分别于1 min、5 min、10 min以后要求患者回忆在检查瞬时记忆时所提的4个无关词(苹果、汽车站、足球场、大白菜)。如果回忆困难,可给一些口头提示,如语义、语音或上下文的提示。严重遗忘者不能完全回忆,甚至否认曾提供这些词。②非口语记忆测验可用画图或指物。Rey-Osterreith 复杂图形记忆测验用来检测患者的非口语记忆能力。受试者按要求临摹图案,对受试者记忆功能的测量一般在临摹后10~30 min以内进行,即让受试者根据记忆自由地将图案重画出来。指物测验时检查者将4件易识别的日常用品如钢笔、钱包、硬币、钥匙藏在目前所在的房间内,要求受试者注意看并记住藏匿的位置。分别于1 min、10 min以后或检查时间结束时,让受试者指出这些物品藏在哪里。不能指出为异常。③远期记忆测验可提问个人的重要经历,这需要亲属或知情者证实其准确性;也可问社会重大事件,它需要注意患者文化水平及生活经历。④问卷:日常记忆问卷。

(4)记忆障碍的治疗方法

1)言语记忆法　①首词记忆法:也称为关键词法,常用于罗列事物的记忆。将所罗列的各项事物的第一个字、词摘出,编成自己容易记忆的顺口溜。为了发挥联想记忆的作用,某些“头词”还可以用谐音字或“形象描述字词”替代。如把“天天练习,不要偷懒,做作业要勤快,美好的结果就会到来”的四句话的头一个词编成“天不作美”这样一句容易记的话。②组块:将要记忆的信息组成与患者记忆广度相适应的节段。如患者的记忆广度只能达到两项,就以两项为一节,称为组块,组块时,对于言语记忆要将语义相近的组在一起:如数字分段是一种有效记忆数字的基本方法,如门牌号码和电话号码等(例如,87335100可分为8733、5100或87、33、51、00等几组数字记忆)。③编故事法:让患者按照自己的习惯和喜爱将要记住的信息编成一个他自己熟悉的故事来记忆,通过语义加工,让患者为了记忆而产生一个简单故事,在这个故事中包括所有要记住的内容。④时空顺序:利用与信息同时发生的事件来回想;利用某一印象深刻的事件与信息的前后、左、右、上下的关系来回想。⑤因果关系:利用信息与某一事件的因果关系来回想。⑥重要性和新近性:重要的和新鲜的事比不重要的和陈旧的易于回忆,可利用这种特点进行回想。⑦精细加工:让您者对要记住的信息进行详细的分析,找出各种细节,并将之与已知的信息联系起来。⑧兼容:要患者形成一种信息总

笔记栏

有可能和他已知道的事实相并存的概念，并将两者联系起来。⑨自身参照：让患者仔细探讨要记住的信息与他本身有何关系，并尽量将之和自身联系。

2）视形象技术　①图像法：也称之为视觉意向，将要学习的字词或概念幻想成图像，这是如何记住姓名的好方法。②联想法：也称视觉意向法，当试图回忆一件事或一个事物时，想到有关的信息，或将新学的信息联系到已存在和熟悉的记忆中，在大脑里产生一个印象有助于记住它们，也称之为关联法，通过联想可加强记忆。如要记住电话号码"8735100"要求学习者想象8个73岁的老人，爬到3座山上去看5位100岁的老和尚。

三、知觉障碍

感觉和知觉都是客观事物作用于感觉器官而被认知的初级阶段，但有认识程度的差别，感觉为人脑对客观事物个别属性的简单反映，知觉则是人脑对客观事物各种属性的较完善反映。在日常生活中很难将两者截然分开，常合称为感知觉。

知觉障碍是指患者对客观事物能够认知，但对其部分属性，如大小比例、形状结构或时间空间的动静关系产生错误的知觉体验。与错觉的不同在于，错觉是对事物整体和本质属性的歪曲，产生了与原事物完全不同的新的知觉，如树景被歪曲感知为人形。知觉障碍时，客体本质没有歪曲，歪曲的是其部分属性。

（一）躯体构图障碍

1. 躯体构图障碍的表现　躯体构图障碍是空间认知障碍的一种，患者不能准确判断物体空间位置。具体分类如下。①穿衣失用：不能识别身体各个部位及其之间的关系，转移动作不安全。②左右失认：穿衣和理解含有左/右概念的方向时有困难。③手指失认：手的灵巧性和精细动作受到影响。④疾病失认：活动不安全，不能学习代偿技术。⑤单侧忽略：刮侧脸、穿一只袖子、吃半边饭、读半张纸、画半边画、转移和移动不安全，撞到一边的门框或物体上。⑥空间定位：在繁华地区穿行困难，执行含有方位术语的指示有困难。⑦空间关系：同上，转移不安全。⑧地形定向：不能从病房走到治疗室，或从一房间到另一房间。

2. 躯体构图障碍的评定　图片或实物定位检查，要求患者根据指令，描述每一张图片中物体之间的空间位置关系，或摆放实物，如把"鞋放在鞋盒中"或"把鞋放在鞋盒左侧"。不能指认为阳性。对穿衣失认和单侧忽略都可以通过观察患者穿衣动作检查，如只有一侧不能穿衣而另一侧正常，常提示与单侧忽略有关。

3. 躯体构图障碍的治疗方法

（1）躯体失认　①感觉-运动法，令患者自己用粗糙布擦拭治疗师所指的身体部位。②让患者按命令模仿治疗师的动作，如用右手摸你的左耳、左手放在右膝上等。③在活动中鼓励运用双侧肢体或患侧肢体，强化正常运动模式。④当治疗师触及患者身体的某一部分时，让患者确定是那一部分。⑤让患者按照"让我看你的手"或"触摸你的膝盖"的指令动作。⑥练习组装人体模型。

（2）手指失认　①由于身体的表象须反复刺激才能在大脑皮质中再现，所以作业活动必须能使患者的指尖、指腹得到外界反复刺激，如按键盘、弹琴训练。②用粗布有力地摩擦患侧前臂、手和手指的背侧和掌侧，至少2 min，接受的刺激必须有定的强度，在操作中可先睁眼体会，再闭眼说出手指名。③让患者主动或被动地用手抓握木制的椎体，以对手指的掌面施加一个压力，压力的大取决于物品的轻重。同时可移动手中的物品，使产生摩擦感，至少2 min。

（3）左右失认　①治疗师给患者触觉、本体觉的输入，还可在手腕部加重量。②对有困难的活动给予提示，如更衣动作，将一侧袖子或裤腿与对应肢体做上相同标记，于患者完成。③做一些反复强调左右差别的活动，如让我看看你的右手，把你的左脚抬起来等。

（二）视空间关系障碍

视空间关系障碍（visual-spatial perception syndrome）是指患者因不能准确地判断自身及物品的位置而出现的功能障碍。

1. 视空间关系障碍的表现　视空间关系障碍的特征是视空间认知和视觉记忆障碍。患者停车时找不到停车位，回家时因判断错方向而迷路，铺桌布时因不能对桌布及桌角的位置正确判断而无法使桌布与桌子对齐，不能准确地将锅放在炉灶上而导致放偏将锅摔到地上。患者不能准确地临摹立体图，严重时连简单的平面图也无法画出。生活中，可有穿衣困难，不能判断衣服的上下和左右，衣服及裤子穿反等。口语发音虽然正常，但有明显的文字符号镜像处理现象，如把P视为q，b为d，m为w，was为saw等。阅读时视点与字节对应困难。

2. 视空间关系障碍的评定

（1）空间定位障碍　是指对于物体的方位概念，如上、下、左、右、内、外、东、西、南、北等的认识。空间定位障碍患者不能理解和判断物与物之间的方位关系。要求被检查者听口令摆放两块积木，如将其中一块放到另一块的左侧、右侧或上方。也可将一些实用性物品，如茶杯、托盘和茶匙摆在被检查者面前，要求被检查者按要求摆放物品。

（2）半侧空间失认　是脑部损伤尤其是脑卒中后最常见的行为认知障碍。表现为大脑损伤灶对侧身体或空间物品不能注意及对该侧身体或环境所发生的变化不能做出相应反应或反应迟缓。检测评定可采取Albert线段划消测验、Schenberg二等分线段测验、高声朗读测验、绘图测验等。

3. 视空间关系障碍的治疗方法

（1）空间定位障碍　①让患者完成含有空间成分的活动，如“请把门后的椅子拿来”“请站在桌子与床之间”。②让患者把几种物品放置在房间的不同位置，离开房间，然后返回，再指出或说出它们的准确位置并逐一取回。③用家具设一迷宫，让患者从入口走到出口。④治疗师用积木搭构一个立体模型，让患者仿制。⑤让患者将一些折纸物品、积木、动物形状的木块、木钉盘等构成三位立体的情景模型。

（2）半侧空间失认　①让患者完成含有空间成分的活动，如“请把门后的椅子拿来”“请站在桌子与床之间”。②让患者把几种物品放置在房间的不同位置，离开房间，然后返回，再指出或说出它们的准确位置并逐一取回。③用家具设一迷宫，让患者从入口走到出口。④治疗师用积木搭构一个立体模型，让患者仿制。⑤让患者将一些折纸物品、积木、动物形状的木块、木钉盘等构成三位立体的情景模型。

（三）失认症

失认症是指在没有感官功能不全、智力衰退、意识不清、注意力不集中的情况下，

笔记栏

不能通过器官认识身体部位和熟悉物体的临床症状,包括视觉、听觉、触觉和身体部位的认识能力缺失。失认症是大脑皮质功能障碍的结果,常见于颅内肿瘤、脑血管疾病和颅脑外伤等。

1. 失认症的主要表现

(1)触觉性失认症　主要为实体感觉缺失,患者触觉、温度觉、本体感觉等基本感觉存在,但闭目后不能凭触觉辨别物品。

(2)视觉性失认症　包括物体失认症、相貌失认症,综合失认症、色彩失认症、视空间失认症等。①物体失认症:患者不认识看到的普通物品,如帽子、手套。②相貌失认症:患者对熟悉的人(可包括妻子儿女等最亲近的人)的相貌不认识。③综合失认症:患者能认识事物的各个局部,但不能认识事物的全貌。如一幅画上两个人进行棒球练习,却识别不了两个人谁投给谁球。④色彩失认症:不能识别颜色的名称及区别。⑤视空间失认症:不能识别物体空间位置和物体间的空间关系。

(3)听觉性失认症　能听到各种声音,但不能识别声音的种类。如闭目后不能识别熟悉的声、动物鸣叫声等。

2. 失认症的评定

(1)触觉性失认症的评定　在桌子上摆放多种物品,如各种几何图形的模型或笔、纽扣、剪刀、布料等,让患者闭眼触摸其中某物品,然后睁开眼睛,从中找出刚才触摸过的物品。在合理时间内能正确辨认清楚者为正常,不能分辨者为异常。

(2)视觉性失认症的评定　可将日常使用的一些物品,如眼镜、铅笔、牙刷、钥匙等东西一一呈现给患者,要求患者命名并解释其用途,如果"看"后不能说出物品名称但触摸后可正确回答,提示存在视觉失认中的物体失认。如果对家人或一些公众人物照片(如国家领导人或体育明星、影星、歌星)不能辨认,提示存在视觉失认中的面容失认。如果给患者绘有苹果、橘子、香蕉形状的无色图形,让其用彩笔涂上相应颜色,不能正确完成者存在视觉失认中的颜色失认。

(3)听觉性失认症的评定　分为非言语性听觉失认和言语性听觉失认的检查。在患者背后发出各种不同声音,如拍手、咳嗽、杯匙相碰等,看患者是否能判断是何种声响,这是非言语性听觉失认,言语性听觉失认的检查则包括理解、阅读理解、书写、听写、复述等。

3. 失认症的治疗

(1)触觉性失认症的治疗

1)先用粗糙物品沿患者手指向指尖移动,待患者有感觉后用同样的方法反复进行刺激,使他建立起稳定的感觉输入。

2)反复触摸不同粗细的砂纸、棉、麻、丝、毛等布料,先睁眼后闭眼。

3)利用其他感觉如视觉或健手的感觉,帮助患肢体会其感觉。

4)让患者反复触需辨认的物体,然后将此物和其他几个物体放入不透明的箱中,让患从中取出先前辨认过的物体,反复练习几次成功后,改让患者看图片,按图在箱中找出实物。

(2)视觉性失认症的治疗

1)物品失认　①对常用的、必需的、功能特定的物品通过反复实践进行辨认。②提供非语言的感觉,运动指导,如通过梳头来辨认梳子。③教患者注意抓住物品的某些特征。④鼓励患者在活动中多运用感觉如触觉、听觉等。⑤必要时可在物品上贴标签，提示患者。

2）颜色失认 ①颜色匹配。②按指令指出不同颜色。③呼出颜色名称。④轮廓着色；如给画面上的香蕉涂色。

3）面容失认 ①按年龄顺序将某人的照片进行排列比较，帮助辨认。②让患者从不同场景、不同角度、与不同人合影的照片中寻找他熟悉的人。③教患者根据人的特征如发型、声音、身高、服饰等辨认。

（3）听觉性失认症的治疗

1）建立声与发声体之间的联系，如治疗师吹一个口哨，患者吹另一个口哨，然后让他将口哨的图片与写有口哨字样的图片配对。

2）分辨发声和不发声体，如治疗师让患者细心听（不让看）吹口哨的声音，然后让患者从画有锤子，水杯、闹钟、口哨的图片中认出口哨。

3）声-词联系，如治疗师用录音带提供猫叫、狗吠、鸟鸣等声音，让患者找出与叫声一致的动物的词卡。

4）声辨认，如治疗师从发“啊”音开始，令患者对着镜子模仿此音，数次后，出示一张写有“啊”字音的字卡，再令患者模仿此音：下一步加入元音“衣”“噢”，分别出示相应的字卡且建立了声视联系，治疗师用录音带提供声音，让患者分辨上述字。

（四）失用症

失用症是指在无肌力下降、肌张力异常、运动协调性障碍、感觉缺失、视空间障碍、语言理解障碍、注意力差或不合作等情况下，不能正确地运用后天习得的运动技能进行目的性运动的运用障碍。失用症患者能以正常的幅度、力度和速度运动其肢体，但不能完成要求的特定动作或姿势。

失用症常见病因为脑血管病变、颅内肿瘤、颅内炎症和颅脑外伤等，意想性失用症的病因则为脑部弥漫性病变。

1. 失用症的表现

（1）意念性失用症 概念与行动之间脱节。运动意念与运动的实质之间的联系断开，所以信息不能从运动的大脑区域传输到指挥身体进行运动的区域，表现为既不能执行指令也不能自发完成动作，但对示范动作可模仿，是较严重的运用障碍。如刷牙的程序是取牙刷、杯子→用杯子接水→打开牙膏盖→挤牙膏到牙刷上→漱口→关闭牙膏盖→刷牙。患者可以模仿这一列动作中的任一分解动作，但如果是自己走到卫生间准备刷牙却不知如何完成整套程序的动作。即对“去刷牙”指令不能执行。损害部位多在左侧额叶、项叶。

（2）运动性失用症 仅限于肢体，多见于上肢。因患者对运动的记忆发生障碍，致使动作笨拙，精细动作能力缺失，但对于动作的观念保持完整。重者不能做任何动作，对检查者的要求，做出毫无意义的若干运动，如由卧位坐起时，将两下肢举起而无躯干参与。损害部位与缘上回右部或运功皮质4区及6区，和该区发出的神经纤维或胼胝体前部。

（3）意念运动性失用症 患者不能执行运动指令，能做简单的和自发性动作，不能完成复杂动作和模仿动作，例如，要求患者根据命令徒手做用毛巾擦脸动作，患者表情茫然，不知如何做，但如果在患者脸上有水时将毛巾交给他，则可自动完成擦脸动

笔记栏

作。损害部位为顶叶意想中枢与运动前区皮质的联系纤维。

(4)结构性失用症　主要表现为对多维空间的综合不能，患者对绘画、排列、建筑等结构活动的各个构成及其互相关系有一定认识能力，但构成完整整体的空间分析和综合能力则存在明显缺陷。任何一侧顶叶损害可出现结构失用，但以右侧顶叶病损时明显。结构失用多与其他症状合并出现。

2. 失用症的评定

(1)意想性失用症的评定　通过实际观察，注意患者是否能模仿和按命令完成动作。

如患者表现为不能理解也不能描述动作，不能口述动作过程，仅能模仿检查者的动作为阳性。可完成简单习惯性动作。不能成功地制订动作计划，动作程序越复杂，进行越困难。可要求患者做写完信后封信、贴邮票、寄信等动作。或演示"刷牙"程序。

(2)运动性失用症的评定　主要检查手指(或足尖)精细运动，请患者用一只手指快速连续敲击桌面，或用足尖快速连续敲击地面；模仿治疗师的手指动作等。

(3)意念运动性失用症的评定　可要求患者做一些动作，咳嗽、用力用鼻吸气或打火柴点烟，刮胡须、刷牙等，患者在不用实物的情况下，能按口令完成大多数动作为正常；只有在给予实物时患者才能完成大多数动作为阳性；即使给予实物也不能完成大多数动作为严重损伤。

(4)结构性失用症的评定　让患者用火柴摆几何图形、画房屋或摆积木，出现长短粗细失当，不适当倾斜断续或其他不呈比例，规则紊乱现象和各构成部分虽然存在，但相对位置过分拥挤、重叠、倒错、离散或对空间位置完全忽略，整个图案缺乏立体透象关系。也可伴发半侧空间忽略，图形只绘右侧一半。

3. 失用症的治疗

(1)给触觉、本体觉、运动觉的输入，且贯穿在动作前及整个过程中。在进行特定的活动前，给予本体觉、触觉、运动觉的刺激，如在掣动轮椅手闸前，可将肢体做所需范围的关节活动。

(2)治疗师握患者的手去完成动作，尤其在纠正错误动作时不是通过语言，而是用动作帮助指导。在患者进行一项结构性作业前，让他用手触摸该物，进行触觉和运动觉的暗示。

(3)把语言命令降到最低程度。一定要口头指令时，必须注意说话的语气及方法。如掣动轮椅手闸时不要说"把手闸关上"，而应说"请注意一下你的手闸"。在患者操作时，治疗师可提供触觉和运动觉的指导，如组合螺钉，螺母，治疗师可手把手完成动作，根据完成情况减少帮助。找出完成某项任务时，哪个环节的改善可为患者提供帮助。如完成组装任务时，须配件按一定顺序摆放或配件按顺序做出标记。

(4)鉴别失用症的种类对治疗十分重要。例如意念运动性失用症者，他在做随意的粗大运动时不会出现问题，而将动作分解后他便感到困惑。如失用波及全身，则将活动分解成小的部分，分别进行教授，如单侧或双侧肢体，则使用一些自主性全身水平的活动，如"起身"。鼓励患者自己穿衣。提供声音和视觉暗示。穿衣前让患者用手去感受衣服的不同重量、质地，变换不同的穿衣技巧，目的是迫使患者使用受累侧肢体。找出穿衣动作的一些表面特征，怎样变换能够使患者完成动作。如是一次给一件还是给许多件，哪一种更容易使患者穿上衣服。使用功能代偿的方法：利用商标区分衣服的前后；用不同颜色做标记区分衣服的上下、左右；系扣有困难可采用由下而上的方法，先系最后一个，逐渐向上对。仍然完不成，可找相同颜色的扣子和扣眼匹配；用手指触摸的方法系扣和检查是否正确。

(5)完成日常生活活动最好在相应的时间、地点和场景中进行。

(6)在患者做动作前闭上眼睛想象动作，然后睁眼尝试完成。

(7)在患者完不成动作时给予必要的支持，当他成功后给予鼓励。

(8)把失用症的知识及注意事项告诉患者及家属。告诉患者及家属穿衣困难的原因，教给他们一些实用技术。

(9)尽量减少口头指令。

(10)指导患者完成桌面上的二维、三维作业。并逐渐增加其复杂性。

四、执行能力障碍

(一)执行能力的概念

执行能力就是一种把想法变成行动，把行动变成结果，从而保质保量完成任务的能力。执行能力的强弱因人而异，同样一件事情不同的人去做，往往会产生不同的结果。人的执行能力包括管理者的管理能力与员工的工作能力。这两种能力都会影响企业的执行力。其中管理者的管理能力尤为关键。

(二)执行、执行力、执行能力的区别

我们把这3个词与管理结合起来，就会得到另外的3个：任务、任务完成的程度、完成任务的技能。纵观管理，其实质就是一个界定任务、设定目标、达成目标的一个动态过程。在这个动态过程中评价对所界定的任务目标的达成程度即可称之为执行力了。有了目标与理想，有了规划与计划，还需有执行能力。什么是执行能力？那就是果断而不急躁，那就是克服拖延的能力，那就是应变能力。按照计划或者习惯，该干什么就干什么。

(三)执行能力障碍的评定方法

执行功能是更高一级的脑功能，对注意力、记忆力和运动技能等都会产生影响，并以这些基本能力的统合方式表现出来，因此很难对执行功能做直接的测验，而往往是通过对其他能力的综合检查来反映执行功能的水平。

1. 直接观察　对可疑有执行功能障碍的患者，在排除其肢体运动障碍的前提下，可要求其实际演示一些日常动作，例如刷牙、洗脸、梳头、吃饭等，观察患者是否存在反复进行片段动作的情况。持续状态和不能完成序列动作均为异常反应。

2. 简单操作动作检查　要求患者按照一定顺序不断变换2~3种简单动作，以测验患者是否具有适当的反应抑制能力。缺乏这种能力的表现通常是不能根据不同的刺激来变换应答，而是持续同一个动作，是额叶损伤的典型表现。

小　结

认知功能障碍是脑卒中、脑外伤及痴呆患者的临床常见症状，是导致残疾的重要原因之一。认知功能障碍的出现能使患者的日常生活活动、工作及休闲活动等严重受限。认知功能障碍的评定与康复训练是作业治疗师的重要工作内容，了解患者认知功

笔记栏

能障碍的主要表现、严重程度，制订全面、有效的康复治疗计划，并进行认知及知觉功能训练，能够帮助患者最大限度回归社会。因此，对于认知功能障碍的主要内容，即注意力障碍、记忆力障碍、知觉障碍、执行功能障碍的评定技术、治疗方法的掌握就显得相当重要。

认知障碍临床上以注意障碍、记忆障碍最多见。

知觉障碍临床上以各种类型的失认症、失用症、躯体构图障碍及视空间关系障碍多见。

练习题

选择题(以下每一道考题下面有 A、B、C、D、E 五个备选答案，请从中选择一个最佳答案)。

1. 下列现象属于选择性注意的是(　　)

A. 观察某人时，注意其特殊的面部特征、言谈举止的细节

B. 在客厅里，别人看电视时，你却在看报纸或做作业

C. 在公路上开车

D. 正在做某项工作时，电话铃响了，你会暂停工作去接电话，然后再恢复工作

E. 开车时，边开车边打电话

2. 关于注意力描述正确的是(　　)

A. 严重的注意问题包括不能把注意力从一件事转移到另一件事上

B. 单侧忽略症属于一种注意力障碍　　C. 注意力的损害对其他认知没有负面影响

D. 注意力包括感觉、分辨和选择等多个成分　E. 注意力代表了高级思维水平

3. 不借助其他感官，仅凭借触摸不能认识原来熟悉物品的质、形和名称是(　　)

A. 视觉失认　　B. 触觉失认　　C. 手指失认

D. 半侧忽略　　E. 身体失认

4. 能在自然情况下完成动作，但不能完成指令性动作，如令患者开口，患者可能用力闭眼，而若给他一个苹果，便自然张嘴去咬是(　　)

A. 意念性失用　　B. 运动性失用　　C. 穿衣失用

D. 结构性失用　　E. 意念运动性失用

5. 感觉调节障碍包括(　　)

A. 重力不安全感　　B. 触觉迟钝　　C. 触觉防御

D. 对移动的厌恶反应　　E. 以上都是

6. 婴儿拒绝爬行、换尿片或衣物时都会尖叫、大哭，他最可能有下列哪一项问题(　　)

A. 触觉分辨障碍　　B. 感觉寻求　　C. 触觉防御

D. 感觉迟钝　　E. 感觉基础性运动障碍

7. 幼儿手背上粘了胶带，努力尝试拿掉它却失败了，他可能有下列哪个问题(　　)

A. 感觉迟钝　　B. 对动作有嫌恶感　　C. 动作障碍

D. 触觉防御　　E. 感觉调节障碍

8. 指向性和下列哪项是注意的基本特征(　　)

A. 分散性　　B. 特别性　　C. 集中性

D. 一般性　　E. 具体性

9. (　　)包括记忆障碍、失语、失用、失认，是目前应用最广泛的抗痴呆药物临床试验的疗效评价工具

A. 简易智力状态检查量表(MMSE)

B. 日常生活活动能力量表(activities of daily living,ADL)
C. 加利福尼亚痴呆行为问卷(CDBQ)
D. 老年性痴呆评定量表认知分量表(ADAS-cog)
E. 严重障碍量表(severe impairment battery,SIB)

10. 哪项是最具有影响的认知功能筛查工具,在国内外被广泛使用,具有敏感性好,易操作等优点(　　)
A. 简易智力状态检查量表(MMSE)
B. 日常生活活动能力量表(activities of daily living,ADL)
C. 加利福尼亚痴呆行为问卷(CDBQ)
D. 老年性痴呆评定量表认知分量表(ADAS-cog)
E. 严重障碍量表(severe impairment battery,SIB)

11. 哪项是认知障碍的最严重的表现形式(　　)
A. 记忆障碍　B. 感知障碍　C. 注意障碍
D. 昏迷　E. 痴呆

12. 患者的康复效果采用 GOS 评定,具体 I 级为(　　)
A. 良好,成人能工作、学习　B. 死亡　C. 重度残疾,需他人照料
D. 植物生存,长期昏迷,呈去皮质或去脑强直状态　E. 中度残疾,生活能自理

(马莉娜)

第六节　康复工程

学习目标

1. 掌握助行器和轮椅的使用方法。
2. 熟悉矫形器、假肢的使用方法。
3. 了解自助具和环境改造对残疾人的意义。

一、概述

康复工程(rehabilitation engineering,RE)是系统应用技术、方法、科学原理以满足功能障碍者在教育、康复、就业、交通、独立生活、娱乐等方面的需要的一类技术或手段的统称,是生物医学工程领域中一个重要的分支。同时,它也是康复医学的重要组成部分。康复工程主要涉及医学与工程学两大学科的若干专业,包括解剖学、生理学、康复医学、人体生物力学,运动生物力学、机械学、材料学、电子学、高分子化学等。康复工程在康复医学中占有重要地位,起着不可代替的作用。一个国家康复医学水平的高低与康复工程技术的发展水平有着密切关系。

随着我国老年人口的不断增多,功能障碍患者独立意识的增强,以及人们对生活质量的追求,康复工程技术产品正逐渐被认知和关注,如残疾人、老年人、慢性病和一些急性病患者会因为生活不便,需要使用辅助器具来改善功能,提高生活自理能力,同时一些辅助器具也会给健全人带来方便,比如卫浴间加装扶手,地板铺防滑垫等。

笔记栏

(一)康复工程产品的功能分类

康复工程产品有别于其他医疗器械,按照功能分为以下几类。

1. 促进残疾躯体功能改善的康复工程技术产品　如整套物理康复器械和作业治疗训练设备。

2. 改善和补偿残肢功能的康复工程技术产品　如给患者装配假肢、矫形器等,可以大大提高伤残肢体的行走功能和操作能力。

3. 生活辅助康复工程技术产品　如为改善患者衣、食、住、行、坐、卧及大小便等基本生活能力的自助具、轮椅、拐杖等。

4. 社会活动和信息沟通的辅助技术　包括看、听、说、写的辅助技术,以及休闲娱乐、体育活动、艺术创作的辅助器具。盲文写字板和盲文打字机,可帮助盲人传达他们的人生感受和交流信息;助听器可以改善聋人的听力,帮助聋人与他人沟通。

5. 生活环境改造的辅助技术　如将台阶改为坡道,专用盲人行走道,楼房加装电梯,加粗的把柄和扶手等。

(二)康复工程产品的适配原则

康复工程产品的特殊性在于它们的个体性。康复工程产品有以下三个适配原则。

1. 适合最好　对于康复器具需求者来说,选配康复器具不是功能越多越好,价格越贵越好。如脊髓损伤患者选择手动轮椅,可以增强上肢功能的锻炼,选择电动轮椅,就会减少上肢功能的锻炼。年龄大的截肢患者需要稳定性较好的假肢,适合他们的假肢配置是机械膝关节和普通假脚,而不是运动的气压关节和储能脚。

2. 适时适用　康复器具的选配不仅要适用,而且适时。如脊柱侧弯患者和马蹄内翻足患者要早发现、早治疗;而假肢的安装原则上在截肢 3 个月后待残肢消肿定型之后进行,在这之前一般为患者安装临时假肢。

3. 因人适配　康复器具的选配不是单纯买卖,而是因人适配。如眼镜和助听器,需要专业技术人员进行评估和适配。

(三)选择康复工程产品的具体程序

选择适合的康复工程技术产品的具体程序如下。

1. 观察　观察患者的残障程度。
2. 询问　询问患者的病史、生活环境和经济情况等。
3. 了解　了解患者的需求和期望值。
4. 评估　应由专业工程技术人员进行评估,评估患者的障碍程度和潜在功能等。
5. 处方　确定适合患者的康复器具处方。
6. 适配　为患者选择最适合的康复器具。
7. 训练　让患者试用,教会患者正确的使用方法。
8. 评价　为患者配置的康复器具进行效果评价。
9. 随访　对患者使用效果和新的需求进行跟踪服务。

二、矫形器

(一)概述

矫形器(orthosis)是用于改变神经、肌肉、骨骼和关节系统的功能特性或结构的体外装置。历史上被称为支具、夹板、支架等。随着现代康复医学的发展,特别是新材料、新工艺的问世,使矫形器有了很大进步。矫形器逐步向轻量化、美观化、组件化发展,更符合人体生物力学设计原理。现代矫形器广泛应用于创伤骨科、矫形外科、骨病科、小儿骨科、手足外科、烧伤科、结核科、骨肿瘤科、急诊科、神经内外科、普外科、康复科、儿保科等临床科室。

1. 基本功能　矫形器的功能主要包括以下几个方面。

(1)稳定与支持　通过限制关节的异常运动来保持其稳定性,减轻疼痛或恢复其承重功能,如小儿麻痹后遗症、脊髓损伤患者使用的膝踝足矫形器。

(2)固定与保护　通过固定和保护病变的肢体或关节以促进病变的愈合,如骨折用矫形器。

(3)预防和矫正　多用于儿童预防和矫正。儿童生长阶段,由于肌力不平衡、骨发育异常或外力作用常引起肢体的畸形,应早期应用矫形器治疗。

(4)免荷　如股骨头无菌性坏死为了减轻轴向承重使用坐骨承重矫形器。

(5)抑制站立、步行中的肌肉反射性痉挛　通过控制关节运动,减少肌肉反射性痉挛,如脑瘫患儿使用踝足矫形器,防止出现痉挛性马蹄内翻足,改善步行功能。

(6)改进功能　矫形器改进患者日常生活和工作能力。

(7)长度补偿　双下肢不等高,需要补偿,保持骨盆水平。

2. 分类及命名　根据安装部位分为上肢矫形器、下肢矫形器和脊柱矫形器;按治疗目的分为固定性矫形器、活动性矫形器和免荷式矫形器;按疾病使用分为脑瘫矫形器、偏瘫踝足矫形器、骨折矫形器、马蹄内翻足矫形器、髋脱位矫形器、截瘫矫形器等;按主要制作材料分为塑料矫形器、金属矫形器、皮革矫形器等。其命名,目前使用美国国家科学院假肢、矫形器教育委员会在 1972 年提出的命名方案,1992 年被国际标准组织(ISO)确认为国际标准(表 4-9)。

表 4-9　矫形器的命名

中文名称	英文名称及缩写
足矫形器	Foot Orthosis(FO)
踝足矫形器	Ankle Foot Orthosis(AF)
膝踝足矫形器	Knee Ankle Foot Orthosis(KAFO)
髋膝踝足矫形器	Hip Knee Ankle Foot Orthosis(HKAFO)
膝矫形器	Knee Orthosis(KO)
手矫形器	Hand Orthosis(HO)
腕手矫形器	Wrist Hand Orthosis(WHO)
肘腕手矫形器	Elbow Wrist Hand Orthosis(EWHO)
肩肘腕手矫形器	Shoulder Elbow Wrist Hand Orthosis(SEWHO)
颈矫形器	Cervical Orthosis(CO)
颈胸矫形器	Cervical Thoraco Orthosis(CTO)
胸腰骶矫形器	Thoraco Lumbus Sacrum Orthosis(TLSO)
腰骶矫形器	Lumbus Sacrum Orthosis(LSO)

3. 临床应用程序　临床应用程序包括临床检查、制订矫形器处方、安装前后的训练及调整和维修。

(1)检查及诊断　包括患者的一般情况、病史、体格检查、ROM、肌力、目前使用矫形器的情况。

(2)矫形器处方　根据患者的情况和各种矫形器的结构原理及其适应证开出矫形器处方。处方要求明确,切实可行,要将目的、要求、品种、材料、固定范围、体位、作用力的分布、使用时间等写清楚。

(3)装配前治疗　根据患者各方面的情况拟订康复治疗方案,主要用以增强肌力,改善关节活动范围和协调功能,消除水肿,为使用矫形器创造较好的条件。

(4)矫形器制作　包括设计、测量、绘图、取模、制造、装配等程序。

(5)初检　矫形器正式使用前,要进行试穿(初检),了解矫形器是否达到处方要求、舒适性及对线是否正确、动力装置是否可靠,并进行相应的调整。

(6)训练和使用　教会患者如何穿脱矫形器、如何穿上矫形器进行一些功能活动。

(7)终检　训练后,再由专业人员负责检查矫形器的装配是否符合生物力学原理,是否达到预期的目的和效果,了解患者使用矫形器后的感觉和反应,这一过程称为终检。终检合格后方可交付患者正式使用。

(8)随访　对需长期使用矫形器的患者,应每 3 个月或半年随访一次,以了解矫形器的使用效果及病情变化,必要时进行修改和调整。

4. 治疗师在矫形器装配中的主要任务　①积极地参与康复组的矫形器处方工作。②做好矫形器装配前后的物理治疗和作业治疗工作。③帮助患者提高使用矫形器的积极性。④积极地参加矫形器的初检和终检工作。⑤积极地参加患者使用矫形器、康复效果的随访。

(二)上肢矫形器

上肢矫形器主要用于使不稳定的肢体保持于功能位,提供牵引力以防止挛缩,预防或矫正肢体畸形及补偿失去的肌力,帮助无力的肢体运动等。按其功能分为固定性(静止性)和功能性(可动性)两大类:前者没有运动装置,用于固定、支持、制动;后者有运动装置,可允许机体活动,或能控制、帮助肢体运动,促进运动功能的恢复。

1. 肩矫形器

(1)肩外展矫形器　肩外展矫形器可用于肩关节骨折及术后、腋神经麻痹、三角肌麻痹、肩袖断裂、臂丛神经损伤和急性肩周炎。即将肩关节固定在外展、前屈、内旋、屈肘、伸腕的功能位,以减轻肩关节周围肌肉韧带的负荷。肩外展固定性矫形器一般应将肩关节保持在外展 70°~90°,前屈 15°~30°,内旋约 15°,肘关节屈 90°。此外,对于上肢重度肌无力或全臂丛神经麻痹可使用功能性上肢矫形器。

矫形器

(2)肩脱位用矫形器　肩脱位矫形器主要用于中风偏瘫患者肩关节脱位。

2. 肘矫形器

(1)肘固定性矫形器　主要用于肘关节骨折、肱骨内外上髁炎、肘管综合征、尺神经松解、肘部烧伤等。

(2)肘活动性矫形器　主要用于关节挛缩、肌力低下、关节不稳定及功能位的保持等。

3. 对掌矫形器

(1)静态对掌矫形器　主要用于拇指指骨关节炎,C_5、C_7、T_1 处的脊髓损伤,周围神经麻痹包括尺神经、正中神经、偏瘫等。

(2)动态对掌矫形器　主要用于低位正中神经麻痹。

4. 腕手矫形器

(1)静态腕手矫形器　主要用于手腕骨折、桡神经损伤、臂丛神经损伤、屈肌肌腱损伤、偏瘫、脑瘫等引起的痉挛手。

(2)动态腕手矫形器　主要用于尺神经麻痹、桡神经麻痹、屈指肌腱术后等。特点是利用外力帮助因神经麻痹引起的肌无力、肌萎缩的手指运动,提高伸展、屈曲能力,预防或矫正关节挛缩。

5. 手矫形器

(1)手指矫形器　主要用于手指骨折固定、锤状指、鹅颈指、纽扣指等。

(2)手部矫形器　主要用于爪状指畸形、偏瘫、烧伤瘢痕挛缩等引起的手指、掌指关节、腕关节屈曲畸形等。

(三)下肢矫形器

下肢矫形器主要作用是支撑体重、辅助或替代肢体的功能、预防和矫正畸形。例如,用于神经肌肉疾病的矫形器包括足部矫形器、踝足矫形器、膝踝足矫形器、髋膝踝足矫形器、膝关节矫形器、截瘫支具、髋关节矫形器等。其中踝足矫形器是使用最多的品种。

1. 足部矫形器　足部矫形器主要用于减轻足部疼痛、转移足部压力、保持下肢站立和行走时的平衡、改善步态等。

(1)矫形鞋垫　主要适用于扁平足、高弓足、足内外翻、糖尿病足、脚跟疼痛、跟腱痛、前脚趾疼痛以及慢性腰背疼痛等症状的患者。矫形鞋垫具有巨大的潜在市场,近年来,足踝外科、骨科、疼痛科、糖尿病专科等科室逐步认识其重要性,得到大量推广。

(2)矫形鞋　主要用于双下肢不等长的补高、足部缺损的补偿、足内外翻、扁平足、高弓足、马蹄内翻足的矫正。

2. 踝足矫形器　踝足矫形器主要用于踝关节骨折、脑卒中、脑瘫、截瘫、腓中神经损伤、儿麻后遗症、脊柱裂、类风湿关节炎、跟腱挛缩、跟腱断裂、马蹄足、马蹄内翻足、外翻足等。

(1)塑料踝足矫形器　塑料踝足矫形器多采用聚乙烯或者聚丙烯为材料,具有与肢体前面接触性好、重量轻、易清洁、外观好、容易换鞋等特点。

(2)金属踝足矫形器　金属踝足矫形器是由金属半月箍、不锈钢支条、踝铰链、足板等构成,目前大多被塑料踝足矫形器所代替,主要用以预防和矫正踝关节挛缩,限制关节活动范围,矫正异常步态。

(3)免荷式踝足矫形器　分部分免荷踝足矫形器和全免荷踝足矫形器两种,主要用于小腿骨折或踝关节损伤等。

3. 膝踝足矫形器

(1)金属膝踝足矫形器　主要用于矫正膝关节内翻和外翻畸形、儿麻和截瘫患者、关节不稳、肌肉无力等。

(2)膝矫形器　主要用于膝关节伸展不良、膝反屈、膝关节不稳、膝关节制动等。

笔记栏

(3)免荷式膝踝足矫形器　主要用于下肢骨折、关节与韧带损伤、肌肉无力、股骨头无菌性坏死等。

4. 髋膝踝足矫形器　主要用于小儿麻痹后遗症、下肢广泛肌肉麻痹、脊髓损伤、脊椎裂、肌肉营养不良等神经肌肉疾病引起的截瘫，可以帮助患者扶双拐站立和步行。

5. 髋关节矫形器

(1)髋内收、外展矫形器　主要用于股骨头骨折、股骨外科颈骨折、脑瘫患儿等。

(2)先天性髋脱位矫形器　主要用于早期固定髋关节在某种特定的位置，促进髋臼发育。

6. 丹尼斯－布朗足板　主要用于矫正先天性马蹄内翻足患者的足内翻、内旋畸形。

(四)脊柱矫形器

脊柱矫形器主要用于限制脊柱运动，辅助稳定病变关节，减轻局部疼痛，减少椎体承重，促进病变愈合；支持麻痹的脊柱肌肉；预防和矫正脊柱畸形。归纳起来为八个字，即支撑、固定、矫正和保护。常见的脊柱矫形器有颈椎矫形器、胸腰骶椎矫形器和脊柱侧弯矫形器等。

1. 颈椎矫形器　颈椎矫形器俗称颈托，适用于C_1 ~ C_5 范围内的轻度压缩性骨折和颈椎术后、颈椎病、颈部疼痛及其他需要固定的颈部疾病，如斜颈等患者(图4-16)。颈托可限制颈部活动、减轻颈椎承重和椎体压迫，保持颈椎良好的对线、减轻疼痛，有利于病变愈合。固定要点是上部将下颌和后枕骨托起，下部支撑于胸、背部，再用胸带固定。

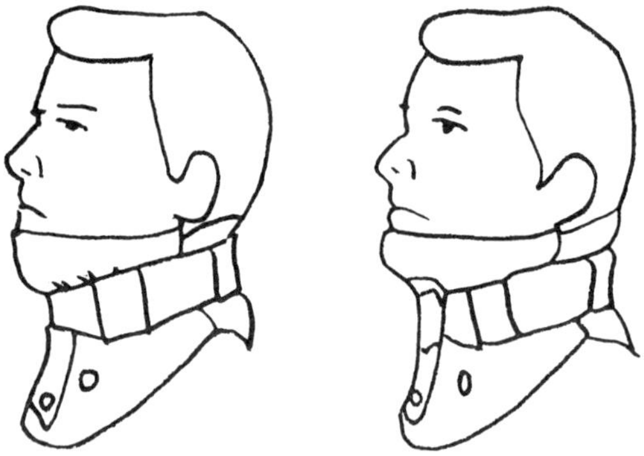

图4-16　费城颈托

2. 胸腰骶椎矫形器　主要用于胸腰椎术后保护、胸腰椎压缩性骨折保守治疗、胸腰椎结核和肿瘤的防护等。

3. 脊柱侧弯矫形器　脊柱侧突根据病因分为肌性侧突、神经性侧突、姿势性侧突、先天性侧突和特发性侧突。其中特发性脊柱侧突较常见，占发病总人数的85% ~ 90%，其中多数为发育期的女孩。脊柱侧突的治疗手段有手术治疗和非手术治疗两大类。原则上科布角度大于50%的脊柱侧突应采取手术治疗。非手术治疗主要包括体操疗法、按摩及牵引疗法、电刺激疗法、矫形器治疗等，目前，国际上矫形器治疗已被公认为最有效的治疗方法之一。脊柱侧弯矫形器常见的有密尔沃基脊柱侧弯矫形器、波士顿式脊柱侧弯矫形器(图4-17)、大阪医大式脊柱侧弯矫形器、色努式脊柱侧弯矫形器、里昂式脊柱侧弯矫形器、密尔沃基(CBW)脊柱侧弯矫形器等。

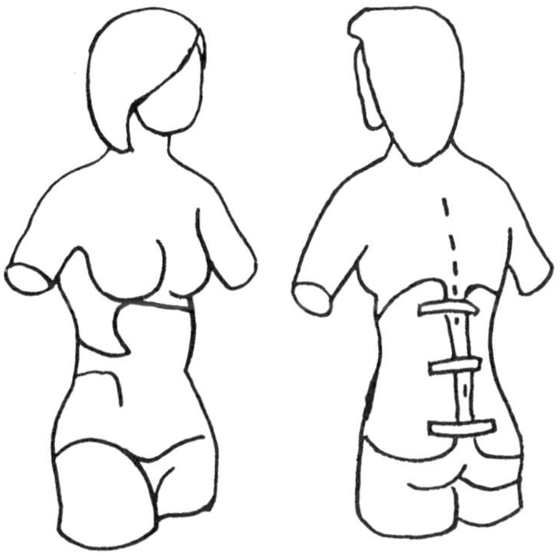

图4-17　波士顿式画侧弯矫形器

(五)低温热塑矫形器

低温热塑矫形器相对石膏具有重量轻、透气性好、固化快、可重复塑形、便于清洗、可透X射线检查等优点,未来将逐步取代石膏。主要功能为固定、矫形。在临床上主要用于关节损伤、中枢性疾病、神经肌肉疾病、炎性疾病、烧伤、化疗、改进日常生活功能等。

(六)压力衣

压力衣治疗是指通过对人体体表施加适当的压力,以预防或抑制皮肤瘢痕增生,防治肢体肿胀的治疗方法。主要作用控制瘢痕增生、控制水肿 、促进肢体塑形 、预防关节挛缩和畸形 、预防深静脉血栓 、防治下肢静脉曲张。适应证:常见增生性瘢痕、水肿、截肢、烧伤、长期卧床者、久坐或久站工作者等。禁忌证:治疗部位有感染性创面、脉管炎急性发作、下肢深静脉血栓等。

三、假肢

(一)概述

假肢(prosthesis)是用于替代整体或部分缺失或缺陷肢体的体外使用装置,就是用工程技术的手段和方法,为弥补截肢者或肢体不完全缺损的肢体而专门设计和制作装配的人工假体,又称“义肢”。其适用对象是因疾病、交通事故、工伤事故、运动创伤等原因的截肢者。截肢是截除没有生机和(或)功能的肢体,或截除因局部疾病严重威胁生命的肢体。

理想残肢条件:①残肢为圆柱状的外形。②适当的长度。③“五无”:残肢无感染、无肿胀、无瘢痕、无畸形、无残肢痛或幻肢痛。④“五好”:残肢肌力好、表面皮肤好、软组织条件好、末端骨骼和神经处理好、承重能力好。

笔记栏

(二)假肢的分类

假肢可以按结构、功能、装配时间、截肢部位、动力来源及选用材料来分类。但是最常用的分类方法是按截肢部位来分成上肢假肢和下肢假肢。

1. 上肢假肢的分类　上肢假肢一般分为装饰性、工具性和功能性假肢。临床上常用的和比较先进的假肢有装饰性上肢假肢、工具手、牵引式机械假手、电动假肢、肌电假肢、声控假肢。

2. 下肢假肢的分类　下肢假肢可根据下肢不同的截肢平面分为几大类:足踝部假肢、小腿假肢、大腿假肢和髋关节离断假肢。不论是那一平面截肢后假肢,都能达到支撑身体和步行的目的。

(三)残肢的手术后处理

1. 正确的放置残肢体位　手术后合理的残肢体位摆放对避免发生关节挛缩是十分重要的,尤其是下肢截肢后残肢体位的摆放,如膝上截肢,髋关节应伸直且不要外展;膝下截肢,膝关节应伸直位。

2. 硬绷带包扎的应用　可以有效地预防血肿和减轻水肿,促进静脉回流,固定肢体,对肌肉固定和肌肉成形术者将有利于肌肉组织愈合,使残肢尽早定型,为尽早安装正式假肢创造条件。

3. 手术后即刻临时假肢的应用　主要作用限制残肢肿胀,加速残肢定型,减少患肢痛,术后尽早离床,减少卧床并发症,对患者也到鼓舞作用。

4. 弹力绷带的应用　主要是为了减少残肢肿胀和避免过多的皮下脂肪沉积,使残肢尽早定型。小腿及上肢使用 10 cm 宽,大腿使用 12 ~ 15 cm 宽,2 ~ 4 cm 长;弹力绷带的压力是从远端向近端逐渐递减。

5. 残肢的康复运动训练　在不影响残肢手术效果的情况下应该尽早地进行残肢运动训练,小腿截肢者应该尽早进行股四头肌的等长收缩训练,大腿截肢者应该尽早进行臀大肌和内收肌的等长收缩训练,前臂截肢者要进行屈伸肘肌和肩关节周围肌肉的训练;当绷带包扎去除后应在治疗师的指导和监督下进行恢复和增加肌肉力量及关节活动度的训练,这是预防关节挛缩、防止畸形的重要措施,为尽早穿戴假肢创造条件。

四、助行器

助行器(walking aid)是指能辅助人体支撑体重、保持平衡和行走的一类工具。根据其结构和功能,可将其分为三类:无动力式助行器、功能性电刺激助行器和动力式助行器。无动力式助行器结构简单,价格低廉,使用方便,是最常见的助行器。

(一)杖

1. 杖的分类　根据杖(crutch)的结构和使用方法,可将其分为手杖、前臂杖、腋杖和平台杖四大类。每一类又包括若干种类(图 4-18)。

(1)手杖(stick)　手杖为一只手扶持以助行走的工具,有以下几种。①单足手杖:用木材或铝合金制成(图 4-18A、B、C)。适用于握力好、上肢支撑力强的患者,如偏瘫患者的健侧、老年人等。②多足手杖:由于有三足或四足,支撑面广且稳定。因此,多用于平稳能力欠佳、用单足手杖不够安全的患者(图 4-18D、E)。

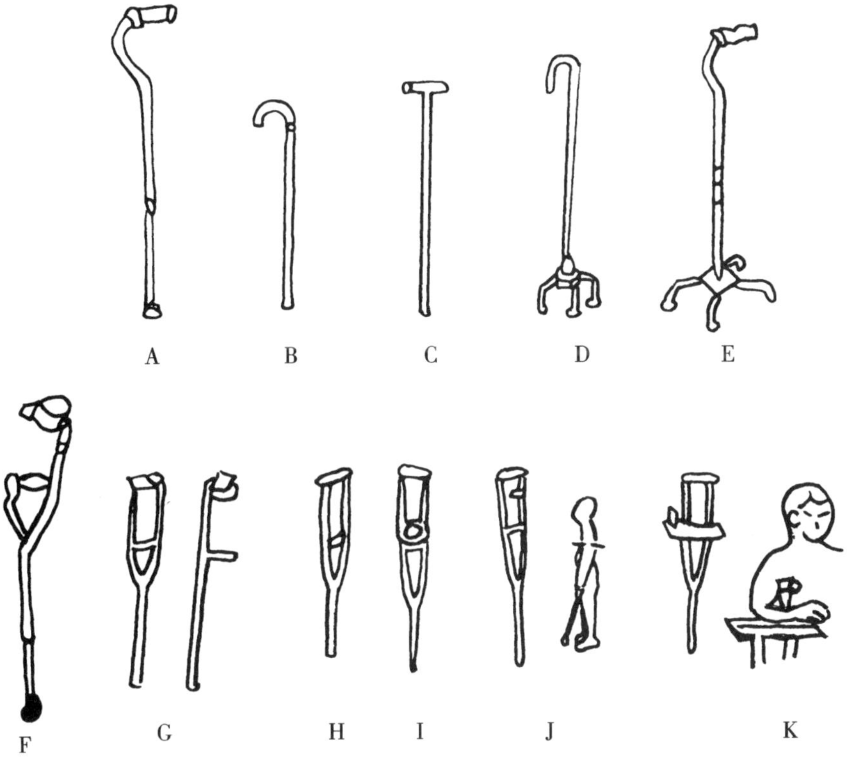

图 4-18　各种杖

(2)前臂杖(forearm crutch)　前臂杖亦称为洛氏拐(Lofstrand crutch)(图 4-18F、G)。把手的位置和支柱的长度可以调节,夹住前臂的臂套为折叶式,有前开口和侧开口两种。此拐可单用也可双用,适用于握力差、前臂力较弱但又不必用腋杖者。优点为轻便、美观,而且用拐手仍可自由活动,例如需用该手开门时,手可脱离手柄去转动门把,而不用担心腋杖脱手,其原因是臂套仍把拐保持在前臂上;此拐缺点是稳定性不如腋杖。

(3)腋杖(axillary crutch)　腋杖可靠稳定,用于截瘫或外伤较严重的患者。包括固定式(不能调整长度)和可调式(长度可以调节)(图 4-18H、I、J)。

(4)平台杖(platform crutch)　平台杖又称类风湿拐(图 4-18K)。有固定带,可将前臂固定在平台式前臂托上,前臂托前方有一把手。用于手关节损害严重的类风湿患者或手部有严重外伤、病变不宜负重者,改由前臂负重,把手起掌握方向作用。

2. 杖长度的选择

(1)腋杖长度　确定腋杖长度的最简单方法是:身长减去 41 cm 的长度即为腋杖的长度。站立时大转子的高度即为把手的位置,也是手杖的长度及把手的位置(图 4-19)。测定时患者应穿常穿的鞋站立。若患者的下肢或上肢有短缩畸形时,可让患者穿上鞋或下肢支具仰卧,将腋杖轻轻贴近腋窝。在小趾前外侧 15 cm 处与足底平齐处即为腋杖最适当的长度,肘关节屈曲 150°,腕关节背伸时的掌面处即为把手部位(图 4-20)。

(2)手杖长度　让患者穿上鞋子或下肢支具站立,大转子的高度即手杖的长度。

笔记栏

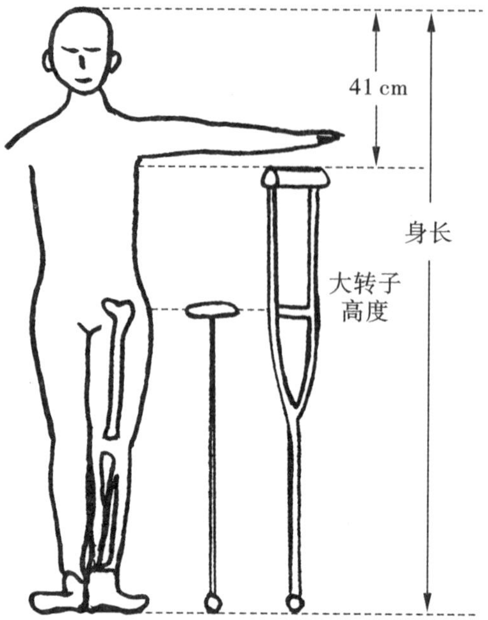

图 4-19　腋杖长度

肘关节屈曲 150°，腕关节背伸，小趾前外侧 15 cm 处至背伸手掌面的距离也是手杖的长度。

（二）步行器

步行器（walker）也称助行架（walking frame），是一种三边形（前面和左、右两侧）的金属框架，一般用铝合金材料制成，自身很轻，可将患者保护在其中。有些带有脚轮。步行器可支持体重便于站立或步行，其支撑面积大，故稳定性好。主要的类型有以下几种。

1. 固定型步行器　固定型步行器常用来减轻一侧下肢的负荷，如下肢损伤或骨折不允许负重时等，此时双手提起两侧扶手同时向前放于地面代替一足，然后健腿迈上。

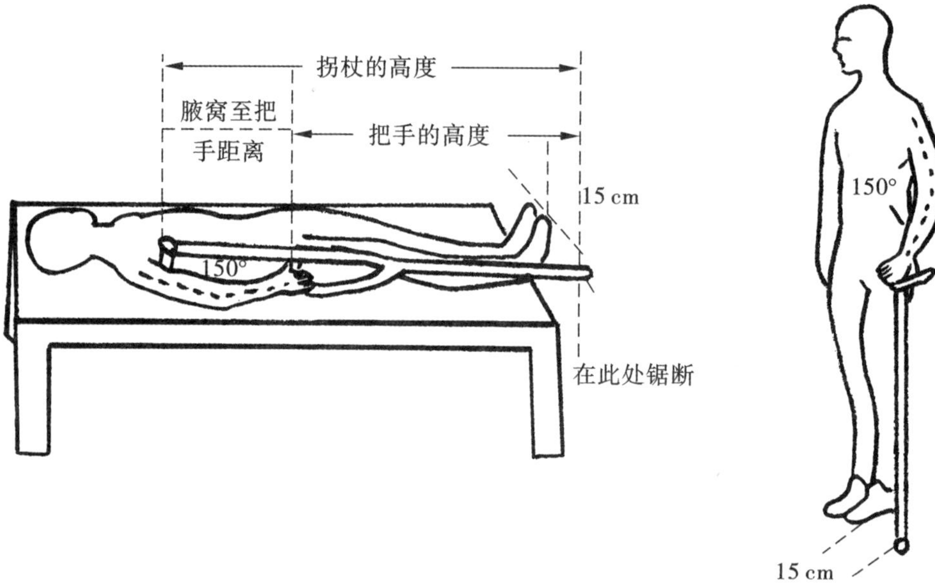

图 4-20　有肢体畸形时腋杖和手杖的长度确定法

2. 交互型步行器　交互型步行器体积较小，无脚轮，可调节高度。使用时先向前移动一侧，然后再移动另一侧向前，如此来回交替移动前进。适用于立位平衡差，下肢肌力差的患者或老年人，其优点是上厕所也很方便。

3. 前方有轮型步行器　前方有轮型步行器用于上肢肌力差、单侧或整个提起步行器有困难者，此时前轮着地，提起步行器后脚向前推即可。

4. 老年人用步行车　老年人用步行车此车与以上三种不同，一是有 4 个轮，移动

笔记栏

容易；二是不用手握操纵，而是将前臂平放于垫圈上前进。此车使用于步行不稳的老年人，但使用时要注意身体保持与地面垂直，否则易滑倒。

5. 腋窝支持型步行器　腋窝支持型步行器有两腋窝支持体重而步行，有 4 个脚轮，体积最大。用于上肢肌力差者。

6. 单侧步行器　单侧步行器很稳定，使用于偏瘫患者或用四脚手杖仍不满足的患者，缺点是比四脚手杖重。

（三）助行器的作用及应用范围

1. 保持平衡　例如，老年人、非中枢性失调的下肢无力、下肢痉挛前伸不佳、重心移动不能的平衡障碍，但对高龄脑卒中、多发性脑梗死患者的平衡障碍作用不大。

2. 支持体重　人偏瘫、截瘫后，患侧下肢肌力减弱或双下肢无力不能支撑体重或因关节疼痛不能负重时，助行器可以起到替代作用。

3. 增强肌力　患者经常使用手杖、腋杖，由于要支撑身体，因此，对上肢伸肌具有增强肌力作用。

（四）助行器的临床应用

1. 适应证　一般说来，手杖适用于偏瘫患者或单侧下肢瘫痪患者，前臂杖和腋杖适用于截瘫患者。步行器的支撑面积大，较腋杖的稳定性高，多在室内使用。前臂杖和腋杖在选购时须参考患者的身高、体力、调节高度，选择适合长度的杖是保证患者安全，最大限度发挥杖的功能的关键。

（1）手杖　上肢和肩的肌力正常才能使用手杖，如偏瘫患者的健侧、下肢肌力较好的不完全性截瘫患者。握力好、上肢支撑力强的患者可选用单足手杖，如果平衡能力和协调能力较差，应选用三足或四足手杖。

（2）前臂杖和腋杖　①双下肢完全瘫痪（T_{10}以下截瘫，必须穿长下肢支具），可使用两支腋杖步行；单侧下肢完全瘫痪，使用一侧腋杖步行。②下肢不完全瘫痪时，根据下肢残存肌力情况，选用腋杖、前臂杖。③一般先用标准型腋杖训练，如患者将腋杖立起，以手扶住把手亦能步行，则可选前臂杖。④上肢肌力减弱：肱三头肌肌力减弱时，肘的支持力降低，选用肱三头肌支持片型腋杖；肘关节的稳定性较差时，选有前臂支持片的腋杖或前臂杖；腕关节伸肌肌力差、腕稳定性较差时，选有腕关节固定带的前臂杖或腋杖。⑤肘关节屈曲挛缩，不能伸直时，可选用平台杖。

（3）步行器　两上肢肌力差、不能充分支撑体重时，应选用腋窝支持型步行器。上肢肌力较差、提起步行器有困难者，可选有前方有轮型步行器。上肢肌力正常，平衡能力差的截瘫患者可选用交互型步行器。

2. 使用方法　以截瘫和偏瘫为例，介绍杖的使用方法。截瘫患者常需使用两只腋杖才能行走，偏瘫患者一般只用单个手杖，二者的使用方法不同。

（1）截瘫患者的腋杖步行　根据腋杖和脚移动的顺序不同，分为以下几种。

1）交替拖地步行　伸出左腋杖→伸出右腋杖→两足同时拖地向前，到达腋杖附近。

2）同时托地步行　又称摆至步，即同时伸出两只腋杖→两足同时拖地向前，到达腋杖附近。

3）四点步行　伸出左腋杖→迈出右脚→伸出右腋杖→迈出左脚。

笔记栏

4)三点步行　方法是先将肌力较差的一侧脚和两侧腋杖同时伸出→再将对侧足(肌力较好的一侧脚或健足)伸出。

5)两点步行　一侧腋杖和对侧足同时伸出→余下的腋杖和足再同时伸出。

6)摆过步　方法与摆至步相似,但双足不拖地,而是在空中摆向前,故步幅较大、速度快,患者的躯干和上肢控制力必须较好,否则容易跌倒。

(2)偏瘫患者的手杖步行

1)三点步行　这是绝大部分偏瘫患者的步行顺序即先伸出手杖→迈出患足→迈出健足,少数患者为伸出手杖→迈出健足→迈出患足方式步行。

2)两点步行　即先同时伸出手杖和患足,再迈出健足。该方式步行速度快,适合于瘫痪程度较轻、平衡功能好的患者。

五、轮椅

轮椅是下肢残疾患者或是全身虚弱患者移动的主要工具,适用于即使借助矫形器、拐杖和步行器等各种步行辅助器也难以步行的患者。

(一)轮椅的分类和基本结构

轮椅可分很多种类,如普通轮椅、电动轮椅、截肢患者用轮椅、站立轮椅、竞技轮椅和儿童用轮椅等。

普通轮椅的基本结构包括轮椅架、轮(大车轮、小脚轮)、刹车装置、椅坐、靠背四部分组成。

(二)使用轮椅的适应证

选择轮椅时要考虑到患者的认知功能及至少有一侧上肢功能正常、能比较熟练的操纵轮椅。普通轮椅适合于下列病伤残者:①截瘫、偏瘫、脑瘫和其他神经肌肉系统疾病引起的双下肢麻痹、行走困难者。②下肢骨折未愈合、下肢严重的关节炎不能行走者及机体其他系统疾病引起步行功能减退、步态不稳和老年人行走困难者。

这些患者可以用轮椅代替步行,进行身体训练,参加社会活动和提高独立生活能力。

(三)轮椅的选择

康复医师应根据患者的具体情况选择和配置轮椅。在轮椅处方中应包括临床诊断、存在的主要问题、轮椅的主要参数和对轮椅的结构要求。

1.座位宽度　患者坐上轮椅后,两边各有2.5 cm的空隙,即为轮椅应有的坐位宽度。可先测量双臀间或两股间的距离,再加上5 cm即可。坐位太窄,上下轮椅困难,而且体重落点集中,局部受压严重。坐位太宽则不易坐稳,操纵轮椅不方便,双肢易疲劳,进出大门也有困难。

2.座位长度　患者坐上轮椅后,坐垫的前缘离腘窝6.5 cm,即为轮椅坐位的长度。坐位长度太短,臀部坐骨承受的压力增加引起不适,体重落点出现疼痛、软组织受损及压疮。坐位过长,会压迫腘窝,影响下肢血液循环,并易刺激该部皮肤,对大腿特短或髋膝屈曲挛缩的患者,则使用短座位较好。

3.扶手高度　适当的扶手高度有助于保持正确的身体姿势和平衡,在双臂内收情况下,坐位时前臂平放在扶手上,肘关节屈曲约90°为正常或坐面至前臂下缘的高度加2.5 cm。如扶手过高,双肩易疲劳,推动轮环时容易擦伤上臂皮肤。而扶手过低时，驱动轮椅时易致上身前倾，不仅容易疲劳，也可能影响呼吸。

4. 坐位与脚踏板的高度　坐位与脚踏板的高度是相互协调的关系，如坐位高，脚踏板就相对低，反之脚踏板就高。一般情况下，患者坐在轮椅中双下肢放于脚踏板上时，足跟（或鞋跟）至腘窝的距离再加 4 cm，或大腿下部前 1/3 处高于坐垫前缘约 4 cm，即为轮椅应有的坐位高度。脚踏板的板面离地面最少应有 5 cm。如坐位过高或脚踏板过低，会造成双下肢失去支托，下肢悬空，身体不能维持平衡。再者，坐位太高时轮椅不能进入桌下，坐位过低会使臀部坐骨承受全部体重，造成患者不适。

5. 靠背高度　一般轮椅靠背尽可能低些为好，矮或低靠背是指靠背上缘只达患者肩胛骨下缘 2～3 cm 处，或坐面至腋窝的距离（一臂或两臂向前平伸），将此结果减 10 cm，这种靠背可让患者躯干有较大的活动度，但患者的自身对躯干的平衡和控制要有一定的能力。高于上述高度的则属高靠背类，可测量坐面至肩部或后枕部的实际高度。凡是对躯干平衡和控制不好者均应用高靠背。固定式靠背是不能倾斜的，可倾斜式是可以调节其倾斜度。可倾斜靠背的好处是可调成舒适角。

6. 坐垫　为了舒适和防止压疮，座上可放坐垫，可用泡沫橡胶（5～10 cm 厚）或凝胶垫子。为防止坐位下陷可在坐垫下放一张 0.6 cm 厚的胶合板。

7. 轮椅的其他辅助件　为了满足特殊的患者需要而设计，如增加手柄摩擦面，车闸延伸，增设防震装置，防滑装置，扶手安装臂托、轮椅桌方便患者吃饭、写字等。

8. 其他　此外在选择轮椅时，还应考虑轮椅的安全性、患者的操作能力、轮椅的重量、使用的场地、价格和外观等因素。

（四）轮椅的使用

1. 打开与收起　打开轮椅时，双手掌分别放在坐位两边的横杆上（扶手下方），同时向下用力即可打开；收起时先将脚踏板翻起，然后双手握住坐垫中央两端，同时向上提拉。

2. 自己操纵轮椅　向前推时，操纵前先将刹车松开，身体向后坐下，眼看前方，双上肢后伸，稍屈肘，双手紧握轮环的后半部分。推动时，上身前倾，双上肢同时向前推并伸直肘关节，当肘完全伸直后，放开轮环，如此重复进行。对一侧肢体功能正常，另一侧功能障碍的患者，如偏瘫，一侧上下肢骨折等，可以利用健侧上下肢同时操纵轮椅。方法如下：先将健侧脚踏板翻起，健足放在地上，健手握住手轮。推动时，健足在地上向前踏步，与健手配合，将轮椅向前移动。上斜坡时，保持上身前倾，重心前移，其他方法同平地推轮椅。如果上坡时轮椅后倾，很容易发生轮椅后翻。

3. 轮椅转移　以偏瘫患者为例。

（1）床–轮椅之间的转移　轮椅放在健侧，与床呈 30°～45°夹角，刹住车轮，移开足托。患者健手握住轮椅外侧扶手站起，站稳后以健足为轴缓慢转动身体，使臀部对着椅子后缓慢坐下。

（2）轮椅–床之间的转移　从健侧靠近床，使轮椅与床呈 30°～45°夹角，刹住车轮，移开足托。健手抓住扶手站起，站稳后，健手向前放到床上，以健足为转轴，缓慢转动身体，然后坐下。

六、自助具

自助具是指为了提高残疾人的自身能力，使其能较省力、省时地完成一些原来无

笔记栏

法完成的日常生活活动，以增加其生活独立性的辅助器具。自助具主要与上肢功能和日常生活活动有关。自助具的使用不仅是一种积极的治疗手段，而且还有助于树立患者重返社会的信心。

（一）作用

自助具的作用包括代偿肢体已丧失的功能以完成功能活动；代偿关节活动范围使活动简便、省时省力；便于单手活动以克服需要双手操作的困难；对肢体和关节给予支撑以维持其功能；代偿视、听功能，增强视觉和听觉能力。

（二）种类

根据用途自助具可分为八类。

1. 衣着自助具

（1）穿衣类　①穿衣棍：用木棒制成，一端装上倒钩，另一端装上胶塞。使外衣、T恤衫易于脱离肩部，适于关节活动受限者使用。②魔术扣：即尼龙搭扣可以代替T恤、外衣的纽扣，方便手指不灵活者穿衣。③系扣钩：适合于手指功能障碍者使用。

（2）穿鞋袜类　①穿袜用具：用一张硬壳纸或软胶及2条绳带制成，适用于大腿关节不灵活或不能举臂者使用。②穿鞋用具：鞋踏适用于弯腰不方便者使用。③弹性鞋带：穿鞋时能松开和收紧，不必经常松紧鞋带。

（3）长柄发梳、长柄海绵或牙刷　将梳子或牙刷上绑上木条做手柄即可，适用于上肢活动受限者使用。

（4）指甲剪　底部粘上2个吸盘，固定在台上，适合单手活动者使用。

2. 饮食用具

（1）餐具类　①防漏碟边：防漏的碟边放于碟上，食物不会漏出，适合单手操作者使用。②免握餐具：只需套在手掌中使用，适合手指不能握物者使用。③加大手柄餐具：可捆上海绵或套上加粗手柄，适合手抓握力量不够者使用。

（2）杯及吸管固定器　①双耳杯：适合单手稳定和协调性较差患者使用。②吸管固定器：将固定器置于杯沿，角度可随意调整，适合协调能力较差的患者使用。③轮椅夹杯及台面：轮椅夹杯是指夹在轮椅扶手上的杯，方便需要推动轮椅的人使用；轮椅台面是固定在轮椅扶手上，便于瘫痪患者在轮椅上进食、书写等活动。

3. 洗澡用具　①双环毛巾：将毛巾两端加上双环，适合双手抓握功能较差的患者使用。②长臂洗澡刷：适合上肢关节活动受限者。③肥皂手套：适于手抓握功能较差的患者使用。④防滑地胶：置于湿滑的地方可防止摔倒。⑤洗澡椅：垫了海绵的椅，提供舒适的坐位，并可疏水，高度可调节。

4. 厕所用具

（1）轮椅式便池　坐位铺有软垫，其下方有便盆，需如厕时可移开坐位上的木板，坐位下的便盆即可使用。

（2）加高坐厕板　使大腿关节屈伸有困难者易于坐下和起立。坐板可直接安放在坐便桶上，易于清洁。

5. 转移助具

（1）扶手　可安在厕所、走廊、楼梯旁，便于行动不便者扶持。

（2）绳梯　可安在床头便于瘫痪患者起床使用。

(3)帆布扶手装置　可安在床上,瘫痪患者起床抓握使用。

(4)转移滑板　可放在轮椅与床之间、浴缸内,协助瘫痪患者转移时使用。

(5)轮椅　现代轮椅重量轻,容易折叠和打开,便于交通和旅行,手控能力好,电动轮椅除可用手控外,还可通过轻微的头部运动、声音、吸吮及吸气作用来控制。某些手动和电动轮椅可直立。

6. 书写辅助用具

(1)加粗笔　可用橡皮圈绑上笔杆或卷上泡沫胶,或在笔杆上穿上一块乳胶,或穿上练习用的高尔夫球,或穿上小横杆,或用弹性布条固定,或用黏土成型固定柄,即可加粗。可方便握持有困难的患者使用。

(2)免握笔　将笔套在附于自动粘贴带上的小带中,再绑于手掌上,可帮助手指软弱者使用。

(3)电子交流辅助设备　如指取式屏幕,即随便指一下可被传感器翻译,身体很小的移动就可在屏幕上选择一个字或一个字母。小型手提式计算机还有内在的印字机和声音输出,键盘也可根据患者的需要进行调节。

7. 家居用品

(1)稳定板　用木板和针钉制成,加置防滑胶垫于底部,可协助单手活动者在瓜果削皮时使用。

(2)单手托盘　表面附有防滑胶垫,使盛载的东西不会倾倒。

(3)水龙头开关器　帮助手部有缺陷者开关水龙头。

(4)长臂拾物器　使用者往地上拾物时,无须弯腰,坐在轮椅上的患者,无须站起来拾高物。

8. 升降机升降运输系统　升降机升降运输系统是一种用于转移患者的机械装置,除动力装置外,还有合适的吊带及固定的坐套,它可以将患者从一个地方转移到另一个地方,如从床上到坐厕椅或到浴池等,适用于无法用人力进行长期转移的患者。常用的有以下三类:

(1)移动式升降机　此种升降机用圆形或方形钢管制成,患者可通过悬吊带或吊椅提起。该机具有如下特点:①一般的提升重量为127~220 kg。②由他人帮助操作,升降杠由两种类型的控制装置可供选择:一种是液压控制式,通过操作液压制动把手使吊杠升起,打开溢流阀可使吊杠缓慢降下来,此装置帮助把患者放置于固定装置。另一种是手握螺杆式,通过手握螺杆控制吊杆升降,底盘上装有脚轮,底盘大小,脚轮尺寸可根据使用者的需要选择,一般地由床边、浴池边或汽车门边的空间大小来决定。可以拆卸,便于运输。有些采用质轻材料做成,易搬动。

(2)固定式升降机　固定式升降机有两种类型,一种为永久性固定于地面,另一种为底盘固定于地面适当位置,升降杠可从底盘拔除。可以由患者自己操作或由别人帮助操作均可。主要适用于地方不够大或不适合使用活动式升降机的地方。如洗浴时将患者从浴池边吊起放进池中。

(3)天花板固定式升降机　这种升降机或是永久型固定于一个位置或是不同长度的垂直或弯曲地吊装于天花板的滑轮上。实际是由滑轮、绳索或吊带构成的起吊系统,可以是电动或手动。工作时通过两条绳索来完成,一条升起,另一条放低,或在此基础上再由两组绳索。一组向左摆,一组向右摆。

笔记栏

七、环境控制系统及机器人

(一)环境控制系统

环境控制系统帮助严重的瘫痪患者(如不能移动、丧失说话和听力功能),在其环境中独立的生活或工作。环境控制系统包括4个方面:①中央处理单元,接受信息,处理命令。②视觉显示器,显示正发生的情况。③控制开关,由患者通过开关发出命令。④周围装置,患者从中央处理单元发出命令,通过这些命令,操纵电话、内部通信联络系统、床、门、电灯、收录机、电视、报警器等电气设备。

(二)机器人

机器人在严重瘫痪患者的护理方面将发挥很大作用,已有相关机器人的研究,如帮助患者进食,由患者声音控制的机器人能够梳头、刷牙、洗脸等。但有一些问题尚需解决,如患者与人的隔离,费用,机器人机械失控下引起受伤的法律问题等。

八、无障碍设施

在国际上无障碍设计是指在城市道路和建筑物的设计上,为方便坐轮椅的残疾人独立进出,参与社会活动所采用的设计措施。我国称为方便残疾人使用的城市道路和建筑物的设计,简称为无障碍设施。

(一)建筑物外部无障碍设施

城市道路方面的设计要求如下:

1. 坡道　坡道设于阶梯或马路缘石处,一般宽度为1.5 m,斜度在5°左右。

2. 触感材料　触感材料是使盲人用导盲杖触碰后知道应如何前进或前方有无障碍物或需注意的事物的特制砖块,包括导向块和停步块,铺放在人行道、人行横道和公共汽车站等处。

3. 音响交通信号　在有红绿灯的路口应同时设音响交通讯号,以便盲人能知道何时可以通过。相当于绿灯的音响持续的时间应等于路面宽度/残疾人步速(0.5 m/s)。

(二)建筑物内部无障碍设施

进行建筑物内部无障碍设计时,必须充分考虑以步行器、轮椅助步者对通道及房屋设施、布局的特殊要求,应有相应的设施,以保障无障碍通行。

1. 出入口　为方便使用轮椅的患者,出入口不应有门槛和台阶,应为平地或防滑斜坡,斜坡的倾斜角为5°左右,或每长30 cm升高2.5 cm,宽度应为100~114 cm,一般至少有80 cm,两侧要有5 cm高的突起围栏以防轮子滑出;坡表面要用防滑材料,门内外应有1.5 m×1.5 m的平台部分,然后接斜坡,平台的作用是让患者进出门后能转过身来关门或锁门。

2. 电梯和楼梯　为方便使用轮椅的患者上下楼,电梯的深度至少为150 cm,宽度至少亦为150 cm,门宽不小于80 cm;电梯迎门面应有镜子,以便残疾人观看自己的进出是否已完成。控制部分离地应在100 cm左右。楼梯每阶高度不应大于15 cm,深度为30 cm。两侧均需要离地面65~85 cm高的扶手。梯面要用防滑材料,楼梯至少要有120 cm的宽度。

3. 走廊　走廊至少宽120 cm，以保证迎面或同时能通过一个轮椅和一个行人。由于轮椅常会将墙皮碰落，故离地面35 cm处应有与地面平行的轮椅挡板。此外如轮椅需要旋转，还应考虑旋转轮椅需要的空间。步行障碍者的通道侧壁应有离地面65～85 cm高的扶手。

4. 厕所　大便池一般采用坐式马桶，高40～45 cm，两侧安置扶手，两侧手相距80 cm左右。用坑式便器时需加中空的恭凳或如厕专用轮椅，侧墙有扶手。为便于扶拐的男患者小便，最好有落地式小便池，两侧离地90 cm处有扶手，正面120 cm处也有横的支栏，以利于患者依靠和释出双手协助解开裤扣小便。

5. 洗手池　池底最低处应大于68 cm，以便乘轮椅患者的股部能进入池底，便于接近水池以洗手洗脸，龙头采用长手柄式，以便操作，池深不必大于10 cm，排水口应立于患者能够得着处，镜子的中心应在离地105～115 cm处，以便乘轮椅患者应用。

6. 浴室　浴盆沿离地面的高度应与轮椅座高相应，高40～45 cm，盆周与盆沿同高处应有一些平台部分，以便患者转移和摆放一些浴用物品，地面和盆底应有防滑措施，水龙头用手柄式较好。盆周墙壁应有直径4 cm的不锈钢扶手，淋浴时用手持淋浴喷头，喷头最大高度应该位于坐在淋浴专用轮椅上的患者能够得着处。

7. 室内安排　室内地板不应打蜡，地毯应尽量去除。门的圆开关把手应改造为向外延伸的横向把手。卧室内桌前、柜前及床前的一边应有160 cm的活动空间，以便轮椅可360°旋转以应付各种需要。如床头一侧放床头柜，此侧离床应有81 cm，以便轮椅可以进入。由于坐在轮椅上手能触及的最大高度在一般人为122 cm，因此衣柜内挂衣架的横木不应高于122 cm，衣柜深度不应大于60 cm。坐在轮椅上向侧上方探的合适距离为137 cm，因此衣柜内隔板和墙上架板均不应大于此高度。墙上电灯开关的高度也不应高于此高度，而且为了方便，低于92 cm更好。侧方伸手下探时最低可达高度为23 cm或更低，因此最底层的柜隔板和抽屉不应低于此高度。墙上电器插座以离地30 cm以上为宜。

小　　结

康复工程是为患者配备的各类设施、设备。主要有矫形器，是用于躯干和四肢的矫形，它长期使用可以改变原有的畸形；假肢，是用于肢体残缺者，用它来取代残缺的肢体；助行器、轮椅是患者行走的辅助器具，其他自助具是患者的生活辅助用具；这些用品都具有极强的个性化，往往需要单独配置，所以形成了一套工程学科，也就是康复工程。康复工程随着社会的发展进入了社会和家庭，为残疾人提供了更方便的环境。现代机器人的出现为残疾人的训练和活动都提供了良好的条件。康复工程为残疾不能恢复的患者提供了良好的辅助条件。

练习题

选择题（以下每一道题下面有A、B、C、D、E五个备选答案，请从中选择一个最佳答案）。

1. 矫形器的应用涉及康复医学的诸多疾病，下列哪些疾病不宜矫形器治疗（　　）

A. 骨折　　B. 烧伤　　C. 严重骨质疏松

D. 周围神经损伤　　E. 肌腱挛缩

2. 急性膝关节损伤采用矫形器治疗，其主要的目的是（　　）

笔记栏

A. 功能训练　　B. 增加 ROM　　C. 提高肌力
D. 关节制动　　E. 牵伸关节

3. 腕部屈曲挛缩患者穿戴动态矫形器是为了(　　)
A. 促进肌力恢复　　B. 改善关节活动度　　C. 保持握力功能
D. 便于手腕活动　　E. 促进感觉功能恢复

4. 为降低脑卒中患者前臂和手部过高肌张力,配戴适宜的矫形器是(　　)
A. 锥状握矫形器　　B. 抗痉挛矫形器　　C. 长手套式矫形器
D. 腕伸展矫形器　　E. 腕屈曲矫形器

5. 肩关节半脱位穿戴悬吊带,对肩关节有(　　)
A. 稳定作用　　B. 固定作用　　C. 矫正作用
D. 代偿作用　　E. 支撑作用

6. 矫形师具体实施矫形器的制作与装备工作,实施的依据是(　　)
A. 治疗师的意见　　B. 患者及家属要求　　C. 矫形师的方案
D. 矫形器处方　　E. 制作材料及零部件

7. 助行器的作用不包括(　　)
A. 保持身体平衡　　B. 减少下肢承重　　C. 缓解痉挛
D. 代偿畸形　　E. 改进步行功能

8. 调整手杖高度时最高点的水平是(　　)
A. 腰部　　B. 髂前上棘　　C. 腰与大转子的中点
D. 大转子　　E. 在转子下方 4 cm

9. 下列哪项不是腋杖测量方法(　　)
A. 腋垫顶部与腋窝应有 5 cm 或三横指的距离
B. 用身长减去 51 cm 即为腋杖的长度
C. 测定时患者应着常穿的鞋站立
D. 肘关节屈曲 25°~30°,腕关节背伸时的掌面为把手部位
E. 穿上鞋或配戴下肢矫形器仰卧位测量

10. 关于前臂支撑拐,下列哪项说法不正确(　　)
A. 测量方法包括立位测量和卧位测量
B. 立位测量自地面到尺骨鹰嘴的距离
C. 卧位测量足底到尺骨鹰嘴的距离再减 2.5 cm
D. 两种测量方法测出的长度均相当于从托槽垫的表面到套头的距离
E. 托槽不能太向后,以免压迫尺神经

11. 肘杖的适应证中不包括(　　)
A. 单侧或双侧下肢无力而腕、手又不能负重的患者
B. 双侧下肢无力或不协调
C. 单侧下肢无力且不允许该侧肢体负重
D. 累积全身的双侧严重无力或不协调
E. 双上肢无使用手杖的足够力量的情况

12. 关于轮椅的解释,不正确的是(　　)
A. 国际上常简写为 W/C　　B. 常用辅助移动工具　　C. 常用代步工具
D. 常用生活自助具　　E. 对于双下肢截肢者其作用相当于假肢

13. 下列哪一项不是轮椅坐垫具备的条件(　　)
A. 均压性　　B. 透气性　　C. 散热性
D. 吸湿性　　E. 柔软性

14. 轮椅处方应考虑哪些问题(　　)
A. 安全　B. 价格　C. 重量、大小
D. 使用者的操作能力　E. 以上都是

15. 髋部疾病患者步行时手杖的使用应是(　　)
A. 用两只步行手杖时应采用三点步　B. 只需一只杖时,握于患髋的对侧手
C. 患者站立时杖把与前臂应呈50°　D. 放在杖上的最大重量约为体重的50%
E. 如臀中肌无力,不能使用

16. 助行架包括(　　)
A. 以下都是　B. 标准型助行架　C. 助行台
D. 助行椅　E. 轮式助行架

17. 腋杖步行方法不包括(　　)
A. 两点步行　B. 三点步行　C. 四点步行
D. 跳跃步　E. 迈至步

18. 帮助患者转移时治疗师的不正确姿势为(　　)
A. 两脚分开与肩同宽　B. 尽量接近患者的重心　C. 髋膝微屈,弯腰并伸直头颈
D. 站立时一侧下肢稍向前　E. 以免躯干扭转

19. 最理想的小腿截肢是(　　)
A. 长残肢　B. 短残肢　C. 极短残肢
D. 中残肢　E. 极长残肢

20. 用于制作临时假肢接受腔的主要是下列哪一种材料(　　)
A. 低温塑化板　B. 聚乙烯板　C. 聚丙烯板
D. 聚氨酯泡沫塑料板　E. 丙烯酸树脂

21. 矫形器装备前训练主要内容包括(　　)
A. 改善协调功能　B. 消除水肿　C. 改善关节活动范围
D. 增强肌力　E. 固定肢体

22. 大腿假肢接受腔内壁过高或外侧壁内压力不等,易出现哪种假肢步态(　　)
A. 画弧步态　B. 腰椎前突　C. 外展步态
D. 侧倾步态　E. 扭动

23. 造成大腿假肢呈画弧步态的原因是(　　)
A. 接受腔太松　B. 膝关节不稳定　C. 假肢太短
D. 假肢太长　E. 髋外展肌过强

24. 穿戴下肢假肢站起时,原则上应(　　)
A. 两侧平行　B. 假肢在前,健肢在后　C. 健肢在前,假肢在后
D. 以上都对　E. 以上都不对

25. 穿戴小腿假肢后,出现膝关节屈曲步态,可能原因为(　　)
A. 接受腔外侧壁不合适　B. 足部过度跖屈　C. 接受腔过度后倾
D. 接受腔相对于假足过于偏前　E. 假肢过长

(郭学军　袁志垚)

笔记栏

第七节　心理康复

学习目标

1. 掌握心理康复的概念；康复患者常见的心理障碍及心理障碍治疗技术。
2. 熟悉心理康复研究对象；心理康复研究方法。
3. 了解心理康复研究的内容；心理学基础知识。

随着社会发展和人们观念的改变，单独诊疗人体组织器官疾病和解决其病损所导致的功能障碍，是不能将人类的健康与生命带上一个更准、更新、更高的台阶。心理功能障碍往往会影响其家庭功能和社会功能，要想在更大范围上为病、伤、残者提供更有效的康复治疗及服务，心理康复尤其重要。心理康复可促进患者康复、改善其社会功能和家庭功能，提高患者的生活质量，使患者的躯体、心理和社会功能都得到最大限地康复，减轻患者家庭及社会的负担。

一、概述

1. 概念　心理康复是运用系统的心理学理论与方法，从生物-心理-社会角度出发，对患者的损伤、残疾和残障等问题进行心理干预，以提高患者的心理健康水平。心理康复可帮助残疾人恢复身体功能、克服障碍，以健康的心理状态充分平等地参与社会生活中来。

2. 心理康复研究对象　①残疾人。②临床常见病症患者：疼痛患者、压疮患者、睡眠障碍患者、言语吞咽障碍患者、排泄障碍患者、性功能障碍患者。③神经系统疾病患者：脑血管意外患者、脊髓损伤患者、周围神经损伤患者、帕金森病患者。④运动系统疾病患者：截肢后、骨折后患者。⑤心血管系统疾病患者：高血压患者、冠心病患者。⑥代谢和营养疾病患者：糖尿病患者、肥胖症患者。⑦其他疾病患者：烧伤患者、恶性肿瘤患者。

3. 心理康复研究内容　心理康复是全面康复的措施和工作内容之一。以心理学为指导，通过对残疾人的心理诊断、治疗及训练，改善其认知功能、情感障碍及不良行为，使之正确对待残疾及其影响，最大限度地自尊、自信、自强、自立。是进行医疗等方面康复的前提条件和整个康复过程中需不断进行的重要工作。需创造使患者成功的条件，消除患者因躯体或器官功能上的伤残所造成的心理发展上的偏常，如无法客观、正确地对待自身的残疾和认识环境及自卑、丧失自信、孤僻等消极心理状态，适应环境。

4. 心理康复的评定与治疗　可运用心理咨询、心理测验、心理治疗、行为评定等方法评定，使用认知疗法、情绪疗法、行为疗法、音乐治疗等方法进行治疗。

二、心理学基础

心理学是研究心理现象发生、发展规律的科学。心理现象是心理活动的表现形式，心理活动是以神经系统和脑的活动过程中的高级运动形式存在，是对外界信息的加工，是自然界最复杂的、完整的统一体，最奇妙的一种现象，可分为心理过程和人格两部分。

心理过程是人的心理活动的动态过程，包括认知过程、情感过程、意志过程。认知是人的基本心理活动，也是首要的心理功能。认知过程主要包括感觉、知觉、记忆、表象、想象和思维的活动过程。意志过程是在认知过程中，思维决策驱动于行动的过程，并调节人的认识活动和情绪。情绪和情感是人对客观事物是否满足自身需要而产生的态度体验，是认知与意志过程而产生的独特体验。认知、意志、情绪情感是共同构成人的心理活动或心理过程的主要形式，三者之间相互联系、相互制约，认知是基础、情感是动力、意志是保证，从不同方面反映了心理活动的不同特征。

人格是一个人在认识和改造客观事物过程中，经常表现出稳定的、具有一定倾向的、独特性的鲜明的个性特点。在心理风格和面貌上与他人存在着差异，形成了个性心理的差异，这种差异主要包括能力和气质、性格等方面，又称为人格心理特征，与先天遗传因素有关。通过后天社会环境条件及实践活动而改变个性心理差异，称为人格倾向性，主要表现在需要、动机、兴趣、理想、信念和价值观等方面。所以人格是一种稳定特征，一种心理结构形式。

（一）认知过程

1. 感觉　感觉是人脑对直接作用于感觉器官的客观事物的个别属性的反映，是复杂经验建立的基本过程，是心理现象中最简单的认识形式，是一切心理现象产生的基础，是人们产生正常心理活动的必要条件，为人类认识世界的提供原始材料，也是人体探视内外环境的结果。日常生活中，许多刺激物（源）作用于我们各种感觉器官，经过神经系统的信息加工，使大脑在不同皮质区域产生不同感觉。如人们对危险声音的警示、对危险事物的迅速躲避和对适宜环境的取向及视、听、触、嗅感觉对于声色，追求快乐的体验，对感觉的一种满足感；因此，感觉具有生存和耽于声色的双重功能。感觉的特性有以下几个方面。

（1）感受性和感觉阈限　感受性是指人的感官对各种适宜刺激的感觉能力，是通过感觉阈限来衡量其大小的。感受性与感觉阈限呈反比关系，阈限越小感受性越高，反之，阈限越大感受性越低。感觉阈限是指刚能引起感觉的刺激量，可分为绝对感觉阈限和差别感觉阈限两类。

绝对感觉阈限：刚刚能觉察到最小最弱的刺激量或个体在50%的时间内可以接收的感觉信号刺激最低量。绝对感觉阈限测量感觉系统的绝对感受性。我们把刚能够觉察出最小刺激的能力称为绝对感受性。不同感觉通道的阈限可以通过变化刺激强度的相同程序来测量，如相似事件的近似阈限（表4-10）。

差别感觉阈限：又称最小感觉差，能够觉察出两个刺激的最小差别量或个体在50%的时间内可以区分两种不同感觉的刺激量的最小分辨值，也是测量两种感觉心理差别程度的数量单位。我们把能够觉察出同类刺激之间最小差别量的能力，称为差别感受性。

笔记栏

表 4-10　相似事件的近似阈限

感觉通道	觉察阈限
视觉	晴朗黑夜中约 4 800 m 处看到的一根燃烧的蜡烛
听觉	安静条件下约 6 m 外手表的嘀嗒声
味觉	一茶匙糖溶于约 9 L 水中
嗅觉	一滴香水扩散到三室一套的整个空间
触觉	一只蜜蜂翅膀从 1 cm 高处落在你的面颊

(2)感觉适应　是指感觉系统对持续作用的刺激输入的反应逐渐减小,引起的感觉逐渐减弱或消失的现象。适应的产生与传导途径中的突触传递和感觉中枢的某些功能改变有关,不同感受器的感受适应差别很大。感觉适应产生的机制可能更为复杂,所以适应是感受器的一个功能特点。

(3)感觉对比　同一感受器由于不同的刺激背景而引起感受程度变化的现象。

(4)感觉补偿　指某个感觉器功能丧失后,由其他感觉器官的功能来弥补或代偿。我们可以利用此种特征,在康复训练过程中,提高对患者的适应生存能力。

2. 知觉　知觉是人脑对直接作用于感觉器官的客观事物整体属性的反映,是对事物的整体认识或综合属性的判断,是比感觉更为复杂一些的认知形式。知觉是人们认识客观事物最重要的环节,因此依据知觉反映事物的特性分为简单知觉(视、听、嗅、味、触五种知觉)和综合知觉(空间知觉、运动知觉和时间知觉)。

知觉的特性有以下几点:

(1)整体性　把客观事物的各个部分、各种属性的复合刺激物,通过大脑皮质进行分析、综合,从而反映客观对象各种属性的关系,形成关于对象的整体映像。知觉的整体性是多种感知器官相互作用的结果,与过去经验和知识参与有关,如对象的接近性、相似性、连续性和封闭性等。

(2)选择性　在知觉过程中,人们可以根据自身的兴趣、态度、需要及知识经验和当时的心理状态,知觉对象本身的特点(强度、活动性、对比)和被感知对象的外界环境条件的特点(照明度、距离)把知觉对象的部分属性(或对象的颜色、形状、位置等)优先地区别出来。人的知觉对象受注意指向和知觉定式的影响。

(3)理解性　在感知当前事物时,人常根据过去的知识经验和当时环境下的信息来理解它,给对象赋予一定的意义,做出一定的解释,从而更深刻地感知它。影响知觉理解性的因素有言语的辅助、实践的任务和个体的态度。

(4)恒常性　是一种知觉系统从不同的感觉输入同一物体的途径下,知觉的映像在相当程度上仍保持相对不变的现象。知觉的恒常性会受个体经验值的降低而受到限制性的体验。

3. 记忆　记忆是人脑积累和保存个体过去经验的心理过程,和其他心理活动密切相关。记忆是一个复杂的心理活动过程,包括识记、保持、再现(再认和回忆)3 个基本阶段:识记是记忆过程的开端,是对事物的认识和了解,对外界信息的编码;保持是对识记的进一步强化,将编码后的信息形式进一步在大脑中存储巩固加深的过程;再现是对过去经验的提取,是记忆过程的最后一个阶段。记忆过程的 3 个阶段之间是相互

笔记栏

联系、相互制约,识记是保持的前提,保持是记忆过程的中心环节,识记和保持是再现的前提和保证,而再现是保持的结果和证明。根据信息加工和存储时间分为以下三种:

(1)瞬时记忆　又称感觉记忆,是记忆系统在对外界信息进行加工前的暂时登记,是一种原始的感觉形式。储存时间 0.25 ~2 s,但容量较大。

(2)短时记忆　是瞬时记忆和长时记忆的中间阶段,储存时间 5 ~20 s,最长不超过 1 min,但容量相当有限,为 7±2 个单位。编码方式可分为听觉编码和视觉编码,以言语听觉形式为主。短时记忆的信息经过复习可进入长时记忆。

(3)长时记忆　是指信息经过充分和深度的加工后,在头脑中长时间保存的记忆,是一种永久性的储存。保存时间 1 min 以上甚至终生,容量无限度。

瞬时记忆、短时记忆、长时记忆的区分是相对的,它们之间相互转换、相互联系、相互制约、相互影响。

遗忘:是指记忆的内容不能保持或再现,或是错误的再认或回忆,是一种记忆的丧失。根据德国心理学家艾宾浩斯的遗忘曲线可知,遗忘的规律是先快后慢。遗忘的进程不仅受时间因素的影响,还受学习材料的性质与数量、学习的程度、学习材料的系列位置、学习者的态度等因素有关。遗忘可分为暂时性遗忘和永久性遗忘。

遗忘症可以发生在记忆过程中的任何环节,属于病理性遗忘。遗忘往往从最近发生的事件扩展到以往的记忆,并有一定的选择性、特别是人名、数字及个体兴趣的事情更容易忘记,分为器质性遗忘和心因性遗忘。

4. 思维　思维是人脑借助于语言、表象或动作实现的,对客观事物间接的和概括的反映,是更复杂、更高级的认知过程。它把脑已有的知识经验需要进行改组、重建和更新,通过分析与综合、比较与分类、抽象与概括的基本过程来掌握事物的新特征和关系或解决当前所面临的问题,从而揭示了事物的本质属性、内在联系和发展规律。由此可见,思维是一种探索和发现新事物的心理过程,其特征如下。

(1)概括性　对客观事物的本质特征、内在联系和规律上的概括。概括从而使人们对事物认知活动摆脱了局限性和直接的依赖性,加深了认识,是思维活动能够进行迁移的基础。

(2)间接性　是指人脑对客观事物是通过已有的经验或其他事物的媒介来反映的,而不是直接反映。

5. 注意　注意是指人的心理活动或意识对外界一定信息或事物的有选择地指向和集中的过程,也是大脑对相关的感觉刺激加工的资源进行适当分配的过程。具有注意的能力称为注意力。注意伴随着感知、记忆、思维等心理过程而出现的一种心理状态,并不是独立的心理过程,而是一切心理活动的共同特性,从始至终贯穿于整个心理过程。任何心理过程的开始,必须以注意为起点,心理活动要有效地进行,一刻也离不开注意的参与。所以注意是一切心理活动顺利进行的必备条件。

(二)情感过程

情感过程是指个体对客观事物是否符合自身需求、内心体验和伴随身心变化的态度反映,而产生相应的行为反应,是以个体的愿望和需要为中介的心理活动。当客观事物或情景符合自身的需求则会产生积极的情感,反之会产生消极的情感。它包括情绪和情感,情绪是一种躯体和精神上的复杂变化的模式,具有情境性、激动性和暂时

笔记栏

性,往往随情境与生理性需求是否满足而改变;情感是情绪的高级形式,往往以内心体验的形式存在,侧重于社会性需要是否满足表现出稳定性、深刻性和持久性的态度反映。情绪和情感不是自发产生的,而是在人们的认识过程中由客观刺激引起的。情绪发展在先,情感体验产生在后,情感在情绪的基础上形成,情绪的变化反映情感的深度,两者之间相互制约相互影响。根据情绪状态可分为以下方面。

1. 心境　是一种带有倾向性的微弱、持久而又具有弥漫性的基础情绪状态。心境的持续时间从几小时到几个月,甚至几年不等,主要与引起心境环境和自身的人格特征有关。心境产生的原因很多,但人的世界观、人生观、价值观、理念和信念等决定心境基本倾向,具有调节心境的重要作用。

2. 激情　是一种强烈性、暴发性、短暂性的情绪状态。往往伴随情境变化、生理明显的改变和外部行为,并出现认知范围缩小、理智分析能力和自我控制能力减弱的“意识狭窄”现象。

3. 应激　是指人对出乎意料的紧急情况或环境刺激所造成巨大精神或躯体压力引起的情绪状态,使机体出现明显生理变化而做出适应性的反应。这些变化是适应性的,但若持续时间太长或过短都会导致心理或生理疾病。

(三)意志过程

意志是人自觉地确定目的,并根据目的来调节支配行为、克服困难,从而实现预定目的的心理过程。意志包括感性意志和理性意志两个方面,所谓感性意志就是指人用以承受感性刺激的意志,反映了人在实践活动中对于感性刺激的克制能力和兴奋能力;理性意志是指人用以承受理性刺激的意志,反映了人在实践活动中对于理性(大脑第二信号系统)刺激而克制的能力和兴奋能力。意志总是和行动紧密联系在一起,集中体现了人的能动性,是意识向外部动作的转化,并可调节人的认知活动和情绪。从不同角度反映了心理活动的不同特征,认知是基础、情感是动力、意志是保证,三者密不可分互动联系。它构成人的主观意识的第三种基本形式,是人类特有的心理现象。个体在意志过程中经常以自觉性、果断性、自制性和坚持性 4 个方面衬托出意志品质,其特征主要如下。

1. 有明确的目的性　意志行动是有明确预定目的的行动,这也对人与动物本质上区别。人在活动前,就将活动结果作为行动目的以观念的形式储存在人脑中,从而来指导自己的行为。

2. 以随意运动为基础　意志行动以随意运动为基础,根据目的和方向自觉地去组织、支配和调节一系列的动作,组成复杂的行为,从而实现预定的目的,是意志行动的必要组成成分。

3. 与克服困难相联系　目的的确立与实现过程中总会遇到各种困难,所以意志要在克服困难中表现出来。克服困难大小和难易是以意志的坚强程度为标志,所以说克服困难是意志行动的核心。

(四)人格

人格是指一个人身上经常表现出来的本质的、稳定的、独特的、综合性和功能性的心理面貌的总和。一定的心理过程和心理状态总是对个体特征性行为模式(内隐的以及外显的)有着影响独特性的心理特征。这种心理特征包括能力、气质和性格,经遗传与环境的交互作用,使主体在适应社会生活的成长过程中,形成的个性倾向性稳定化和概括化的结果。由此可见,人格是一个系统,由人格倾向性、人格心理特征和自我调控系统3个子系统构成。

1. 人格倾向性　是个体对客观环境的态度和行为积极性的特征,包括需要、动机、兴趣、信念和世界观等。人格倾向性是人格系统的动力结构,是人格结构中最活跃的因素,决定着人对周围世界认识和态度的选择和趋向。

2. 人格心理特征　它集中反映了人的心理面貌的独特性,受人格倾向性所制约。

3. 自我调控系统　是指个体对自己作为客体存在的各方面的意识,是通过自我感知、自我评价、自我控制等对人格的各种心理成分进行调节和控制,使组合人格的一个完整的结构系统,其核心就是自我意识。

所以人格的差异和发展与遗传、社会文化、家庭环境、成长经历等都有关。

三、常见心理障碍

心理障碍是指一个人由于生理、心理或社会原因而导致的各种异常,表现出无能力按照社会认可的适宜方式行动,以致其行为的后果对本人和社会都是不适应的。当异常心理活动的程度达到医学诊断标准,我们就称之为心理障碍,心理障碍强调是这类心理异常的临床表现或症状,不把它们当作疾病看待。此外,使用心理障碍一词容易被人们所接受,能减轻社会的歧视。

(一)丧失之痛

尽管疾病能引起失能、合并症和健康状况下降,但没有过多的文献资料显示丧失之痛的确切发生率和对康复的影响程度。患者由于生理上器质性或功能性的丧失,可引起过度悲伤、恐惧、担心等而拒绝接受康复诊疗,降低患者的舒适性和生活质量。丧失之痛不一定遵循疾病的发生、发展的演变规律或需要,进行情感的开放性表达。丧失之痛的表现也与性别年龄、文化程度、职业特征等有关。

(二)认知功能障碍

认知障碍是指各种因素导致大脑在输入、编码、存储、整合和处理、提出信息等智能加工过程出现异常,表现出认知功能减退,从而引起记忆障碍、定向障碍、语言障碍、视空间能力受损、计算能力下降、判断和理解问题的能力下降,伴有失能的病理过程,更重要的也会限制患者做一些更为复杂的事情或实际操作能力。因此,认知障碍是脑疾病诊断和治疗中最困难的问题之一。

1. 感知障碍　感知觉包括感觉和知觉两个方面,感觉障碍和知觉障碍统称感知觉障碍。如感觉过敏、感觉迟钝、内感不适、感觉变质、感觉剥夺、病理性错觉、幻觉、躯体构图障碍、空间知觉障碍、感知综合障碍。

2. 记忆障碍　是指个人处于一种不能记住或回忆信息或技能的状态,有可能是由于病理生理性或情境性的原因引起的永久性或暂时性记忆障碍。主要包括记忆过强、记忆缺损、记忆倒错、虚构、遗忘、潜隐记忆等。

3. 思维障碍　思维是人脑对客观事物间接和概括的反映,是人类精神活动的重要特征,是认识过程的高级阶段。思维在感觉和知觉的基础上产生,并借助语言和文字来表达。思维包括分析、综合、抽象、概括、判断、推理等过程。思维通过观念与观念、

笔记栏

概念与概念的联系，即通过联想和逻辑的过程来实现。思维障碍临床表现多种多样，主要包括思维形式障碍和思维内容障碍。思维形式障碍以联想过程的障碍为主，如联想过程加快、减慢、表象和概念之间的非规律性的结合。思维内容的障碍则主要表现为妄想、超价观念及强迫观念等。

4. 注意障碍　是指当进行一项工作时，不能持续保持注意，注意持续时间短暂，容易分散，通常是脑损伤的后遗症。主要表现为注意增强、注意涣散、注意迟钝、注意狭窄、随境转移、注意固定（强制性注意）。

5. 执行功能障碍　执行功能指有机体对思想和行动进行有意识控制的心理过程，是确立目标、制订和修正计划、实施计划，从而进行有目的活动的能力。能独立完成有目的、自我控制的行为所必需的一组技能，包括计划、判断、决策、不适当反应的抑制、启动与控制有目的的行为、反应转移、动作行为的序列分析、问题解决等心智操作，是更复杂、更高级的认知功能。执行功能障碍时，患者不能做出计划，不能进行创新性的工作，不能根据规定规则进行自我调整，不能对多件事进行统筹安排等。检查时，不能按照要求完成一项较复杂的任务。主要表现为启动障碍、不恰当反应、思维或行为转换困难、思维具体等。

上述各种认知障碍的原因是多种多样的，除器质性疾病原因外，大多由精神疾患所致。如神经衰弱、癔症、疑症、更年期综合征、抑郁症、强迫症、老年性痴呆、精神分裂症、反应性精神病、偏执型精神病、躁狂症、躁郁症等。

（三）情感行为障碍

情感障碍症主要以情感高涨或低落为主，伴有思维奔逸或迟缓，精神运动性兴奋或抑制，躁狂状态时患者心境高扬，与所处的境遇不相称，可以兴高采烈，易激惹、激越、愤怒、焦虑，严重者可以出现与心境协调或不协调的妄想、幻觉等精神症状。情绪障碍有情感淡漠、情感高涨、情绪抑郁、情感倒错、情感爆发、病理性激情以及焦虑恐怖等。断定情感反应是否正常或病态，需根据以下 3 个条件，即情感反应强烈程度、持续时间的长短和是否与所处的环境相符。目前，普遍受到重视的情感障碍有抑郁和焦虑两种状态。

1. 抑郁　患者心情不佳、苦恼、忧伤到悲观、绝望，高兴不起来，兴趣丧失，自我评价低，严重者出现自杀观念和行为，病情呈昼重夜轻的节律变化。将抑郁归纳于情感性疾患，其中包括重郁症、轻郁症。在康复诊疗中，抑郁除了加重情感和身体的痛苦，更能延缓康复进程降低机体功能恢复，阻碍患者康复。抑郁既是一个常见的情绪问题，又是严重的医学问题。它不仅导致中风患者的高病死率，又与心脏病、癌症及其他疾病的不良预后有关。

2. 焦虑　它使患者过分担心、恐怖。常出现周期性脑卒中或在远离家的地方跌倒且处于困境的相关忧虑。伤残是引发焦虑的重要因素，脊髓损伤、脑外伤、中风等患者均有焦虑症状的表现。尤其是年轻女性最为显著，考虑的此病所带来的问题造成越来越多的恐惧担心而焦虑痛苦。同样，康复患者在遇到能够威胁性回想起的刺激事件、物或疾病的身体不适等时可能会产生焦虑和回避反应。

3. 冷漠　冷漠是康复治疗过程中首先排除标准，因为冷漠的患者很难进行积极主动的治疗。尤其对失语患者的冷漠要必须谨慎。

笔记栏

（四）人格障碍

人格是在广泛的社会活动范围和个人成长背景中所表现出来的，与环境和自身紧密相关的持久性的知觉模式。个人的塑造对自身和环境的看法，影响我们的行为模式和与他人的沟通交流。人格的定义和理论的不同在于研究人群的异质性和用于实证调查的标准不同，大多数临床医生会把 DSM-IV-TR 和病理学联系起来。关于人格方面的异常，DSM-IV-TR 采用异常人格功能的分类模式，包括 10 种人格障碍的分类和诊断方案，而目前多采用人格维度模式进行描述人格障碍。

人格维度模型是五因素人格模型（the five-factor personality model，FFM）。①神经质（或情绪的稳定性）。②外向性。③开放性（或智力、想象力和非常规）。④一致性。⑤严谨性（或限制性）。这 5 个因素是通过使用形容词和问卷条目来调查，并进行因素分析而来的。

尽管没有特定的人格障碍，但不良的人格特质同样也会干扰积极的应对和适应，人格特质在行为的动机、习惯和态度中表现出来。行为不一定能预测人格特质，但可以被看作能从思维、情感和行为模式中推断出来性格。在宣泄情感和压抑情感之间，摇摆不定、犹豫不决可导致负性情绪持续存在。由此可见，人格也是康复过程中一个突出的重要因素，人格会影响医患关系和病人对康复诊疗问题的处理，人格障碍同样也会影响康复诊疗进程，因此，应充分考虑人格因素。因为人格障碍直接影响个体自我支持程度和社会支持程度，对人际关系和康复过程都有影响。

（五）语言与交流障碍

语言是由语音词汇和语法构成的符号系统，是用来进行思想交流的工具。它属于人类所特有的心理社会现象。言语是指人们说的话，也就是个体发出的声音。这些声音经过不同顺序的组合就产生了口头语言，它是语言的个体部分，属于一种心理物理现象。语言障碍主要包括失语症、构音障碍、言语和语言发育障碍等。

（六）物质使用障碍

物质使用障碍是指一种对精神活性物质使用的不良适应方式，会损害神经功能恢复和扩大认知损伤，影响残疾的预后或继发并发症，最终导致多种精神障碍。临床症状和综合征包括急性中毒、有害使用、成瘾综合征、戒断综合征、伴有谵妄的戒断状态、精神病性障碍、迟发的精神病性障碍及遗忘综合征。目前，临床上最常见到的是酒精和药物滥用两种，酒精是最容易被滥用的药品。药物使用障碍在创伤性残疾群体中的发生率比普通群体更高，酒精危险使用是可导致死亡的第三大诱发因素。在社区研究发现，约 30% 的创伤性脑损伤患者病后一年会发生中到重度的酒精滥用，自认为自身心身健康和有抑郁反应的年轻男性患者更会冒着极大风险大量饮酒。

四、心理障碍的治疗

心理治疗是康复诊疗过程中一个不可分割的部分，因为康复患者所面临的问题可能与他们对社会或环境因素的控制力有限有关，他们关心的问题可能包括他们自己的愿望和目标是否得到了人文关怀，生命的意义所在及其他存在的问题。所以康复患者在做个体心理治疗时必须满足病人高度个性化的需要，包括影响康复结果和加重残疾的共病状态。心理康复治疗类似于临床诊疗过程一样，包括评估、治疗和预防措施。

笔记栏

(一)评估

通过对患者的病史询问、动作或行为观察及标准化认知功能评定量表的评估,对患者相应的系统性功能状态和生活质量做出测评。在评估过程中,认知评估、情绪评估(尤其是抑郁、焦虑)是心理康复最常见的两个方面。心理康复师特注重心理评估、鉴别诊断、疾病和功能的关系、独立性和决策,这是决定患者治疗时间长短、次数、治疗期间是否延长时间等十分重要。当然,在不同评估理念的指导下,各类分类系统应运而生。

1. 认知的评估　心理康复师在接触患者时要快速分类,发现认知功能障碍患者和决定优先治疗的患者。在治疗过程中,主要通过认知筛查表将患者进行分类(表4-11)。

表4-11　认知筛查评估常见特点

测试名称	包含条目	测试时间	内容
简易精神状态评价量表(MMSE)	方向、语言、记忆、简单复制	10 min	医疗机构痴呆筛查应用最为广泛
蒙特利尔认知评价量表(MoCA)	注意与集中、执行功能、记忆、语言、视结构功能、抽象思维、计算和定向力8个认知领域的11个项目,总分30分	10 min	筛查和评价轻度认知功能障碍,目前主要用于对轻度功能缺损主诉的老年人
MacNeill-Lichtenberg决策量表(MLDL)	方向、流利度	5 min	不需要很好的视力或使用手
神经行为认知状态检查量表(设计认知量表)	方向、记忆、计算、注意力、推理	5~15 min	和刚开始筛查一样,每个部分都使用单一条目
可重复成套神经心理状态测量(RBANS)	即时和延迟记忆、语言、注意力、视觉空间技巧	30 min	用以鉴别老年人异常认知下降

2. 抑郁评估　抑郁是一种病因多而复杂,可以用多种方法治疗的慢性疾病,因此在心理康复治疗前就必须要对患者的抑郁情绪进行评估(表4-12)。抑郁评估主要用来收集患者思维内容或潜在的态度或信念,尽最大努力减少患者不愉快事件,将心情愉悦的事或心境融于治疗中,从而改善心情的目的。

表4-12　抑郁评估的常见特点

测试名称	包含条目	测试时间	内容
自动思维问卷(ATQ)	个体适应不良及对改变的渴求;消极的自我概念与消极的期望;自信不足;无助感和放弃	5 min	诊断抑郁症患者具有较好的内部一致性和结构效度。但这种回忆性自身估价并不能完全真实地直接反映出对自我认知的评价
开发归因方式问卷(ASQ)	12种关于成就或亲附关系的假设情境,共6个项目每个部分为6个分量表	5~10 min	为了重建抑郁症患者习得性无助模型,是抑郁归因方式最常用的问卷

续表 4-12

测试名称	包含条目	测试时间	内容
自我概念测验(BST)	主要有表征人格、能力、资质、德行和恶习等 25 个方面做出评估	5 ~ 15 min	BST 主要是解析抑郁现象,是由错误的、不理智的思维模式所介导的
抑郁自评量表(SDS)	精神病性情感症状(2 个项目);躯体性障碍(8 个项目);精神运动性障碍(2 个项目);抑郁的心理障碍(8 个项目)	5 min	此评定量表不仅可帮助诊断是否有抑郁症状,还可以判定抑郁程度的轻重。但注意的是该量表仅仅用于抑郁症的自评提示,并不能作为诊断依据

3. 焦虑评估　根据患者存在的认知功能障碍情况如自知力下降、执行功能缺损和记忆损伤等,可以预测患者情绪变化尤其是焦虑状态,所导致的异常行为。在行为评估中要根据患者的情绪状态,将评估重点放在焦虑上,通过焦虑特征的其他反应模式进行整合,使评估更加完整(表 4-13)。

表 4-13　焦虑评估的常见特点

测试名称	包含条目	测试时间	内容
汉密尔顿焦虑量表(HAMA)	包含 14 个项目:主要焦虑心境、紧张、害怕、失眠、认知功能、抑郁心境、躯体症状、自主神经紊乱的症状等涉及躯体性焦虑和精神性焦虑两大类因子结构	15 ~ 30 min	能够反映出焦虑状态的严重程度,对于广泛性焦虑症状的具有诊断意义,不适合作为焦虑障碍的筛查和诊断工具
焦虑自评量(SAS)	包含了紧张、害怕、惊恐、静止不安等 20 个项目,含有躯体和精神状态的两大类	5 ~ 10 min	主要用于疗效评估,不能用于诊断,最常用的心理测量工具之一

(二)方法

根据患者存在的认知障碍情况如自知力下降、执行功能缺损和记忆损伤等,可以很好地预测患者所出现的异常行为,主要采取的方法是认知行为方法。

1. 认知行为方法　整个步骤流程是功能失调性思维→认知错误→提问和引导发现→箭头向下提问→识别图式→行为改变。根据认知治疗方法的原理和方法,将情绪认知模式中的情境、信念、情绪结果及代替性对立信念相结合而创立出来的。所以,治疗师必须确保患者:①理解自己所指的“感觉”“情绪”“心境”是什么。②能识别出不同的感觉或让患者记录下感觉出现时的情境和思维流。③能够对这些状态的强烈程度做出判断。④质疑所指或记录自己曾认为的信念;目的患者是否夸大或缩小事实,是否带有其他偏见性思维(方法:支持和反对该信念的依据是什么?针对这件事或这个情况,有什么替代性的解释?如果该信念是对的,那么它的真实含义是什么?)。⑤治疗师在谨慎、耐心而持续性的开放式提问、假如、例外等方法进行引导性发现问题,帮助患者达到新的视角,挑战他们非理性信念;或将每个问题都力求探索推论对患

笔记栏

者本人的意义，直到一个得益于认知疗法工作结论被提出来。⑥通过对问题的系统性地探索推论及扩展应用及对认知错误的识别。⑦通过强化、惩罚、消除等方式进行改变患者的情绪和行为（表4-14）。

表4-14　功能失调性思维日记

日期	情境	情绪	自动思维	替代性反应	结果
	当年心烦意乱时，你在哪儿？发生了什么？	当时你感受到哪些情绪（焦虑、悲伤、抑郁、愤怒、恐惧等）？评估每种情绪的强度（0%～100%）	你脑海里出现了哪些想法和（或）图像？评估你对每项的相信程度（0%～100%）	使用底下的问题形成对自动思维的反应 评估你对每项的相信程度（0%～100%） 也可以借鉴可能的认知歪曲清单	再评估你对自己自动思维的相信程度（0%～100%）以及情绪的程度（0%～100%）

指导语：当你注意到你的心情开始变糟糕时，问问自己“什么正出现在我的脑海里？”尽快在自动思维栏里简单记下想法或心理意象。之后再考虑这些想法有是否正确或现实。

说明：①自动思维的正确或不正确证据是什么？②对那件事有没有替代性的解释，或看待这个情境的替代性的方式？③如果这个想法是对的，它有哪些暗示？关于它什么是最烦人的？怎样的观点最为现实？对此我可以做些什么？

注意事项：可能的认知歪曲，全或无思维；过度概括；降低积极面；草率下结论；读心术；算命；夸大或缩小；情绪推理；做“应该”陈述；贴标签；不恰当的责备。

2. 认知行为辅助技术　认知行为辅助技术（assistive technology for cognition and behavior，ATCB）是一类使用电子设备促进功能任务表现的干预技术为导向的认知康复方法，目的是促进通常需要人类指导和支持的功能活动表现。为了满足用户的个性化需求，设计方案包括ATCB应用程序的程度：①被认为是侵入性。②用户必备的技术能力。③为用户所接受，因为它是直接适用于他们的问题。④随着时间的推移和环境的变化是可修改的。ATCB的干预也是一种支持补偿策略，主要以人为本和环境为导向。以人为本的干预主要强调由人在需要时引起的策略和神经系统或通路交替使用实现了预期的结果。

3. 认知康复　是一个以对认知缺陷患者进行评估和认识为基础的系统性、功能性取向的治疗活动。具体的干预主要包括：①强化，加强或重建先前所学习过的行为模式。②通过对神经系统受损的补偿机制的认知，建立新型认知活动的模式。③通过外部补偿机制建立新的活动模式。④即使可能无法直接修复损伤或补偿认知障碍，也需要让患者适应他们的状况，以提高他们的整体功能水平和生活质量。认知康复意在改善如注意力、记忆力、语言、视觉感知或执行功能的认知功能；但也同样关注于矫治活动中的局限，或是至少部分是由于认知障碍造成的参与社会角色的局限。所以具有帮助人们适应不能改变的认知障碍的可行性。其方法主要包括注意、记忆、执行功能、偏侧空间注意与视觉空间功能、语言与交流等。

除此以外，还有行为疗法、支持疗法、理性情绪行为疗法、自我指导性训练、引导式教育法、图式疗法、音乐疗法等疗法。

（三）干预措施

团体心理干预能改善患者的生命质量和解决问题的重点，提高患者活力和治疗动机，尤其是认知行为疗法（CBT）。CBT 的治疗结构和具体目标可能有助于脑损伤患者的治疗，操作实施简便，可能帮助记忆障碍患者的康复。认知行为团体干预可能具有独特的疗效，半结构化团体治疗可能由于患者产生较少威胁，更适合不愿主动流露感情的患者，患者也许更信任病友，而不是专家。团体互动可以产生认知疗法少有的温暖氛围。同样，心理治疗干预中，家庭成员的参与对患者和家庭系统都很重要。如何才能最好地实施针对性干预计划。

1. 心理教育干预　心理教育干预的主要目标是提高患者的知识与技能，内容主要包括演讲、讨论、文字资料、话剧等方式。

2. 支持性干预　支持性干预主要目标是让患者感受来自社会各界的支持与帮助，让他们感受到温暖，知道在困难面前并非独自应对。支持者给患者随意的机会让患者倾诉宣泄自己所面临的苦恼、烦恼、困境。在干预中，不需要提供更多细节、无标准化的程序和书面计划，更不是讨论更深层次的心理学程序，简单地说就是一个听众。

3. 心理治疗干预　在心理治疗干预中，心理康复工作者与患者之间是一种信任、正式、帮助的关系，与支持性干预相比较，心理治疗干预更需要强大的理论基础、专业技术，注重证据、更为标准化，并有书面的存档方案和材料。尤其是对患者非理性的信念想法，帮助患者正确认知，管理好情感和时间，学会新技术，或让患者参与令人愉悦的活动。

4. 个案管理　个案管理就是通过结构性的过程，有计划地组织或支持协调性服务患者，帮助他们达到康复的目标。其中包括患者、患者家属、照顾者、社区工作人员、医务工作者、社会工作者等各界人士，在有效地协调资源的同时，通过个案管理将患者达到最佳的健康和得到最佳的照顾，过着自主独立的生活。其功能包括识别患者和发起服务、评估、计划、联系、观察、争取和推动。不同个案管理的模式不同，其主要内容如下：①照顾个案管理，早期模式，医院负责协调患者的基本需要。②医疗个案管理，强调有严重疾病患者的医疗监控。③社会个案管理，集中在协调非紧急患者的社会与经济资源，预防花更大资源的服务。④医疗-社会个案管理模式。⑤就业个案管理模式帮助患者争取工作机会。

5. 多成分干预　多成分干预结合多种干预类型（如心理教育、支持性、心理治疗等），形式也要多样（如个体干预、团体干预、远程干预、面对干预、标准化干预和制订化干预）。因为多成分干预要比单一的干预方式更为有效，有利于减轻抑郁心情，增加患者的幸福指数。

小　结

康复治疗的对象主要是伤、病、残者，这些患者在康复治疗过程的心理活动不同于普通疾病的患者，这就要求我们康复治疗师需学习掌握一定的认知、情绪、意志的心理基础知识和基本技能，准确把握好患者的认知、情绪及行为的心理特征或心理活动变

笔记栏

化。在康复治疗期间,建立良好的医患关系,通过认知行为、认知康复、认知行为的辅助技术等各种心理康复技术。综合应用和心理干预措施,有效地解决或预防患者的心理障碍问题,使患者最大限度地得到有效康复。所以说,心理康复也是康复治疗技术的重要组成部分。

练习题

选择题(以下每一道考题下面有 A、B、C、D、E 五个备选答案,请从中选择一个最佳答案)。

1. 心理康复的对象是(　　)
   A. 残疾人　　B. 康复患者的家属和朋友　　C. 医务人员
   D. 康复患者的单位同事　　E. 以上均不是
2. 心理康复研究临床疾病患者的(　　)
   A. 各种疾病康复时期的临床表现　　B. 预治疾病的各种致病因素
   C. 患者在康复期间的心理行为表现　　D. 康复期心理行为改变和心理康复方法及技术
   E. 康复期患者心理行为变化的一般规律
3. 研究心理因素在疾病康复期间起作用的是(　　)
   A. 发展心理学　　B. 普通心理学　　C. 心理康复学
   D. 生理心理学　　E. 社会心理学
4. 心理过程包括(　　)
   A. 认识过程、情感过程、行为过程　　B. 知觉过程、情感过程、行为过程
   C. 感觉过程、知觉过程、意志过程　　D. 认识过程、情感过程、意志过程
   E. 感觉过程、情绪过程、意志过程
5. 关于心理实质的正确答案是(　　)
   A. 一切物质是心理的产物　　B. 心理是物质派生的　　C. 一种本能反应
   D. 心理是脑的功能,是对客观现实的反映　　E. 心理是人特有的属性
6. 感觉是人脑对直接作用于感觉器官的客观事物的什么反映(　　)
   A. 个别属性　　B. 整体属性　　C. 抽象性
   D. 概括性　　E. 间接性
7. 看到苹果红色外观、闻到苹果的香味、触摸苹果光滑的表皮等所引起的心理活动是(　　)
   A. 感觉　　B. 知觉　　C. 思维
   D. 想象　　E. 注意
8. 刚刚能察觉的最小刺激量称为感觉的(　　)
   A. 绝对阈值　　B. 差别阈值　　C. 绝对感受性
   D. 差别感受性　　E. 选择性
9. 盲人失去了视觉功能,能学会通过声音来辨别附近的建筑物、地形等这是(　　)
   A. 感觉后像　　B. 感觉补偿　　C. 感觉对比
   D. 感觉适应　　E. 联觉
10. “入芝兰之室,久而不闻其香;入鲍鱼之肆,久而不闻其臭”,这是(　　)
    A. 感觉对比　　B. 感觉补偿　　C. 感觉适应
    D. 感觉后像　　E. 联觉
11. “似曾相识燕归来”表现的是记忆过程中的(　　)
    A. 识记　　B. 保持　　C. 遗忘
    D. 再认　　E. 回忆

12. 不论是在强光的照射下，还是暗光下，我们看到的黑板总是黑的，这是知觉的（　　）
A. 整体性　　B. 恒常性　　C. 选择性
D. 理解性　　E. 组织性
13. 短时记忆的容量是有限的，一般来说信息储存的容量单位大约为（　　）
A. 4±2　　B. 5±2　　C. 6±2
D. 7±2　　E. 8±2
14. 信息在短时记忆中一般只保持（　　）秒
A. 1 ~ 2　　B. 20 ~ 40　　C. 60 ~ 70
D. 70 ~ 80　　E. 60 ~ 120
15. 识记的内容遗忘最快发生在识记后的（　　）
A. 第 1 天　　B. 第 2 天　　C. 第 3 天
D. 第 4 天　　E. 第 5 天
16. "人逢喜事精神爽"反映的是哪种精神状态（　　）
A. 心境　　B. 激情　　C. 应激
D. 心情　　E. 感情
17. 人格是指人的心理面貌的（　　）
A. 总和　　B. 本质　　C. 核心
D. 形式　　E. 内容
18. 某患者的化验单显示其所患疾病为肺癌，该患者说："我的身体很好，绝对不可能得肺癌，一定是医师搞错了！"关于此患者的心理，下列说法正确的是（　　）
A. 认知障碍　　B. 情感障碍　　C. 注意障碍
D. 言语障碍　　E. 人格障碍
19. 康复患者在治疗过程中首先排除情绪情感行为的（　　）
A. 焦虑　　B. 抑郁　　C. 急躁
D. 冷漠　　E. 以上均不是

（娄书伟）

第八节　中国传统康复技术

学习目标

1. 掌握传统康复的概念和主要作用；传统运动疗法在康复中的作用。
2. 熟悉经络和腧穴的概念，知道针灸、推拿的方法。
3. 了解中药在康复中的作用。

一、概述

公元前 16 世纪的商代，出现了精于烹调饮食的伊尹在供人食用的过程中，发现有的食物能够治病，使人恢复健康，从而撰写了《汤液经》。东汉张仲景在《金匮要略》脏腑经络先后病脉证第一卷中曾列举了运用导引、气功、针灸、按摩、饮食等方法来使疾

笔记栏

病得到康复。三国时期的华佗，编创了"五禽戏"，这就是古代的医疗体操，对促进病人的康复及保健，具有良好作用。

在官方出版的方剂专书《太平圣惠方》中，有不少方剂可用于疾病的康复，如虚劳、偏枯不起、中风、脾胃气弱不下食、水肿等需要康复医疗的疾病，注重采用药物与食物相结合的方法，如各种药酒、药粥等。这些方法符合康复医疗的需要，对后世产生了一定的影响。

康熙年间，在官方编撰的《古今图书集成·医部全录》中，明确记述许多疾病都可进行康复，肯定其疗效。如瘫痪病人，可使用针灸与导引，经过治疗之后，"远年近日瘫痪之证，无不应验"。虚劳病人经过灸法，按摩与练习气功之后，可以"起死还生"。其他如手足麻痹、肿胀、积聚、消渴、大小便不正常等病经治疗后都能得到一定恢复。

二、经络

（一）经络概念

经络是人体内运行气血的通道，包括经脉和络脉。"经"，有路径的含义，为直行的主干；"络"，有网络的含义，为侧行的分支。经脉以上下纵行为主，系经络的主体部分；络脉从经脉中分出侧行，系经络的细小部分。《灵枢，脉度》指出："经脉为里，支而横者为络，络之别者为孙。"经络纵横交错，遍布全身，是人体重要的组成部分。

（二）经络系统的组成

经络系统由经脉和络脉组成，其中经脉包括十二经脉、奇经八脉，以及附属于十二经脉的十二经别、十二经筋、十二皮部；络脉包括十五络脉和难以计数的浮络、孙络等。

1. 十二经脉　十二经脉（twelve regular channels）系指十二脏腑所属的经脉，是经络系统的主体，故又称为"正经"。

（1）十二经脉的名称　十二经脉的名称由手足、阴阳、脏腑三部分组成。首先用手、足将十二经脉分成手六经和足六经；凡属六脏及循行于肢体内侧的经脉为阴经，属六腑及循行于肢体外侧的经脉为阳经。根据阴阳消长变化的规律，阴阳又划分为三阴三阳，三阴为太阴、少阴、厥阴，三阳为阳明、太阳、少阳。按照上述命名规律，十二经脉的名称分别为手太阴肺经、手阳明大肠经、足阳明胃经、足太阴脾经、手少阴心经、手太阳小肠经、足太阳膀胱经、足少阴肾经、手厥阴心包经、手少阳三焦经、足少阳胆经、足厥阴肝经。

（2）十二经脉的分布规律　十二经脉左右对称地分布于头面、躯干和四肢，纵贯全身。与六脏相配属的六条阴经（六阴经），分布于四肢内侧和胸腹。上肢内侧为手三阴经，下肢内侧为足三阴经；与六腑相配属的六条阳经（六阳经），分布于叫肢外侧和头面、躯干，上肢外侧为手三阳经，下肢外侧为足三阳经。

十二经脉在四肢的分布呈现一定规律，具体表述如下。

按正立姿势，两臂下垂拇指向前的体位，将上下肢的内外侧分别分成前、中、后三条区线。手足阳经为阳明在前、少阳在中、太阳在后；手足阴经为太阴在前、厥阴在中、少阴在后。其中足三阴经在足内踝上 8 寸以下为厥阴在前、太阴在中、少阴在后，至内踝上 8 寸以上，太阴交出于厥阴之前。

（3）十二经脉的循行走向与交接规律　十二经脉的循行走向总的规律：手三阴经

笔记栏

从胸走手,手三阳经从手走头,足三阳经从头走足,足三阴经从足走腹胸。

十二经脉循行交接规律:①相表里的阴经与阳经在手足末端交接。如手太阴肺经与手阳明大肠经交接于示指端。②同名的阳经与阳经在头面部交接。如手阳明大肠经与足阳明胃经交接于鼻旁。③相互衔接的阴经与阴经在胸中交接。如足太阴脾经与手少阴心经交接于心中。

2. 奇经八脉　奇经八脉(eight extra-meridian channels),指别道奇行的经脉,包括督脉、任脉、冲脉、带脉、阴维脉、阳维脉、阴跷脉、阳跷脉共8条,故称奇经八脉。

奇经八脉中的任脉和督脉,各有其所属的腧穴,故与十二经相提并论合称"十四经"。

3. 十五络脉　十二经脉和任、督二脉各自别出一络,加上脾之大络,总计15条,称为十五络脉(fifteen collaterals)。十二经脉的别络均从本经四肢肘膝关节以下的络穴分出,走向其相表里的经脉,即阴经别络走向阳经,阳经别络走向阴经。

4. 十二经别　十二经别(twelve divergent meridians)是十二正经离、入、出、合的别行部分,是正经别行深入体腔的支脉。十二经别多从四肢肘膝关节附近的正经别出(离),经过躯干深入体腔与相关的脏腑联系(入),再浅出于体表上行头项部(出),在头项部,阳经经别合于本经的经脉,阴经经别合于其相表里的阳经经脉(合)。十二经别按阴阳表里关系汇合成六组,故有"六合"之称。

5. 十二经筋　十二经筋(twelve muscle regions)是十二经脉之气输布于筋肉骨节的体系,是附属于十二经脉的筋肉系统。其循行分布均起始于四肢末端,结聚于关节、骨骼部,走向躯干头面。十二经筋行于体表,不入内脏,有刚筋、柔筋之分。刚(阳)筋分布于项背和四肢外侧,以手足阳经经筋为主;柔(阴)筋分布于胸腹和四肢内侧,以手足阴经经筋为主。足三阳经筋起于足趾,循股外上行结于面;足三阴经筋起于足趾,循股内上行结于阴器(腹);手三阳经筋起于手指,循臑外上行结于角(头);手三阴经筋起于手指,循臑内上行结于贲(胸)。经筋具有约束骨骼、屈伸关节、维持人体正常运动功能的作用,正如《素问·痿论》所说:"宗筋主束骨而利机关也。"

6. 十二皮部　十二皮部(twelve cutaneous regions)是十二经脉功能活动反映于体表的部位,也是络脉之气散布之所在。十二皮部的分布区域是以十二经脉在体表的分布范围,即十二经脉在皮肤上的分属部分为依据而划分的,故《素问·皮部论》指出:"欲知皮部,以经脉为纪者,诸经皆然。"由于十二皮部居于人体最外层,又与经络气血相通,故是机体的卫外屏障,起着保卫机体、抗御外邪和反映病证的作用。

(三)经络的作用

1. 联系脏腑、沟通内外　经络的联络沟通作用,还反映在经络具有传导功能。体表感受病邪和各种刺激,可传导于脏腑;脏腑的生理功能失常,亦可反映于体表。这些都是经络联络沟通作用的具体表现。

2. 运行气血、营养全身　经络是人体气血运行的通道,能将营养物质输送到全身各组织脏器、使脏腑组织得以营养,筋骨得以濡润,关节得以通利。

3. 抗御病邪、保卫机体　络脉散布于全身而密布于皮部,当外邪侵犯机体时,卫气首当其冲发挥其抗御外邪、保卫机体的屏障作用。

(四)经络学说的临床应用

1. 说明病理变化　经络是人体通内达外的一个联络系统,在生理功能失调时,又是病邪传注的途径，具有反映病候的特点。如在有些疾病的病理过程中，常可在经络循行通路上出现明显的压痛，或结节、条索等反应物，以及相应的部位皮肤色泽、形态、温度等变化。通过望色、循经触摸反应物和按压等，可推断疾病的病理状况。

2. 指导辨证归经　辨证归经，是指通过辨析患者的症状、体征以及相关部位发生的病理变化，以确定疾病所在的经脉。辨证归经在经络学说指导下进行。如头痛一证，痛在前额者多与阳明经有关，痛在两侧者多与少阳经有关，痛在后项者多与太阳经有关，痛在颠顶者多与督脉、足厥阴经有关。这是根据头部经脉分布特点辨证归经。

3. 指导针灸治疗　针灸治病是通过针刺和艾灸等刺激体表经络腧穴，以疏通经气，调节人体脏腑气血功能，从而达到治疗疾病的目的。腧穴的选取、针灸方法的选用是针灸治疗的两大关键。均依靠经络学说的指导。

三、腧穴

（一）腧穴概念

腧穴（point）是人体脏腑经络之气输注于体表的特殊部位。腧，本写作“输”，或从简作“俞”，有转输、输注的含义，言经气转输之义；穴，即孔隙的意思，言经气所居之处。

（二）腧穴的作用

1. 近治作用　是指腧穴均具有治疗其所在部位局部及邻近组织、器官病证的作用。这是一切腧穴主治作用所具有的共同的和最基本的特点，是“腧穴所在，主治所在”规律的体现。如眼区周围的睛明、承泣、攒竹等经穴均能治疗眼疾；胃脘部周围的中脘、建里、梁门等经穴均能治疗胃痛等。

2. 远治作用　是指腧穴具有治疗其远隔部位的脏腑、组织器官病证的作用。腧穴不仅能治疗局部病证，而且还有远治作用。十四经穴，尤其是十二经脉中位于四肢肘膝关节以下的经穴，远治作用尤为突出，如合谷穴不仅能治疗手部的局部病证，还能治疗本经所过处的颈部和头面部病证，这是“经脉所过，主治所及”规律的反映。

3. 特殊作用　是指某些腧穴具有双向的良性调整作用和相对的特异治疗作用。所谓双向良性调整作用，是指同一腧穴对机体不同的病理状态，可以起到两种相反而有效的治疗作用。如腹泻时针天枢穴可止泻，便秘时针天枢穴可以通便；内关可治心动过缓，又可治疗心动过速。此外，腧穴的治疗作用还具有相对的特异性，如大椎穴退热，至阴穴矫正胎位，阑尾穴治疗阑尾炎等。

（三）腧穴的分类

人体的腧穴总体上可归纳为十四经穴（acupoints of fourteen meridians）、奇穴（extra-point）、阿是穴（Ashi point）三类。

1. 十四经穴　是指具有固定的名称和位置，且归属于十四经脉（十二正经和任脉、督脉）系统的腧穴。这类腧穴具有与归属经脉密切相关的某些主治或作用规律。因此，归纳于十四经脉系统中，简称“经穴”。十四经穴是腧穴的主要部分。

2. 奇穴　是指既有一定的名称，又有明确的位置，但尚未归入或不便归入十四经脉系统的腧穴。这类腧穴的主治范围比较单纯，多数对某些病证有特殊疗效，因而未归入十四经脉系统，故又称“经外奇穴”。历代对奇穴记载不一，也有一些奇穴在发展过程中被归入经穴。

3. 阿是穴　是指既无固定名称,亦无固定位置,而是以压痛点或病变局部或其他反应点等作为针灸施术部位的一类腧穴,又称“天应穴”“不定穴”“压痛点”等。

(四)腧穴的主治规律

每一个腧穴均有其主治特点,但从总体上分析,腧穴的治疗作用具有一些共同的特点和一定的规律性。

腧穴(主要指十四经穴)的主治呈现出一定的规律性,主要有分经主治和分部主治两大规律。大体上,四肢部经穴以分经主治为主,头身部经穴以分部主治为主。

四、针灸

1. 毫针刺法的练习

(1)指力练习　主要在纸垫上练习。用松软的纸张,折叠成长 8 cm,宽约 5 cm,厚 2 ~ 3 cm 的纸块,用线如“井”字形扎紧,做成纸垫。纸垫练习主要是锻炼指力和捻转的基本手法(图 4-21)。

(2)手法练习　手法的练习主要在棉团上进行。取棉团一团,用棉线缠绕,外紧内松,做成直径 6 ~ 7 cm 的圆球,外包白布一层缝制即可练针(图 4-22)。

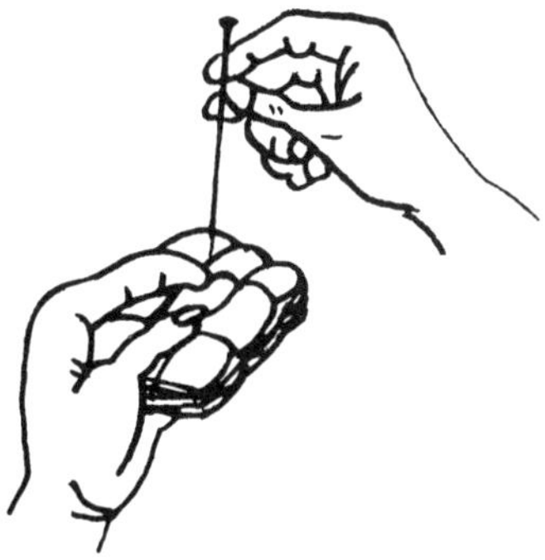

图 4-21　指力练习

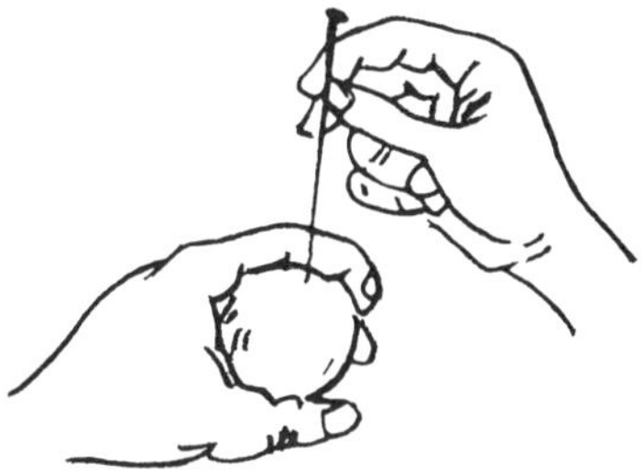

图 4-22　手法练习

(3)自身练习　要求自身练针时,能逐渐做到进针无痛或微痛,针身挺直不弯,刺入顺利,提插、捻转自如,指力均匀,手法熟练。

2. 毫针刺法

(1)单手进针法　只应用刺手将针刺入穴位的方法,多用于较短的毫针。用右手拇、示指持针,中指端紧靠穴位,指腹抵住针体中部,当拇、示指向下用力时,中指也随之屈曲,将针刺入,直至所需的深度。

(2)双手进针法　刺手与押手相互配合将针刺入穴位的方法。常用的双手进针法有以下 4 种。①指切进针法:用左手拇指或示指端切按在腧穴位置上,右手持针,紧靠左手指甲面将针刺入腧穴。此法适宜于短针的进针。②夹持进针法:即用严格消毒的左手拇、示二指夹住针身下端,将针尖固定在所刺腧穴的皮肤表面位置。右手捻动针柄,将针刺入腧穴,此法适宜于长针的进针。③舒张进针法:用左手示、中二指或拇、示二指将所刺腧穴部位的皮肤向两侧撑开,使皮肤绷紧,右手持针,使针从左手示、中二指或拇、示二指的中间刺入。此法主要用于皮肤松弛部位的腧穴。④提捏进针法:

笔记栏

用左手拇、示二指将所刺腧穴部位的皮肤提起，右手持针，从捏起的上端将针刺入，此法主要用于皮肉浅薄部位的腧穴，如印堂穴。

(3)针管进针法　利用针管将针刺入穴位的方法。将针先插入用玻璃、塑料或金属制成的比针短2～3公分的小针管内，放在穴位皮肤上，左手压紧针管，右手示指对准针柄一击，使针尖迅速刺入皮肤，然后将针管去掉，再将针刺入穴内。此法进针不痛，多用于儿童和惧针者。也有用安装弹簧的特制进针器进针者。

3. 针刺的角度和深度

(1)角度

1)直刺　是针身与皮肤表面呈90°垂直刺入。此法适用于人体大部分腧穴。

2)斜刺　是针身与皮肤表面呈45°左右倾斜刺入。此法适用于肌肉浅薄处或内有重要脏器，或不宜直刺、深刺的腧穴。

3)平刺　即横刺、沿皮刺。是针身与皮肤表面呈15°左右或沿皮以更小的角度刺入。此法适用于皮薄肉少部位的腧穴，如头部的腧穴等。

(2)深度

1)年龄　年老体弱，气血衰退，小儿娇嫩，稚阴稚阳，均不宜深刺；中青年身强体壮者，可适当深刺。

2)体质　对形瘦体弱者，宜相应浅刺；形盛体强者，宜深刺。

3)病情　阳证、新病宜浅刺；阴证、久病宜深刺。

4)部位　头面、胸背及皮薄肉少处的腧穴宜浅刺；四肢、臀、腹及肌肉丰厚处的腧穴宜深刺。

针刺的角度和深度关系极为密切。一般来说，深刺多用直刺，浅刺多用斜刺、平刺。对天突、风府、哑门等穴以及眼区、胸背和重要脏器部位的胁穴，尤其应注意掌握好针刺角度和深度。至于不同季节对针刺深浅的影响，也应予以重视。

4. 行针手法　毫针刺入穴位后，为了使患者产生针刺感应，或进一步调整针感的强弱，以及使针感向某一方向扩散、传导而采取的操作方法，称为“行针”，亦称“运针”。

5. 得气　得气，古称“气至”，近又称“针感”，是指毫针刺入腧穴一定深度后，施以提插或捻转等行针手法，使针刺部位获得经气感应。针下是否得气，可以从两个方面分析判断，即患者对针刺的感觉、反应和医者刺手指下的感觉。当针刺腧穴得气时，患者的针刺部位有酸胀、麻重等自觉反应，有时还出现热、凉、痒、痛、抽搐、蚁行等感觉，或呈现沿着一定的方向和部位传导和扩散的现象；少数患者还会出现循经性肌肤润动、震颤等反应。有时还可见到针刺腧穴部位的循经性皮疹带或红、白线状现象。当患者有自觉反应的同时，医者的刺手亦能体会到针下沉紧、涩滞或针体颤动等反应。若针刺后未得气，患者则无任何特殊感觉或反应，医者刺手亦感觉到针下空松、虚滑。正如《标幽赋》所说：“轻滑慢而未来，沉涩紧而已至……气之至也，如鱼吞钩饵之浮沉；气未至也，如闲处幽堂之深邃。”这可以说是对得气与否所作的最形象的描述。

6. 针刺补泻　补法是指能鼓舞人体正气，使低下的功能恢复旺盛的方法；泻法是指能疏泄病邪，使亢奋的功能恢复正常的方法。

笔记栏

五、推拿

1. 滚法

(1)侧掌滚法　拇指伸直,余指的掌指关节屈曲,使手背部尺侧第五掌指关节处着力于施术处。肘关节微屈,以肘部为支点,前臂主动旋前运动,带动腕关节做屈腕的运动,使手背偏尺侧处在施术处上进行连续不断的均匀的滚动。肘关节微屈,以肘部为支点,前臂主动旋后运动,带动腕关节做伸腕的运动,使手背偏尺侧处在施术处进行连续不断的均匀的滚动。

(2)握拳滚法　手握空拳,手近端指间关节突起处着力于施术处,腕关节放松,肘部为支点,前臂主动前后运动,带动屈曲的指间关节做小幅度的伸屈运动。

2. 揉法　大鱼际处着力于施术处,手掌呈背伸状,腕关节放松,肘关节为支点,前臂主动运动,使腕关节带动大鱼际做左右的揉动。

(1)掌根揉法　肘关节微屈,腕关节放松掌根部着力于施术处,肘关节为支点,前臂主动运动带动腕、掌使掌根部在施术部进行旋转揉动。

(2)拇指揉法　用拇指罗纹面着力于施术处,腕关节微屈,以腕关节为支点,使拇指罗纹面在施术部位做环转揉动。

(3)中指揉法　中指罗纹面着力于施术处,指间关节伸直,肘关节为支点,前臂施力主动运动,带动腕和中指罗纹面在施术部位做环旋揉动。

3. 摩法

(1)掌摩法　手指自然伸直,腕关节略背伸,掌面着力于施术处,肘关节为支点,前臂主动前后或环形运动,带动腕掌做直线或环形往返摩动。

(2)指摩法　示、中、无名指腹面着力于施术处,肘关节为支点,前臂施力主动做前后或环形运动,带动腕和手指做直线或环形往返的摩动。

4. 擦法

(1)大鱼际擦法　大鱼际着力于施术处,腕关节伸直,五指自然伸开,肩关节为支点,上臂主动运动,带动大鱼际做前后或上下方向的快速直线往返连续擦动。

(2)小鱼际擦法　小鱼际着力于处处,腕关节伸直,肩关节为支点,上臂主动运动,带动小鱼际做前后或上下方向的快速直线往返连续擦动。

(3)掌擦法　手掌面着力十施术处,五指自然伸开,肩关节为支点,上臂主动运动,带动掌指面做前后或上下方向的快速直线往返连续擦动。

5. 推法

(1)掌推法　掌根处着力于施术处,肘关节伸直,以肩关节为支点,上臂和前臂主动施力,使掌根部向前做单方向直线推进。

(2)指推法　拇指端着力于施处,余指置放于相应的位置以固定助力,腕关节略屈曲,拇指及腕部主动施力,做短距离单方向直线推进。

(3)肘推法　屈肘,尺骨鹰嘴突起处着力于施术处,肩关节为支点,上臂和前臂主动施力,使肘尖向前做单方向直线推进。

6. 一指禅推法　以肘部为支点,前臂主动左右摆动,带动腕关节和拇指节律性地摆动。

7. 搓法　双手掌面夹住肢体,肘关节和肩关节为双重支点,前臂与上臂部主动施

笔记栏

力，两手掌做反方向的快速的搓动，由上向下缓慢移动，不可反方向操作。

8. 抹法

(1)指抹法　双手拇指的罗纹面着力于施术处，以拇指的掌指关节为支点，拇指主动运动，做上下或左右或弧形曲线的往返抹动。

(2)掌抹法　双手掌面着力于施术处，肘关节和肩关节为双重支点，上臂与前臂协调施力，腕关节放松，做上下或左右或弧形曲线的抹动。

9. 按法

(1)拇指按法　拇指端着力于施术处，腕关节悬屈为支点，掌指部主动垂直向下按压之力达到所需要求后，然后掌指缓慢撤力，再重复上述操作。

(2)掌按法　一只手压在另一只手背上着力于施术处，肘关节伸直，肩关节为支点，上身前倾，双足跟略抬起，借助身体上半部的重量，由上肢施力传至手掌向下按压。

(3)肘按法　屈肘，以肘关节的尺骨鹰嘴部着力于施术处，上身前倾，借助身体上半部重量向下按压。

10. 其他　还有点法、捏法、拿法、拍法、抖法等。

六、传统运动疗法

1. 太极拳　起势、野马分鬃、白鹤亮翅 、右搂膝拗步、手挥琵琶、右倒卷肱、右揽雀尾、单鞭、云手、高探马、右蹬脚、双峰贯耳、左下势独立、右穿梭、海底针、闪通臂、转身搬拦捶、如封似闭、十字手。

2. 易筋经　韦驮献杵、摘星换斗势、倒拽九牛尾势、出爪亮翅势、九鬼拔马刀势、三盘落地势、青龙探爪势、卧虎扑食势、打躬势、掉尾势。

3. 八段锦　两手托天理三焦、左右开弓似射雕、调理脾胃须单举、五劳七伤往后瞧、摇头摆尾去心火、两手攀足固肾腰、攥拳怒目增气力、背后七颠百病消。

4. 五禽戏　鹿、猿、熊、鹤、虎。

七、中药疗法

(一)中药的配伍

1. 含义　指有目的地按病情需要和药性特点，有选择地将两味以上药物配合同用。

2. 配伍关系　“七情”是单味药的应用同药物之间的六种配伍关系的总称。

(1)单行　即用单味药治病。

(2)相须　即性能功效相类似的药物配合应用，可以增强原有疗效。

(3)相使　即在性能功效方面有某些共性，或性能功效虽不相同，但是治疗目的一致的药物配合应用，而以一种药为主，另一种药为辅，能提高主药疗效。

(4)相畏　即一种药物的毒性反应或不良反应，能被另一种药物减轻或消除。

(5)相杀　即一种药物能减轻或消除另一种药物的毒性或不良反应。相畏，相杀实际上是同一配伍关系的两种提法，是药物间相互对待而言的。

(6)相恶　即两药合用，一种药物能使另一种药物原有功效降低，甚至丧失。

(7)相反　即两种药物合用，能产生或增强毒性反应或不良反应。如“十八反”

“十九畏”中的若干药物。

(二)用药禁忌

1.“十八反” “本草明言十八反,半蒌贝敛及攻乌,藻戟遂芫俱战草,诸参辛芍叛藜芦。”

2.“十九畏”

硫黄原是火中精,朴硝一见便相争。
水银莫与砒相见,狼毒最怕密陀僧。
巴豆性烈最为上,偏与牵牛不顺情。
丁香莫与郁金见,牙硝难合京三棱。
川乌草乌不顺犀,人参又忌五灵脂。
官桂善能调冷气,若逢石脂便相欺。

(三)中药的煎法

1. 煎药器具 最好用陶瓷器皿中的砂锅,砂罐。其次可用白色搪瓷器皿或不锈钢锅。煎药忌用铁、铜、铝等金属器具。

2. 煎药用水 煎药用水必须无异味、洁净澄清,含矿物质及杂质少。

3. 加水量 一般用水量为将饮片适当加压后,液面淹没过饮片约 2 cm 为宜。

4. 煎前浸泡 多数药物宜用冷水浸泡,一般药物可浸泡 20 ~ 30 min。

5. 煎煮火候及时间 煎一般药宜先武火后文火,即未沸前用大火,沸后用小火保持微沸状态,以免药汁溢出或过快熬干。

(1)解表药及其他芳香性药物,一般用武火迅速煮沸,改用文火维持 10 ~ 15 min 即可。

(2)有效成分不易煎出的矿物类,骨角类、贝壳类、甲壳类药及补益药,一般宜文火久煎,使有效成分充分溶出。

6. 煎煮次数 一剂药可煎 3 次,最少应煎 2 次。

7. 入药方法

(1)先煎 如磁石,牡蛎等矿物、贝壳类药物,因其有效成分不易煎出,应先入煎 30 min 左右再纳入其他药同煎,川乌、附子等药因其毒烈性经久煎可以降低,也宜先煎。制川乌、制附片也应先煎半小时再入它药同煎,以确保用药安全。

(2)后下 如薄荷、白豆蔻、大黄、番泻叶等药因其有效成分煎煮时容易挥散或破坏而不耐煎煮者,入药宜后下,待他药煎煮将成时投入,煎沸几分钟即可。大黄、番泻叶等药甚至可以直接用开水泡服。

(3)包煎 如蒲黄、海金沙等因药材质地过轻,煎煮时易飘浮在药液面上,或呈糊状,不便于煎煮及服用,车前子、葶苈子等药材较细,又含淀粉、黏液质较多的药,煎煮时容易粘锅、糊化、焦化,辛夷、旋覆花等药材有毛,对咽喉有刺激性,这几类药入药时宜用纱布包裹入煎。

(4)另煎 如人参等贵重药物宜另煎,以免煎出的有效成分被其他药渣吸附,造成浪费。

(5)烊化 如阿胶等胶类药,容易黏附于其他药渣及锅底,既浪费药材,又容易熬焦,宜另行烊化,再与其他药汁兑服。

笔记栏

(6)冲服　如芒硝等入水即化的药及竹沥等汁液性药材，宜用煎好的其他药液或开水冲服。

小　结

经络、腧穴、中药是中医治疗的基础，针灸、推拿和传统运动疗法是中医治疗的手段，传统康复治疗手段是现代康复治疗技术的补充，而且传统康复具有自己的独到之处，是要继承和发扬的。

练习题

选择题(以下每一道题下面有A、B、C、D、E五个备选答案，请从中选择一个最佳答案)。

1. 中国传统康复技术的理论基础起源于(　　)
   A. 先秦　B. 唐　C. 宋
   D. 明　E. 清
2. 中国传统康复技术起源最早追溯于(　　)
   A. 解剖学　B. 病因学　C. 病机学
   D. 中国传统哲学　E. 病理学
3. 中国传统康复技术的手段不包括(　　)
   A. 针灸　B. 气功　C. 作业治疗
   D. 推拿　E. 拔罐
4. 中国传统康复技术的两大特点是(　　)
   A. 整体康复与辨证康复　B. 阴阳学说和五行学说　C. 脏象学说
   D. 元气学说　E. 经络学说
5. 传统康复独特的治疗原则不包括(　　)
   A. 调整阴阳　B. 协调脏腑　C. 调理气血
   D. 药物治疗　E. 扶正祛邪
6. 以“手足、阴阳、脏腑”命名的是(　　)
   A. 十二别经　B. 十五络脉　C. 十二经脉
   D. 奇经八脉　E. 十二皮部
7. 最适用于四肢小关节的手法是(　　)
   A. 抖法　B. 捻法　C. 捏法
   D. 拿法　E. 摩法
8. 推拿是物理疗法，十分重视的是(　　)
   A. 经络学说　B. 解剖学　C. 生理学
   D. 病理学　E. 生物力学
9. 拇指与其余手指的螺纹面向对用力提捏肌肤或肢体的手法是(　　)
   A. 揉法　B. 拿法　C. 涅法
   D. 搓法　E. 捻法
10. 使关节或半关节做被动环转运动的手法是(　　)
    A. 抖法　B. 扳法　C. 擦法
    D. 摇法　E. 牵抖法
11. 治疗落枕相对最有效的手法是(　　)
    A. 拿法　B. 涅法　C. 扳法
    D. 擦法　E. 按揉法

12. 适用于皮肉浅薄部位腧穴的进针方法是(　　)

A. 指切进针法　B. 单手进针法　C. 加持进针法

D. 舒张进针法　E. 提捏进针法

13. 在胸背部的穴位上使用电针时,可将同一对输出点击链接在(　　)

A. 身体同侧　B. 身体两侧　C. 身体的一前一后

D. 均在身体的前部或均在身体的后部　E. 没有明确的要求

14. 根据针体在穴位内转动的方向和用力的轻重来区分补泻的手法是(　　)

A. 平补平泻　B. 提插补泻　C. 徐疾补泻

D. 捻转补泻　E. 开阖补泻

15. 可用作止痛、阵痛,缓解肌肉和血管痉挛,针刺麻痹的电针波形是(　　)

A. 断续波　B. 锯齿波　C. 疏波

D. 密波　E. 疏密波

16. 主治视觉功能障碍,可选头针的(　　)

A. 足运感区　B. 晕听区　C. 感觉区

D. 散刺法　E. 视区

17. 拔罐技术不是用于治疗(　　)

A. 急性扭伤　B. 带状疱疹　C. 高热抽搐

D. 腰椎间盘突出症　E. 咳嗽

18. 治疗顽固性风湿痛、陈旧性筋骨损伤多选用的罐法是(　　)

A. 闪罐　B. 留罐　C. 刺血拔罐

D. 留针拔罐　E. 药罐

19. 刮痧的方向总原则不包括(　　)

A. 由上而下　B. 由下而上　C. 应有一定的挂拭长度

D. 由内而外　E. 先头面后颈项

20. 传统运动疗法的特点除外(　　)

A. 突发突止、力贯指尖　B. 舒缓柔和、圆活连贯　C. 松紧结合、刚柔并济

D. 呼吸自然、以意领气　E. 动静结合、内外兼修

21. 传统运动疗法临床可用于(　　)

A. 高血压　B. 慢性胃炎　C. 脑萎缩

D. 骨关节退行性变　E. 以上都是

22. 截瘫、四肢瘫的推拿治疗一般宜选择的腧穴所属经脉是(　　)

A. 足太阴脾经　B. 足阳明胃经　C. 足少阳肾经

D. 手少阳三焦经　E. 手少阴心经

23. 急性软组织损伤的治疗原则是(　　)

A. 伤处休息、制动　B. 尽早开始关节功能锻炼　C. 立即冰敷

D. 多种疗法联合应用　E. 局部制动、冰敷、加压包扎、肢体抬高

24. 推拿是物理疗法,十分重视的是(　　)

A. 经络学说　B. 解剖学　C. 生理学

D. 生物力学　E. 病理学

25. 治疗落枕相对最有效的手法是(　　)

A. 拿法　B. 捏法　C. 扳法

D. 擦法　E. 按揉法

26. 针灸并用的方法是(　　)

A. 太乙神针　B. 雷火神针　C. 温灸器灸

笔记栏

D. 温针灸　　　　E. 温和灸

27. 下列选项中,属于灸法作用的是(　　)

A. 疏风解表、温散寒表　　B. 温经止痛、活血逐痹　　C. 回阳固脱、升阳举陷

D. 清热解毒、消淤散结　　E. 以上都是

（马莉娜）

第五章 临床康复

第一节 骨关节常见病损的康复

学习目标

1. 掌握：骨折的康复评定和康复治疗；骨关节炎的康复评定和康复治疗；截肢的康复评定和康复治疗；肩关节周围炎的康复评定和康复治疗；关节置换术的康复评定和全髋关节及全膝关节置换术的康复治疗；手外伤的康复评定和指屈肌腱、指伸肌腱、手部周围神经修复术后康复治疗；颈椎病的康复评定和康复治疗；腰椎间盘突出症的康复评定和康复治疗。
2. 熟悉：骨折的主要功能障碍及康复治疗的作用；骨关节炎的主要功能障碍及康复目的；截肢康复治疗的目的；肩关节周围炎的主要功能障碍及康复治疗的作用；关节置换术的主要功能障碍及康复治疗目标；手外伤的主要功能障碍及原因；颈椎病的主要功能障碍及康复治疗原则；腰椎间盘突出症的主要功能障碍及康复治疗目的。
3. 了解：骨折的概念；骨关节炎的概念及分类；截肢的概念及理想残肢的要求；肩关节周围炎的临床分期及特点；关节置换术的定义；手外伤的概念及手部周围神经损伤的主要临床表现；颈椎病的概念、病因及分型；腰椎间盘突出症的概念及临床特征。

骨关节伤病是常见多发伤病，其中骨关节损伤常伴有肌肉、韧带、关节囊、神经等软组织损伤，较严重者多需要手术治疗，但在术后，部分患者会遗留严重的功能障碍。造成功能障碍的主要原因有关节周围及关节内粘连、肌肉肌腱挛缩、骨愈合不良、创伤性关节炎、肌肉萎缩等。骨科治疗的最终目标是功能恢复，骨科精湛的手术为骨伤患者功能恢复创造良好的条件，但要达到预期目标，必须强调康复治疗，以避免并发症的发生和促进功能的最大恢复，使临床治疗收到最佳疗效。骨科医师应有康复医学理念，在患者伤病早期就介入康复治疗。

笔记栏

一、骨折的康复

骨的连续性或完整性中断称为骨折。骨折是常见的创伤，在劳动、生活、交通和运动中均可因各种意外事故而发生。骨折后局部表现有肿胀与瘀斑、疼痛与压痛、功能障碍等，检查可见畸形、骨擦音或骨擦感、异常活动等特有体征。X 射线检查可确诊有无骨折、骨折的类型及骨折移位等，对骨折的治疗有重要指导意义。

骨折的愈合是一连续过程，需要骨折端紧密接触、充足的血液供应和有利的力学环境。骨折愈合分为血肿机化期（需 2～3 周时间）、原始骨痂期（一般伤后 6～10 周完成）、成熟骨板期（称临床愈合期，伤后 8～12 周内完成）和塑形期（骨性愈合，一般需 2～4 年才能完成），但各期之间相互交织演进。

骨折后的治疗目的是使骨折获得良好愈合，尽可能地保持和恢复损伤部位的解剖和功能。复位、固定和功能锻炼是骨折治疗的三大原则。

骨折后的康复是指在骨折复位和固定的基础上，针对肢体功能障碍的各种原因，早期采取相应的康复措施，通过有计划、有目的的训练，消除创伤及固定的不利影响，促进骨折愈合和恢复骨关节损伤部位的功能，以适应日常生活、工作和学习。

（一）康复评定

骨折后因组织损伤，肢体制动、卧床，关节周围软组织挛缩、粘连等导致疼痛、肌肉萎缩和肌力下降、关节活动受限、关节稳定性减弱、骨质疏松、日常生活活动能力下降、心理障碍等功能障碍。

1. 肢体长度和周径测量　了解骨折后肢体长度及围度有无改变，用皮尺测量。

2. 关节活动度测量　了解关节活动有无受限及受限程度，用量角器测量。

3. 肌力检查　了解患肢及健肢肌力情况，多用徒手肌力检查。

4. 步态分析　用于下肢骨折有步行障碍者。

5. 感觉检查　判断有无神经损伤及损伤程度，以及疼痛评定。

6. 心肺功能评定　对长期卧床、特别是老年人，应注意心肺功能评定。

7. 心理评定　对骨折患者出现焦虑、抑郁等心理问题，可用汉密尔顿焦虑量表、抑郁量表等评定。

8. 日常生活活动能力评定　对骨折后遗留有肢体功能障碍并影响日常生活活动能力者，应对其进行评定。通常使用 Barthel 指数评定。

9. 电生理检查　对有运动和感觉功能障碍的患肢进行电生理检查，以确定有无神经损伤。

（二）康复治疗

1. 作用　康复治疗的主要作用是：促进骨痂形成和重塑以加速骨折愈合；预防或减轻软组织的挛缩和粘连，保持和恢复正常的关节活动度；预防或减轻肌肉失用性萎缩，促进肌力恢复；防止发生制动综合征，尽早恢复日常生活活动能力。

2. 适应证和禁忌证　各种类型的骨折经妥善复位、固定处理后均应及时开始康复治疗。在骨折延迟愈合并针对原因进行必要的骨科处理同时也应加强康复治疗。有局部炎症、病理性骨折时禁忌功能锻炼。对骨折与脱位尚未妥善处理时应暂缓功能锻炼。

3. 方法　对骨折愈合的前三个阶段,断端尚未达到坚固稳定,局部肢体尚需固定制动,可进行固定期(又称愈合期)的康复治疗。骨折愈合第四阶段,断端已达稳固,外固定已去除,可进行恢复期的康复治疗。

(1)愈合期康复　在骨折复位并进行固定或牵引 2 ~3 d 后,局部损伤反应开始减退,生命体征平稳,外固定稳定时即可开始康复治疗。康复治疗的目的是改善血液循环,促进血肿和炎性渗出物吸收,消除肿胀,缓解疼痛;预防关节周围软组织挛缩;强化肌肉力量,防止失用性肌萎缩;促进骨折愈合;防止骨质疏松等。

1)患肢未固定关节的主动或被动运动　关节活动应在各个活动面上进行,逐渐增加范围和活动量,每天 2 ~3 次,每次每个活动轴位 10 ~20 次。但应避免影响骨折断端的稳定性。

2)肢体固定区域的肌肉等长收缩训练　在骨折复位固定基本稳定、无明显疼痛时,即可开始有节奏、缓慢地进行肌肉等长收缩,每天 2 ~3 次,每次 5 ~10 min 或更长。运动时骨折部位的上、下关节应固定不动。

3)健肢和躯干的正常活动　未受伤肢体的正常活动、早期起立床站立、负重训练、长期卧床者的卧位保健操(深呼吸及咳嗽训练、腹背肌练习等)。

4)关节内骨折　在固定 2 ~3 周后,可每日取下外固定物,受累关节进行短时间、不负重的主动活动,然后再予以固定,每日 1 ~2 次,活动幅度和重复次数逐渐增加。

5)持续被动关节活动练习　对关节内骨折术后、骨折内固定术后无须外固定者,可利用持续被动关节活动器早期进行持续、缓慢、无痛范围内的被动活动,并逐渐增加活动范围。

6)物理因子治疗　常用的方法有温热疗法、直流电疗法、低频磁疗、超声波疗法、经神经电刺激疗法、神经肌肉电刺激疗法等。这些疗法有改善肢体血液循环,促进肿胀消退,减轻疼痛,减少瘢痕粘连,促进骨痂生长,加速骨折愈合等作用。

(2)恢复期康复　骨折已达到临床愈合,肿胀消退,疼痛消失,外固定去除后,患肢存在程度不同的关节活动受限和肌肉萎缩,康复治疗的主要目的是促进关节活动度和肌力最大程度的恢复,提高运动功能、日常生活和工作能力。此期康复治疗方法如下:

1)关节活动度训练　恢复关节活动度训练以主动运动为主,根据患者的病情选用助力运动、被动运动、关节松动术和关节功能牵引等。

主动运动:患者每天对受累关节做各方向的运动,以不引起疼痛为度。

助力运动:对去除外固定的肢体难以主动运动者可采用助力运动。

被动运动:对有软组织挛缩或严重粘连者可采用被动运动。

关节松动术:对骨折愈合良好、僵硬的关节,可配合热疗进行手法松动。

关节功能牵引:对比较僵硬的关节可施加适当力量进行牵引。

间歇性固定:对比较严重的关节挛缩,在运动和牵引的间歇期,可用夹板、石膏托、矫形器等间歇固定肢体。

2)肌力训练　增强肌力训练应逐步增加肌肉训练强度,引起肌肉适度疲劳。训练前要进行肌力评定,根据肌力水平选择训练方法。肌力训练应和关节活动度同时进行。当肌力 1 ~2 级时,可采用水疗、神经肌肉电刺激、被动运动、助力运动等;当肌力 2 ~3 级时,以主动运动为主,亦可进行助力运动;当肌力为 4 级时,进行渐进抗阻练

笔记栏

习。有关节损伤时,应以等长收缩训练为主。

3)物理因子治疗　局部紫外线照射可促进钙质沉积与镇痛;温热疗法在功能训练前应用,可促进血液循环,软化纤维瘢痕组织,有助于训练和提高疗效;音频电疗、超声波可软化瘢痕、松解粘连等。

4)日常生活活动能力训练　对上肢骨折可采用作业疗法,以增进上肢的功能,改善动作技能技巧和精确性;下肢骨折者进行正常负重和行走训练,以恢复正常运动功能。

二、骨关节炎的康复

骨关节炎是一种常见的非对称性、非炎症性、无全身征象的慢性、进展性关节疾病,也称骨关节病、退行性关节炎、增生性骨关节炎、老年性骨关节炎等。其发生与年龄、肥胖、遗传、代谢、免疫、关节损伤等因素有关,发病率随年龄增长而增加。

骨关节炎根据有无局部或全身性致病因素分为原发性和继发性两类。原发性骨关节炎是指目前已有的检查方法尚不能查出发病原因的骨关节炎,临床多见于中老年,老年性组织退变和劳损积累是主要病因;继发性骨关节炎是指有明确发病原因(如关节创伤、关节发育不良、关节感染、代谢性及内分泌疾病等)的骨关节炎,临床多见于中青年。

骨关节炎好发于负重大、活动多的关节,如膝关节、髋关节、脊柱和手关节。其主要病理特征是关节软骨进行性退行性改变、软骨下骨质有反应性变化、关节边缘骨质疏松、骨赘形成及关节囊滑膜炎症、纤维化。

骨关节炎起病缓慢,早期常无明显主观症状,当病情发展到一定阶段时,会出现关节疼痛、关节僵硬(晨僵)、活动受限、关节压痛、关节肿大和关节积液、关节畸形、关节活动时响声等症状和体征。影像学检查对骨关节炎有诊断意义。

(一)康复评定

骨关节炎因慢性关节疼痛而活动减少,导致肌肉失用性萎缩和肌力减退,关节挛缩,关节活动受限,行走困难和步态异常,日常生活活动能力下降和心理障碍等功能障碍。

1. 疼痛评定　可采用视觉模拟评分法和口述分级评分法,对疼痛进行轻度、中度或重度的评定。

2. 肢体围度和关节周径测量　了解患肢或受累关节周围的肌肉有无萎缩、受累关节有无肿胀等,用皮尺测量。

3. 关节活动度测量　了解受累关节的关节活动受限程度,进而判断是否对日常生活活动产生影响。用量角器测量。

4. 肌力评定　了解受累关节周围肌群及患肢的肌力情况,常用徒手肌力检查。

5. 步态分析　下肢骨关节炎患者常出现步态的异常,如疼痛步态、关节挛缩步态和肌无力步态等。可选用目测法或足印法测定。

6. 心理评定　对有心理障碍的骨关节炎患者应选择相应的量表进行评定。

7. 日常生活活动能力评定　严重的骨关节炎患者因疼痛和畸形等常影响其日常生活活动能力,临床常用 Barthel 指数量表进行评定。

(二)康复治疗

1. 目的　康复治疗的主要目的是减轻或消除疼痛,阻止和延缓疾病的进展;保护关节,减轻受累关节的负荷;恢复关节功能,改善关节活动范围;增强患肢肌力,预防和治疗肌肉萎缩;改善步态和步行能力;改善日常生活活动能力,提高生活质量。

2. 方法　康复治疗应根据每个患者的病情而定,根据患者病变部位、发病时间长短、疼痛程度及持续时间等的不同,因人而异,选择适合的治疗方案。

(1)减轻关节负荷,调整和限制活动量　急性期患者疼痛明显者可适当卧床休息,减少每日活动量,把活动量调整到以关节能耐受的范围为宜。髋、膝骨关节炎应减少每次步行距离和时间,避免跑、跳等剧烈活动形式。过多休息会引起关节僵硬、肌肉萎缩等,因此,应适当的活动,但不应引起关节的明显疼痛。

(2)运动疗法　采用运动疗法应遵循因人而异,主动运动为主,被动运动为辅,结合抗阻运动、伸展运动、全身性耐力运动,循序渐进,持之以恒,局部运动与全身运动相结合,避免过度运动和疼痛等原则。在急性期可进行肌肉等长收缩训练,急性期后和慢性期应重视关节周围肌肉的力量训练。通过训练可增加肌力,减少肌萎缩,保证关节的正常力学传递,同时还可增加关节的活动能力,改善患者的日常生活活动能力。常用的方法有医疗体操、身体各部位主动活动,也可利用各种康复器械进行。

(3)关节松动技术　急性期关节肿胀、疼痛明显时可采用Ⅰ、Ⅱ级手法;慢性期伴有关节僵硬和关节周围组织粘连、挛缩时采用Ⅲ、Ⅳ级手法。

(4)物理因子治疗　可根据患者不同病情选择应用温热疗法、低中频电疗、超短波、超声波等疗法。

(5)药物治疗　合理的药物治疗能缓解疼痛及炎症,延缓病情进展。临床常用药物有非特异药物,如镇痛药、非甾体类抗炎药、甾体类消炎药等;特异性药物如硫酸氨基葡萄糖、透明质酸(关节腔内注射)、硫酸软骨素等。

(6)传统康复治疗　主要有中药疗法、针灸疗法、推拿疗法、传统体育锻炼等。

(7)辅助器具的使用　夹板和矫形器常用于炎性疼痛和不稳定的关节,以减少关节活动和保持关节于最佳功能位,也可用动力性夹板来增进关节活动。辅助行走的拐杖和手杖既可保持平稳,又可减轻关节负荷。调节座椅、便桶等高度,有利于髋骨关节炎患者使用。

(8)关节保护技术　避免同一姿势长时间负重;保持正确体位以减轻对某一关节的负重;工作或活动不应加重或诱发疼痛;急性疼痛时不应过多活动;应用适合的辅助器具分解负荷等。

三、截肢的康复

截肢给患者身心造成巨大的伤害,同时也给患者生活、工作、学习带来极大的困难。截肢康复是以假肢装配和使用为中心,重建丧失肢体的功能,防止或减轻截肢对患者身心造成的不良影响,使患者早日回归社会。

(一)康复评定

1. 全身状况评定　目的是判断患者能否装配假肢,能否承受装配假肢后的功能训练,有无使用假肢的能力。评定内容包括患者年龄、性别、截肢原因、截肢平面、有无其

笔记栏

他系统疾病、其他肢体功能状况、心理状况，经济状况等。

2. 残肢评定　残肢条件直接影响假肢装配和穿戴假肢后的代偿功能。残肢可分为理想残肢和非理想残肢。理想残肢装配假肢后，残肢对假肢有良好的悬吊、承重和控制能力，能够发挥良好的代偿功能，理想残肢要求残肢有一定的长度，呈圆柱状，皮肤和软组织状况良好，血液循环良好，无残肢痛和幻肢痛；非理想残肢是指达不到理想残肢，影响假肢装配和穿戴的残肢。需要通过康复治疗达到相对理想的残肢，以利于假肢装配和穿戴。评定内容如下：

（1）残肢外形　以圆柱状最佳，而不是传统的圆锥形。

（2）皮肤情况　皮肤条件的好与坏直接影响假肢的配戴。要注意检查有无溃疡、窦道及与骨残端粘连的瘢痕，有无皮肤松弛、皱褶，若皮肤条件不好，应积极治疗，否则不宜装配假肢。

（3）残肢畸形　如果残肢关节畸形明显，不宜装配假肢，即使装配假肢也会影响假肢穿戴和功能。

（4）残肢长度　残肢长度对假肢种类的选择、对假肢的悬吊能力、控制能力、稳定性、步态及代偿功能等都有直接影响。理想的小腿截肢长度为膝下 15 cm 左右，大腿截肢长度为膝上 25 cm 左右。

（5）关节活动度　关节活动度受限直接影响假肢的代偿功能。根据截肢平面检查肩、肘、髋、膝等关节活动范围，有无挛缩等畸形。

（6）肌力　肌力检查包括残肢、健肢和躯干的肌力，重点是检查残肢肌力。主要肌群的肌力至少有 3 级以上方可满足配戴假肢的需要。

（7）疼痛　患者可伴有幻肢痛和残肢痛，这些都会影响假肢的佩戴，应妥善处理。

3. 假肢评定　假肢的基本结构包括接受腔、功能性部件、连接部件、悬吊装置和外套。一般假肢分为临时假肢和正式假肢，评定内容包括接受腔评定，对线的评定，悬吊能力的评定，穿戴假肢后残肢情况，步态观察，步行能力评定，假手的开合、协调性、灵活性尤其是日常生活活动能力的情况等的评定。

（二）康复治疗

截肢康复治疗的目的是预防关节挛缩畸形，维持和改善患肢关节活动度，增强残肢肌力，增强全身体能，减少截肢给患者带来的心理影响，使截肢者具有健康的体能和心理状态，良好的穿戴假肢条件，以发挥最佳的代偿功能，回归社会，从事力所能及的工作。

1. 保持合理的残肢位　截肢患者由于残肢肌力不平衡而导致关节挛缩，对装配假肢造成不良影响。为预防残肢畸形，大腿截肢应保持髋关节伸直位，避免外展；小腿截肢应保持膝关节伸直位；前臂截肢者肘关节保持在 45°屈曲位。

2. 保持残端良好形态　为了改善残肢远端的静脉回流，减轻肿胀，使松弛的组织收缩，促进残肢定型，为安装假肢准备良好的残端，截肢术后或伤口拆线后，持续进行弹性绷带包扎残肢。弹性绷带包扎时采用远端紧、近端较松的方法，每 4 h 放松重新包扎一次，夜间可持续包扎。

3. 关节活动训练　关节活动受累直接影响假肢的代偿功能，应根据患者情况每日进行 2 次全关节范围的主动或被动运动。大腿截肢强调髋关节后伸和内收运动训练，防止髋关节屈曲外展畸形；小腿截肢屈伸训练都很重要，尤其是伸膝训练；上臂截肢应及早进行肩关节活动训练，以防止肩关节挛缩；前臂截肢应加强肩、肘关节活动训练，防止肘关节僵直。训练应在术后尽早进行。

4. 肌力训练　只有具有良好肌力的残肢，才能很好地带动和控制假肢，因此，肌力强化训练非常重要。肌力训练包括残肢肌力训练、躯干肌训练和健侧肢体的肌力训练。

5. 增强残端皮肤强度训练　开始可用治疗泥在残端进行挤压，每天 10 ~ 20 次。也可将残端放在泥上或柔软塑料上做按压或支撑等动作，逐渐过渡到在细砂、米粒内挤压、旋转，每次 5 s，反复多次练习，以提高残端皮肤的耐磨性。对下肢截肢者可借支撑架练习残端承重能力。

6. 假肢训练　假肢是用于替代截肢者肢体缺损和功能丧失而制造、装配的人工肢体，分为临时假肢和正式假肢。训练在康复医师和假肢技师的指导下进行。

(1)临时假肢的训练　训练内容包括假肢穿脱训练和假肢使用训练。①假肢穿脱训练：让患者掌握假肢的穿、脱方法。②假肢使用训练：包括站立平稳训练、迈步训练、步行训练、上下台阶训练、上下坡道训练、跨越障碍训练等。

(2)正式假肢的训练　临时假肢经过穿戴和训练后，残肢定型良好，假肢代偿功能已达到预期目标时，便可更换正式假肢。训练方法基本同临时假肢训练。主要训练对正式假肢的适应，巩固和强化以前的训练效果，达到熟练使用假肢，提高独立生活活动能力。

四、肩关节周围炎的康复

肩关节周围炎是指肩关节周围肌肉、肌腱、滑囊及关节囊的慢性损伤性炎症，以肩部疼痛和肩关节活动障碍为主要临床症状，简称肩周炎。多发生于 40 岁以上的中老年人，发病原因与肩周软组织退行性病变及长期过度劳损和姿势不良所产生的慢性劳损、上肢外伤后肩部固定过久、肩部急性损伤治疗不当等有关。

根据肩周炎的发生与发展，大致可分为三期，各期间无明显界限，病程长短不一。疼痛期主要表现为肩部肌肉痉挛和肩周疼痛，有时疼痛剧烈重者影响睡眠；僵硬期主要特点是肩周软组织粘连和肩关节各轴向活动受限，疼痛减轻；恢复期肩关节活动范围逐渐增加，疼痛消减，肌肉萎缩。一般预后良好，但病程总时间可达 1 ~ 2 年。肩周炎起病缓慢，多为单侧发病，表现为逐渐出现并加重的肩周疼痛伴肩关节活动范围逐渐减小。体检肩周有多个明显的压痛点，肩关节活动明显受限，严重者肩关节僵硬，急性期肩周肌肉痉挛，中后期可有肩周肌肉萎缩。肩部 X 射线检查多无明显异常。

(一)康复评定

肩周炎因肩部肌肉痉挛、肩周软组织粘连，引起肩周疼痛及肩关节活动逐渐受限，严重者肩关节僵硬，肩周肌肉萎缩，日常生活活动能力下降，心理障碍等功能障碍。

1. 疼痛评定　常采用视觉模拟评分法和口述分级评分法评定。

2. 关节活动度评定　用量角器测量肩关节屈、伸、外展、内外旋等活动度。

3. 肌力测定　针对肩关节活动有关的肌肉用徒手肌力测试方法测定。

4. 日常生活活动能力评定　患臂如有穿脱上衣困难，应了解其受限程度，并询问如厕、个人卫生、洗漱受限的程度，还应了解从事家务的受限情况。

笔记栏

（二）康复治疗

康复治疗可以改善肩部血液循环，加速炎症吸收，减轻肌肉痉挛，牵伸粘连和挛缩的组织，增强萎缩肌肉肌力，减轻和消除疼痛，恢复肩关节正常功能。

1. 急性期和疼痛期　康复治疗应着重减轻疼痛、缓解肌肉痉挛、加速炎症吸收。

（1）局部制动　急性期疼痛严重者可用吊带使肩部暂时制动。

（2）药物治疗　疼痛严重者可口服非甾体类药物。对疼痛严重、痛点明显、局限者可用利多卡因和泼尼松龙痛点注射。

（3）物理因子治疗　超短波、中频电疗、直流电离子导入等可起到消炎、镇痛、促进血液循环的作用。

2. 僵硬期和慢性期　康复治疗应强调解除粘连、恢复肩关节活动功能。

（1）关节松动术　通过对肩关节的摆动、滚动、旋转、分离和牵拉等，可以起到缓解疼痛、促进关节液流动、松解组织粘连、增加本体反馈、改善关节活动度的作用。在急性期因疼痛剧烈，多采用Ⅰ级手法。在缓解期因肩关节活动受限，多采用Ⅱ～Ⅲ级手法。对病程长以关节活动障碍为主者，采用Ⅲ～Ⅳ级手法。

（2）关节活动技术　常用方法有主动运动、器械运动和徒手体操。

1）主动运动　包括患者主动做肩关节前屈、后伸、外展、内旋、外旋、水平外展、水平内收和环转运动。每日2～3次，每次10～15 min。

2）器械运动　主要有双手持体操棒或利用绳索滑轮用健肢帮助患肢做肩各轴位的助力运动；双手握肋木下蹲牵伸肩部软组织；利用肩轮等器械进行肩部主动运动；肩前屈或外展位肩梯训练等。

3）徒手体操　指导患者做手指爬墙、背后助拉、下垂摆动、耸肩、扩胸、含胸、展翅等活动动作。

（3）肌力训练　利用哑铃或其他器械做增强肩胛带肌群的抗阻力训练。

（4）物理因子疗法　可用超短波、音频电疗、超声波疗法、脉冲磁疗等松解软化粘连，改善关节活动范围等。

五、关节置换术的康复

关节置换术是指用人工关节替代和置换病损的关节，是治疗严重的关节病损，重建关节功能的重要的有效手段，包括髋、膝、肩、肘、掌指关节等。但以全人工髋关节和膝关节置换最普遍。

关节置换术后早期的康复是保证和巩固手术效果，促进患者功能康复的重要部分。其目的不仅是最大限度增加患者的活动能力及日常生活自理能力，减少术后并发症，还将促使患者回归家庭过正常人的生活，并最终回归社会，重返工作。

（一）康复评定

关节置换术后的主要功能障碍有：疼痛、关节活动障碍、运动功能下降，并进一步影响患者的日常生活活动能力，如转移、行走、上下楼梯及异常步态，情绪不稳定甚至焦虑、抑郁等心理问题。

1. 全身状况评定　患者的原发疾病手术情况（假肢类型、固定方法等），心肺功能、精神状态、伤口愈合情况等。

2. 疼痛评定　常采用视觉模拟评分法和口述分级评分法进行评定。

3. 关节活动度　应用量角器测定关节活动范围。

4. 肌力　用徒手肌力评定肌肉力量。

5. 分析步态　观察患者行走时支撑相和摆动相步态；评测行走时步态，如步幅、步频、步宽等。

6. 活动及转移能力　根据术后不同阶段，评估患者床上活动及转移能力，坐位能力（床边坐、椅坐位），站立、行走、上下楼梯和走斜坡等活动能力。

7. 功能性活动能力　髋关节置换术可应用 Harris 髋关节评分量表，该评分包括量化评定疼痛、日常生活活动能力、行走、髋关节活动度、畸形等。膝关节置换术可用 HSS 膝关节评分量表，该评分包括评定疼痛、功能、活动度、肌力、屈膝畸形和稳定性等。

（二）康复治疗

随着关节置换术的广泛应用，术后康复日益受到重视，普遍认识到精湛的手术只有结合系统的术后康复治疗才能获得理想效果。关节置换术的康复治疗不仅与疾病本身有关，也与手术技术、患者精神状态及对康复治疗的配合程度密切相关。康复计划的制订必须遵循个体化、全面性和渐进性原则。

关节置换术的康复治疗目标：降低或避免术后并发症；解除或缓解疼痛；恢复关节周围肌肉力量，重建关节稳定性；改善置换后关节的活动范围；增强患者日常生活活动能力；加强置换关节的保护，延长关节使用寿命等。

关节置换术术前教育与训练：教育患者充分了解手术方式、术后并发症、术后康复程序和意义及注意事项，帮助患者缓解心理压力。术前康复训练包括指导患肢进行髋部肌肉、股四头肌、腘绳肌等长收缩练习，踝关节主动运动和抗阻屈伸运动，直腿抬高运动，助行器和拐杖使用方法，深呼吸和咳嗽技巧的训练等。

1. 全髋关节置换术的康复治疗　全髋关节置换指应用人工材料制作的全髋关节结构植入人体以替代病损的自体关节，从而获得髋关节功能。人工髋关节假体由髋臼、股骨头和关节柄三部分组成，假体固定分骨水泥和非骨水泥固定。

（1）体位摆放　仰卧位在髋关节无旋转情况下取轻度外展 20～30°，双大腿间安放软枕保持两腿分开。健侧卧位注意保持患肢上述体位，将特制的梯形软枕置双腿之间。应避免四种危险体位：屈髋超过 90°；患肢内收超过身体中线；屈髋内旋；伸髋外旋。

（2）消肿、止痛　髋部冰袋冷敷（每次 15～20 min，2～4 h 一次）；根据患者具体情况选择镇痛药物或是否使用止痛泵；经皮神经电刺激可作为药物的辅助止痛治疗（每日 1～2 次，每次 30～60 min）。

（3）预防并发症的练习　术后早期开始深呼吸和有效的咳嗽训练，清醒后即可做仰卧伸膝位踝关节伸屈运动，能使下肢肌肉等长收缩，防止下肢深静脉血栓形成。

（4）肌力训练　术后 1～2 d 开始进行患肢股四头肌、腘绳肌、臀大肌、臀中肌等长收缩练习及健侧下肢和双上肢主动和抗阻训练。3 周后开始髋屈、伸、外展肌力渐进抗阻训练。

（5）关节活动度训练　术后 2 d 开始髋关节持续被动运动；1 周后做侧卧位髋伸直训练、髋外展训练（<60°），髋屈曲训练（<70°）。

笔记栏

(6)转移训练　术后早期进行翻身训练,术后第 2 周可开始卧位-起坐转移训练、长腿坐-床旁坐位转移训练、坐-站转移训练。

(7)负重和步行训练　术后第 1 天即可借助行器或双拐离床负重(非骨水泥固定型假体者离床但不负重),练习床边站立、部分负重行走,逐步过渡到手术后 6 ~8 周全负重。第 1 天步行每次 5 ~10 m,逐日增加行走距离。获得一定步行能力后,再进行上下楼梯训练(健侧先上,患侧先下)。

(8)髋关节保护技术　髋关节屈曲<90°,内收不超过中线,避免髋关节内收、内旋;避免低坐椅起立、双腿交叉、不侧身弯腰或过渡向前屈曲;避免跑、跳、快速行走;禁止下蹲取物等。

2. 全膝关节置换术的康复治疗　全膝关节置换指应用人工材料制作的全膝关节结构植入人体以替代病损的自体关节,从而获得膝关节功能。人工膝关节假体种类繁多,固定方式分为骨水泥型和非骨水泥型。

(1)肌力训练　术后第 2 天开始股四头肌和腘绳肌等长收缩运动;第 2 周后鼓励主动做直腿抬高训练,渐进抗阻训练、终末伸膝训练;第 3 周后进行股四头肌和腘绳肌的多角度等长运动和轻度抗阻练习;第 6 周后进行仰卧位、侧卧位、俯卧位下直腿抬高练习,骑固定式自行车练习等。

(2)关节活动度训练　术后第 2 天开始缓慢术膝屈曲训练;术后 3 ~4 d 开始膝关节持续被动运动;最初活动范围 0° ~20°,逐日增加,1 ~2 周后达屈膝 90°;2 周后进行被动和主动屈膝训练;3 周后做低强度的长时间牵张或收缩-放松运动,固定式自行车练习;6 周后可进行膝关节小弧度下蹲训练及膝关节小弧度弓步训练等。

(3)负重和步行训练　术后第 2 天开始下地扶助行器或双拐不负重、部分负重站立训练,6 周后过渡到完全负重,非骨水泥固定者术后 6 周开始部分负重。12 周达全负重。助行器或扶拐行走,由部分负重过渡到完全负重,术后 4 周在步行器上进行步态训练,纠正异常步态。获得一定步行能力后,再进行上下楼梯训练。

(4)本体感觉训练　可进行盲视下关节角度重复训练、各种平衡训练、双侧关节感知训练等。

六、手外伤的康复

手是运动和感觉器官,在生活及工作中最容易遭到创伤,其发病率约占创伤总数的 1/3。手外伤是指由于各种原因造成不同程度的手部皮肤、肌肉、肌腱、骨、关节、神经、血管等损伤,导致不同程度的运动功能和感觉功能障碍。

手外伤康复是在手外科诊治的基础上,针对手功能障碍的各种因素,采取相应的康复治疗和功能训练,使伤手最大程度的恢复功能,以适应日常生活活动、工作学习。

大多数手外伤需要手术治疗,精湛的手术为功能恢复创造了条件,欲达到手术预期目标,必须早期康复。康复治疗已渗透到整个手外科临床,手功能康复也已成为康复医学的独立学科。

(一)康复评定

手的结构精细、功能复杂,手外伤又多为骨骼损伤与软组织损伤同时存在,且许多患者需要手术治疗。由于组织损伤及手术等因素可引起粘连、瘢痕形成、挛缩、关节僵硬、肌肉萎缩及无力等导致手部运动功能障碍及感觉功能障碍(合并周围神经损伤),以致日常生活活动能力下降、职业能力和社会活动能力下降、心理障碍等功能障碍。

1. 一般评定　通过视诊、触诊及患手动作,了解手的完整情况、手的姿势及有无畸形、运动及感觉情况。骨关节损伤需X射线拍片检查。

2. 手部关节活动度测量　使用量角器分别测量各指的掌指关间(MP)、近侧指间关节(PIP)、远侧指间关节(DIP)的主动和被动活动范围。临床也用测量关节总主动活动度(TAM)来评定手指肌腱的功能情况。

3. 手部肌力评定　可用徒手肌力检查、握力测定、捏力测定。

4. 手的感觉功能评定　测定手的浅、深、复合感觉及Moberg拾物试验(即触觉识别评定)。

5. 手整体功能评定(即手的灵巧性及协调性评定)　常选用Jebson手功能测试、明尼苏达操作等级测试、九孔插板测试、Purdue钉板测试。这些测试原理相同,即按治疗师指导进行一组手工操作,评价其操作时间和质量。

6. 神经电生理检查　包括肌电图、神经传导速度及体感诱发电位检查等。

(二)康复治疗

手外伤的康复目标包括控制水肿和炎症,促进组织愈合,减轻疼痛,预防粘连、挛缩,软化瘢痕,增加关节活动度,增强肌力,恢复感觉功能和运动功能,增强日常生活活动能力。

手外伤的康复措施包括运动治疗(关节活动度训练、肌力训练、关节松动术等)、物理因子治疗、手夹板的应用、作业疗法、感觉训练、心理康复等。

1. 指屈肌腱修复术后的康复　术后保护性固定与早期保护性的运动相结合可以减少粘连,预防关节僵硬,促进肌腱滑动。

(1)动力夹板　术后当天用低温热塑板制作的腕背夹板固定伤手,维持腕屈曲20°~30°,MP屈曲45°~60°,IP伸直。

(2)手指训练　术后第2天开始利用橡皮筋牵引被动屈曲IP,在夹板范围内主动伸IP。2~3周逐渐增加屈指活动范围;4~5周伤指主动轻微屈曲练习;6周后去手背夹板,改用腕支具做关节全范围主动或被动活动和轻度功能活动,肌腱滑动练习(单指浅、深屈肌腱、钩拳、直拳、复合拳练习);8周后抗阻指肌力练习、手精细动作训练等。

(3)物理因子治疗　术后第2天~2周,可选用超短波、紫外线治疗,以消炎、消肿、促进伤口愈合。术后3~4周,可选用超声波和水疗以减少粘连及增加手部血液循环。

2. 指伸肌腱修复术后的康复　指伸肌腱损伤后的康复与屈肌腱类似,若处理不当会损害手的功能。不同区域伸肌腱具有不同特征,因而治疗也不尽相同。

(1)Ⅰ和Ⅱ区损伤　术后用夹板固定DIP于伸展位,活动PIP,防止关节僵硬;术后6~8周,取下夹板,开始轻柔无阻力屈DIP练习,练习后夹板固定;术后9~12周,间断去夹板,开始握拳等功能练习。

(2)Ⅲ和Ⅳ区损伤　术后夹板固定PIP于伸展位,活动DIP;术后6~8周,取下夹板,MP伸展位,无阻力屈伸PIP,练习后夹板固定;术后9~10周,增加主动屈伸练习,开始用柔和动力矫形器PIP被动屈曲;术后11~12周,主动或被动运动、矫形器等方

笔记栏

法，恢复关节活动度。

（3）Ⅴ～Ⅷ区损伤　术后夹板将手固定于腕背伸30°、MP 0°、PIP自由活动的位置，在夹板控制范围内主动屈指被动伸指活动；术后3～5周，去夹板主动屈指练习；术后6～7周去夹板进行屈腕屈指练习和主动伸指练习，手指绕橡皮圈外展及胶泥作业，术后7～8周去除夹板，逐渐进行抓握练习、抗阻肌力练习。

3. 手部周围神经修复术后康复　手部由正中神经、尺神经、桡神经支配，手部神经损伤后主要表现为手部运动、感觉和自主神经功能障碍，包括手部肌肉瘫痪、主动运动消失，出现畸形外观；神经支配区皮肤麻木、痛、温、触、两点辨别觉等感觉减退或消失；皮肤干燥、出汗或无汗。皮肤变薄或粗糙等。

手部神经损伤无论早期还是恢复期，及时、恰当的康复治疗十分重要。必须手术者，原则上应早期修复。损伤后神经的修复，只是为功能恢复创造了一个重要条件，如完全依靠其自然恢复，则不能达到应有的结果，而必须在神经修复后的整个恢复过程中，接受适当的功能再训练，即康复治疗。常用康复治疗方法如下：

（1）物理因子治疗　损伤早期使用无热量超短波、紫外线等消除水肿，使用低频电疗、干扰电疗等刺激神经或肌肉，防止或减轻肌肉萎缩，在神经损伤处采用促神经生长药物做离子导入促进神经纤维生长，此外，磁、激光、超声波也有促进周围神经生长的作用。

（2）运动疗法　运动疗法能帮助恢复手的运动功能，预防肌肉萎缩和畸形。手部神经损伤或手术修术后，必须注意维持功能位。运动疗法包括按摩或被动运动；肌力训练有"传递冲动"训练、助力训练、主动训练、抗阻训练，肌电生物反馈在手康复中亦广泛应用。

（3）感觉训练　感觉训练是手部神经损伤整体康复的一个组成部分。训练前进行感觉评定，画区感觉缺失区，当保护觉（痛、温度觉）恢复，感觉再训练即可开始。主要有定位觉、辨别觉等训练。

（4）作业疗法　作业疗法可以改善手部运动的协调性、灵活性，增强肌力，增大关节活动度，提高生活自理能力。

（5）矫形器应用　矫形器能保持手的功能位、防止畸形，根据不同神经损伤有针对性配戴矫形器。

七、颈椎病的康复

颈椎病是由颈椎间盘、椎间关节的退行性变及由此继发的颈椎组织病理变化刺激或压迫颈神经根、脊髓、椎动脉、交感神经等组织结构而引起的一系列临床症状和体征。

颈椎病是一种常见和多发病，高发年龄为30～50岁，随着电脑、手机、空调等的广泛使用，人们屈颈和受风寒潮湿侵袭概率不断增加，不仅患病率不断上升，且发病有逐渐年轻化趋势。

颈椎病的致病因素很多，一般认为颈椎病发生的内因有颈部先天性骨关节结构畸形、椎管狭窄等；外因即诱发因素有颈部急慢性损伤、姿势不良（如睡高枕、长期低头等）、长期风寒侵袭等；继发因素有颈椎间盘及颈椎间关节退行性变、椎间盘突出、关节囊松弛、韧带肥厚和骨化、骨质增生等。颈椎受累的节段以 $C_5 \sim C_6$、$C_6 \sim C_7$ 最常见，其次是 $C_4 \sim C_5$。

颈椎病根据受累组织和结构与表现不同，颈椎病分为软组织型颈椎病（青壮年居多，为颈椎病早期型）、神经根型颈椎病（占颈椎病的60%～70%）、脊髓型颈椎病、椎动脉型颈椎病、交感神经型颈椎病、混合型颈椎病（以某一型为主伴有其他型的部分表现）。

（一）康复评定

颈椎病的康复问题（即功能障碍）有疼痛、肢体活动障碍、心理障碍、日常生活活动能力下降和社会参与能力受限，康复评定如下。

1. 疼痛评定　可采用视觉模拟评分法、口述分级评分法等进行评定。

2. 颈椎活动度检查　用量角器测定颈部前屈、后伸、侧屈及旋转活动度。

3. 肌力评定　主要评定颈、肩及上肢肌肉的肌力，有脊髓受压症状者要进行下肢肌肉的肌力检查。常用徒手肌力评定和握力测定。

4. 反射评定　包括相关的深反射、浅反射及病理反射，根据患者情况选用。

5. 感觉评定　对确定病变的椎体节段及神经节段的定位有重要意义。

6. 特殊体征检查　如神经根型颈椎病可进行椎间孔挤压试验和分离试验、臂丛牵拉试验，椎动脉型颈椎病可做椎动脉扭曲试验等。

7. 影像学检查　X 射线、CT 和 MRI 检查有助于判断颈椎病的严重程度、病变性质和节段。如颈椎曲度改变、椎间盘突出情况、脊髓及脊神经根受压情况等。

8. 其他评定　如心理功能评定、日常生活活动能力评定等。

（二）康复治疗

大多数颈椎病患者通过非手术治疗可获较好疗效，只有极少数病例症状进行性加重或反复发作，严重影响工作和生活才需手术治疗。

颈椎病的病因复杂，症状和体征各异，而且治疗方式多种多样，因此在治疗时，应根据不同类型颈椎病的不同病理阶段，选择相应的治疗方案。

1. 卧床休息　发病急性期卧床休息可减少颈椎负荷，有利于减轻或消除症状。睡枕应硬度大小适中。仰卧以枕高 10～15 cm 为宜，置于颈后；侧卧位时枕高与肩宽一致。

2. 颈围和颈托　有制动和保护颈椎的作用，并有一定的牵张作用。急性期白天戴上，休息时可去除。穿戴时间不宜过久，症状减轻时及时去除。

3. 物理因子治疗　可以镇痛、消除神经根及软组织炎症、水肿，改善脑、脊髓血液循环，缓解肌肉痉挛，减少粘连，延缓肌肉萎缩并促进恢复。应根据患者具体情况选择治疗方法。常用方法有超短波、低频调制中频、直流电离子导入、超声波、磁疗、光疗等。

4. 颈椎牵引治疗　是颈椎病疗效确切且应用广泛的治疗方法之一。通常采用坐位颌枕带牵引法，以神经根型颈椎病为例，其牵引角度为颈前倾 20°～30°；牵引重量通常从 4～6 kg 开始，逐渐增加到 8～15 kg；牵引时间通常每次 15～30 min，每日 1 次，20 次为 1 个疗程。

5. 药物治疗　常用药物有非甾体类消炎止痛药、扩张血管药物、营养和调节神经系统的药物、解痉类药物等。

6. 注射疗法　可选择应用局部痛点封闭，颈段硬膜外腔封闭，星状神经节阻滞等。

笔记栏

7. 传统康复治疗　对颈椎病也是一种较为有效的治疗措施，常用的有针灸、推拿、中药等。

8. 运动疗法　患者主动做缓慢的头部前屈、后伸、左右侧屈的颈椎活动度训练，做头部前屈、后伸、侧屈抗阻力运动增强颈肩部肌群肌力的训练，颈椎医疗体操也是常用运动治疗方法。

八、腰椎间盘突出症的康复

腰椎间盘突出症是指腰椎纤维环破裂和髓核组织突出刺激或压迫相应水平的一侧或双侧神经根所引起的一系列症状和体征，是腰腿痛的常见原因之一。在腰椎间盘突出症的患者中 $L_4 \sim L_5$ 和 $L_5 \sim S_1$ 突出占 90% 以上，年龄以 20～50 岁多发，随年龄增大，$L_3 \sim L_4$、$L_2 \sim L_3$ 发生突出的危险性增加。腰椎间盘退行性改变和损伤是本病的主要原因，在过度劳损、体位骤变、猛力动作等，纤维环即可向外膨出、破裂、压迫脊神经根，导致本病的发生。

腰椎间盘突出症根据髓核突出的位置分为中央型、后外侧型、外侧型和极外侧型。病理上将腰椎间盘突出分为退变型、膨出型、突出型、脱出后纵韧带下型、脱出后纵韧带后型和游离型。前三型为未破型，占 73%，后三型为破裂型，占 27%。前 4 型非手术治疗可取得满意疗效，后 2 型应以手术治疗为主。

腰椎间盘突出症主要症状表现为腰痛、下肢放射性神经痛、下肢麻木感、腰椎活动受限等，体征有腰椎生理曲线消失，可有侧凸畸形，腰椎活动度明显受限，腰部压痛和放射痛、间歇性跛行及疼痛步态等。特殊检查有直腿抬高试验和加强试验、仰卧挺腹试验、股神经牵拉试验、屈颈试验等。X 射线片可对脊柱腰段曲度、椎间隙及椎体外形改变等做出初步判断。CT 及 MRI 检查能对椎间盘的突出位置、突出程度及方向，突出椎间盘对神经根、硬膜囊受压情况做出判断，为诊断提供直接的证据。

（一）康复评定

腰椎间盘突出症的患者常有不同程度的功能障碍，如腰痛和下肢放射性神经痛、腰椎活动度受限影响日常生活活动能力，患侧下肢的肌肉萎缩和麻木影响行走能力和工作能力，巨大中央型突出者可影响排便和排尿等。部分慢性患者因反复发作和对疾病产生恐惧心理，影响治疗效果或出现焦虑、抑制等心理问题。

1. 疼痛评定　常采用视觉模拟评分法和口述分级评分法进行评定。

2. 腰椎活动度评定　测定腰椎屈、伸、侧屈及旋转的主动和被动活动范围。

3. 肌力评定　常用徒手肌力评定下肢及腰腹肌肌力。

4. 步态及步行能力评定　常用目测分析法观察患者行走距离及步行姿势等。

5. 感觉评定　主要对神经支配区的浅感觉进行检查。

6. 神经电生理检查　肌电图和诱发电位可确定神经、肌肉病变的性质、位置及严重程度。

7. 日常生活活动能力评定　可根据患者翻身、起坐、站立、行走、弯腰等活动完成情况予以评定，也可用 Barthel 指数量表评定。

（二）康复治疗

腰椎间盘突出症绝大多数患者经过系统的康复治疗有效，其目的是疼痛发作期，以卧床休息为主，由专业医生决定是否需要牵引，配合理疗，使用适当药物帮助尽快缓解症状。恢复期疼痛基本缓解，主要通过腰腹肌肌力训练，稳定腰椎并改善腰椎活动度，逐步恢复正常运动，巩固疗效，防止复发。少数病例因反复发作或症状重且久治无效，应考虑手术治疗。

1. 卧床休息和制动　腰椎间盘压力在平卧时最低，急性疼痛期指导患者短时间卧床休息。床垫宜软硬合适，仰卧位屈髋屈膝对 $L_4 \sim L_5$ 突出者特有效，也可选择自感舒适的侧卧位、俯卧位。卧床休息一个阶段后，随着症状改善，应尽可能下床做简单日常生活活动。离床时宜用腰围保护，尽量避免弯腰动作。

2. 腰椎牵引　牵引是治疗腰椎间盘突出症的有效方法。临床最常用的是骨盆牵引，牵引的重量多以体重的60%开始，逐渐增加到自身体重或增减10%以内为宜。每日1～2次，每次20～30 min。多方位快速牵引又称三维多功能牵引，由计算机控制，多组动作组合，作用时间短，多数患者牵引一次即可。

3. 物理因子治疗　是腰椎间盘突出症康复治疗不可缺少的治疗手段，对减轻疼痛，改善患部微循环，消除神经根水肿，缓解肌肉痉挛，松解粘连，促进腰部及患肢功能恢复有非常重要作用。常用的有直流电离子导入、超短波、电脑中频、磁疗、超声波、音频、红外线等。

4. 手法治疗　主要作用为缓解疼痛，改善腰椎活动度。常用方法有关节松动术和麦肯基技术。

5. 运动疗法　对缩短病程、改善功能、巩固疗效和预防复发有重要作用。急性疼痛期不进行特异性的腰背活动，只是尽可能保持日常活动和坚持工作，疼痛缓解后及慢性腰背痛者，除进行有氧运动外，还应着重进行腰腹肌训练和腰及下肢的柔韧性训练。常用的训练方法有五点支撑、三点支撑、体前屈、后伸、侧屈练习、弓步行走、后伸腿练习、提髋练习、蹬足练习。

6. 传统康复治疗　推拿、针灸亦是腰椎间盘突出症常用治疗手段。

7. 药物治疗　急性疼痛期药物可缓解腰椎间盘突出症患者的疼痛，起到辅助对症治疗作用。常用药物有非甾体类消炎止痛药、扩张血管药、营养神经药等。对诊断明确且经药物或理疗等疗效不满意的腰痛较重者，可行局部压痛点注射或骶管裂孔注射，常用药物为皮质激素、局部麻醉药。

8. 椎间盘微创手术　微创介入手术治疗腰椎间盘突出症目前也普遍应用，其具有创伤小、恢复快、不影响脊柱稳定性和操作简便等特点，在临床治疗中要根据病情合理选择应用。常用微创手术有髓核化学溶解疗法、经皮腰椎间盘切除术、经皮激光椎间盘减压术、经皮射频椎间盘消融术。

小　结

骨关节病损是常见、多发病，本节讲述了几种常见骨关节病损的康复治疗。通过学习能明确其主要功能障碍，掌握各种康复评定方法和康复治疗方法，认识康复治疗在疾病治疗中的重作用，为将来在临床治疗过程中能早期介入康复治疗、提高疗效奠定良好基础。本节常见骨关节病损的康复评定重点内容是运动功能评定，康复治疗方法包括运动疗法、物理疗法、辅助器具应用、传统康复治疗、牵引治疗、作业治疗等是重点学习、掌握的内容。

笔记栏

练习题

选择题(每一道考题下面有 A、B、C、D、E 五个备选答案,请从中选择一个最佳答案)。

1. 骨折患者常见的功能障碍不包括(　　)
   A. 疼痛　B. 肌肉萎缩和肌力下降　C. 关节活动受限
   D. 关节稳定性增强　E. 日常生活能力下降
2. 骨折康复治疗的作用哪项除外(　　)
   A. 促进局部肿胀消退　B. 加速骨折愈合　C. 预防或减轻肌肉萎缩
   D. 保持和恢复关节活动度　E. 使关节保持在功能位
3. 骨关节炎运动疗法,错误的是(　　)
   A. 肌肉强化训练　B. 增加关节活动　C. 在急性期坚持运动
   D. 适量运动减轻体重　E. 纠正不良姿势
4. 骨关节炎康复的目的不包括(　　)
   A. 促进软骨生长　B. 缓解疼痛　C. 恢复关节功能
   D. 增强患肢肌力　E. 改善步态和步行能力
5. 截肢的康复治疗一般不进行哪一项(　　)
   A. 保持合理的残肢位　B. 持续被动关节活动　C. 保持残端良好形态
   D. 强化残肢肌力训练　E. 维持关节活动度训练
6. 下列叙述不属于理想残肢要求的是(　　)
   A. 有一定长度、呈圆柱状　B. 皮肤无感觉　C. 肌力良好
   D. 关节无畸形、活动正常　E. 皮肤和软组织状况良好
7. 不适合肩周炎康复治疗的方法为(　　)
   A. 下垂摆动练习　B. 肩梯训练　C. 急性期强化肌力训练
   D. 关节松动　E. 推拿
8. 全髋关节置换术后仰卧位,患肢常规置于(　　)
   A. 屈髋大于 90°　B. 屈髋内旋　C. 伸髋外旋
   D. 内收超过中线　E. 髋无旋转下外展 20°～30°
9. 手外伤后手部运动功能障碍的原因不包括(　　)
   A. 粘连瘢痕形成　B. 软组织挛缩　C. 关节功能位
   D. 关节僵硬　E. 肌肉萎缩
10. 手外伤康复治疗措施不包括(　　)
    A. 运动疗法　B. 作业疗法　C. 手夹板应用
    D. 皮肤强度训练　E. 物理因子治疗
11. 神经根型颈椎病患者牵引时多采取(　　)
    A. 上肢放松体位　B. 颈前屈体位　C. 颈后伸体位
    D. 颈垂直体位　E. 卧位
12. 颈椎病功能障碍一般不会出现(　　)
    A. 疼痛　B. 肢体活动障碍　C. 认知障碍
    D. 心理障碍　E. 日常生活活动障碍
13. 直腿抬高试验阳性常提示下列哪种疾病(　　)
    A. 腰椎间盘突出症　B. 骨关节炎　C. 腰椎骨折
    D. 类风湿关节炎　E. 股骨干骨折
14. 不适合腰椎间盘突出症急性疼痛患者康复治疗的措施是(　　)
    A. 宜短时间卧床休息　B. 可使用温热疗法　C. 以较柔软床垫为宜

D. 离床活动可用腰围保护　　E. 日常活动尽量避免弯腰动作

15. 对骨折去除外固定有软组织挛缩或严重粘连者可采用(　　)

A. 被动运动　　B. 助力运动　　C. 主动运动

D. 关节松动　　E. 关节功能牵引

（李贻能）

第二节　神经系统常见疾病的康复

学习目标

1. 掌握脑血管病及颅脑损伤的评定和康复治疗方法。
2. 熟悉脊髓损伤的评定方法。
3. 了解周围神经损伤的康复治疗。

神经系统受到损伤出现神经功能障碍都需要做康复治疗，如最常见的脑卒中、脑外伤、脊髓损伤或肢体病变等。康复不仅针对疾病而且着眼于整个人，从生理上、心理上、社会上及经济等进行全面康复。

一、脑血管病

（一）概述

脑血管病又称脑卒中（或中风），主要指脑血管的痉挛、闭塞或破裂，造成急性发展的脑局部循环障碍和以偏瘫为主的肢体功能损害。分为脑梗死、脑出血和蛛网膜下隙出血三大类，脑梗死包括脑血栓、脑栓塞及腔隙性脑梗死。早期积极、正确的康复治疗，会使患者的功能明显改善，康复医学的早期介入使得脑血管病后遗症的恢复率有了明显提高。

（二）康复评定

1. 运动功能评定

（1）Brunnstrom 法　为临床上简单实用、应用最多的评定偏瘫的方法。偏瘫患者肢体运动功能的恢复经过弛缓期、痉挛期及恢复期三期，Brunnstrom 法根据不同的运动恢复阶段来评定屈伸肌协同运动的出现，以及从协同运动模式中出现的选择性肌肉活动程度（表 5-1）。

（2）Fugl-Meyer 评定法　是对上、下肢，手和手指运动等功能评价与平衡能力、关节活动度、关节运动时的痛觉、感觉功能等五项与偏瘫后身体运动功能恢复有密切关系的、综合的、定量的评定方法，评分为 0～100 分，它能反映偏瘫患者功能恢复过程中各种因素的相互作用，也是脑卒中康复评定常用的方法之一。

表 5-1 Brunnstrom 法分阶段

阶段	特点	上肢	手	下肢
Ⅰ	无随意运动	无任何运动	无任何运动	无任何运动
Ⅱ	引出联合反应、协同运动	仅出现协同运动模式	仅有极细微的屈曲	仅有极少的随意运动
Ⅲ	随意出现的协同运动	可随意发起协同运动	可有钩状抓握，但不能伸指	在坐和站位上，有髋、膝、踝的协同性屈曲
Ⅳ	协同运动模式打破，开始出现分离运动	出现脱离协同运动的活动：肩 0°，肘屈 90°的条件下，前臂可旋前、旋后；肘伸直的情况下，肩可前屈 90°；手臂可触及腰骶部	能侧捏及松开拇指，手指有半随意的小范围伸展	在坐位上，可屈膝 90°以上，足可向后滑动。在足根不离地的情况下踝能背屈
Ⅴ	肌张力逐渐恢复，有分离精细运动	出现相对独立于协同运动的活动：肘伸直时肩可外展 90°；肘伸直，肩前屈 30°～90°时，前臂可旋前旋后，肘伸直，前臂中立位，上肢可上举过头	可做球状和圆柱状抓握，手指同时伸展，但不能单独伸展	健腿站，病腿可先屈膝，后伸髋；伸直膝的情况下，踝可背屈
Ⅵ	运动接近正常水平	运动协调近于正常，手指指鼻无明显辨距不良，但速度比健侧慢（≤5 s）	所有抓握均能完成，但速度和准确性比健侧差	在站立位可使髋外展到抬起该侧骨盆所能达到的范围；坐位下伸直膝可内外旋下肢，合并足内外翻

简式 Fugl-Meyer 运动功能评分法共分四级：<50 分提示严重运动障碍；50～84 分表示明显运动障碍；85～95 分表示中度运动障碍；96～99 分为轻度运动障碍（表 5-2）。

表 5-2 简式 Fugl-Meyer 运动功能评分法

上肢——坐位（总分 66 分）

项目	0 分	1 分	2 分
1. 有无反射活动			
(1)肱二头肌	不能引起反射活动		能引起反射活动
(2)肱三头肌	不能引起反射活动		能引起反射活动
2. 屈肌协同运动			
(3)肩上提	完全不能进行	部分完成	无停顿地充分完成
(4)肩后缩	完全不能进行	部分完成	无停顿地充分完成
(5)肩外展≥90°	完全不能进行	部分完成	无停顿地充分完成

续表 5-2

项目	0 分	1 分	2 分
(6)肩外旋	完全不能进行	部分完成	无停顿地充分完成
(7)肘屈曲	完全不能进行	部分完成	无停顿地充分完成
(8)前臂旋后	完全不能进行	部分完成	无停顿地充分完成
3. 伸肌协同运动			
(9)肩内收、内旋	完全不能进行	部分完成	无停顿地充分完成
(10)肘伸展	完全不能进行	部分完成	无停顿地充分完成
(11)前臂旋前	完全不能进行	部分完成	无停顿地充分完成
4. 伴协同运动的活动			
(12)手触腰椎	没有明显活动	手仅可向后越过髂前上棘	能顺利完成
(13)肩关节屈曲 90°,前臂旋前、旋后	开始时手臂立即外展或肘关节屈曲	在接近规定位置时肩关节外展或肘关节屈曲	能顺利充分完成
(14)肩 0°,屈肘 90°,前臂旋前、旋后	不能屈肘或前臂,不能旋前	肩、肘位正确,基本能旋前、旋后	顺利完成
5. 脱离协同运动的活动			
(15)肩关节外展 90°肘伸直,前臂旋前	开始时肘就屈曲,前臂偏离方向不能旋前	部分完成动作或肘关节屈曲或前臂不能旋前	
(16)肩关节前屈举臂过头肘伸直前臂中立位	开始时肘关节屈曲或肩关节外展	肩屈曲中途,肘关节屈曲,肩关节外展	
(17)肩屈曲 30°~90°肘伸直前臂旋前旋后	前臂旋前旋后完全不能或肩肘位不正确	肩肘位置正确基本能完成旋前旋后	
6. 反射亢进			
(18)查肱二头肌、肱三头肌、指屈肌 3 反射	至少 2~3 个反射明显亢进	1 个反射明显亢进或至少 2 个反射活跃	活跃反射≤1 个且无反射亢进
7. 腕稳定性			
(19)肩 0°,肘屈 90°腕背屈	不能背屈腕关节达 15°	可完成腕背屈,但不能抗拒阻力	施加轻微阻力仍可保持腕背屈
(20)肩 0°,肘屈 90°腕屈伸	不能随意屈伸	不能在全关节范围内主动活动腕关节	不停顿进行
8. 肘伸直,肩前屈 30°时			
(21)腕背屈	不能背屈腕关节达 15°	可完成腕背屈,但不能抗拒阻力	施加轻微阻力可保持腕背屈

笔记栏

续表 5-2

项目	0 分	1 分	2 分
(22)腕屈伸	不能随意屈伸	不能在全关节范围内主动活动腕关节	能平滑不停顿的进行
(23)腕环行运动	不能进行	活动费力或不完全	正常完成
9. 手指			
(24)集团屈曲	不能屈曲	能屈曲但不充分能放松主动屈曲的手指	能完成主动屈曲和伸展
(25)集团伸展	不能伸展	能放松主动屈曲的手指	能完全主动伸展
(26)钩状抓握	不能保持要求位置	握力微弱	能抵抗相当大阻力
(27)侧捏	完全不能	捏力微弱	能抵抗相当大阻力
(28)圆柱状抓握	不能保持要求位置	握力微弱	能抵抗相当大阻力
(29)球形抓握	不能保持要求位置	握力微弱	能抵抗相当大阻力
10. 协同能力与速度(手指指鼻试验连续 5 次)			
(30)震颤	明显震颤	轻度震颤	无震颤
(31)辨距障碍	明显或不规则	轻度或规则	无
(32)速度	较健侧长 6 s	较健侧长 2 ~5 s	两侧差别<2 s

下肢(总分 34 分)

项目	0 分	1 分	2 分
1. 有无反射活动(仰卧位)			
(1)跟腱反射	无反射活动		有反射活动
(2)膝腱反射	无反射活动		有反射活动
2. 屈肌协同运动(仰卧位)			
(3)髋关节屈曲	不能进行	部分进行	充分进行
(4)膝关节屈曲	不能进行	部分进行	充分进行
(5)踝关节屈曲	不能进行	部分进行	充分进行
3. 伸肌协同运动(仰卧位)			
(6)髋关节伸展	没有运动	微弱运动	几乎与对侧相同
(7)膝关节伸展	没有运动	微弱运动	几乎与对侧相同
(8)踝关节伸展	没有运动	微弱运动	几乎与对侧相同
(9)踝关节屈曲坐位	没有运动	微弱运动	几乎与对侧相同
4. 伴协同运动的活动(坐位)			
(10)膝关节屈曲	无主动运动	膝关节能从微伸位屈曲,但<90°	屈曲>90°

续表 5-2

项目	0分	1分	2分
(11)踝关节背曲	不能主动背屈	主动背屈不完	正常背屈站立
5. 脱离协同运动的活动(站位)			
(12)膝关节背屈	在髋关节伸展位时不能屈膝	髋关节0°时膝关节能屈曲<90°,或进行时髋屈曲	能自如运动
(13)踝关节背屈坐位			
6. 反射亢进(坐位)			
(14)查跟腱、膝和膝屈肌三张反射	不能自主活动 2~3个明显亢进	能部分背屈 1个反射亢进或2个反射活跃	能充分背屈 活跃的反射≤1
7. 协调能力和速度(跟-膝-胫试验,快速连续作5次)(仰卧位)			
(15)震颤	明显震颤	轻度震颤	无震颤
(16)辨距障碍	明显不规则	轻度规则	无
(17)速度	比健侧长6 s	比健侧长2~5 s	比健侧长2 s

2. 日常生活活动能力评定　Barthle指数自理能力分为四级:重度依赖、中度、轻度及无须依赖。总分≤40分全部需他人照护;总分41~60分大部分需他人照护;总分61~99分少部分需他人照护;总分100分无须他人照护。具体内容见下述十项。

(1)进食　指用合适的餐具将食物由容器送到口中,包括用筷子、勺子或叉子取食物、对碗/碟的把持、咀嚼、吞咽等过程。

10分:可独立进食(在合理的时间内独立进食准备好的食物)。

5分:需部分帮助(前述某个步骤需要一定帮助)。

0分:需极大帮助或完全依赖他人。

(2)洗澡

5分:准备好洗澡水后,可自己独立完成。

0分:在洗澡过程中需他人帮助。

(3)修饰　包括洗脸、刷牙、梳头、刮脸等。

5分:可自己独立完成。

0分:需他人帮助。

(4)穿衣　包括穿/脱衣服、系扣子、拉拉链、穿/脱鞋袜、系鞋带等。

10分:可独立完成。

5分:需部分帮助(能自己穿或脱,但需他人帮助整理,如系扣子、拉拉链、系鞋带等)。

0分:需极大帮助或完全依赖他人。

笔记栏

(5)大便控制

10 分:可控制大便。

5 分:偶尔失控。

0 分:完全失控。

(6)小便控制

10 分:可控制小便。

5 分:偶尔失控。

0 分:完全失控。

(7)如厕　包括擦拭、整理衣裤、冲水等过程。

10 分:可独立完成。

5 分:需部分帮助(需他人搀扶、需他人帮忙冲水或整理衣裤等)。

0 分:需极大帮助或完全依赖他人。

(8)床椅转移

15 分:可独立完成。

10 分:需部分帮助(需他人搀扶或使用拐杖)。

5 分:需极大帮助(较大程度上依赖他人搀扶和帮助)。

0 分:完全依赖他人。

(9)平地行走

15 分:可独立在平地上行走 45 m。

10 分:需部分帮助(需他人搀扶或使用拐杖、助行器等辅助用具)。

5 分:需极大帮助(行走时较大程度上依赖他人搀扶或坐在轮椅上自行在平地上移动)。

0 分:完全依赖他人。

(10)上下楼梯

10 分:可独立上下楼梯。

5 分:需部分帮助(需扶楼梯、他人搀扶或使用拐杖)。

0 分:需极大帮助或完全依赖他。

(三)康复治疗

根据脑血管病的不同时期特点,选择合适的康复治疗方法。康复治疗要调动机体潜力,促进神经功能的重组或再现,发挥残余功能,防治并发症,减少后遗症。对功能恢复不理想的患者,可采用辅助装置或替代技术,以恢复其自主能力,提高生活质量。

1. 早期治疗　发病后 1 ~3 周,Brunnstrom 偏瘫功能分期 1 ~2 期。本期患者特点为从患侧肢体无主动活动到肌肉张力开始恢复,并有弱的屈肌与伸肌共同运动。康复目标为促进偏瘫肢体肌张力的恢复和主动活动的出现,预防可能出现的关节挛缩、压疮、下肢深静脉血栓形成、呼吸道和泌尿系的感染等卧床综合征。

(1)早期应保持床上正确的体位,以预防可能出现的上肢屈曲痉挛和下肢伸肌痉挛模式,即对抗痉挛的体位,要求患侧上肢处于伸展位(肩伸展、外展,肘、腕、手指诸关节均伸展),下肢为屈曲位(髋、膝于屈曲位,踝关节于中立位,防止髋内外旋),可用软枕帮助置放,无论取仰卧或侧卧位均应注意。鼓励患侧卧位,可加强患侧的感觉刺激,同时有利于健侧肢体的活动。坐位时应支持上肢,避免牵拉肩关节。

(2)患肢的所有关节都应做全范围的关节被动活动,防止关节挛缩。采用 PNF 中的多肌群、多关节对角斜线活动帮助患者患侧肢体活动,活动范围由小到大,上肢主要注意掌指关节和肩关节,下肢注意踝关节。在做髋关节和肘关节活动时应注意活动幅度不宜过大,并注意手法柔和,每日 1 次以上。

(3)床上运动训练,健侧主动活动,患侧被动活动,体位为仰卧位。体操的内容重点是加强健侧肢体的主动或抗阻活动,通过中枢性促进产生的联合反应、共同运动来诱发和调动患侧肌肉的收缩反应,在动作的设计中采用本体促通技术中的对角螺旋运动,尽量接近日常功能活动,促进患肢功能活动的出现。患者早期的主动运动除了能改善运动功能,还能改善患者情绪,树立信心。

2. 痉挛期的治疗　发病后 4 ~ 12 周,Brunnstrom 偏瘫功能分期 3 ~ 4 期。本期特点:患者从患侧肢体弱的屈肌与伸肌共同运动到痉挛明显,患者能主动活动患肢,但肌肉活动均为共同运动,患侧肌张力逐渐增高,表现为典型的上肢屈肌痉挛、下肢伸肌痉挛模式,治疗的目的应抑制肌痉挛、促进分离运动恢复,加强患侧肢体的主动活动并与日常生活活动相结合,注意减轻偏瘫肢肌痉挛的程度和避免加强异常运动模式。同时,针对患者其他方面的功能障碍配合相应的康复治疗。

(1)抑制性体位　上肢屈肌痉挛——仰卧位,下肢伸肌痉挛——俯卧位,膝手爬行位、坐位双上肢向后支撑位均是抗痉挛模式体位。

(2)神经促进技术　采用抑制性手法降低肌张力(表 5-3)。

表 5-3　抑制性促通手法举例(右下肢)

手法	内容
1. 各种反射	
(1)联合反应	健侧下肢抗阻伸膝
(2)拉弓反射	头转向左,向左拉弓
(3)旋腰反射	向左旋腰
(4)下肢屈肌反射	刺激右侧足底
2. 控制关键点	膝关节、拇趾
3. 感觉刺激器	
(1)挤压	轻微持续(3 ~ 5 min)地挤压伸肌肌腱和髋、膝关节
(2)深,冷刺激	快速短暂的深冷刺激于足趾
(3)牵拉	持续缓慢地牵拉下肢伸肌
(4)下肢活动模式	做出交叉腿穿鞋动作(即髋屈、内收、外旋,膝屈,踝背屈、内翻)

(3)肌肉牵张技术　股四头肌牵拉,俯卧位,在大腿下垫一块毛巾,被动屈曲膝关节至最大。小腿三头肌牵张,站立位,足底置于 15 ~ 30° 的斜板上 5 ~ 10 min,这样可以利用身体的重量使足跟着地,踝关节背屈。

(4)痉挛期运动训练　强调患侧肢体的助力或主动活动,促进分离运动的出现,上肢以伸展性综合动作为主,下肢以屈曲性综合动作为主,根据功能恢复以先近端后

笔记栏

远端的特点,训练方法为先加强近端关节功能活动,再逐步向远端延伸。

3.恢复期的治疗　发病后4~6个月,Brunnstrom偏瘫功能分期的5~6期。

(1)促进分离运动　康复目标包括改善步态,恢复步行能力;增强肢体协调性和精细运动;提高和恢复日常生活活动能力;为了促进分离运动的进一步完善。处于恢复期的患者,可以通过器械活动,如功率自行车、下肢踏步器、平衡板、肩关节旋转器、腕关节旋转器或借助肋木完成一些难度较大的功能活动,从中提高患侧肢体的主动性、力量性和协调控制能力。

(2)强化患侧ADL训练　要有意识地用患肢完成各种日常活动,提高患肢实际操作的能力,练习患手用勺或筷吃饭,穿衣,穿鞋,提取重物,操作家务等。在训练中注意纠正错误动作,加强动作的质量,特别是在完成一些难度较大的活动中(像用勺、筷吃饭、梳头),由于精细的分离活动尚未完全建立,患者在高度紧张的情况下,容易诱发原始的痉挛模式。所以,训练中不能急于求成,应将动作逐一分解进行,直至最后全部完成。

(3)步行训练　下肢步行功能和步态直接关系到伸髋下的屈膝、踝背屈动作的完成。患者步行中的不正确动作及姿势易导致行走中出现骨盆上提、膝过伸、髋后伸受限、步幅不等、患肢不敢负重等障碍发生。重点训练:仰卧位——做桥式踏步;俯卧位——将髋处于过伸状态下进行屈膝控制练习;站立位——直腿搓圆木和站在跷跷板上做踝背屈的主动运动;行走中——下肢交替跨越;电动平板上——训练步行的速度感和节律感,从而使患者恢复实用步行的能力。这一时期患者主要侧重步行的稳定性、节律性及实用性的训练。

4.其他治疗方法

(1)理疗　可通过温热疗法改善血液循环,减轻疼痛;保留寒冷治疗(长时间冷敷、快速冰水浸泡),可以抑制肌梭的活动,降低神经传导速度;通过振动疗法(用振幅1~2 mm,频率100~200 Hz的高频器)作用于拮抗肌,引起该肌及其协同肌兴奋,使痉挛肌放松;通过生物反馈疗法放松痉挛肌,提高拮抗肌的兴奋性。

1)生物反馈治疗　患者可以通过肌电反馈,通过训练,达到有意识地控制肌肉的收缩。在偏瘫早期迟缓性瘫痪时,主要用于提高肌力;在痉挛性瘫痪时,可用于放松痉挛肌群或使其拮抗肌收缩。还可以进行重复反馈,帮助患者训练平衡功能,提高患侧负重的能力。

2)功能性电刺激(FES)　选择性刺激患侧肢体产生肌肉收缩,有预防肌萎缩的作用;在电脑程序控制下刺激患肢可使瘫痪的下肢能行走。肌电触发的功能性电刺激:即利用患者自身产生的肌电信号,通过仪器转换成电刺激脉冲作用于肌肉即叠加于肌电之上而产生较强刺激,以引发肌肉的收缩。它具有肌电反馈和肌肉电刺激两种功能,对改善肢体功能有作用。

3)其他治疗方法　包括离子导入、血管内氦-氖激光照射、超声治疗、高压氧疗、量子血液治疗、体外反搏等用于脑血管意外患者的康复治疗。

(2)平衡训练　平衡功能障碍可以影响许多日常功能活动的进行,因此平衡功能的训练在脑血管意外患者的康复治疗中具有十分重要的地位。坐、立位平衡分为三级。1级:静态平衡;2级:自动态平衡;3级:他动态平衡。训练从1级、2级开始,逐渐达到3级。

1)坐位平衡练习　患者取坐位训练,从有靠背过渡到无靠背坐位练习、改变重心练习、承重练习及左右交替抬臀练习,随后在坐位下做上肢和躯干的各种动作,并能在外界推力下保持坐位动态平衡(他动态平衡练习)。也可借助巴氏球、晃板等器材训练患者的坐位平衡能力。

2)站位平衡练习　可先借助直立床或直立架体会站立的感觉,用姿势镜矫正站立位的姿势,然后像坐位平衡练习由有依托到无依托的站立,逐渐过渡到独立站立;由分腿站力、并腿站立到直线站立,从双腿负重站立到患腿支撑站立。在站立位下要求触摸不同物品,在平衡训练器上练习重心向前、后、左、右的转移,提高患腿支撑负重能力及患腿站立平衡能力。

3)步行平衡练习　训练患者步行中的稳定性,开始可在平衡杠内练习向前、向后行走,然后练习沿直线行走,并练习在行进中止步、转体、拐弯及跨越障碍等。

(3)步态训练　由于下肢肌群力量不平衡、关节肌肉协调控制能力不足,在不具备行走能力时过早负重行走可造成划圈步态、长短步态、膝过伸步态等,异常步态形成后往往难以矫正。步态训练是在分析步态的基础上,根据分析结果,针对患者引起步态异常的原因而采取相应的措施。所以,对于偏瘫患者在功能恢复期中要求具备以下条件才可以练习步行:①站立平衡已达到3级或接近3级。②患侧下肢能支撑身体3/4的重量。③患侧下肢具有主动屈伸髋、膝能力。

训练方法如下:

1)平衡杠内训练　要求患者手扶平衡杠练习坐位站起和坐下,并能在站立位进行不同方向的重心转移;在平衡杠内向前走、向后走、转身、侧方走;患者在杠内行走时,两足应尽量靠拢分离板。

2)室内行走　在平衡杠内不扶杠能行走时即可借助助行器、手杖进行室内行走训练,逐步过渡到不用辅助具在室内平坦的地面上短距离行走。

3)活动平板上行走　可以通过调整活动平板的速度与坡度,训练行走的速度感和节律感,使其适应实用性步行速度,增加行走耐力。应注意的是步速不宜过快,以免紧张而发生患肢痉挛。

4)室外行走　在平地、不平整的地面及斜坡上行走、上下台阶、穿马路、乘坐公共汽车等交通工具,并进一步增加行走的速度、耐力及稳定性。

(4)减重跑台上行走　是一种有效的步态训练方法,患者在吊带支持下进行行走,运用减重行走训练的好处是:①使患者行走练习时具有安全感。②在患者没有足够的肌力支持体重之前就能早期练习。③跑台行走具有增加耐力的作用。④让患侧下肢负重以练习整个步行周期。开始时每次在跑台上行走15 min,5 d后增加到30 min。经过跑台训练,耐力、行走速度、步频、跨距均可得到增加。

(5)强制性使用　后遗症期中风患者(发病半年以上)可以选用强制运动疗法训练上肢功能。条件是患肢至少具备主动伸腕10°,拇指掌侧或桡侧外展10°,其余四指中任意两指的掌指和指间关节可以伸10°;患者没有明显的平衡障碍和认知障碍,无严重的痉挛和疼痛。将健侧上肢在休息位用夹板或吊带固定以限制健肢的使用,白天的固定时间不少于90%,持续2周。强制性训练患侧上肢,每天6 h,每周5次,持续2周。中风后进行有氧训练可改善中风患者的身体和精神状况,增强自尊心,使其有信心进行其他方面的活动。中风后身体活动水平降低是导致运动能力和身体状况退化

笔记栏

的主要原因,用功率车训练和减重跑台方法,可以提高中风患者的肌力和耐力,使其易于适应不同的环境。

(6)矫形器和辅助器具　指导患者使用各种矫形器、辅助器具是非常重要的。许多类型的辅助器具对改善中风患者的自理水平有帮助。如用上肢休息位矫形器来预防畸形和保持功能位,用踝足矫形器纠正足的位置以改进步态。常用的有踝足支具、膝踝足支具,主要是矫正足下垂、内翻畸形和膝过伸、膝不稳。还有用以日常生活中帮助吃饭、洗澡、穿衣、修饰的辅助器具。一些上肢屈肌痉挛严重者,可用夹板或支具把上肢固定在伸展位,通过持续的对抗与牵拉,有利于痉挛的缓解。治疗师应指导患者如何穿脱支具及在支具保护下进行功能活动。对于偏瘫后遗症导致行走困难、一侧手废用的患者,要学会手杖、拐杖、轮椅的使用。学会单手使用一些特殊辅助具,使患者最终可以借助支具和(或)辅助具完成日常活动和参加社会工作,摆脱残疾或残障对他们的困扰。对于那些无法步行的患者,要教会其如何正确的使用轮椅代步。

(7)言语治疗　有言语功能障碍的患者有将近1/3。对不能直接治好的语言障碍患者采用代偿技术,提高患者的生活质量。治疗方法有旋律性的音调治疗和鼓励语言表达、指导会话和朗读。构音障碍训练方法包括:感觉刺激、口运动语言肌肌力的训练、呼吸训练和发音模式及姿势次序的再训练。选择性的交流方式和增加交流方式的器具可用来提高生活质量。可用交流板和电子交流器具。治疗的目标是改善患者的说、理解、读和写的能力。

(8)作业疗法　上肢作业治疗主要是加强患者手的精细、协调、控制能力;下肢则通过作业治疗,使其提高支撑、负重能力及耐力,以适应各种日常活动和工作的需要。训练方法有对指、对掌、画图写字、翻纸牌、搭积木、下棋等活动;个人日常生活处理:梳头、洗脸、穿衣;做家务:如洗菜、做饭等;就业前训练:如学习打字、开车、做木活、缝纫等;参与一些体育活动,如打乒乓球、羽毛球、桌球及游泳等。

(9)其他　中国传统康复技术推拿、针灸等。

二、颅脑损伤

(一)概述

颅脑损伤是致伤外力作用于头部所导致的颅骨、脑膜、脑血管和脑组织的机械形变引起的暂时性或永久性神经功能障碍。颅脑损伤的康复是指利用各种康复手段,对脑损伤患者身体、精神、职业等方面的功能障碍进行训练,使其消除或减轻功能缺陷,最大限度的恢复正常或较正常生活、劳动能力并参加社会活动。损伤分类如下:

1. 按伤后脑组织与外界相通与否分类　分为闭合性损伤和开放性损伤两类。前者指脑组织不与外界相通,头皮、颅骨和硬脑膜的任何一层保持完整;后者指脑组织与外界相通,同时头皮、颅骨、硬脑膜三层均有损伤。

2. 按损伤性质分类　分为脑震荡、脑挫伤与脑裂伤(合称脑挫裂伤)和颅内血肿。脑震荡以受伤后患者出现短暂性昏迷,逆行性健忘和头痛、头晕、无力、记忆力障碍等为特征,一般预后良好。脑挫裂伤是在不同外力与方向作用下脑任何部位出现脑组织断裂,临床上表现为具有特征性的、严重的神经系统损害。颅脑损伤只要有较大血管损伤出血,就有发生血肿的可能。

3. 按损伤病理机制分类　分为原发性损伤与继发性损伤，原发性损伤指即刻发生的损伤如脑震荡、脑挫裂伤；继发性损伤是在原发性损伤的基础上，因颅内压增高或脑压迫而出现的一系列病变，如脑出血、脑缺血、脑水肿。

（二）康复评定

国际上普遍采用的是格拉斯哥昏迷评分（Glasgow coma score，GCS）的轻、中、重型分类法。该方法检查颅脑损伤患者的睁眼反应、言语反应和运动反应三项指标，确定这三项反应的计分后，再累计得分，作为判断伤情轻重的依据（表5-4）。

表5-4　格拉斯哥昏迷评分（GCS）

睁眼反应	计分	言语反应	计分	运动反应	计分
自动睁眼	4	回答正确	5	按吩咐动作	6
呼唤睁眼	3	回答错误	4	刺痛能定位	5
刺痛睁眼	2	乱说乱讲	3	刺痛能躲避	4
不能睁眼	1	只能发音	2	刺痛肢体屈曲	3
		不能言语	1	刺痛肢体伸过	2
				不能运动	1

轻型：13～15分，伤后昏迷时间20 min以内。

中型：9～12分，伤后昏迷时间20 min～6 h。

重型：3～8分，伤后昏迷时间6 h以上，或在伤后24 h内出现意识恶化并昏迷在6 h以上。

GCS得分在13～15分的轻度颅脑损伤患者早期可以产生很多躯体、认知和行为方面的症状，包括头痛、注意力差、思考时间延长、健忘、失眠、对光和噪声敏感等。大多数患者经治疗，观察2 d后神志清醒、生命体征稳定，CT扫描复查无颅内异常者，可回家或在门诊治疗。GCS得分小于12分的中、重度颅脑损伤患者易出现以下较典型的功能异常。

1. 认知功能障碍　认知是认识和理解事物过程的总称，包括知觉、注意、思维、言语等心理活动。颅脑损伤后常见的认知障碍是多方面的，有注意力分散、思想不能集中、记忆力减退、学习困难、归纳、演绎推理能力减弱等。

2. 行为功能障碍　脑损伤患者经受各种各样的行为和情感方面的困扰，对受伤情景的回忆、头痛引起的不适、担心生命危险等不良情绪都可导致包括否认、抑郁、倦怠嗜睡、易怒、攻击性及躁动不安。严重者会出现人格改变、类神经质的反应、行为失控等。

3. 言语功能障碍　言语是人类特有的复杂的高级神经活动，言语功能障碍直接影响患者的社会生活能力和职业能力，使其社交活动受限。脑损伤后的言语运动障碍常见的有构音障碍、言语失用。构音障碍是由于言语发音肌群受损后不协调，张力异常所致言语运动功能失常，常涉及所有言语水平（包括呼吸、发声、共鸣、韵律）。患者表现为言语缓慢、用力、发紧，辅音不准，吐字不清，鼻音过重，或分节性言语等。言语失

笔记栏

用是由于言语的中枢障碍而产生的言语缺失。大脑左半球是语言运动中枢，当病变部位在大脑左半球额叶和其他1～2个脑叶时，会出现重度非流利型失语，患者表现为言语表达能力完全丧失，不能数数，不能说出自己的姓名，复述、呼名能力均丧失，不能模仿发出言语声音等。

4. 运动功能障碍　指运动控制和关节肌肉方面的问题。由于颅脑损伤形式多样，导致运动功能障碍差异很大，通常以高肌张力多见。出现痉挛、姿势异常、偏瘫、截瘫或四肢瘫、共济失调、手足徐动等。表现为患侧上肢无功能，不能穿脱衣物，下肢活动障碍，移动差，站立平衡差，不能如厕、入浴和上下楼梯。

5. 迟发性癫痫　有一半患者在发病后1/2～1年内有癫痫发作的可能。它是神经元阵发性、过度超同步放电的表现。其原因是瘢痕、粘连和慢性含铁血黄素沉积的刺激所致。全身发作以意识丧失5～15 min和全身抽搐为特征。局限性发作以短暂意识障碍或丧失为特征，一般持续数秒，无全身痉挛现象。

6. 日常功能障碍　主要由于认知能力不足及运动受限，在日常自理生活及家务、娱乐等诸方面受到限制。

7. 就业能力障碍　中重度患者恢复伤前的工作较难，持续的注意力下降、记忆缺失、行为控制不良、判断失误等使他们不能参与竞争性的工作。

8. 颅脑损伤结局　常用格拉斯哥结局量表(Glasgow outcome scale，GOS)(表5-5)。

表5-5　格拉斯哥结局量表(GOS)

分级	简写	特征
Ⅰ死亡	D	死亡
Ⅱ持续性植物状态	PVS	无意识、无言语、无反应，有心跳呼吸，在睡眠觉醒周期的觉醒阶段偶睁眼，偶有呵欠、吸吮等无意识动作，从行为判断大脑皮质无功能。特点：无意识但仍存活
Ⅲ严重残疾	SD	有意识，但由于精神、躯体残疾或由于精神残疾而躯体尚好而不能自理生活。记忆、注意、思维、言语均有严重残疾，24 h均需他人照顾。特点：有意识但不能独立
Ⅳ中度残疾	MD	有记忆、思维、言语障碍，极轻偏瘫、共济失调等，可勉强利用交通工具，在日常生活、家庭中尚能独立，可在庇护性工厂中参加一些工作。特点：残疾，但能独立
Ⅴ恢复良好	GR	能重新进入正常社交生活，并能恢复工作，但可遗留有各种轻的神经学和病理学的缺陷。特点：恢复良好，但仍有缺陷

（三）康复治疗

1. 早期康复

(1)药物治疗　利用促进脑组织代谢及循环药物，如三磷酸腺苷、脑复新、尼莫地平、细胞色素C、神经节苷脂等，改善脑组织代谢，调整脑血流量，促进神经细胞功能的恢复。根据颅脑损伤患者伤情的轻重，于伤后36 h开始经口进食全流食、半流食或鼻饲高蛋白、高热量的流质饮食。伤后 3 d 内,糖、蛋白质供给应占需要量的 50% 左右,即总热量 3 000 ~4 000 cal/d。伤后 7 d 后,蛋白质的供给应达到 80%,总热量达到 2 400 cal以上。这样才能避免低蛋白血症,有利于提高机体免疫力,促进创伤的恢复及神经组织修复和功能重建。经营养监测不能满足患者的需要量时,早期实行胃肠外营养补给。

(2)促醒治疗　严重的颅脑损伤恢复首先由昏迷和无意识开始,功能恢复的大致顺序如下:自发睁眼—觉醒周期性变化—逐渐能听从命令—开始说话。为了加速这种恢复的进程,各种神经肌肉促进、刺激的手段是必要的。如用环境刺激法即有计划的让患者接受自然环境发生的刺激,定期听亲人的录音和言语交流,收听广播和音乐等。通过患者的面部表情或者脉搏、呼吸、睁眼等变化观察患者对各种刺激的反应。利用患者头上放置五彩电灯,通过不断变换的彩光刺激视网膜、大脑皮质,2 次/d,1 h/次。

(3)维持合理体位　患者应处于感觉舒适的对抗痉挛模式的体位,头的位置不宜过低,以利于颅内静脉回流,患侧上肢保持肩胛骨向前,肩前伸,伸肘;下肢保持稍屈髋、屈膝,踝中立位。

(4)运动疗法　每天有计划的活动四肢,防止关节痉挛和肌肉萎缩。被动活动肢体时,用力要缓和,以免暴力造成骨折。特别是卧床时间较长的患者,肢体存在不同程度的骨质疏松,如活动不当,容易在活动时造成骨折。

(5)高压氧治疗　患者在 2.0 大气压的压力舱内,每天 1 次,每次 90 min,每疗程 10 ~20 d,根据病情需要可适当增加疗程。它可减轻脑水肿的颅内压增高、改善脑血管循环及脑缺氧,以挽救处于临界状态受损伤的神经细胞功能。

(6)理疗　利用低频脉冲电疗法增强肌张力及兴奋支配肌肉的运动或感觉麻痹的神经,以增强肢体运动功能;利用频率 2 000 Hz 以上的超声波的机械震动波在介质中的传播,达到机械的、温热及化学治疗作用,以增加组织代谢;增加通透性以达到缓解肌肉痉挛、止痛、镇静和伤口愈合作用。

2. 恢复期的康复

(1)认知障碍的治疗　认知康复是在脑功能受损后,通过训练和重新学习,使患者重新获得较有效的信息加工和执行行动的能力,以减轻其解决问题的困难和改善其日常生活能力的康复措施。认知功能训练是提高智能的训练,应贯穿在治疗的全过程。方法包括记忆力、注意力,理解,判断能力,推理综合能力训练等。

1)注意力与集中能力缩短的训练　注意力与集中能力是指患者为促进理解并作出适当反应集中足够时间长度的能力。脑损伤患者往往不能注意或集中足够的时间去处理一项活动任务,容易受到外界环境因素的干扰而精力涣散。对这类患者常采用的处理方法包括:简化某项活动程序,将活动分解为若干个小步骤;给予患者充裕的时间完成活动;对提供的新的信息不断重复;鼓励患者参与简单的娱乐活动,如下跳棋和猜谜;避免身体疲劳;提供频繁的词语、视觉及触觉暗示。

2)记忆力损伤的训练　记忆力是指保持恢复并以后可再次使用信息的能力。记忆由短期记忆和长期记忆组成。短期记忆是指保持信息 1 min ~1 h 的能力;长期记忆是保持信息几天到几年的时间。常采用的处理方法包括:鼓励患者使用记忆辅助具,如卡片、杂志、书籍或录音带,反复的朗诵需要记住的信息;提供钟表、日历、电视及收音机等提醒物;设计安排好日常活动表;把时间表或日常安排贴在高一点的醒目之处;

笔记栏

提供新的信息,用不断重复的方式来增进记忆;为过后回忆(复习)而记录或写下新的信息。

3)空间障碍的训练　适当的分级活动可帮助患者恢复掌握空间关系的能力,先从包含2项内容的绘画中选择一项适当的内容,再从包含3项内容的绘画中选择一项适当的内容,最后从一整幅绘画中选择一项适当的内容。逐渐升级到较为正常的刺激水平。

4)判断力损伤的训练　判断力是患者理解确定采取行为后果的能力,以及以安全恰当的方式采取行动的能力。常用的处理方法包括:让患者做简单的选择,如下跳棋和猜谜;让患者参与做决定的过程;提供多项活动选择的机会;提供频繁的反馈;降低/减少注意力涣散(精力涣散)而提供安静的环境;提供充裕的时间。

5)视觉缺陷的训练　患者常有视野损伤如偏盲、图形-背景视觉损伤、单侧忽略及不能正确判断距离。通过功能性活动及变换技巧的方式进行治疗,如对视野缺损者用在检查表上圈勾特定字母的练习活动,以改善和转移患者在功能性活动中的视野问题;提供镜子反馈;将颜色涂于重要的被忽略物体上;教患者使用患侧肢体。

6)顺序排列困难的训练　大多数脑损患者不能说出自己认为完成一项活动各步骤的适当时序。常用处理方法包括:把活动分解成简单的步骤;对活动的每一步都提供暗示;在提供下一步的暗示前,允许患者尽己所能完成每一步的活动。

7)失认的训练　失认是大脑损伤患者在没有知觉障碍、视力障碍或语言障碍的情况下,对先前已知刺激的后天性辨别能力的损害。通常针对不同的失认状态,如视觉空间失认、身体失认、触觉失认、听觉失认、单侧忽略等通过重复刺激、物体左右参照物对比、强调正确的答案及其他感觉的方式,促进认识,如熟悉物体的照片可以帮助患者记忆其名称。

(2)行为障碍的治疗　对行为异常的康复目标是积极消除他们的不正常的、不为社会所接受的行为,促进他们的亲社会行为。稳定、限制的住所与结构化的环境,是改变不良行为的关键。

1)躁动不安与易激惹性的处理　提供安全结构化的环境减少不良刺激,如导管、引流管等有害刺激;避免过于限制或约束患者的行动能力;避免治疗次数过多时间过长;对恰当的行为提供积极的反馈;对于不安的情绪提供宣泄的方式,如散步或其他体力性活动;最大限度减少与不熟悉工作人员的接触。

2)易冲动的处理　提供一个安全、布局合理、安静的房间;对不当的行为立即给予反馈;用简单的奖励方法如实物、代币券等教会患者自我控制;对所有恰当的行为进行奖励;在不恰当行为发生后的短时间内拒绝奖励性刺激;一旦不恰当行为出现应用预先声明的惩罚;在极严重的不良行为发生后,给患者厌恶刺激。

(3)言语障碍的治疗　急性期已过,患者全身一般状况稳定,最好能够坐2 h,即可开始训练。内容以听觉刺激法为中心,训练次数1~6次/周,每次30 min。具体包括听语指图、复述、听语指字、呼名、阅读、书写、听语记忆广度、句法练习等。应由口腔动作训练开始,患者在穿衣镜前模仿治疗师的口型,通过视觉、听觉接受信息,并通过视觉反馈进行调整。如患者模仿治疗师做口腔动作、模仿治疗师发辅音、元音及四声。然后通过听词指物等练习将听觉刺激与视觉刺激结合起来使视听说结合进行刺激-反应-反馈环路训练激起言语反应。在此基础上通过患者自己说出相应的词语,使语言表达得到锻炼。在言语训练中可采用适当的暗示，如应用手指敲打节拍（一字一拍），促进患者产生言语；在呈现某些动作图片时，做相应的动作或手势提示患者。注意言语训练时，在简单对话的训练中，回答问题中的词提取应在患者的能力范围内，以训练患者语言的实际应用能力。构音障碍训练包括呼吸发音和共鸣训练及颜面器官（口唇舌等）的训练。结束言语训练的原因：训练成绩达一定水平后无变化；出院；本人对言语训练无热情；家属问题；健康体力的问题；医疗费用问题等。

（4）运动障碍的治疗　运动控制训练的目的是通过抑制异常运动模式，使脑损伤患者重新恢复其机体的平衡、协调及运动控制功能。一般应在生命体征稳定后，在医生及治疗师的指导下，确定活动量、活动范围及限度，应尽早开始偏瘫训练。采用综合促进技术，传递冲动练习，站立床负重及电动体操等，以促进神经功能的恢复，防止肌肉萎缩并诱发主动运动。

（5）迟发性癫痫的治疗　有关预防性抗癫痫药物的应用存在争议，可以不常规使用预防性抗癫痫药物。一般服用抗癫痫药物至少2年，完全控制后仍应再服2年。对药物治疗2~3年仍不能控制的癫痫发作，而且发作频繁而严重者，可慎重考虑外科癫痫病灶切除手术。

（6）日常功能受限的治疗　脑损伤患者由于精神、情绪异常、行为失控常出现拒绝进食、不能自我料理日常生活的情况。作业治疗对其功能恢复有着特殊的意义，如床上肢体功能位的放置、起坐、利用桥式运动翻身、床边站立、床-轮椅、轮椅-浴室等转移训练；尽量让患者自己进食，减少不必要的他人帮助。卧位时，患者如没有吞咽障碍且意识清楚，可让患者自己用瓶子、吸管饮水；服药时也应将药递到患者手中后，让他自己放入口中；在患者能够独立坐稳后，让患者采用坐位将患侧肩前屈、肘伸展、手平放在桌子上，躯干、双肩保持端正、平稳进餐。在获得了一定的运动功能后，利用镜子训练患者坐位动态平衡的同时，练习穿、脱衣服和鞋子等动作；站立动态平衡达到3级以上时，让患者学习站着提裤子、系腰带；试着让其站在卫生间的水池边练习洗漱，如单手洗脸、挤牙膏、拧毛巾等；万一有不稳或跌倒的感觉，学会利用周围的建筑、设施缓冲下跌的速度避免倒下去。有目的的训练患者对周围事物和物体的认识能力，通过与周围人物的交流，提高记忆和理解能力等都起到重要的作用。

3. 后遗症期的康复

（1）运动疗法　对于能自己活动的患者，应鼓励其做力所能及的室内及室外活动。

（2）作业疗法　针对患者日常活动中不同程度的听、说、读、写能力障碍及计算能力不足，治疗师和患者一起分析伤前的日常活动规律，利用录音机训练其听、说、读、写能力；利用计算器及形状挂图训练绘画和计算能力。在家人的监督下制订每日作息时间，逐步严格要求执行。

（3）职业训练　逐渐培养患者与别人和谐共处合作的精神，给予患者一些简单的操作性工作，观察其完成的情况，并逐步增加工作操作性难度，为重返工作岗位奠定基础。

（4）心理治疗　家人要从患者细微情绪变化中，发现其积极和消极因素，采用说服、解释、启发、鼓励、对比等方法，调动患者积极因素，提高战胜伤残的信心。

笔记栏

三、脊髓损伤

(一)概述

1. 损伤原因　脊髓损伤最常见的原因是由闭合性钝性外伤引起,通常和脊柱的骨折或错位有关。脊柱骨折患者中约有20%发生不同程度的神经损伤。脊髓损伤本身很少导致解剖上的脊髓完全断离,但神经生理功能可完全破坏,致使感觉与运动功能丧失。

2. 损伤分类

(1)创伤性　① 颈脊髓损伤:屈曲型旋转脱位或骨折脱位最常见,最好发部位为$C_5 \sim C_6$。压缩性骨折$C_5 \sim C_6$最常见。过伸型损伤最常见于老年人,占颈椎损伤的30%左右,最常见于$C_4 \sim C_5$,属于稳定性损伤。② 胸腰脊髓损伤:屈曲型旋转脱位或骨折脱位最为常见,多位于$T_{12} \sim L_1$,造成椎体前移,通常不稳定,导致脊髓、圆锥或马尾神经功能的完全性障碍。③过伸性损伤:少见,通常导致完全性脊髓损伤。④开放性损伤:较少见。⑤挥鞭性损伤:X射线往往阴性,脊髓损伤多为不完全性。

(2)非创伤性　①血管性:动脉炎、脊髓血栓性静脉炎、动静脉畸形等。②感染性:吉兰-巴雷综合征、横贯性脊髓炎、脊髓前角灰质炎等。③退行性:脊柱肌肉萎缩、肌萎缩侧索硬化、脊髓空洞症等。④肿瘤:原发性-脑(脊)膜瘤、神经胶质瘤、神经纤维瘤、多发性骨髓瘤等。继发性-继发于肺癌、前列腺癌等。⑤其他。

3. 临床综合征　典型的横贯性损伤按损伤水平分为截瘫和四肢瘫。但一些不完全性损伤具有特殊的表现,具体如下。

(1)中央束综合征　常见于颈脊髓血管损伤。血管损伤时脊髓中央先开始发生损害,再向外周扩散。上肢的运动神经偏于脊髓中央,而下肢的运动神经偏于脊髓的外周,造成上肢神经受累重于下肢,因此上肢障碍比下肢明显。患者有可能可以步行,但上肢部分或完全麻痹。

(2)半切综合征　常见于刀伤或枪伤。脊髓只损伤半侧,由于温、痛觉神经在脊髓发生交叉,因而造成同侧肢体本体感觉和运动丧失,对侧温痛觉丧失。

(3)前束综合征　脊髓前部损伤,造成损伤平面以下运动和温痛觉丧失,而本体感觉存在。

(4)后束综合征　脊髓后部损伤,造成损伤平面以下本体感觉丧失,而运动和温痛觉存在。

(5)脊髓圆锥综合征　主要为脊髓骶段圆锥损伤,可引起膀胱、肠道和下肢反射消失。偶尔可以保留骶段反射。

(6)马尾综合征　指椎管内腰骶神经根损伤,可引起膀胱、肠道及下肢反射消失。马尾的性质实际上是外周神经,因此有可能出现神经再生,而导致神经功能逐步恢复。外周神经的生长速度为1 mm/d,因此,马尾损伤后神经功能的恢复有可能需要2年左右的时间。

(7)脊髓震荡　指暂时性和可逆性脊髓或马尾神经生理功能丧失,可见于只有单纯性压缩性骨折,甚至放射线检查阴性的患者。脊髓并没有机械性压迫,也没有解剖上的损害。另一种假设认为脊髓功能丧失是由于短时间压力波所致。缓慢的恢复过程提示反应性脊髓水肿的消退。此型患者可见反射亢进，但没有肌肉痉挛。

（二）康复评定

1. 按损伤程度分类　见表5-6。

表5-6　脊髓功能损害分级

分级	功能状况
A 完全性损害	骶段无感觉或运动功能
B 不完全性损害	神经平面以下包括骶段（$S_4 \sim S_5$）有感觉功能，但无运动功能
C 不完全性损害	神经平面以下有运动功能，大部分关键肌肌力<3 级
D 不完全性损害	神经平面以下有运动功能，大部分关键肌肌力≥3 级
E 正常	感觉和运动功能正常。但肌肉张力增高

2. 损伤平面与功能预后　见表5-7。

表5-7　脊髓损伤平面与功能预后的关系

神经平面	最低功能肌肉	活动能力	生活能力
$C_1 \sim C_4$	颈肌	依赖膈肌起伏维持呼吸，可用声控方式操纵某些活动	完全依赖
C_4	膈肌、斜方肌	使用电动高靠背轮椅，有时需要辅助呼吸	高度依赖
C_5	三角肌、肱二头肌	可用手在平坦路面上驱动高靠背轮椅，需要上肢辅助具及特殊推轮	大部依赖
C_6	胸大肌、桡侧伸腕肌	可用手驱动轮椅，独立穿上衣，可以基本独立完成转移，可驾驶特殊改装汽车	中度依赖
$C_7 \sim C_8$	肱三头肌、桡侧屈腕肌、指深屈肌、手内部肌	轮椅使用，可独立完成床-轮椅/厕所/浴室转移	大部分自理
$T_1 \sim T_6$	上部肋间肌/背肌	轮椅独立，用长腿矫形器扶拐短距离步行	大部分自理
T_{12}	腹肌、胸肌、背肌	长腿矫形器扶拐步行，长距离行动需要轮椅	基本自理
L_4	股四头肌	短腿矫形器扶手杖步行，不需要轮椅	基本自理

3. 神经损伤平面评定标准　神经平面指脊髓具有身体双侧正常感觉、运动功能的最低节段。用右侧感觉节段、左侧感觉节段、左侧运动节段、右侧运动节段来表示神经平面。感觉和运动平面可以不一致，左右两侧也可能不同。神经平面的综合判断以运动平面为主要依据，但 $T_2 \sim L_1$ 损伤无法评定运动平面，所以主要依赖感觉平面来确定神经平面。C_4 损伤可以采用膈肌作为运动平面的主要参考依据。神经平面采用关键肌（key muscle）和关键点（key point）的方式。采用积分方式使不同平面及损伤分类的患者严重程度可以横向比较。

笔记栏

(1)感觉损伤平面的确定　关键点指标志感觉神经平面的皮肤标志性部位。感觉检查包括身体两侧 28 对皮区关键点(表 5-8)。每个关键点要检查针刺觉和轻触觉,并按 3 个等级分别评定打分。0=缺失;1=障碍(部分障碍或感觉改变,包括感觉过敏);2=正常;NT=无法检查。正常者两侧感觉总积分为 112 分。

表 5-8　感觉关键点

平面	部位	平面	部位
C_2	枕骨粗隆	T_8	第八肋间(T_7与T_9之间)
C_3	锁骨上窝	T_9	第九肋间(T_8与T_{10}之间)
C_4	肩锁关节的顶部	T_{10}	第十肋间(脐水平)
C_5	肘前窝的外侧面	T_{11}	第十一肋间(T_{10}与T_{12}之间)
C_6	拇指	T_{12}	腹股沟韧带中部
C_7	中指	L_1	T_{12}与L_2之间上 1/3 处
C_8	小指	L_2	大腿前中部
T_1	肘前窝的尺侧面	L_3	股骨内上髁
T_2	腋窝	L_4	内踝
T_3	第三肋间	L_5	足背第三跖趾关节
T_4	第四肋间(乳线)	S_1	足跟外侧
T_5	第五肋间(T_4与T_6之间)	S_2	腘窝中点
T_6	第六肋间(剑突水平)	S_3	坐骨结节
T_7	第七肋间(T_6 与 T_8 中点)	$S_{4,5}$	肛门周围

感觉检查的选择项目:位置觉和深压痛觉,只查左右侧的示指和拇指。

(2)运动损伤平面的确定　关键肌指确定神经平面的标志性肌肉。由于一根神经支配多根肌肉和一块肌肉受多根神经支配的特性,因此根据神经节段与肌肉的关系,将肌力 III 级的关键肌为运动神经平面,但该平面以上的关键肌的肌力必须≥Ⅳ级(表 5-9)。运动积分是将肌力(0~5 级)作为分值,把各关键肌的分值相加。正常者两侧运动平面总积分为 100 分。

表 5-9　运动关键肌

平面	关键肌	平面	关键肌
C_5	屈肘肌(肱二头肌,旋前圆肌)	L_2	屈髋肌(髂腰肌)
C_6	伸腕肌(桡侧伸腕长肌和短肌)	L_3	伸膝肌(股四头肌)
C_7	伸肘肌(肱三头肌)	L_4	踝背伸肌(胫前肌)
C_8	中指屈指肌(指深屈肌)	L_5	长伸趾肌(趾长伸肌)
T_1	小指外展肌(小指外展肌)	S_1	踝跖屈肌(腓肠肌、比目鱼肌)

运动检查选择项目：膈肌、三角肌、外侧腘绳肌。肌力分为无、减弱或正常。

（三）康复治疗

1. 早期处理　脊髓损伤抢救期过后就应该尽早开始康复介入。

（1）康复护理　①床和床垫：对脊椎稳定者可使用减压床、皮垫床或一般床上加气垫。②翻身：强调每 2 h 翻身一次，防止皮肤压疮。③体位：患者可以采用平卧或侧卧，但要求身体与床接触的部位全部均匀地与床接触，避免局部压力过重，以免发生压疮。病情许可的前提下，逐步让患者由平卧位向半卧位和坐位过渡。④个人卫生活动：协助患者梳洗，注意采用中性肥皂。大小便及会阴护理，注意避免局部潮湿，以减少发生溃疡的可能性。大小便后软纸擦拭，避免皮肤擦伤。

（2）保证呼吸　急性高位脊髓损伤后由于呼吸功能障碍，排痰能力下降，可造成肺炎等并发症。可以采用胸部轻叩击和体位引流的方法促进排痰，提倡腹式呼吸。

（3）康复训练

1）关节保护和训练　在生命体征稳定之后就应立即开始全身各关节的被动活动，1～2 次/d，每一关节在各轴向活动若干次即可，以避免关节挛缩。进行被动活动时要注意动作轻柔，缓慢，有节奏，活动范围应达到最大生理范围，但不可超过，以免拉伤肌肉或韧带。髋关节外展要限制在 45°以内，以免损伤内收肌群。对膝关节的内侧要加以保护，以免损伤内侧副韧带。在下胸段或腰椎骨折时，进行屈髋屈膝运动时要注意控制在无痛范围之内，不可造成腰椎活动。禁止同时屈曲腕关节和指关节，以免拉伤伸肌肌腱。腰椎平面以上的患者髋关节屈曲及腘绳肌牵张运动需要特别强调，因为只有髋关节直腿屈曲达到或超过 90°时才有可能独立坐在床上，这是各种转移训练和床上活动的基础。高位脊髓损伤患者为了防止肩关节半脱位，可以使用肩矫形器。同时可以使用踝足矫形器防止足下垂和跟腱挛缩。肩胛骨和肩带肌的被动活动与训练对于恢复上肢功能意义重大，不可忽视。

2）直立适应性训练　逐步从卧位转向半卧位，或坐位，倾斜的高度每日逐渐增加，以无头晕等低血压不适症状为度，循序渐进。下肢可使用弹性绷带，同时可使用腹带，以减少静脉血液淤滞。从平卧位到直立位需 1 周的适应时间。适应时间长短与损伤平面相关。颈胸髓损伤的患者应该进行起立床训练。

3）膀胱和直肠训练　脊髓损伤后早期常有尿潴留，一般采用留置导尿的方式。留置导尿管时要注意卧位时男性导尿管的方向必须朝向腹部，以免导尿管压迫尿道壁，造成尿道内压疮。留置导尿时还要注意夹放导尿管的时机。膀胱储尿在 300～400 mL 时有利于膀胱自主收缩功能的恢复。要记录水的出入量，以判断放尿时机。留置导尿时每日进水量必须达到 2 500～3 000 mL，以避免膀胱尿液细菌的繁殖增长。留置导尿者发生泌尿系统感染可以没有症状，抗生素往往无效，最好的办法是拔除导尿管。一旦出现全身性菌血症可以采用敏感的抗生素治疗。拔除导尿管之后可以采用间歇清洁导尿，即采用较细的导尿管，导尿管插入时外阴部局部清洗干净，导尿管用后用清水冲洗，然后放入生理盐水或消毒液中保存。脊髓损伤后的直肠问题主要是便秘。灌肠、肛门-直肠润滑剂和缓泻剂都可以采用。腹泻少见，多半为合并肠道感染。可以采用抗菌药物及肠道收敛剂治疗。

4）压疮处理　要点是保持皮肤清洁、干燥；保持良好的营养状态；避免长时间皮肤受压。

笔记栏

5）理疗　理疗可以减轻炎性反应，对改善神经功能有一定帮助。

6）心理治疗　几乎所有脊髓损伤患者在伤后均有严重心理障碍，包括极度压抑或忧郁、烦躁甚至发生精神分裂症。因此康复治疗时必须向患者进行耐心细致的心理治疗，对于患者的问题给予鼓励性的回答，帮助患者建立信心，积极参加康复训练。

2. 恢复期处理　一旦患者生命体征稳定、骨折部位稳定、神经损害或压迫症状稳定、呼吸平稳后即可进入恢复期治疗。

（1）肌力训练　肌力训练的重点是肌力 III 级的肌肉，可以采用渐进抗阻练习；肌力 II 级时可以采用滑板运动或助力运动；肌力 I 级时只有采用功能性电刺激的方式进行训练。肌力训练的目标是使肌力达到 III 级以上，以恢复实用肌肉功能。脊髓损伤者为了应用轮椅、拐杖或助行器，在卧位、坐位时均要重视锻炼肩带肌力，包括上肢支撑力训练、肱三头肌、肱二头肌训练和握力训练。对于采用低靠背轮椅者，还需要进行腰背肌的训练。步行训练的基础是腹肌、髂腰肌、腰背肌、股四头肌和内收肌的训练。卧位时可采用举重、支撑，坐位时利用倒立架、支撑架等训练。

（2）肌肉与关节牵张　包括腘绳肌牵张、内收肌牵张和跟腱牵张。腘绳肌牵张是为了使患者直腿抬高大于 90°，以实现独立坐。内收肌牵张是为了避免患者因内收肌痉挛而造成会阴部清洁困难。跟腱牵张是为了保证跟腱不发生挛缩，以进行步行训练。牵张训练是康复治疗过程中必须始终进行的项目。牵张训练还可以帮助降低肌肉张力，从而对痉挛有一定的治疗作用。

（3）坐位训练　正确的独立坐位是进行转移、轮椅和步行训练的前提。床上坐位可分为长坐（膝关节伸直）和短坐（膝关节屈曲）。实现长坐才能进行床上转移训练和穿裤、袜和鞋的训练，其前提是腘绳肌必须牵张度良好，髋关节活动超过 90°。坐位训练还应包括平衡训练，及躯干向前、后、左、右侧平衡及旋转活动时的平衡。这种平衡训练与中风和脑外伤时平衡训练相似。

（4）转移训练　包括独立转移和帮助转移。帮助转移指患者在他人的帮助下转移体位。可有两人帮助和一人帮助。独立转移指患者独立完成转移动作，包括从卧位到坐位转移、床上或垫上横向和纵向转移、床至轮椅和轮椅至床的转移、轮椅到凳或凳到轮椅的转移及轮椅到地和地到轮椅的转移等。在转移时可以借助一些辅助具，例如滑板。

（5）步态训练　先要进行步态分析，以确定髂腰肌、臀肌、股四头肌、腘绳肌等肌肉的功能状况。完全性脊髓损伤患者步行的基本条件是上肢有足够的支撑力和控制力。如果要具有实用性步行能力，则神经平面一般在腰或以下水平。对于不完全性损伤者，则要根据残留肌力的情况确定步态的预后。步行训练的基础是坐位和站位平衡训练，重心转移训练和髋、膝、踝关节控制能力训练。关节控制肌的肌力经过训练仍然不能达到 III 级以上水平者，必须使用适当的矫形器以代偿肌肉的功能。达到站位 III 级平衡时，患者可以开始平行杠内练习站立及行走，包括三点步和四点步、二点步，并逐步过渡到助行器或双拐行走。行走训练时要求上身正直、步伐稳定、步态均匀。耐力增强之后可以练习跨越障碍，上下台阶、摔倒及摔倒后起立等。步行训练的目标是：①社区功能性行走，终日穿戴矫形器并能耐受，能上下楼，能独立进行日常生活活动，能连续行走 900 m。②家庭功能性行走：能完成上述活动，但行走距离不能达到 900 m。③治疗性步行：上述要求均不能达到，但可借助矫形器进行短暂步行。

（6）轮椅训练　患者可以选择合适的姿势：可采用身体重心落在坐骨结节上方或

后方(后倾坐姿)或相反的前倾坐姿。前倾坐姿的稳定性和平衡性更好,而后倾姿势较省力和灵活。要注意防止骨盆倾斜和脊柱侧弯。轮椅操纵:上肢力量及耐力是良好轮椅操纵的前提。在技术上包括前后轮操纵,左右转进退操纵,前轮跷起行走及旋转操纵,上一级楼梯训练及下楼梯训练。注意每坐 30 min,必须用上肢撑起躯干,或侧倾躯干,使臀部离开椅面减轻压力,以免坐骨结节处皮肤发生压疮。

四、周围神经损伤

(一)概述

周围神经损伤是指周围神经干或其分支受到外界直接或间接力量作用而发生的损伤。周围神经多为混合神经,包括运动神经、感觉神经和自主神经。损伤后的典型表现为运动障碍、感觉障碍和自主神经功能障碍。

平时与战时均多见,四肢神经损伤约占外伤总数的 10%,火器伤、骨折中约有 60% 合并神经损伤,四肢神经损伤最多见的为尺神经、正中神经、桡神经、坐骨神经和腓总神经,上肢神经伤较多,占 60% ~70%。

1. 损伤原因

(1)挤压伤　其损伤程度与挤压力的大小、速度和神经受压范围等因素有关。轻者可导致神经失用,重者可压断神经。根据挤压因素不同,分为外源性与内源性两种。前者是体外挤压因素致伤,如腋杖过高,压伤腋神经;头枕在手臂上睡觉,压伤桡神经和尺神经;下肢石膏固定过紧,压伤腓总神经等。还有被体内组织压伤的,如肱骨骨折的骨痂压迫邻近的桡神经等。

(2)牵拉伤　轻者可拉断神经干内的神经束和血管,使神经干内出血,最后瘢痕化;重者可完全撕断神经干或从神经根部撕脱,治疗比较困难。多见于臂丛神经,常由交通和工伤事故引起。肩关节脱位、锁骨骨折及分娩,均可伤及臂丛神经。另外肱骨外上髁骨折引起的肘外翻,可使尺神经常年受反复牵拉,引起迟发性尺神经麻痹。

(3)切割伤　神经可单独或与周围组织如肌腱、血管等同时被切断。常见于腕部和骨折部位,损伤范围比较局限,手术治疗预后较好。

(4)注射伤　如臀部注射伤及坐骨神经,腓总神经;上肢注射伤及桡神经等。

(5)手术误伤　多见于神经鞘瘤剥离术及骨折内固定术等。

2. 损伤分类

(1)神经失用　由于挫伤或压迫使神经的传导功能暂时丧失称为神经失用。无须手术治疗,病因去除,短期(3 个月内)即可痊愈。

(2)轴突断裂　神经轴突断裂,失去连续性,但神经髓鞘及内膜的连续性没有破坏,称为轴突断裂。痊愈时间取决于特定的神经和损伤的部位,因神经再生速度一般是 1 ~8 mm/d,故损伤恢复较慢,约需数月甚至超过 1 年。

(3)神经断裂　神经纤维(包括轴突、髓鞘及内膜)完全断裂,称为神经断裂。需手术吻合。

(二)康复评定

除一般神经功能评定外,特殊的功能评定如下。

1. Tinal 征　即神经干叩击试验,是检查神经再生的一种简单方法。当神经轴突

笔记栏

再生，尚未形成髓鞘之前，对外界的叩击可出现疼痛、放射痛和过电感等过敏现象。沿修复的神经干叩击，到达神经轴突再生前缘时，患者即有上述感觉。定期重复此项检查，可了解神经再生的进度。

2. 电生理学评定

（1）肌电图检查法　将肌肉兴奋时发出的生物电变化引出放大，用图形记录出来。一般可比肉眼或手法检查早1～2个月发现肌肉重新获得神经支配。①正常情况下，肌肉在松弛时，是静息状态，无波形出现。轻收缩时呈现单个及多个运动单位电位。肌肉最大收缩时，多个运动单位电位密集，互相干扰，呈干扰相。②周围神经完全损伤早期，其所支配肌肉可完全无电位活动。2～4周后，可出现失神经的纤颤电位和正向电位，试图做肌肉收缩时，亦无运动单位电位出现。③神经再生后，失神经的纤颤电位和正向电位逐渐消失，恢复新生电位，少数单个运动单位电位，最后恢复运动相以至干扰相。若神经长期未获再生，随着肌纤维被纤维组织所代替，失神经的纤颤电位和正向电位亦消失。④如果运动单位电位数量增加，说明神经再生过程在继续；如果数量不增，则提示预后不佳，应考虑手术干预。

（2）神经传导速度的测定　利用肌电图测定神经在单位时间内传导神经冲动的距离。以此可以判断神经损伤的部位，神经再生及恢复的情况。应用价值比肌电图大。正常情况下，四肢周围神经的传导速度一般为40～70 m/s。神经部分受损时，传导速度减慢。神经完全断裂时，神经传导速度为0。

（3）体感诱发电位（SEP）检查　是刺激从周围神经上行至脊髓、脑干和大脑皮质感觉区时在头皮记录的电位，具有灵敏度高、定量估计病变、定位测定传导通路、重复性好的优点。

（三）康复治疗

康复治疗的目的是防治并发症，预防与解除肌肉肌腱挛缩、关节僵硬，防止肌肉萎缩，增强肌力，恢复运动与感觉功能，最终恢复患者的生活和工作能力。

1. 防治并发症

（1）肿胀　可采用抬高患肢，弹力绷带压迫，被固定的肢体静力性收缩，对患肢进行轻柔的向心性按摩，被动运动和理疗如热敷、温水浴、蜡浴、红外线、电光浴、超短波、短波、微波、脉管仪等来改善局部血液循环和营养状况，促进组织水肿和积液的吸收。

（2）挛缩　除采用预防水肿的方法外，还可用三角巾、夹板、石膏托、支具等，将受累肢体及关节保持在功能位。被动牵伸挛缩肌肉和肌腱，要求动作缓慢、轻柔，范围逐渐增大。按摩受累肢体。理疗：温热疗法、超声波疗法、音频电疗法、直流电碘离子导入或透明质酸酶导入疗法、水疗及水中运动。

（3）继发性外伤　对患者进行安全教育，教育患者不要用无感觉的部位去接触危险的物品；对无感觉的手足，应注意保持清洁，戴手套保护，每天检查皮肤，对皮肤干燥和愈合能力降低采取补偿治疗，每天浸泡和油类涂擦以使皮肤恢复湿润；慎用热疗，避免烫伤；慎用支具，避免压疮。理疗创面，可用超短波、微波、红外线、紫外线、激光等。当某一部位发生炎症时，要考虑到该部位有可能每天活动过度。如果组织整个发生损伤，应使受累部位得以休息，以促进组织康复，防止进一步损伤。

2. 防止肌萎缩，增强肌力，促进运动功能的恢复

（1）肌力0～1级　强度-时间曲线检查为完全失神经支配曲线，肌电图检查尚无

笔记栏

动作电位或只有极少的动作电位时，采用电刺激、按摩、被动运动、中枢冲动传递训练、肌电反馈训练、肌电反馈电刺激、助力运动等方法，以防止或减缓失神经肌肉的萎缩。

(2)肌力 1 ~2 级　采用肌电反馈训练、肌电反馈电刺激、助力运动、主动运动、水中运动(借助于水的浮力)和器械运动等。

(3)肌力 3 ~4 级　采用主动运动(多轴向)，抗阻运动如渐进抗阻肌力训练、等速肌力训练，水中运动(借助于水的阻力)和器械运动等，同时进行速度、耐力、灵敏度、协调性与平衡性的训练。

3. 促进感觉功能恢复

(1)脱敏疗法　感觉过敏者，可采用脱敏疗法。脱敏的第一步是指导患者如何保护过敏的伤处，进而对皮肤或瘢痕处给予适量的刺激，逐渐使患者能够适应和接受该刺激。采用的方法包括震动，按摩，渐进压力，叩击，浸入疗法或使用冰水，由软而硬，选用不同质地、不同材料的物品，如棉球、棉布、毛巾、毛刷、豆子、米粒、沙子等刺激敏感区，刺激量逐渐加大，使之产生适应性和耐受力。使用经皮神经电刺激疗法，或超声波疗法等。

(2)感觉再训练

1)早期训练　当还未能分辨 30 Hz 震动之前，可以进行。①触觉定位：使用软胶棒(如铅笔的橡皮头)压于掌上，或来回移动，嘱患者注意压点，以视觉协助判断压点位置，然后闭眼感受压点的触感。如此反复练习。②触觉的灵敏：感觉减退或消失、实体感缺失者，往往很难完全恢复原来的感觉，需要采用感觉重建训练法进行训练，即训练大脑对新刺激重新认识。可让肢体触摸或抓捏各种不同大小、形状和质地的物品来进行反复训练。刺激强度逐渐从强到弱，来增加分辨能力。训练可分为 3 个阶段进行：第 1 阶段，让患者睁眼看着治疗师用物品分别刺激其健侧和患侧肢体的皮肤，要求患者努力去体验和对照；第 2 阶段，让患者先睁眼看着治疗师用物品刺激其患侧肢体的皮肤，然后闭眼，治疗师继续在同一部位以同样物品去刺激，要求患者努力去比较和体会。或让患者先闭眼，治疗师用物品刺激其患侧肢体的皮肤，然后再睁眼看着治疗师继续重复刚才同样的刺激，要求患者努力去回忆和比较；第 3 阶段，让患者闭上眼睛，治疗师用物品同时刺激其健侧和患侧肢体的皮肤，要求患者去比较和体会。上述 3 个阶段的训练可依次进行，也可一天当中一起重复训练。

2)后期训练　当触觉已能分辨 30 Hz 以及 256 Hz 的震动时，可以进行。①形状辨别：循序渐进地训练患者分辨不同大小和不同形状的物品，达到较细密的感觉恢复。②日常物品辨别。

4. 保持或恢复关节活动度　周围神经损伤后，应进早进行被动或主动运动、防止关节周围的纤维组织挛缩，必要时配以支具支持，如果已产生关节挛缩或畸形，则应采取主动、被动运动和关节功能牵引。

5. 改善作业活动能力　在运动神经细胞修复的过程中，适当的治疗性作业不仅能增强肌力和耐力，同时还能改善患肢的血运和增加关节的活动范围，掌握实用性动作技巧。应根据患者的年龄、性别、文化程度、职业、神经损伤和功能障碍的部位、程度，治疗的目标和个人爱好等，选择适宜的作业活动。

上肢常用的作业活动有：木工(拉锯、刨削、砂磨、锤打)、绕线、编织、刺绣、泥塑、修配仪器、分拣、组装、结绳、掷包、套圈、拧螺丝、插板、夹夹子、打字、书法、绘画、弹琴、

笔记栏

珠算和下棋等。下肢常用的作业活动有:踏自行车、缝纫机、落地式织布机和万能木工机等。进行ADL训练,必要时可配制辅助器具。

6. 促进心理功能恢复　周围神经损伤的患者,往往伴有心理问题,可采用医学宣教、心理咨询、集体治疗、患者示范等方式来消除或减轻患者的心理障碍,发挥其主观能动性,积极地配合康复治疗。也可通过作业治疗来改善患者的心理状态。

小　结

本章主要学习了脑血管病、颅脑创伤、脊髓损伤及周围神经损伤的康复。脑血管病的康复各个时期有着各自的主要问题,通过康复评定,根据具体问题采取不同的治疗措施。脊髓损伤的康复难点是损伤平面的评定。

练习题

选择题(以下每一道考题下面有A、B、C、D、E五个备选答案,请从中选择一个最佳答案)

1. 脑卒中偏瘫早期对偏瘫侧肩关节只能做无痛范围内的活动,目的是(　　)

A. 减轻痛苦　B. 防止骨折　C. 防止发生肩关节半脱位
D. 增强肌力　E. 保持关节活动度

2. 脑卒中的康复治疗原则,正确的是(　　)

A. 利用原始反射,诱导随意运动出现　B. 增强患侧肢体肌张力的训练
C. 增强患侧肢体肌力的训练　D. 抑制异常反射活动,改善运动模式,重建正常的运动模式
E. 增强患侧肢体肌力、肌张力,建立健侧代偿运动模式

3. 脑卒中患者恢复期的步行训练,错误的说法是(　　)

A. 步行前准备活动包括在扶持立位下患腿前后摆动,踏步,屈膝,伸髋训练
B. 从扶持步行或平衡杠内行走,过渡到徒手行走
C. 上下台阶的训练应该患腿先上,健腿先下
D. 上下台阶的训练应该健腿先上,患腿先下
E. 纠正异常步态的训练

4. 关于脑卒中患者后遗症期的康复治疗,下列说法正确的是(　　)

A. 适时使用必要的辅助器具,以补偿患肢功能
B. 此期继续训练和利用残余功能,防止功能退化
C. 对有工作能力的未退休的患者,酌情进行职业康复训练,使患者尽可能回归社会
D. 尽可能改善患者的周围环境条件以适应残疾,争取最大限度的日常生活自理
E. 以上说法均正确

5. 脑卒中患者采取降低肌张力,促进分离运动出现的阶段是(　　)

A. 急性期　B. 亚急性期　C. 软瘫期
D. 痉挛期　E. 改善期

6. 脑卒中患者病程2周,患侧上、下肢均为BrunnstromⅡ期,坐位平衡达到Ⅰ级,此时治疗师可采取(　　)

A. 站立床训练　B. 坐位Ⅰ级平衡训练　C. 渐进抗阻肌力训练
D. 抗痉挛体位　E. Boath法

7. 颅脑外伤的康复与脑卒中的康复重点区别在于(　　)

A. 前者以认知康复为主　B. 日常生活活动能力康复　C. 运动功能康复
D. 言语康复　E. 心理康复

笔记栏

8. 脑外伤患者急性期可采取的能延缓肌肉萎缩的理疗方法是(　　)
A. 音频治疗　B. 低、中频电刺激　C. 紫外线治疗
D. 温热疗法　E. 磁疗

9. 周围神经损伤最客观的证据是(　　)
A. 疼痛　B. 感觉障碍　C. 肌力减弱
D. 皮温下降　E. 电诊断结果

10. 下列不属于周围神经损伤后出现的客观感觉障碍是(　　)
A. 感觉减退　B. 感觉丧失　C. 感觉过敏
D. 自发疼痛　E. 感觉倒错

11. 周围神经损伤后,可促进神经再生的物理因子治疗是(　　)
A. 红外线疗法　B. 蜡疗　C. 激光治疗
D. 漩涡浴疗法　E. 超短波疗法

12. 周围神经损伤的急性期,为预防关节挛缩畸形可采取的措施不包括(　　)
A. 被动运动　B. 保持功能位　C. 推拿
D. 主动运动　E. 关节松动技术

13. 下列哪项电生理学检查不适用于四肢周围神经损伤(　　)
A. 脑干诱发电位　B. 体感诱发电位　C. 强度-时间曲线
D. 肌电图　E. 神经传导测定

14. 一脊髓损伤患者出现下肢痉挛明显,关于痉挛的益处和弊端,下列哪项叙述的不正确(　　)
A. 借助伸肌痉挛等可帮助患者站立和行走
B. 由于阵挛、髋内收剪刀样和屈肌痉挛而损害站立平衡
C. 由于髋屈肌、内收肌痉挛影响会阴清洁、损害性功能
D. 因为痉挛可以促进骨质生长,所以能减少骨折、异位骨化的危险性
E. 痉挛可充当静脉肌肉泵,降低发生深静脉血栓的危险性

15. 常见脊髓损伤并发症,哪项除外(　　)
A. 深静脉血栓　B. 压疮　C. 骨质疏松
D. 异位骨化　E. 肌力下降

(姚　斌)

第三节　儿童常见疾病的康复

学习目标

1. 掌握小儿脑瘫的概念、康复评定及康复治疗;儿童孤独症、注意缺陷多动障碍、儿童智力低下的概念和特点。
2. 熟悉儿童孤独症、注意缺陷多动障碍、儿童智力低下的康复评定及治疗。

小儿脑瘫、儿童孤独症、注意缺陷多动障碍、儿童智力低下等疾病是儿童发育过程中常见疾病。这些疾病常伴有精神发育迟滞、癫痫、视觉、听觉、言语、摄食、社交等障

笔记栏

碍,也是儿童致残的主要病因。康复介入就是针对患儿存在的各种功能障碍问题,帮助他们获得或学会新的运动及生活的能力,达到生活自理能力。

一、小儿脑性瘫痪

(一)概述

小儿脑性瘫痪(cerebral palsy,CP)简称脑瘫,是指从小儿出生前至出生后1个月内因各种原因所致的一种非进行性的脑损伤综合征,其主要表现为中枢性运动障碍及姿势异常,同时经常伴有智力、语言、视听觉等多种障碍,是严重影响儿童生长发育及功能活动的疾患。在休息和自主活动时有肌肉张力和姿势改变,病变多发生于脑发育的早期。

根据运动障碍的性质可分为痉挛型、共济失调型、手足徐动型和混合型(最常见的组合为痉挛型和手足徐动型);根据肢体障碍可分为单肢瘫、偏瘫、三肢瘫、四肢瘫、截瘫、双瘫;根据疾病严重程度可分为轻(生活完全自理)、中(生活部分自理)、重(生活完全不能自理)3型(表5-10)。

表5-10 脑瘫严重程度的分级

分级	粗大运动	精细运动	智商	言语	整体
轻	独立行走	不受限	>70	>2字	独立
中	爬或支撑行走	受限	50~70	单字	需帮助
重	无活动能力	无	<50	严重受损	需完全照顾

脑瘫不同临床类型的发生率亦有不同,以痉挛型多见,各型所占比例为如下。①痉挛型45%~60%,此型最常见,常出现四肢瘫,婴儿不能按年龄正常发育成长,抬头坐立延缓,肌张力增强,一般下肢较上肢重。如侵及内收肌,呈下肢交叉畸形,剪刀式步态。病理反射存在,可引起踝阵挛。偏瘫侵及一侧上下肢,上肢常较重。截瘫则侵及双下肢。②手足徐动型15%~25%,出现不自主或无目的手足徐动,互不协调,反射或肌力正常或稍低。③共济失调型5%,平衡失调,肌感觉丧失,体位感消失,肌张力不全,智力低下。④强硬型5%~7%,病变范围广,以大脑皮质中央前回处为主,肌张力强直,预后差。⑤混合型5%,混合以上2或3型,智力低下。

除运动功能障碍以外,脑瘫患者还伴发其他功能障碍和并发症、继发症,如视力障碍、听力障碍、语言障碍、智力低下、知觉异常、情绪障碍、行为异常、癫痫和生长发育迟缓等。

小儿脑瘫的早期障碍,一般指对出生后0~6个月或0~9个月间的患儿,其主要表现为:①患儿易于激动,持续哭闹或过分安静,哭声微弱,哺乳吞咽困难,易呕吐,体重增加不良。②肌张力低下,自发运动减少。③身体发硬,姿势异常,动作不协调。④反应迟钝,不认人,不会哭。⑤大运动发育落后,如不会爬,双手握拳不会抓握。⑥经常有痉挛发作。

(二)康复评定

康复评定包括小儿身体发育,躯体功能,如肌力、肌张力、关节活动度、原始反射或

笔记栏

姿势性反射、平衡反应、协调能力、站立和步行能力(步态),心理、智力及行为评定,言语功能评定,感、知觉功能评定,日常生活活动能力以及独立能力的评定。

1. 早期诊断的要点

(1)智力发育迟缓,情绪不稳,运动发育缓慢。

(2)膝反射亢进,踝阵挛,内收肌痉挛,出生后数周即可测出。

(3)肢体下垂。正常出生6个月上肢微屈、髋伸直,膝屈曲。

(4)出生3个月后手紧握,颈紧张。6个月后,手展开缓慢。

(5)有时有吞咽困难,嗜睡。

(6)其他表现。①营养改变:手足可出现发绀,患肢因发育障碍而显缩短,但一般下肢缩短不超过4 cm,上肢不超过2.5 cm。②畸形:由于肌力不平衡,引起屈曲或内收畸形,如在髋部,还可并发半脱位。③肌电图及脑电图有时可有改变。

2. 早期诊断的意义　早期诊断一般指对0～6个月以内脑瘫的诊断,其中,0～3个月间的诊断又称为超早期诊断。早期诊断多诊断为中枢性协调障碍。当不能明确诊断为哪一种类型脑瘫或高度怀疑脑瘫时,只要有姿势反应异常,无论年龄为几个月也可以诊断为中枢性协调障碍。早期诊断的意义在于使患儿得到早期的治疗,因此脑瘫的早期诊断实际上是脑损伤儿的早期诊断。作为脑损伤的后果,以后究竟会发展为脑瘫还是智力低下,在脑损伤的早期是难以区分的。前者是以伸展反射亢进、姿势反应性异常为主,后者是以肌张力低、反应迟钝为主。对有危险因素的高危婴儿应及时全面的检查,以便能做到早期发现,早期诊断。

(三)康复目标和原则

1. 康复目标　减轻致残因素造成的后果,尽最大努力改善功能,提高运动能力、语言能力和生活自理能力,争取达到能接受教育(正常教育或特殊教育)和生活自立。做到早期发现,早期康复治疗,争取达到最理想效果;康复治疗要与游戏玩耍相结合,与教育相结合;康复治疗要与有效药物和必要手术相结合;中西医结合,如中医针灸、推拿、气功、导引、中药等;康复训练患儿的同时与训练家长相结合。

2. 康复原则　早发现、早诊断、早干预、早治疗,治疗越早,疗效越好。尽管脑损伤是非进行性的,但若不早期治疗,患儿的异常运动模式反复强化,最终导致软组织挛缩,关节畸形,增加进一步治疗的难度。临床康复治疗应采用综合的治疗方法,包括物理治疗、运动治疗、作业治疗、言语治疗、心理治疗、手术治疗、矫形器的应用及中医针灸、推拿、按摩、导引等。根据发育的不同阶段,循序渐进,持之以恒,综合治疗。

(四)康复治疗

脑瘫的治疗强调以功能为目标,降低脑瘫的并发症,学习、提高或改善需要的技术。康复治疗应包括对父母和照顾者的教育,降低骨骼畸形,改善运动功能,降低残疾程度,提高生活质量。

1. 早期干预

(1)早期干预的定义　人脑的正常发育和功能维持依赖于环境,依赖于感觉体验。早期富有的刺激环境对大脑的正常发育有重要的影响。早期干预是一种有组织、有目的的从新生儿时期就开始的丰富环境刺激的教育活动。干预内容包括运动发育、认知能力、语言发育和交往能力干预四方面。它适用于神经、精神发育偏离正常或可

笔记栏

能偏离正常的5～6岁以前的小儿。通过早期干预措施，可望使这些儿童运动、感觉及智能有所提高，或赶上正常儿童的发育。

（2）早期干预的重要性　人的神经系统发育在2岁以前是增长最迅速的时期，因此在2岁之前，良好的育儿刺激对脑组织的生长代谢、结构及功能等方面均有重要影响。此外，脑组织尚未成熟，损伤后的脑组织可塑性强，经过积极的干预和治疗，神经功能可望得到最大限度的恢复。从脑的可塑性来说，年龄越小，可塑性越强，甚至从新生儿期开始，越早干预越好，而且应持续不断地坚持训练。

（3）早期干预的类型　早期干预应从新生儿时期开始，每个新生儿的情况不同，脑功能的损害的程度也有差别，干预方案应个性化，应根据小儿的主要功能障碍去训练，目前国内在新生儿期均采用新生儿20项神经行为评分（NBNA）作为发现异常的方法。对于生后7 d 20项评分<35分者应给予干预及随访。对早产儿将预产期定为出生日期，校正月龄，可于预产期后到妇儿保健中心进行高危儿随访。由专科医生进行神经发育检查及指导。指导家长对高危儿进行早期训练，可有效地促进患儿运动、感觉及智力的早期发育。

（4）早期干预的方法　对高危儿早期干预的内容包括运动发育、认知能力、语言发育能力和交往能力等，与正常儿童的早期教育的内容是一致的。

新生儿期主要是对视、听、皮肤感觉加以刺激。新生儿有视觉感应能力，但其视觉只有在15～20 cm距离处最清晰，而且对红色最敏感。所以最好在新生儿的床头挂上红色的气球，每天多次逗引新生儿注意或让新生儿看人脸。新生儿已有良好的听力，每天可听音调悠扬而低沉的优美乐曲，每日3次，每次15～30 min，尽量反复听同一乐曲，经常与新生儿对视或说话，促进亲子间感情的交流。皮肤广泛分布的感觉神经末梢构成真皮神经网络，可感受触觉（压觉）、温觉、冷觉、痛觉。在脑损伤患儿中80%以上存在着皮肤感觉障碍，它不仅影响患儿的运动能力，同时亦可影响患儿的智力水平。因此应尽早给予大量的各种不同感觉信息的刺激，如抚摸、按摩新生儿或被动屈曲肢体，以及变换新生儿的姿势等，也可用温度适当的冷、热水刺激新生儿的皮肤，以促进血液循环，改善感觉障碍。新生儿有一定运动能力，应将包裹松开，让小儿四肢自由活动，经常将新生儿竖起抱，或俯卧位让新生儿练抬头，以锻炼小儿头颈部的运动功能。通过给予新生儿摇晃、旋转、侧滚等方法促进小脑与前庭系统的功能发育。

婴儿时期主要进行感知、视听、语言、记忆和运动训练。主要内容为育儿刺激和玩耍，使患儿感受丰富多彩的外界环境，即各种颜色、多样形状和不同声音。可在床上或室内墙上挂一些色彩鲜艳或可发出声响的玩具，并时常更换以引起小儿看和听的兴趣在小儿面前放此类玩具或食物，教小儿自己玩玩具或用手抓食物，以发展小儿手、口眼的协调和探索能力。在喂养和护理时，不断和小儿说话，逗引小儿高兴的发声，对日常生活中常用的语言要边做边说，如吃奶、喝水等，要他把语言与事物联系起来。要常叫他的名字，同时教他认识身体各部位如眼、鼻、口等，以促进小儿社会适应和交往能力。通过各种玩耍和游戏发展小儿知觉辨别、交流、精细动作和大运动控制能力。动作的训练从小儿俯卧位抬头开始，一般在喂奶前一小时小儿清醒状态时进行，每次30 min，逐渐延长让家长用带响的玩具或红球在前逗引小儿抬头。头竖直的训练：可将小儿背部贴近母亲胸部，使小儿竖头，时间从数分钟开始，逐渐延长。3个月以后的小儿应逐渐训练由仰卧向侧卧位再到俯卧位的翻身动作，逐渐训练俯卧位抬头，然后双肘支撑抬起前胸，过渡到双手撑，同时可用手抓住小儿的肩膀前后摇动，以训练平衡功能。4个月的小儿可以训练在仰卧位拉起成坐位，5个月的小儿可练靠坐，6个月可独坐，但时间不要太长，并可训练小儿在家长的帮助下做直立蹦跳，这样既可训练肌肉，又可促进小儿愉快情绪的发育。7个月以后的小儿，重点训练稳定独坐、爬及站立的能力。应让小儿从自己抓拿开始，家长可在后面推着小儿学习俯爬，逐渐过渡到小儿扶站到独立站立，当站稳后，逐渐训练小儿行走，开始先拉小儿双手训练其迈步，以后逐渐扶栏行走。同时，这一时期的小儿应训练用拇、示指抓握小物体的捏取动作，教的时候家长应给予示范，可让小儿拇、示指捏小豆子放到小瓶里，但要注意安全，严防误服。

1岁半的小儿主要以训练语言和协调动作为主，发展对语言的理解能力，通过说、做并行、模仿口型等训练小儿用简单的词句表达自己的意思和需要。通过双手配合活动、动手做游戏、绘画、翻书、生活操作等发展小儿动手能力。教小儿看图片学会认识图片上的东西，带孩子到外面去玩，让他认识社会和世界。1岁以后的小儿，不仅能认识东西，而且能说出来，家长应教他感兴趣的名词，教她说出家里人的称呼，理解各种玩具，食品的名称等。同时训练小儿用语言表达自己的要求。此阶段的小儿已能站稳并开始迈步行走。练步时，一定要在较安全的地方，家长可以用玩具逗引孩子，让他逐渐能行走较远的距离。同时注意独立活动能力的训练，能让孩子独自在地上玩，训练孩子能独自蹲下捡东西，自己站起来，在游戏中教核子向前走、侧着走、倒退走，训练小儿动作的灵活性。

良好的育儿刺激和早期教育使孩子一出生就有一个丰富的良好的环境，在此环境接受视、听、触觉等各种刺激，对脑结构和功能发育在生理和生化方面均有重要的影响。尤其对大脑受损的小婴儿，越早干预越好，使其发挥最大的潜能。早期进行物理康复治疗以降低脑损伤对发育的影响。早期干预的原理是强调环境因素对发育的影响。父母的特性、对儿童教育的责任心、语言交流的质量和数量、社会保障网的存在和母亲的敏感性，均与儿童目前和将来的发育有关。

总之，直接治疗服务和咨询是对患儿发育早期进行干预的2个主要模式。

2. 药物和手术治疗　常用药物有促进脑神经代谢的药物，如脑活素、神经再生因子、γ-氨酪酸、B族维生素等；肌松弛剂如氯苯氨丁酸（力奥来索）、氯唑沙宗等；多巴胺类药如美多巴、左旋多巴；抗胆碱能药如安坦等；自由基清除剂如维生素C、维生素E等；其他如抗癫痫药等。

手术治疗包括矫形手术，如常做的肌腱延长、肌腱松解、肌腱移位等手术；神经手术如神经的肌支部分切断术，选择性脊神经后根切断术；骨科手术如切骨术、关节融合术等。手术大多针对痉挛性脑瘫或骨、关节畸形严重的脑瘫患儿，其目的是解除严重、不可逆转的肢体痉挛，降低肌张力，恢复和改善肌肉平衡；矫正骨、关节及软组织的挛缩畸形，为功能训练创造条件。

3. 运动功能障碍的治疗　主要是用运动疗法即应用某种训练治疗运动障碍、矫正异常姿势的一种治疗方法，它不单纯是被动地接受治疗，而更重要的是患儿本身主动地进行运动训练，从而达到治疗的目的。

（1）头部控制训练　患儿呈坐位，保持头部控制在中线位，治疗师面对患儿，用双手轻压患儿双肩并逐渐抬高胸背部，使患儿头向正前方。不要将手放在枕后部向上抬，以免加重痉挛。当患儿处于俯卧位，鼓励其抬头。

笔记栏

(2)翻身、坐起训练　治疗者握住患儿的髋部,轻轻推向一边,练习向不同方向的翻身。让患儿翻身呈侧卧位,治疗师用手向下向后按髋部,使患儿能用一侧上肢支撑身体,使其坐起。

(3)坐位训练　对低张型患儿,治疗者将患儿放在其大腿上,双手握住患儿的髋部向下压,以刺激患儿抬头和伸直脊柱,这一体位还有利于患儿将腿分开,使手放在中线位活动。对痉挛型患儿,治疗者在患儿的后部将双手从患儿腋下穿过,用其双臂顶住患儿双肩,防止肩胛骨内收。同时用双手将患儿大腿外旋分开,再用双手压住患儿双膝,使下肢伸直。在坐位时,如果伸髋太多可用带子将患儿固定在椅子上,如屈髋太多,可用桌子围住身体,以纠正其不良姿势。

(4)坐位平衡训练　患儿不能独立坐时,握住患儿的手和脚前后左右慢慢摆动,引起头和身体的平衡;做移动动作时,保持患儿背部伸直,上肢向前、向上;患儿玩耍时,治疗者握住患儿双膝做支撑,患儿身体前倾,学会自己用上肢支撑。

(5)站起及站立训练　①四点支撑训练:当患儿能独立坐位时,可教其用手和膝支撑自己。患儿俯卧,一侧下肢屈髋屈膝,重心移到膝,然后再屈另一侧下肢;下压患儿双髋,鼓励其抬头并用上肢支撑自己。治疗者可将双手放在患儿双侧腰部,使其前后左右轻轻摇动,以训练平衡功能。②双膝跪立位训练:先让患儿坐在自己脚跟上,治疗者双手抓住其肩部,帮助其双上肢前伸,直到髋部伸直跪起,然后坐回脚跟。当患儿能保持平衡后,再训练其动态平衡功能。③蹲起训练:患儿手足四点支撑,治疗者双手分别握住其双膝,保持其四肢着地时的平衡,鼓励患儿交替抬起一侧上肢,变成蹲位。站起时先让患儿前伸上肢,治疗者向下压其双膝,保持双足平放,帮助其从蹲位站起。④从坐位站起:将患儿双足平放在地上,治疗者双手按住膝部,在患儿身体前倾时下压膝部,站起时扶着胸和膝,避免患儿向后倾倒。

(6)步行训练　先让患儿扶着物体走,然后练习向前迈步,治疗者可在其身后扶住双肩,帮助其将重心从一脚移到另一脚,并逐渐减少帮助。当步行平稳后,再训练上下楼梯。运动康复训练方法是因人而异的,关键是要掌握正常小儿运动发展规律及对技术治疗的理解。在此基础上根据不同类型脑瘫儿的特点及存在的主要问题,结合治疗原则、目的,边训练,边评定,边调整训练方法,以达到理想效果。

4. 日常生活能力训练

(1)进食训练　针对脑瘫患儿在进食中经常出现的问题,给予不同的指导训练。例如,喂食时首先要摆正患儿的位置,以放松和减轻痉挛;控制患儿的下颌,加强患儿的咀嚼能力,协助者要在患儿的左侧位置;在餐具和食品上也要加以改造和选择适合脑瘫儿,例如最好选择硬塑料餐具,勺面要浅平,盘和碗要带有把手和防滑功能等。训练时要有耐心,可把进食动作分解成几个连贯的小动作,分头训练,以后再将其连贯起来。训练时要注意在保证患儿摄入量的基础上,每日三餐都要训练。

(2)穿脱衣训练　由于脑瘫患儿类型的不同、程度的不同、年龄的不同等原因,训练时要有所不同。开始训练时要从简单穿脱衣裤开始(最好让脑瘫患儿穿样式简单的衣裤),首先让患儿了解穿脱衣裤的顺序,脱衣先脱健侧,后脱患侧;穿衣时先穿患侧,再穿健侧;先给予辅助,后逐渐减少借助,自己独立穿脱。

(3)大小便训练　一般可从2岁开始训练,先准备适合脑瘫患儿的前面或两旁带有把手的便盆,给患儿一个稳定的姿势和位置。另外,要养成定时大小便的习惯,学会

笔记栏

控制大小便,然后每日每次大小便都给以训练机会。大小便训练实际也是综合训练,其中包括穿脱衣裤、站立、坐位平衡训练,甚至蹲起训练等,便后处理又训练了患儿手的功能。

(4)清洁等其他生活动作训练　清洁、整容、社交、使用器具动作、床上动作、轮椅上动作、站立动作等的训练,都要根据患儿患病程度、性别、年龄等的不同制订切实可行的计划,耐心地按照脑瘫患儿康复训练的原则进行。除自理动作的训练外,还有不良姿势的改善,如母亲抱的姿势;患儿坐位姿势的纠正;平衡能力的训练;上肢协调性与双手灵巧运动训练及语言、认知能力的提高等。

通过以上日常生活动作的掌握,既侧重上肢功能和智能提高为主的作业疗法,使患儿获得动作能力和社会生活能力,促进了患儿全身心的发育,使其在各个方面达到最大限度的自立。对已固定化的重症患儿,除改善功能外,根据障碍程度可使用代偿辅助手段来提高其自理能力。

5. 言语治疗训练

(1)接受语言能力的训练　包括注意力的训练,如在提示下让患儿停止进行中的活动,听到自己名字时能聆听教师指示等;符号理解训练,如对实物的理解能力,对玩具的理解能力等;言语理解训练,如环境理解,理解单字或双字词的意义;与交往技能有关的训练,如视觉、听觉和其他知觉的训练。

(2)表达语言能力训练　包括口语前训练,如动作或手势,环境发音、模仿能力训练等;言语表达能力训练,如单词、双词、简单短句的训练;非言语表达能力训练,如一般人常用的手势或动作训练,沟通图表训练等。

(3)构音障碍训练　包括基础性训练,如改善下颌及上唇的控制,改善舌的控制,控制不随意运动和促进协调运动,改善口腔的知觉;构音训练,参照构音检查的结果对患儿进行构音的训练,先由构音容易的音开始,如双唇音,然后向较难的音(软腭音、齿音、舌齿音等)方向进展。

6. 物理治疗　可用功能性电刺激和生物反馈疗法,帮助训练患者特定的肌群。电刺激可改善脑瘫患儿肌力,用低压电、高频率的电刺激来增加血流量和改善肌肉生长和肌力。脑瘫患儿早期可采用高压氧治疗,以减轻脑功能的损伤,温水浴对痉挛型有效。水疗法是有利于脑瘫患儿全身或局部肌肉张力降低、运动能力提高的一种治疗方法。它是利用水的冲撞和温热缓解痉挛状态,利用水的浮力,在减轻了自身重量时训练运动控制能力。水中活动也是患儿喜爱的游戏方式中,在有条件的地区,可采用水疗法对患儿进行训练。

7. 心理治疗及教育康复　脑瘫患儿由于运动功能障碍,动作受限,活动范围小,往往又伴随智力低下,因而经常导致心理上的异常发展。异常心理往往又导致异常行为,进一步限制了患儿的运动、语言等能力的发展。例如脑瘫患儿经常出现的"过度依赖与胆小""情绪极不稳定""自我控制能力低下""易冲动""敏感""自尊心强""注意力分散""记忆差""孤独自卑""对环境适应能力差""性格不安定倾向"和"自伤或他伤"等异常,以上心理障碍应由专科心理治疗师担当治疗任务,主要方法是根据脑瘫儿童心理特点和不同心理情况进行心理评定,然后进行个别心理治疗、集体治疗、行为治疗、家庭治疗及其他文体音乐治疗等,循序渐进综合运用加强正面教育、多给以鼓励,创造正常的心理环境,要在进行智力康复的同时注意心理康复。

笔记栏

既然脑瘫儿童是社会中的一员，就应该像其他儿童一样享受各种教育，使他们能根据其本身的能力，接受知识教育，学习理解事物，交流信息及学习文化，为将来社会自立做好准备。由于脑瘫患儿在运动和智能上受限制，一般学校的环境不适用，应该根据他们的特殊能力和需要的设备，制定特别的课程，采用不同的教学方法，进行特殊教育。教育是奠定人生的基础，患儿接受教育越早越好，对脑瘫患儿尤为重要。其对象除患儿外还应包括对双亲家属的教育，如在精神、思想上的指导、训练方法的指导等。还要对康复工作人员进行教育，提高其水平，这样才能达到教育康复的目的。

8. 中医康复治疗

(1)针灸　根据中医辨证论治，予以滋补肝肾、补脑增髓、舒筋通络，可酌取百会、神庭、本神、四神聪及上下肢阳明、少阳经穴位，手法平补平泻。也可单以头针为主，结合运动针灸。

(2)推拿　根据中医辨证，酌情在头部、四肢和腰背部施以按、摩、推、拿、牵拉等手法。

(五)预后

脑瘫的脑部病变属永久性的，不可能完全康复。一般脑部病变越广泛，康复越难，其预后取决于大脑损伤程度。如病变在脊髓和脑干以上，无法改善卧床情况；如病变在中脑，亦无法恢复步行。只有大脑皮质未受损，才可能有一定步行能力。

智力正常者可经功能康复训练及非手术治疗，获得一定康复。再配合手术矫形，进一步改善功能。但病变广泛的强硬型和混合型则预后差。一般经早期诊治处理，部分患者可望改善症状，提高功能。约25%患者可争取入学，最终在经济上取得独立。25%患者智力和身体发育迟缓，需要照顾。其余则致残，均涉及经济、感情和社会诸方面，带来不少问题和困难。

二、儿童孤独症

儿童孤独症(自闭症)是一种严重的儿童进展性障碍，患儿的社会功能和沟通缺陷以及极不寻常的兴趣和行为特征，严重地影响儿童的正常发育，影响着儿童与外界的交流，他们是应当引起我们关注的弱势群体。

儿童孤独症(自闭症)的正式定义是在1943年由美国精神病学家利奥·坎纳提出的。他对11名儿童进行观察，这些人均处于生命的头几年，他们好似退缩到一个壳里，不理会别人，逃避眼神交流、缺乏社会意识，言语受限制或无语言，表现出刻板的动作和千篇一律顽固不变的行为，这种“一致性保持”除了自己以外，不许任何人打破。他们的父母形容他们像“孤独的狼”“做事情就像别人不在场”(目中无人)，“完全忘记周围的一切”。

美国孤独症协会在20世纪90年代提出的定义为：孤独症是一种影响终身的严重残疾，它通常在3岁之前出现，已有明显证据证明与脑结构及功能失常有关。

1978年中国香港教育条例中明确提出，孤独症具有以下4个方面的特点：①通常出现在30个月前。②有与儿童智力水平不相称的社会发展损害，并显示出一系列特征表现，如缺乏接触和依恋行为，不寻常的视觉接触及缺乏注视等。③与儿童智力水平不相称的语言发展迟缓或者异常，通常是缺乏交际语，非口语交流异常及理解障碍

笔记栏

等。④同一性行为突出，如坚持玩同一套游戏方法，拒绝改变居住环境等。

1. 定义　①孤独症是一种脑功能障碍引起的严重的长期进展障碍的综合征。②通常在3岁以前察觉。③障碍或异常主要表现在言语发育和沟通，社会交往及情绪、行为模式等方面。

2. 评定方法　常用儿童孤独症评定量表（CARS）由美国 Schopler 制，适用于2岁以上儿童，共15项评定内容，可分为正常、轻度、中度、严重异常。

3. 康复治疗　由于孤独症的病因、发病机制等问题至今没有弄清楚，所以在医学上还没有找到一种有效的办法，能够像治疗感冒发热那样来治疗孤独症，因此，目前医疗手段所起到的作用基本上限于改善症状或抑制并发症的发生。这样，改善孤独症儿童生活和生命质量的任务就落在了心理和教育工作者的肩上，正是他们开发出了各种各样的教育干预和心理治疗方法，应用在了孤独症康复领域。这些教育和心理干预方法，总体上看可以分为以下三类。

（1）从儿童的感知觉入手　认为孩子表现特异的内在原因，在于其听觉、视觉、运动觉等各种感觉的接受、处理功能出现了问题。基于此，这类方法将重点放在对感知觉功能的改善上。其中，最著名的就是感觉统合训练、听觉统合训练。这类方法需要借助一定的仪器设备，以特定的方式刺激儿童的感知觉，以达到矫正的目的。

（2）可以称为“发展主义”的方法　这类方法对儿童的发育有着共同的看法：将儿童看作是自主发展的个体，他们在周围环境（包括物质环境，如衣食住行等生活条件；社会环境，如父母的关爱、社会的关怀）的作用下，沿着一定的轨迹和路线，逐步发育成一个更成熟、更适应环境的人。这种理念提倡创设有利于儿童发展的环境（包括物质环境和社会环境），引导儿童自主地发展进步。在这个过程当中，教育者的角色是引导者和帮助者。比如“地板时光”“DIR”（Developmental，Individual - difference，Relationship-based，译为“发展、个体差异、以关系为基础”）都可以算是发展主义的方法。

（3）可以称为“行为主义”的方法　这类方法将儿童的发展过程看作是一个个“技能”的累加，“孩子长大了，进步了”就意味着他掌握了更多、更丰富、更高级的技能，包括各种动作技能、语言技能、认知技能、学习技能等等。举例来说，1岁的孩子可能掌握有100种简单、低级的技能（如抓握勺子、牙牙学语），而5岁的孩子则掌握着1 000种比较高级的技能（比如，他已经能够自如地使用筷子，能够流利地和人交谈，学会了骑小三轮车，能够写自己的名字）。基于这种认识，教育的目的就在于：找出儿童目前水平和应该具有的水平之间的差距，也就是他/她有哪些技能存在不足或缺失，然后“查缺补漏”地对这些技能予以训练。

三、儿童多动症

1. 定义　儿童多动症（简称多动症），又称注意缺陷多动障碍。是一种常见的儿童行为异常问题。这类患儿的智力正常或接近正常，但学习、行为及情绪方面有缺陷，主要表现为与年龄和发育水平不相称的注意力不易集中、注意广度缩小、注意时间短暂，不分场合的活动过多、情绪易冲动等，并常伴有认知障碍和学习困难。

该症于学前起病，呈慢性过程。该症不仅影响儿童的学校、家庭和校外生活，而且容易导致儿童持久的学习困难、行为问题和自尊心低，此类患儿在家庭及学校均难与

笔记栏

人相处。如不能得到及时治疗，部分患儿成年后仍有症状，明显影响患者学业、身心健康以及成年后的家庭生活和社交能力。

2. 康复评定　目前常用儿童大体评定量表（CGAS）。本表根据成人大体评定量表改编而来主要用于评定儿童心理障碍的严重程度、社会功能受损情况，适用于4～16岁儿童。

3. 康复治疗

（1）辅导父母　是通过治疗师对问题儿童的父母进行科学和系统的指导，让父母更好地管理和引导自己的孩子。治疗师指导患儿的父母采取特定的策略，对患儿的不良行为逐一进行干预，达到减轻或消除不良行为的目的。以循序渐进的方法进行指导，要采用启发式，而不是灌输式，尽量不用术语，应言简意赅、通俗易懂，使不同文化层次的人都能掌握。

（2）学校干预　建立在教师对这一疾病理解基础上的积极的师生关系和一系列管理技术，可以改善学生的学习成绩和社会功能。

（3）感觉统合训练　多动症、学习障碍儿童由于各种感觉信息在中枢神经系统整合不足，身体、大脑、感官之间协调不佳，常伴有感觉统合失调。感觉统合训练是一种游戏运动疗法，通过增加感觉信息的输入，促进各种感知觉的协调，从而达到改善脑功能的目的；同时可以养成孩子参与活动的兴趣，使儿童的不良情绪得到宣泄，重建自然情绪。目前常用的方法主要从以下方面入手。

1）加强触觉学习　触觉的感觉统合运动的重点，在于加强肌肤的各种触觉刺激，以矫正前庭核对触觉刺激的抑制，使大脑的处理能力和身体的触觉神经建立起良好的关系，协调运动功能。采用泥土游戏、抓痒游戏、麻布刷身游戏、冰袋游戏、梳头游戏、大笼球压滚游戏、毛巾蛋卷游戏等，用来矫治触觉敏感或不足、身体协调不良。

2）增强前庭-本体感觉　前庭-本体感觉的加强，有助于平衡感与重力感的发展。通过治疗，可以增加前庭本体感觉的输入和调整，促进平衡反应的反射感觉，强化大脑和脑干的知觉。采用平衡台游戏、旋转浴盆、溜滑梯、在毛巾中坐飞机、空中升降机、滚滚圈、滚滚筒平衡游戏等，调节身体协调不良；吊缆游戏，对重力感不良的孩子帮助很大，可提高视觉统合、眼球移动控制。

3）加强肢体与身体的协调　在限制范围的积木平衡台上活动，可以强化身体双侧配合、平衡反应和视觉运动协调。多种运动综合持续进行，对身体协调、空间知觉和运动企划的形成帮助很大。

4）触觉学习与身体的协调　强化前庭功能及颈部张力，调节重力感，可采用玩身体跷跷板、坐、卧在大笼球上、在倾斜垫上运动、滚筒内或隧道内滚动游戏。对触觉敏感或迟钝儿童帮助很大。

5）增强运动企划能力　在跳床运动中和儿童进行某种游戏，促进跳跃平衡，对运动企划、大小肌肉运作、平衡反应、视觉运动协调帮助很大。滑板也可以强化前庭本体感觉，培养运动企划能力。

6）整体感觉统合功能　在进行滑板活动时，视觉将信息大量送往中枢神经系统，本体感觉输入小脑，调节着肌肉紧张感的变化。大脑小脑间的相互作用可以促进感知觉的整合，使孩子的整体感觉统合功能积极发展。

四、儿童智力低下

1. 定义　智力低下儿童是指在生长发育期，智力发育低于同龄儿童的平均水平，同时伴有明显的社会生活适应能力困难的儿童。

在出生缺陷中，智力低下儿童发病率高。许多患儿在出生后不久死亡。存活的一些患儿不仅有智力低下，还有生长迟缓、发育异常和功能障碍。其具体表现为：身高、体重比同龄儿童低，并伴有畸形；平衡动作、运动速度和协调能力差，且出现病态动作；视觉、听觉辨别能力和记忆力都差，思维迟钝，概括水平低，注意的范围狭窄，认识事物、获得知识困难，语言发育迟滞，发音不清，不能理解别人说话的意思，加之词汇贫乏，语言量少，不能有效地与别人交往，社会适应困难，生活自理能力差，需要人照顾。

2. 康复评定　常用的儿童智力测验方法有丹佛发育筛查测验（DDST）、格赛尔婴幼儿发育量表（GDS）、韦氏儿童智力量表（WISC-R）等。

3. 康复治疗

（1）家庭强化训练　家庭强化训练是指经过治疗师培训的家长，在家里对智力低下儿童进行康复训练。训练的内容包括运动、感知、认知、语言交往、生活自理和社会适应等方面。在强化训练中应重点把握运动能力、语言交往和对事物反应能力的训练。通过康复训练，弥补患儿的一些缺陷，改善和提高其智力和社会适应能力，为他们以后的学习和社会生活打下基础。

（2）推拿按摩　智力低下多与先天禀赋不足和后天失养有关，故运用补脾经、脾俞，补肾经、肾俞，以补肾健脾为先，同时配合按摩囟门，点百会以醒脑开窍。推拿脊柱周围以通督助阳，从而提高轻度智力低下患儿的智力水平。

（3）语言训练　对于语言发育落后的患儿可通过训练呼吸、发音、语句的运用、言语代替等手段提高交流能力。

小　　结

小儿脑瘫、儿童孤独症、注意缺陷多动障碍、儿童智力低下等是儿童发育过程中常见疾病。这些疾病常伴有精神发育迟滞、癫痫、视觉、听觉、言语、摄食、社交等障碍，也是儿童致残的主要病因。针对患儿存在的各种功能障碍问题，积极进行康复治疗可以使患儿很好地获得或学会新的运动及生活的能力，以达到生活自理。

练习题

选择题（以下每一道考题下面有 A、B、C、D、E 五个备选答案，请从中选择一个最佳答案）。

1. 最常见的脑性瘫痪类型是（　　）
   A. 痉挛型　　B. 手足徐动型　　C. 共济失调型
   D. 肌张力低下型　　E. 混合型
2. 脑性瘫痪的主要表现为（　　）
   A. 感知觉障碍　　B. 智力低下　　C. 惊厥
   D. 心理行为异常　　E. 中枢性运动障碍和姿势异常
3. 脑性瘫痪评定主要包括哪些方面（　　）
   A. 肌力、肌张力、反射　　B. 肌张力、反射、姿势　　C. 肌力、关节活动度、言语

笔记栏

D. 肌力、肌张力、智能　　E. 肌张力、肌力、姿势

4. 小儿康复治疗的特点是（　　）

A. 康复治疗时剂量强度可大可小　　B. 脑瘫患儿增加运动量和提高手法强度

C. 必须进行过强过久的热疗或运动　　D. 严密观察其反应，随时调整治疗方案

E. 小儿进行的运动疗法是一样的

5. 有高危因素的患儿进行康复治疗，尤以哪项疗法可能发生意外（　　）

A. 物理疗法　　B. 运动疗法　　C. 作业疗法

D. 语言疗法　　E. 心理疗法

6. 脑瘫的病因按脑损伤和脑发育缺陷的时间可划分为出生前、围生期和出生后3个阶段。以下属于出生前因素的是（　　）

A. 染色体异常　　B. 出生体重<2 000 g　　C. 吸入性肺炎

D. 窒息　　E. 缺血缺氧性脑病

7. 下列哪项不是儿童运动功能障碍康复的原则（　　）

A. 早康复　　B. 早发现、早诊断　　C. 游戏、教育结合的原则

D. 治疗、游戏、教育三体合一　　E. 治疗中充分发挥家长的作用

8. 儿童常见运动功能障碍的康复治疗不包括（　　）

A. 痉挛治疗　　B. 精神的治疗　　C. 挛缩的治疗

D. 皮肤保护　　E. 脊柱侧弯的治疗

9. 注意缺陷多动障碍智力测验项目包括（　　）

A. 学习成就　　B. 注意测定　　C. Conners 父母问卷

D. 语言功能评定　　E. ADL 量表

10. 注意缺陷多动障碍患儿，半数4岁以下起病，男与女比例为（　　）

A. (2～3)：1　　B. (3～4)：1　　C. (4～6)：1

D. (6～8)：1　　E. (8～10)：1

11. 以下为儿童孤独症的主要临床表现，哪项除外（　　）

A. 社会交往障碍　　B. 语言发育障碍　　C. 兴趣范围狭窄、行为刻板

D. 注意力涣散　　E. 独特的兴趣对象

12. 对儿童孤独症进行心理评估的常用量表，哪项除外（　　）

A. 孤独症行为量表(ABC)　　B. 克氏孤独症行为量表(CABS)

C. 儿童孤独症评定量表(CARS)　　D. 丹佛发育筛查测验(DDST)

E. 汉密尔顿抑郁量表(HAMD)

（石春健）

第四节　心肺及代谢常见病的康复

学习目标

1. 掌握冠状动脉粥样硬化性心脏病、慢性阻塞性肺疾病及糖尿病的临床表现、康复措施、康复促进的方法与策略。
2. 熟悉冠状动脉粥样硬化性心脏病、慢性阻塞性肺疾病及糖尿病的康复评定标准。
3. 了解冠状动脉粥样硬化性心脏病、慢性阻塞性肺疾病及糖尿病的病因与发病机制。

一、冠状动脉粥样硬化性心脏病

冠状动脉粥样硬化性心脏病(coronary atherosclerotic heart disease,CHD)是指冠状动脉发生粥样硬化,引起管腔狭窄或闭塞,造成心肌缺血、缺氧或坏死而导致的心脏病,简称冠心病,亦称缺血性心脏病。

(一)病因及发病机制

1. 糖尿病　糖尿病是冠心病发展和再发的最重要危险因素。糖尿病患者由于糖代谢的异常,加速了动脉粥样硬化和微血管病变。

2. 高血压　血管内压力持续增高,可造成血管痉挛、损伤、脂质沉积、微血栓形成等,引起动脉粥样硬化。

3. 血脂异常　总胆固醇(TC)、三酰甘油(TG)、低密度脂蛋白(LDL)或极低密度脂蛋白(VLDL)增高等,导致管腔狭窄,弹性降低。

4. 其他　吸烟、肥胖、冠心病家族史、A 型性格和进食高糖、高脂及高盐饮食等,均为冠心病的危险因素。

(二)临床分型及表现

世界卫生组织将冠心病分为 5 型。

1. 无症状型(隐匿型)　患者无心肌缺血的表现,但心电图有 ST 段压低、T 波倒置等;放射性核素心肌显像示心肌缺血表现。

2. 心绞痛　典型表现为突发的胸骨后压榨性、窒息性疼痛,偶有濒死感;疼痛可波及心前区,常放射至左肩、左臂内侧达无名指与小指;胸痛持续 3 ~ 5 min,很少超过 30 min,停止活动或舌下含服硝酸甘油后可迅速缓解;心绞痛常于体力劳动或情绪激动时诱发。

3. 心肌梗死　疼痛部位与心绞痛相似,通常程度更重;胸痛持续时间可达数小时;常伴有胸闷、恶心、休克、意识障碍等表现;休息和含服硝酸甘油不能缓解。胸痛常无明显诱因,但部分患者发病前数日可有乏力、胸部不适、活动后心悸、心绞痛等先兆症状。发热常于发病后 2 ~ 3 d 出现,一般在 38 ℃左右,约持续 1 周。

4. 缺血性心脏病　有心绞痛、心肌梗死病史,心脏逐渐增大,可发生心律失常,最终导致心力衰竭。

5. 猝死　突然发病,心搏骤停而死亡。

(三)康复评定

1. 心功能分级　采用美国纽约心脏协会(NYHA)心功能分级标准。

Ⅰ级:心脏病患者日常活动不受限制,一般活动不引起疲乏、呼吸困难等心衰症状。

Ⅱ级:心脏病患者体力活动轻度受限,休息时无自觉症状,一般活动可出现心衰症状,为轻度心衰。

Ⅲ级:心脏病患者体力活动明显受限,低于平时一般活动量即可引起心衰症状,为中度心衰。

Ⅳ级:心脏病患者不能从事任何体力活动,休息状态仍存在心衰症状,活动后加重,为重度心衰。

笔记栏

2. 心脏超声　超声心动图不仅可直接观察心肌活动、心脏和大血管的结构，而且根据心脏收缩和舒张状况计算左室射血分数，射血分数大于50%心功能属于正常范围。

3. 心电运动　亦称为心电图运动负荷试验，常用类型有平板运动、踏车运动及Master二级梯运动试验等。通过分级运动的方式，充分调动心脏的生理储备能力，诱发相应的生理和病理表现，以确定最大心脏负荷能力，了解患者运动训练的安全性，是制订康复方案的基础。运动试验应在训练有素的医务人员监护下进行，试验中需严密观察患者的反应，一旦发生不适，应立即终止试验。

4. 代谢当量　代谢当量（METs）是以安静且坐位时的能量消耗为基础，表达各种活动时相对能量代谢水平的常用指标。常用来评估心肺功能。人在静坐时 MET 约为1.0，1 MET=耗氧量 3.5 mL/(kg·min)。心功能与运动能力密切相关，Ⅰ级心功能METs≥7；Ⅱ级心功能 5≤METs<7；Ⅲ级心功能 2≤METs<5；Ⅳ级心功能 METs<2。

5. 心理状态　患者由于心绞痛反复发作或病情加重出现心肌梗死时，易产生紧张、焦虑、悲观情绪及恐惧心理等。

（四）康复治疗

1. 康复分期

（1）Ⅰ期　急性心肌梗死发病后或心脏手术后住院阶段，一般为 1～2 周。

（2）Ⅱ期　出院后回家开始至病情稳定为止，一般为 8～12 周。

（3）Ⅲ期　病情稳定的患者，包括陈旧性心肌梗死、稳定型心绞痛及隐性冠心病，本期约持续 4～12 个月。

2. 康复训练

（1）Ⅰ期康复

1）适应证　患者生命体征稳定，无明显心绞痛，安静状态下心率<110 次/min。

2）禁忌证　康复训练过程中可诱发临床病情恶化的情况，包括原发病临床病情不稳定或并发新的临床病症。此外患者不理解或不合作，不宜进行康复治疗。

3）康复目标　防止失用综合征，避免长期卧床引起的并发症，如关节挛缩、血栓性静脉炎、直立性低血压等；运动能力达到 2～3 METs，生活可自理。

4）治疗方案　以循序渐进地增加活动量为原则。根据患者的自我感觉，尽量进行可以耐受的日常活动。

床上活动：急性期 12 h 内绝对卧床休息，协助翻身，床上大小便；若病情稳定无并发症，24 h 内患者可在床上开始肢体活动。肢体活动从下肢到上肢，从肢体远端过渡到近端。运动量为各关节各方向活动 5～10 次。一般不需要专用器械。

呼吸训练：主要训练腹式呼吸，吸气时腹部隆起，膈肌下降；呼气时腹肌收缩，尽量把肺内的气体排出。训练时强调呼吸自然、平稳，没有任何憋气和用力现象。

坐位、步行与上楼训练：坐位是重要的康复起点，开始坐时可以有靠背或将床头抬高。步行训练从床边站立开始，先绕床步行，之后可在病房内和病房外活动。上楼的运动负荷主要取决于上楼的速度，每上一级台阶可稍事休息，若无不适症状继续训练。

排便训练：指导患者养成定时排便习惯，建立条件反射。调整饮食结构，多食粗纤维食物，保持大便畅通。

5）注意事项　①Ⅰ期康复训练必须有医务人员在场，每次活动前后应进行血压、脉搏和心电监测，备心脏急救设备。②若患者在活动过程中心率增加<10 次/min，次

日可进入下一阶段训练；若心率增加在20次/min左右，则需要继续同一级别的活动。活动中心率增加超过20次/min或出现不适，则应退回到前一阶段活动，甚至暂时停止训练。③患者达到训练目标后可安排出院，若出现并发症或运动试验异常则要延缓出院。④每次开始新活动时要进行若干次心电监护试验。⑤早期康复治疗不一定遵循固定的模式，在无异常的情况下，重复性的活动可以不用连续监护。

（2）Ⅱ期康复

1）适应证　患者生命体征稳定，家庭活动时无显著症状和体征。

2）禁忌证　同Ⅰ期康复。

3）康复目标　恢复一般日常生活活动能力，恢复心脏功能和体力，运动能力达到4~6 METs，提高生活质量和社会适应能力。

4）治疗方案　散步、医疗体操、气功、家庭卫生、厨房活动、园艺活动或在邻近区域购物等。活动强度为40%~50%最高心率（HRmax），主观运动强度（RPE）不超过15。

5）注意事项　①一般活动均须医护人员监测；较大强度活动时可用远程心电监护系统监测。②无并发症的患者可在家属帮助下逐步过渡到无监护活动。③所有上肢超过心脏平面的活动均为高强度运动，应该避免或减少。④日常生活和工作时应减少不必要的动作和体力消耗，尽可能提高工作和体能效率。每周需要门诊随访一次。

（3）Ⅲ期康复

1）适应证　患者病情稳定，包括陈旧性心肌梗死、稳定型劳力性心绞痛、隐匿性冠心病、冠状动脉分流术、心脏移植术后及安装起搏器后等。

2）禁忌证　同Ⅰ期康复。

3）康复目标　巩固Ⅱ期康复成果，增强心血管功能，保持健康的生活方式，恢复发病前的工作与生活。

4）治疗方案　全面康复方案，包括有氧训练、循环抗阻训练、柔韧性训练、医疗体操、作业训练、行为治疗、心理治疗等。在整体方案中，有氧训练是核心。

运动方式：步行、登山、游泳、骑车、中国传统的拳操等。

运动量：运动量是康复治疗的核心，要达到一定阈值才能产生训练效应。正常每周总运动量为700~2 000 cal（1 cal=4.18 J，相当于步行10~32 km）。运动量<700 cal/周，只能维持身体活动水平；运动量>2 000 cal/周，则不增加训练效应。运动量的基本要素为强度、时间和频率。运动强度：运动训练所必须达到的基本训练强度称为靶强度，可用HRmax、心率储备、最大吸氧量（VO_2max）、METs、RPE等方式表达。靶强度与最大强度的差值，是训练的安全系数。靶强度一般为40%~85% VO_2max或METs；或60%~80% HR储备；或70%~85% HRmax。运动时间：靶强度运动一般持续10~60 min；在额定运动总量的前提下，训练时间与强度呈反比。训练频率：指每周训练的次数。国际上多数采用每周3~5 d的频率。合适运动量的标志：运动时稍出汗，轻度呼吸加快，但不影响对话，早晨起床时感觉舒适，无持续的疲劳感和其他不适。

训练形式：分为间断性和连续性运动。间断性运动指基本训练期有若干次高峰靶强度，优点是可以获得较强的运动刺激，缺点是需要不断调节运动强度。连续性运动指训练的靶强度持续不变，优点是简便，患者容易适应。

训练实施：包括准备、训练和结束活动，充分的准备活动对预防运动损伤有积极的

笔记栏

作用。准备活动:目的是预热,即让肌肉、关节、韧带和心血管系统逐步适应训练期的运动应激。训练活动:指达到靶强度的活动,中低强度训练的主要机制是外周适应作用,高强度训练的机制是中心训练效应。结束活动:主要目的是冷却,即让高度兴奋的心血管应激逐步降低,适应运动停止后血流动力学改变。

5)注意事项　①选择合适的运动,避免竞技性运动。②感冒或发热患者症状消失2 d以上再恢复运动。③寒冷或炎热气候要降低运动量和运动强度,理想环境温度为4～28 ℃,风速<7 m/s;穿戴宽松、舒适、透气的衣服和鞋,上坡时要减慢速度,饭后不做剧烈运动。④应定期调整运动方案,避免过度训练。⑤训练必须持之以恒,如间隔4～7 d,再开始运动时宜稍减低强度。

(五)康复促进的方法与策略

1. 一级预防　即病因预防,通过健康教育、冠心病危险因素的干预、冠心病高危人群的管理等以预防冠心病发生。

2. 二级预防　对已确诊的冠心病患者,应预防心绞痛及心肌梗死发生。①提倡"双有效":即有效药物、有效剂量。②遵循ABCDE原则:A是阿司匹林(aspirin)和硝酸酯类制剂(anti-anginal);B是β肾上腺素能受体阻滞剂(β-blocker)和控制血压(BP);C是降低胆固醇(cholesterol)和戒烟(cigarettes);D是控制饮食(diet)和治疗糖尿病(diabetes);E是教育(education)和体育锻炼(exercise)。

3. 三级预防　预防冠心病的恶化和并发症。对心绞痛和心肌梗死患者采取积极康复治疗措施,防治严重并发症如心律失常、心力衰竭、休克、猝死等,降低致残和致死率,提高患者生存质量。

二、慢性阻塞性肺疾病

慢性阻塞性肺疾病(chronic obstructive pulmonary disease,COPD)是一种持续存在的气流受限不完全可逆,并呈进行性发展为特征的慢性肺部疾病。它与慢性支气管炎和肺气肿密切相关。COPD主要累及肺部,并可因呼吸功能不全而导致肺动脉高压,最终发展为慢性肺源性心脏病。

(一)病因及发病机制

1. 内因　①遗传因素:COPD易患性与多基因遗传有关。②气道高反应性。③肺部因素:包括肺发育或生长不良等。④其他:自主神经功能失调、免疫球蛋白减少、单核巨噬细胞功能低下等。

2. 外因　①吸烟:是COPD最重要的危险因素。②感染:呼吸道感染是诱发和加重COPD的重要因素。③其他:年龄与性别,寒冷,空气中化学气体、烟尘及粉尘等。

(二)临床分型及表现

1. 咳嗽与咳痰　为白色黏痰或浆液性泡沫痰;急性发作期痰量增多,可呈脓性痰。

2. 气短或呼吸困难　进行性加重的呼吸困难是COPD的标志性症状。早期仅在体力活动较重时出现,随病情进展,在日常活动甚至静息时也出现。部分患者或慢性疾病急性加重期出现喘息。

3. 其他　表现为皮肤黏膜发绀、食欲减退、体重下降、精神萎靡等。

4. 体征　早期无明显体征。晚期可出现桶状胸,呼吸浅快;双侧语颤减弱;肺部叩

笔记栏

诊过清音，心浊音界缩小；两肺呼吸音减弱，呼气期延长；部分患者可闻及干、湿啰音。

（三）康复评定

1. 肺功能

（1）第1秒用力呼气容积　第1秒用力呼气容积占用力肺活量百分比（FEV_1/FVC）是评价气流受限的敏感指标。第1秒用力呼气容积占预计值的百分比（$FEV_1\%$）是评估慢性阻塞性肺疾病严重程度的良好指标。吸入支气管扩张剂后 $FEV_1<80\%$ 预计值，且 $FEV_1/FVC<70\%$ 时，可确定为不完全可逆的气流受限。肺总量（TLC）、功能残气量（FRC）和残气量（RV）增高，肺活量（VC）减低，表明肺过度充气。

（2）肺功能分级　见表5-11。

表5-11　COPD临床严重程度的肺功能分级

级别	分级标准
Ⅰ级（轻度）	$FEV_1/FVC<70\%$，$FEV_1\geq 80\%$ 预计值，有或无慢性咳嗽、咳痰症状
Ⅱ级（中度）	$FEV_1/FVC<70\%$，$50\%\leq FEV_1<80\%$ 预计值，有或无慢性咳嗽、咳痰症状
Ⅲ级（重度）	$FEV_1/FVC<70\%$，$30\%\leq FEV_1<50\%$ 预计值，有或无慢性咳嗽、咳痰、呼吸困难症状
Ⅳ级（极重度）	$FEV_1/FVC<70\%$，$FEV_1<30\%$ 预计值，伴有慢性呼吸衰竭

2. 运动功能　可通过运动负荷试验、定量行走试验、耐力运动试验及呼吸肌力量等指标评定患者的运动能力。

3. 日常生活能力

（1）0级　患者虽存在肺气肿，但活动时无气短，对日常生活无影响。

（2）1级　一般劳动时出现气短。

（3）2级　平地行走无气短，速度较快或登楼、上坡时出现气短（同龄健康人无气短）。

（4）3级　慢走不足百步即有气短。

（5）4级　讲话、穿衣等轻微动作时即有气短。

（6）5级　安静时出现气短，无法平卧。

4. 心理状态　患者因明显的呼吸困难、病程长、疗效差等原因，容易产生焦虑、悲观及抑郁情绪；认知能力减退；社会活动减少，独立性降低。

（四）康复治疗

1. 适应证　生命体征稳定、神志清醒的COPD患者。

2. 禁忌证　急性肺水肿、充血性心力衰竭、明显肝功能异常、痴呆等。

3. 康复目标　建立生理性呼吸模式，改善呼吸功能，稳定或逆转肺部疾病引起的躯体和精神上的病理变化，增强患者机体的功能，消除心理障碍，预防和治疗并发症，降低病死率，恢复活动能力，提高生活质量。

笔记栏

4. 治疗方案　主要针对呼吸道阻塞、呼吸肌疲劳、运动耐量及生活质量降低等采取一系列康复措施，减轻肺功能障碍程度和恢复机体功能。

（1）呼吸功能训练

1）重建生理性呼吸模式　分为腹式呼吸和缩唇呼吸两种模式。

腹式呼吸：患者取前倾位，两手放在腹部。吸气时腹部隆起，膈肌下降，手感到腹壁向外膨出时，双手加压做对抗练习；呼气时腹肌收缩，在呼气末双手用力挤压上腹部或双侧下胸部，以增加腹内压，使膈肌进一步上抬。或采用头低臀高位呼吸法，患者取仰卧位，抬高臀部20°倾斜位练习，利用内脏对横隔的重力作用推动膈肌上抬。每次练习20～30 min，2次/d。腹式呼吸训练的关键在于协调膈肌和腹肌在呼吸运动中的活动，以提高呼吸效率。

缩唇呼吸：缩唇呼吸是通过增加呼气出口阻力，减少呼吸道内压力下降速度，防止小气道陷闭狭窄，利于肺泡内气体排出并防止肺泡萎缩。用鼻吸气，用口呼气时口唇收拢，呈吹口哨样，同时收缩腹部，尽力将气呼出，以改善通气。呼吸需按节律进行，吸与呼时间之比为1∶2或1∶3，呼气流量以能使距口唇15～20 cm处，与口唇等高水平的蜡烛火焰随气流倾斜又不至于熄灭为宜。

2）保持呼吸道通畅　主要是控制感染、有效咳痰和体位引流。

控制感染：根据痰培养和药敏试验结果，选用敏感抗生素，同时应用支气管扩张剂化、化痰药物或雾化吸入等，利于痰液排出。

有效咳痰：指导患者掌握有效咳嗽技术。患者取坐位，身体前倾，颈部稍微屈曲，先进行5～6次深而慢的呼吸，然后深吸气至膈肌完全下降，短暂闭气2～3 s，使气体在肺内得到最大分布；紧接着进行2～3次短促有力的咳嗽，咳嗽的同时收缩腹肌，通过增加腹内压来增加肺内压；使肺部产生高速气流，推动痰液往外移动，促使痰液排出。

体位引流：适用于痰液较多的患者。原则是病变部位在高处，支气管开口向下，利用重力作用引流痰液。体位引流前配合胸部叩击可增加引流效果。叩击方法为患者取侧卧位或坐位，治疗师手指并拢呈空心掌状，依靠腕部的力量，在患者的前胸和后背自下而上、由外向内迅速而有节律地叩击；叩击力量视患者的耐受力而定。注意骨折、肿瘤部位，肺栓塞、心绞痛、胸腔手术后等是叩击禁忌证。

（2）运动疗法

1）上肢训练　肩胛带部有很多肌群为辅助呼吸肌，通过扩胸、振臂、体操棒、手摇车及提重物运动等训练，增强辅助呼吸肌的功能。尤其超过肩关节水平的运动，如体操棒抛接运动、手持重物高举过肩的运动等，更能锻炼辅助呼吸肌的肌力。

2）吸气训练　采用口径可以调节的吸气管，根据患者的耐受情况，逐渐增加吸气阻力。此训练可增加吸气肌的力量和耐力。

3）呼气训练　患者取仰卧位，腹部放置5～10 kg的沙袋，呼气时用力挺腹，做对抗沙袋的挺腹练习；或取仰卧位，使两下肢屈髋、屈膝，两膝尽量靠近胸部；也可采用人工阻力练习，如吹气球、吹蜡烛等。呼气练习可增强腹肌的肌力。

4）增强体质训练　轻症患者可以采取行走、慢跑、游泳、划船、活动平板和功率自行车、打太极拳、练呼吸操等。重症患者可先在床边站立，然后沿床边步行，逐步过渡到室内、室外步行和上下楼梯等，并逐渐增加步行的距离、时间和速度。

(3)长期家庭氧疗(LTOT)　氧疗可纠正 COPD 引起的低氧血症,改善组织器官的缺氧状态,提高机体功能和耐力。一般采用鼻导管吸氧,氧流量 1 ~ 2 L/min,吸氧时间 10 ~ 15 h/d。氧疗有效的指征为患者呼吸困难减轻、呼吸频率减慢、发绀减轻、心率减慢、活动耐力增加。

(五)康复促进的方法与策略

1. 一级预防　即病因预防。通过健康教育、COPD 危险因素的干预、高危人群的管理等以预防 COPD 的发生。

2. 二级预防　目的是控制或延缓 COPD 的发展。分析患者潜在的或现存的危险因素,并进行预防和干预,强调系统康复治疗的重要性,预防疾病进一步发展,改善健康状况。

3. 三级预防　目的在于尽量减少疾病对机体功能和生命质量的影响。①继续强化预防和干预 COPD 危险因素的重要性。②加强缓解期治疗,特别是坚持家庭氧疗。③加强康复训练。④定期注射疫苗。⑤对 COPD 患者及家属进行健康教育,使其了解 COPD 长期康复治疗的重要性,提高患者康复治疗的依从性。

三、糖尿病

糖尿病(diabetes mellitus,DM))是一组由多病因引起的胰岛素绝对或相对不足而造成的糖、脂肪、蛋白质代谢紊乱的一组慢性代谢疾病,以血糖升高为主要特征,常导致心脏、神经、肾、眼、血管等组织器官慢性进行性病变、功能减退及衰竭。世界卫生组织按病因将糖尿病分为四种类型:1 型糖尿病、2 型糖尿病、妊娠糖尿病和其他特殊类型糖尿病。

(一)病因与发病机制

1. 1 型糖尿病　多见于青少年,存在遗传特异性,是一种自身免疫性疾病,与病毒感染有关。病毒可直接损害胰岛细胞,也可诱发自身免疫反应,通过多种自身抗体、淋巴细胞介导,破坏胰岛 B 细胞,引起胰岛素分泌绝对不足。

2. 2 型糖尿病　多见于中老年、肥胖者,在遗传及环境因素共同作用下,引起胰岛素抵抗和胰岛素分泌缺陷,导致胰岛素分泌相对不足。

(二)临床表现

1. 代谢紊乱症候群　典型表现为“三多一少”,即多饮、多尿、多食、体重减轻。1 型糖尿病起病时“三多一少”症状较明显;2 型糖尿病起病常隐匿、缓慢,部分患者在健康检查或伴有其他疾病时才被发现。

2. 并发症

(1)急性并发症　包括糖尿病酮症酸中毒、高渗性非酮症性昏迷及乳酸酸中毒。常见诱因有感染、胰岛素治疗不当、饮食不当、创伤、麻醉、妊娠、分娩等,患者常表现为疲乏无力,极度口渴,随后出现食欲减退,恶心、呕吐,并伴有头痛、呼吸深快、呼气中有烂苹果味。随着病情进一步发展,出现严重脱水、尿量减少、皮肤干燥无弹性、血压下降,甚至发生昏迷、休克。烦躁、嗜睡甚至昏迷。

(2)慢性并发症　①大血管病变:心脑血管疾病、周围血管疾病等。②微血管病变:肾病变、神经病变和视网膜病变等。

笔记栏

（三）康复评定

1. 诊断标准　①空腹血糖≥7.0 mmol/L；任意时间血糖≥11.1 mmol/L+糖尿病症状。②口服葡萄糖耐量试验（OGTT）：OGTT后2 h血糖≥11.1 mmol/L。均可诊断为糖尿病。

2. 其他检查　糖化血红蛋白和糖化血浆清蛋白测定、血浆胰岛素和C-肽测定等检查，用于评估血糖控制情况。

3. 运动耐力　可采用分级心电运动试验、6分钟步行测试等，以确定心肺的储备功能。注意试验前后监测血糖，防止发生低血糖。

4. 心理状态　糖尿病病程漫长，严格的饮食控制、多器官及组织功能障碍易使患者产生焦虑、恐惧和抑郁等心理反应。

（四）康复治疗

1. 康复目标　使血糖达到或接近正常水平；纠正代谢紊乱，减轻或消除临床症状；防止或延缓并发症的发生；控制体重，维持劳动力；儿童保持正常发育；提高生活质量，降低病死率和致残率。

2. 治疗方案　主要采用饮食疗法、运动疗法、药物疗法、健康教育、自我监测血糖及心理治疗等方案，全面控制糖尿病的进一步发展。

（1）饮食疗法　饮食疗法是糖尿病患者最核心的治疗措施。

1）控制每日总热量　标准体重（kg）= 身高（cm）-105；根据标准体重和活动强度计算每日所需总热量：成人休息状态下25～30 kcal/kg；轻体力劳动30～35 kcal/kg；中体力劳动35～40 kcal/kg；重体力劳动40 kcal/kg以上。对营养不良或伴有消耗性疾病的患者应酌情增加，肥胖者酌情减少。

2）糖、蛋白质和脂肪　①糖占总热量的55%～65%，建议用粗制米、面和杂粮。②蛋白质占15%～20%，蛋白质摄入量为每日每千克理想体重0.6～1.0 g，营养不良或伴有肾功能减退者适当增减。③脂肪占20%～25%，以植物性脂肪为主。

3）热量分配　根据患者的生活习惯、病情和药物治疗的需要合理调整，每日3餐分配为1/3、1/3、1/3或1/5、2/5、2/5，每日四餐分配为1/7、2/7、2/7、2/7。

4）注意事项　①按时进食：对于服用降糖药物的患者尤应注意。②控制总热量：在保持总热量不变的情况下，可调整或交换食物，注意维生素和微量元素的供给，以保证饮食均衡。③严格限制各种甜食：如糖果、甜点心、饮料等，患者需甜食时可用食用糖精、糖醇或其他代糖品。④保持大便通畅：多食含纤维素高的食物，如豆类、蔬菜、谷类、含糖分低的水果等，纤维素有利于大便通畅，还可延迟和减少糖类食物的吸收。⑤注意定期监测体重和血糖变化，并注意防止低血糖的发生。

（2）运动疗法　适当的运动可提高胰岛素的敏感性，降低血糖、血脂，减轻体重，增强体质，还可减轻患者压力和紧张情绪。

1）适应证　轻度和中度的2型糖尿病患者。

2）禁忌证　合并各种急性感染；心力衰竭，心律失常，活动后加重；严重糖尿病肾病；严重眼底病变；有明显酮血症及酸中毒等。

3）运动方法　①每周锻炼3～5次，每次持续30～60 min为宜。②运动强度可根据患者具体情况决定，一般活动时患者的心率控制在：心率=170-年龄。③选择有氧

笔记栏

运动，如散步、打太极拳、慢跑等。

4）运动注意事项　①运动前评估糖尿病患者的身体状况，选择合适的运动方式、时间及运动量。②运动前先热身，运动中注意心率变化，若出现乏力、头晕、心悸、出虚汗等不适时，应立即停止运动。③随身携带糖果，当血糖较低时服用并暂停运动。④随身携带糖尿病识别卡，写明姓名、年龄、住址、电话及病情等，以备急需。⑤运动后仔细检查双脚，若发现红肿、青紫、水疱、血疱、感染等应及时到医院处理。⑥做好运动日记，以便观察疗效和不良反应。

（3）药物疗法

1）口服降糖药物　主要包括磺脲类、双胍类、噻唑烷二酮类、α-糖苷酶抑制剂等。磺脲类药物主要不良反应为低血糖；双胍类药物可诱发乳酸性酸中毒；噻唑烷二酮类药物不良反应为外周性水肿，并可诱发或加重心力衰竭和肺水肿；α-糖苷酶抑制剂主要不良反应为肠胀气、腹痛、腹泻等，故伴有肠道感染者不宜使用。

2）胰岛素　对于通过饮食、运动疗法或口服降糖药物，血糖控制不佳的糖尿病患者，主张尽早启用胰岛素治疗。胰岛素使用注意事项：①应在综合治疗基础上使用。②治疗方案应力求模拟生理性胰岛素分泌模式。③从小剂量开始逐渐调整至合适剂量。④不能冰冻保持，应避免温度过高、过低及剧烈晃动。⑤胰岛素治疗前患者应接受教育，掌握正确的注射技术。⑥注射部位可选用固定的每次轮换或每日轮换，腹部注射时需避开脐周 5 cm 的范围。⑦胰岛素的主要不良反应是低血糖，与剂量过大和（或）饮食失调有关，应做好预防和处理。

（4）心理康复　心理康复是生理康复的基础，因此，对糖尿病患者除了合理饮食、加强运动和规范用药以外，还要从心理上进行疏导，才能事半功倍。①支持性心理治疗：治疗中应处处为患者着想，认真倾听患者的倾诉，了解他们的心理问题，通过针对性的疏导、启发、鼓励等方法，消除患者不良情绪。②认知疗法：向患者讲解糖尿病的基本知识，纠正患者对糖尿病的错误认识，以解除其精神压力，树立起战胜疾病的信心。③行为疗法：包括血糖自我监测、行为强化、行为塑造等。通过良好行为的建立，帮助患者发挥其潜在能力，提高治疗的依从性。

（五）康复促进的方法与策略

1. 一级预防　即病因预防。通过健康教育、糖尿病危险因素的干预、高危人群的管理等以预防糖尿病的发生。

2. 二级预防　对已确诊的糖尿病患者，应控制血糖，预防糖尿病并发症。①识别糖尿病危险因素，采取针对性的干预措施。②评估糖尿病患者并发症的发病风险，有助于早预防、早发现、早治疗、早控制。③建立糖尿病防治体系，提高血糖控制率和并发症检出率。

3. 三级预防　目的是减少糖尿病致残率和死亡率，改善他们的生活质量。①尽可能使血糖降至正常或接近正常，提倡早期使用胰岛素治疗。②控制血压、血脂，提倡健康的生活方式。③选择科学的康复治疗方法。

小　结

糖尿病是由于体内胰岛素分泌相对或绝对不足，造成血糖升高，导致机体新陈代紊乱而引起全身各组织器官发生一系列的生理病理性改变。糖尿病的康复治疗主要

笔记栏

是在饮食治疗和运动治疗的甚础上，给予合理的药物治疗达到控制血糖的目的，并对患者及其家属进行糖尿病的健康宣教，以防止并发症的发生。

慢性阻塞性肺疾病是一种可预防和治疗的以持久性气流受限，并呈进行性发展为特征的呼吸系统疾病，与烟草、烟雾等有害气体导致的气道及肺组织慢性炎症反应有关。通过干预危险因素、生理性呼吸模式建立、肌肉训练、营养支持、心理治疗与健康教育等综合性肺康复措施并遵循早期、联合及个体化原则，建立切实可行的康复治疗方案，改善缺氧症状，提高患者的运动耐量和生活能力。

冠心病是冠状动脉粥样硬化后造成管腔狭窄，导致心肌缺血、缺氧而引起的一种心脏病。此病若不及时治疗，随着冠状动脉狭窄程度的逐渐加重，则会诱发心绞痛进而发生心肌梗死。因此，需加强一级预防措施以控制冠心病的危险因素发生；对已确诊的冠心病患者主要通过合理的药物治疗、有氧训练、日常生活能力等训练，缓解冠心病患者的症状、改善心血管功能，提高其工作和生活能力。

练习题

选择题（以下每一道考题下面有 A、B、C、D、E 五个备选答案，请从中选择一个最佳答案）。

1. COPD 病理生理改变的标志，疾病诊断的关键是（　　）

A. 吸气气流受阻　B. 肺动脉高压　C. 肺部血管增生　D. 气道狭窄阻塞　E. 呼气气流受阻

2. COPD 晚期出现的心血管并发症是（　　）

A. 吸气气流受阻　B. 肺动脉高压　C. 肺部血管增生　D. 气道狭窄阻塞　E. 呼气气流受阻

3. COPD 患者临床表现中的首发症状是（　　）

A. 咳痰　B. 呼吸困难　C. 慢性咳嗽　D. 喘息和胸闷　E. 体重下降

4. COPD 患者的标志性症状是（　　）

A. 咳痰　B. 呼吸困难　C. 慢性咳嗽　D. 喘息和胸闷　E. 体重下降

5. COPD 患者最严重的呼吸功能障碍是（　　）

A. 有效呼吸减少　B. 右心衰竭　C. 肺通气换气功能下降　D. 呼吸衰竭　E. 低氧血症

6. COPD 患者后期常见的心理障碍是（　　）

A. 沮丧和焦虑　B. 挫败感　C. 绝望和自卑　D. 个性障碍　E. 抑郁

7. 关于慢性阻塞性肺疾病呼吸肌训练说法错误的是（　　）

A. 呼吸肌训练可以改善呼吸肌耐力，缓解呼吸困难症状

B. 吸气训练法是采用口径可以调节的呼气管，在患者可接受的前提下，将吸气阻力增大，以增加吸气肌耐力

C. 腹肌训练是在仰卧位，腹部放置沙袋做挺腹训练

D. 吹蜡烛法是呼气训练

E. 吹瓶法是吸气训练

8. COPD 患者康复治疗最重要的目标是（　　）

笔记栏

A. 改善患者的通气功能　B. 改善患者的呼吸功能　C. 清除气道分泌物
D. 消除呼吸困难带来的心理影响　E. 预防和治疗并发症

9. COPD 患者进行咳嗽时的最佳体位是(　　)
A. 坐位前倾　B. 坐位　C. 坐位右倾
D. 坐位左倾　E. 半坐位

10. 冠状动脉粥样硬化最常见的血管是(　　)
A. 左冠状动脉　B. 右冠状动脉　C. 左前降支
D. 右旋支　E. 左旋支

11. 机体中耗氧量最大的器官是(　　)
A. 脑　B. 心　C. 肾
D. 肝　E. 肺

12. 心绞痛急性发作期,立即采用哪种方法更有效果(　　)
A. 吸氧　B. 舌下含化硝酸甘油　C. 休息
D. 镇静　E. 舌下含化阿司匹林

13. 冠心病康复治疗的运动处方中最重要的部分是(　　)
A. 运动强度　B. 运动时间　C. 运动频率
D. 运动方式　E. 运动程序

14. 导致冠心病患者运动训练中猝死的最主要原因是(　　)
A. 房颤　B. 室颤　C. 卒中
D. 心搏骤停　E. 呼吸衰竭

15. 运动过量的表现不包括(　　)
A. 疲劳和呼吸困难　B. 胸痛、眩晕、恶心　C. 下肢疼痛或不适并不断加重
D. 周围循环功能不良　E. 心电图指征 ST 段偏移<1 mm

16. 易患冠心病的行为类型是(　　)
A. A 类型　B. B 类型　C. C 类型
D. D 类型　E. E 类型

17. 冠心病患者心理功能障碍的主要表现是(　　)
A. 焦虑　B. 躁动　C. 敌意
D. 抑郁　E. 躯体化症状

18. 我国常用的心电图运动试验方法是(　　)
A. 固定踏阶试验　B. 功率自行车法　C. 运动平板法
D. 跑步机训练法　E. 步行法

19. 冠心病 I 期康复目标不包括(　　)
A. 按正常节奏连续行走 100～200 m 而无症状和体征
B. 运动能力达到 2～3 METs　C. 理解冠心病危险因素及注意事项
D. 恢复一般日常生活活动能力　E. 心理上适应疾病的发作和处理生活中的相关问题

20. 糖尿病患者死亡的最主要原因是(　　)
A. 视网膜病变　B. 大血管并发症　C. 微血管并发症
D. 糖尿病肾病　E. 糖尿病足

21. 1 型糖尿病的胰岛素分泌特点是(　　)
A. 胰岛素缺乏　B. 胰岛素抵抗　C. 胰岛素分泌延迟
D. 胰岛素分泌减少　E. 胰岛素缺乏与胰岛素抵抗

22. 糖尿病患者胰岛素治疗最主要的不良反应是(　　)
A. 注射部位疼痛　B. 注射部位脂肪萎缩　C. 低血糖

笔记栏

D. 荨麻疹样皮疹　　E. 过敏性休克

23. 糖尿病康复治疗原理,不正确的说法是(　　)

A. 改善胰岛素和胰岛素受体的功能　　B. 改善糖和脂肪代谢

C. 改善心理状态　　D. 控制饮食　　E. 纠正不良行为习惯

24. 能使血糖降低的激素是(　　)

A. 肾上腺素与去甲肾上腺素　　B. 甲状腺素　　C. 糖皮质激素

D. 胰高血糖素　　E. 胰岛素

25. 在糖尿病康复治疗方案中,最重要的方案是(　　)

A. 饮食治疗+运动治疗　　B. 健康教育+药物治疗　　C. 运动治疗+药物治疗

D. 运动治疗+心理治疗　　E. 药物治疗+健康教育

(付　平)

参考答案

第一章

第一节:1.E　2.A　3.C　4.E　5.D　6.E

第二节:1.A　2.D　3.C　4.D

第三节:1.A　2.D　3.D　4.E　5.B　6.E　7.B　8.B　9.E　10.B　11.E　12.A　13.D　14.A

第二章

第一节:1.A　2.E　3.C　4.B　5.C　6.A　7.B　8.C　9.B　10.E　11.E　12.C　13.C

第二节:1.C　2.D　3.A　4.C　5.D　6.B　7.C　8.A　9.A　10.C　11.D　12.D　13.E　14.D　15.D　16.E

第三节:1.C　2.C　3.B　4.D　5.D　6.C　7.B　8.D　9.C　10.D

第四节:1.E　2.A　3.E　4.D　5.B　6.D　7.A

第三章

第一节:1.C　2.E　3.C　4.E　5.D

第二节:1.C　2.A　3.B　4.B　5.E　6.C　7.B　8.B

第三节:1.D　2.A　3.E　4.C　5.C　6.A　7.D　8.A　9.D　10.B

第四节:1.C　2.A　3.B　4.E　5.C　6.B

第五节:1.C　2.A　3.D　4.E　5.B　6.E　7.D　8.C　9.A　10.B

第六节:1.D　2.B　3.D　4.C　5.A　6.C　7.D　8.A　9.E

第七节:1.E　2.D　3.B　4.D　5.C　6.E

第八节:1.E　2.B　3.D　4.A　5.C　6.D　7.D　8.B　9.D　10.E

第九节:1.B　2.E　3.E　4.C　5.E　6.D

第十节:1.D　2.A　3.C　4.A　5.B

第四章

第一节:1.A　2.D　3.D　4.E　5.C　6.B　6.D　7.D　8.A　9.C

第二节:1.D　2.C　3.C　4.A　5.E　6.D　7.C　8.D　9.D　10.B　11.A　12.B　13.D　14.E　15.B　16.B　17.C　18.A　19.C　20.D　21.B　22.D　23.E　24.A

第三节:1.B　2.A　3.B　4.E　5.A　6.C　7.E　8.C　9.E　10.D　11.E　12.D　13.C　14.B　15.C　16.C　17.E　18.D　19.D　20.A　21.E　22.B　23.E　24.A　25.E

第四节:1.C　2.A　3.E　4.A　5.B　6.A　7.D　8.C　9.E　10.C　11.D　12.B　13.C　14.B　15.E

第五节:1.B　2.A　3.B　4.E　5.E　6.C　7.C　8.C　9.D　10.A　11.E　12.B

第六节:1.C　2.D　3.B　4.B　5.A　6.D　7.C　8.D　9.B　10.C　11.A　12.D　13.E　14.E　15.B　16.A　17.D　18.C　19.A　20.B　21.E　22.C　23.D　24.B　25.D

第七节:1.A　2.D　3.C　4.D　5.D　6.A　7.A　8.C　9.B　10.C　11.D　12.B　13.D　14.B　15.A　16.A　17.C　18.A　19.D

笔记栏

第八节:1. A 2. D 3. C 4. A 5. D 6. C 7. B 8. E 9. B 10. D 11. C 12. E 13. A 14. D 15. C 16. A 17. C 18. D 19. B 20. A 21. E 22. B 23. E 24. D 25. C 26. D 27. E

第五章

第一节:1. D 2. E 3. C 4. A 5,B 6. B 7. C 8. E 9. C 10. D 11. B 12. C 13. A 14. C 15. E

第二节:1. E 2. D 3. C 4. E 5. D 6. C . A 8. B 9. E 10. D 11. C 12. E 13. A 14. D 15. E

第三节:1. A 2. E 3. B 4. D 5. B 6. A 7. C 8. B 9. C 10. C 11. D 12. E

第四节:1. E 2. B 3. C 4. B 5. D 6. C 7. E 8. B 9. A 10. C 11. B 12. B 13. A 14. B 15. E 16. A 17. D 18. C 19. D 20. B 21. A 22. C 23. D 24. E 25. A

参考文献

[1]王左生,王丽梅. 言语治疗技术[M]. 2 版. 北京:人民卫生出版社,2014.
[2]章稼,王晓臣. 运动治疗技术[M]. 2 版. 北京:人民卫生出版社,2014.
[3]黄晓琳,燕铁斌. 康复医学[M]. 5 版. 北京:人民卫生出版社,2013.
[4]李静. 康复心理学[M]. 北京:人民卫生出版社,2013.
[5]朱霞,李云波,孙丛燕,译. 康复心理学手册[M]. 2 版. 南京:东南大学出版社,2014.
[6]陈立典. 认知功能障碍康复学[M]. 北京:科学出版社,2018.
[7]周郁秋,张渝成. 康复心理学[M]. 2 版. 北京:人民卫生出版社,2014.
[8]葛均波,徐永健. 内科学[M]. 8 版. 北京:人民卫生出版社,2014.
[9]孙建勋,郭茂华. 内科护理[M]. 郑州:河南科学技术出版社,2016.
[10]姜贵云,乌建平. 康复医学[M]. 2 版. 北京:北京大学医学出版社,2014.
[11]王刚. 社区康复医学[M]. 北京:人民卫生出版社,2013.
[12]熊恩富. 康复医学基础[M]. 北京:人民军医出版社,2010.
[13]李晓捷. 儿童康复学[M]. 北京:人民卫生出版社,2018.

学习的记忆

小事拾遗：

学习感想：

学习的过程是知识积累的过程，也是提升能力、稳步成长的阶梯，大家的注释、理解汇集成无限的缘分、友情和牵挂，请简单手记这一过程中的某些“小事”，再回首时定会有所发现、有所感悟！

学习的记忆

姓名：______________

本人于20____年____月至20____年____月参加了本课程的学习

此处粘贴照片

任课老师：__________ __________ 班主任：____________

班长或学生干部：___________ ___________ ___________

我的教室（请手写同学的名字，标记我的座位以及前后左右相邻同学的座位）